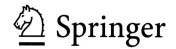

头颈部鳞状细胞癌
多学科综合治疗
前沿技术与应用

主　编 ◎ ［美］拉维·钱德拉（Ravi A. Chandra）
　　　　　［美］李宏泽（Ryan J. Li）

主　审 ◎ 文卫平

主　译 ◎ 雷文斌　高文翔

副主译 ◎ 龙健婷　杨智云　王　岩　刘大伟　陈　宇　王　丹　吴杏梅

译　者 ◎ 雷　晗　何洁君　马　慧　杨杏丽　燕王翔

Multidisciplinary Management of
Head and Neck Cancer
Contemporary Applications and Techniques

科学技术文献出版社
SCIENTIFIC AND TECHNICAL DOCUMENTATION PRESS

·北京·

图书在版编目（CIP）数据

头颈部鳞状细胞癌多学科综合治疗前沿技术与应用 /
（美）拉维·钱德拉（Ravi A. Chandra），（美）李宏泽
（Ryan J. Li）主编 ；雷文斌，高文翔主译. -- 北京 ：
科学技术文献出版社，2024. 11. -- ISBN 978-7-5235
-1727-7

Ⅰ．R739.91

中国国家版本馆 CIP 数据核字第 20244ZH953 号

著作权合同登记号　图字：01-2024-4327

中文简体字版权专有权归科学技术文献出版社所有

First published in English under the title

Multidisciplinary Management of Head and Neck Cancer: Contemporary Applications and Techniques

edited by Ravi A. Chandra and Ryan J. Li

Copyright © Ravi A. Chandra and Ryan J. Li，2022

This edition has been translated and published under licence from

Springer Nature Switzerland AG.

头颈部鳞状细胞癌多学科综合治疗前沿技术与应用

策划编辑：胡　丹　责任编辑：胡　丹　责任校对：张永霞　责任出版：张志平

出　版　者	科学技术文献出版社
地　　　址	北京市复兴路15号　邮编 100038
编　务　部	(010) 58882938，58882087（传真）
发　行　部	(010) 58882868，58882870（传真）
邮　购　部	(010) 58882873
官方网址	www.stdp.com.cn
发　行　者	科学技术文献出版社发行　全国各地新华书店经销
印　刷　者	中煤（北京）印务有限公司
版　　　次	2024 年 11 月第 1 版　2024 年 11 月第 1 次印刷
开　　　本	889×1194　1/16
字　　　数	338千
印　　　张	17.5
书　　　号	ISBN 978-7-5235-1727-7
定　　　价	158.00元

编译委员会

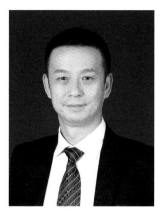
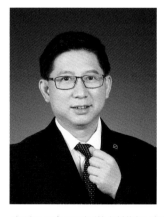

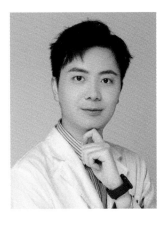

高文翔

副主任医师，硕士研究生导师。

中山大学附属第一医院国际处处长助理。

中国医师协会耳鼻咽喉科医师分会鼻颅底学组委员，广东省医学会耳鼻咽喉科学分会青年委员会副主任委员，广东省健康管理学会耳鼻咽喉头颈病学专业委员会秘书长，广东省研究型医院学会耳鼻咽喉头颈外科学专业委员会秘书长，广东省抗癌协会头颈肿瘤专业委员会常务委员，广东省精准医学应用学会过敏性疾病分会委员。

擅长鼻窦炎、变应性鼻炎、小儿鼾症、鼻颅底肿瘤的诊疗及鼻内镜手术治疗。尤其在慢性鼻窦炎、鼻息肉、鼻腔—鼻窦—颅底良恶性肿瘤、腺样体及扁桃体肥大的内镜微创手术方面有很好的治疗经验。曾在美国匹兹堡大学医学中心颅底外科进行访问学习，在鼻颅底的手术解剖方面有一定的造诣。同时擅长颈深部脓肿的治疗。主持国家自然科学基金项目1项、广东省自然科学基金项目1项、广州市科技计划项目1项、广东省医学科研基金项目1项及中山大学青年教师培育项目1项，获得科室"柯麟新苗"人才计划项目资助。以第一作者、通讯作者发表论文10余篇。参与编写《颈深部脓肿诊断与治疗专家共识（2022）》。

副主译

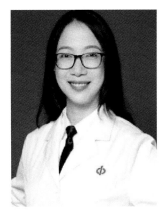

龙健婷

主任医师，教授，博士研究生导师。

中山大学附属第一医院肿瘤科主任，肿瘤防治中心行政副主任，细胞免疫治疗中心常务副主任。

中国抗癌协会肿瘤临床化疗专业委员会委员，广东省医学会肿瘤学分会常务委员，广东省研究型医院学会肿瘤内科专业委员会常务委员，广东省抗癌协会胰腺癌专业委员会青年委员会副主任委员、乳腺癌专业委员会委员、头颈肿瘤专业委员会委员，广东省健康管理学会胰腺疾病专业委员会副主任委员，国际肝胆协会中国分会肝胆胰MDT专业委员会委员。

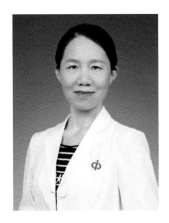

杨智云

主任医师，教授，博士研究生导师。

中山大学附属第一医院医学影像科副主任，教研室副主任，放射诊断专科副主任，住培基地教学主任。

广东省健康管理学会放射学专业委员会主任委员，中华医学会放射学分会神经学组、头颈学组委员，中国医师协会放射学分会头颈学组委员，广东省医学会神经肿瘤学分会副主任委员、肿瘤影像与大数据分会常务委员，广东省临床医学学会放射诊断专业委员会副主任委员，广东省女医师协会放射专业委员会副主任委员。

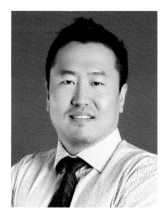

王岩

主任医师，教授，硕士研究生导师。

中山大学附属第一医院放射治疗科。

广东省临床医学学会放疗专业委员会副主任委员，广东省健康管理学会颌面头颈肿瘤多学科诊疗专业委员会副主任委员，广东省生物医学工程学会青年学术分会副主任委员，广东省器官医学与技术学会肿瘤放疗专业委员会副主任委员，广东省健康管理学会肿瘤防治专业委员会常务委员，广州抗癌协会泌尿及生殖细胞肿瘤专业委员会常务委员。

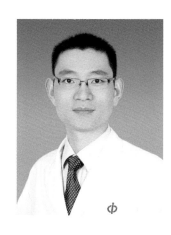

刘大伟

副主任医师，医学博士。

中山大学附属第一医院病理科。

广东省医学会神经肿瘤学分会委员，广东省抗癌协会神经肿瘤专业委员会常务委员，广东省医师协会儿童肿瘤分会常务委员，中华医学会病理学分会科普工作组委员，广东省健康管理学会口腔颌面头颈医学专业委员会副主任委员、病理学专业委员会秘书长，广东省精准医学应用学会分子病理分会常务委员。

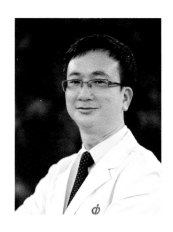

陈宇

副主任医师，硕士研究生导师。

中山大学附属第一医院口腔颌面外科副主任。

广东省医学会颌面—头颈外科学分会常务委员，广东省口腔医学会牙及牙槽外科专业委员会常务委员，中国抗癌协会肿瘤微创治疗专业委员会常务委员。

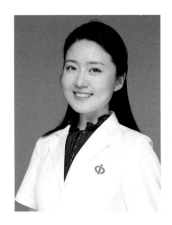

王丹

主治医师，临床博士后。

中山大学附属第一医院耳鼻咽喉科。曾在美国哈佛大学 Beth Israel Deaconess Medical Center 访问学习。

广东省健康管理学会耳鼻咽喉头颈病学专业委员会委员，广东省医学会耳鼻咽喉科学分会嗓音学组委员。

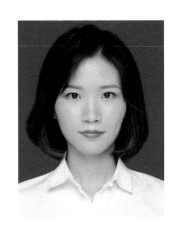

吴杏梅

主治医师，医学博士。

中山大学附属第一医院耳鼻咽喉科。

广东省健康管理学会耳鼻咽喉头颈病学专业委员会委员。

--- 译者

雷　晗　　中山大学附属第一医院耳鼻咽喉科

何洁君　　中山大学附属第一医院耳鼻咽喉科

马　慧　　中山大学附属第一医院医学影像科

杨杏丽　　中山大学附属第一医院放射治疗科

燕王翔　　中山大学附属第一医院口腔颌面外科

译者序

　　头颈部鳞状细胞癌，特别是与人乳头瘤病毒（human papilloma virus，HPV）相关的口咽鳞状细胞癌（oropharyngeal squamous cell carcinoma，OPSCC）发病率在全球范围内逐渐上升（尤其是在年轻男性群体中），已成为近年来研究的重点。但随着外科手术、放射治疗、化学治疗及免疫治疗技术的不断进步，医学界在治疗头颈部恶性肿瘤方面也取得了显著进展。《头颈部鳞状细胞癌多学科综合治疗前沿技术与应用》正是通过系统介绍最新的治疗方法，包括经口激光微创手术、经口机器人辅助手术、放射治疗的技术进展，以及免疫治疗的临床应用等，为读者提供了关于头颈部恶性肿瘤治疗的全面视角。

　　原著集合了多位在头颈肿瘤领域具有深厚经验的专家进行编写，能为临床医师提供详细的治疗指南，并帮助他们在复杂的临床情况下做出最佳决策。同时，该著作也关注治疗过程中患者的生活质量，力求通过制定个体化治疗方案减少不良反应，提高治疗效果。相信这本中文译著的出版不仅能为我国从事肿瘤治疗的专业人士提供有价值的参考，也能推动我国头颈肿瘤学科的发展，造福广大患者。

　　原著是部经典著作，为了让翻译更加精准，我们邀请了包括耳鼻咽喉科、放射治疗科、肿瘤科、影像科、病理科及口腔科在内的专科团队进行编译，力求在翻译上做到严谨、准确，在忠实于原著的基础上实现文字流畅及语言通顺，但亦难免存在不妥之处，恳请读者不吝指正！

2024 年 10 月于广州

译者前言

在我数十年的医学生涯中，见证了头颈部恶性肿瘤诊疗发生了翻天覆地的变化。以往认为无法救治、被判定"死刑"的头颈部恶性肿瘤患者，现在很多都有质量地生活着，这一切都离不开肿瘤多学科诊疗体系的发展。

由于肿瘤部位多样且临近重要的解剖结构，头颈部恶性肿瘤的治疗复杂且充满挑战。传统的手术、放疗及化疗在治愈患者的同时，常常对患者的生理功能和生活质量造成重大影响。近年来，免疫治疗、靶向治疗等新型治疗手段逐步应用于临床，为头颈癌患者提供了更多选择，也为提高患者生存率和生活质量带来了希望。

随着医学技术的进步，多学科综合治疗已成为头颈部恶性肿瘤的主要治疗策略。在中山大学附属第一医院耳鼻咽喉科，头颈部恶性肿瘤的多学科团队（multidisciplinary team, MDT）治疗已经成为一张闪亮的名片，从 2013 年有规模开展以来，已为数千患者提供了服务，延长了他们的生命、提高了他们的生活质量。在耀眼的临床数据之下，头颈部恶性肿瘤的 MDT 治疗非常成功，且具有广泛推广应用的临床前景。因此我们也希望能将这种治疗模式总结成文，将其益处发扬光大。当初见到这本国外的最新著作时，感到书中内容非常契合我的想法，因此我组织了我们的 MDT 成员进行了细致的学习和讨论，而后决定将其翻译出版。

本书特别关注头颈部鳞状细胞癌，尤其是近年来备受关注的 HPV 相关 OPSCC。由于特殊的病毒相关性，这一类型肿瘤的治疗和预后与传统的头颈部鳞状细胞癌有显著差异。临床研究表明 HPV 阳性患者在接受放化疗后具有较高的生存率，但同时也面临着严重的急性和长期毒性反应。基于此，本书详细介绍了如何通过多学科协作来优化治疗方案，减少患者的治疗负担。具体内容包括经口微创手术，如经口激光微创手术和经口机器人辅助手术的应用，以及粒子放疗和先进影像技术在精准治疗中的作用。同时，本书还探讨了如何在治疗过程中实现功能保留，减少因治疗而导致的吞咽、语言和呼吸功能的损害。例如，对于早期的 OPSCC 患者，采用手术后降阶梯放疗的策略，可以在有效控制肿瘤的同时显著降低治疗相关的长期不良反应。此外，免疫检查点抑制剂的使用为无法手术或对传统治疗耐受性差的患者提供了新的治疗希望，使个体化治疗成为可能。

我们在保持原著语言风格的基础上，力求翻译语言通顺流畅，句式便于理解，同时加入了一些对原文理解的注释，希望能带给大家更好的阅读体验。

目前正是头颈部恶性肿瘤研究领域迅速发展的时期，希望本书的出版能让国内同道更好地理解和学习头颈部恶性肿瘤 MDT 诊疗方法，帮助临床医师更加科学合理地进行治疗选择，为从事头颈肿瘤研究的学者提供有益的参考和启发。相信随着研究的不断深入，未来头颈部恶性肿瘤的治疗会迎来更多的突破和进展。期待同道们共同推动头颈部恶性肿瘤治疗的不断进步，最终为患者带来更高的生活质量和更多的生存希望。于此共勉！

2024 年 10 月于广州

原著编委会

主　编

Ravi A. Chandra
放射医学部
俄勒冈健康与科学大学
波特兰，俄勒冈州
美国

Ryan J. Li
耳鼻咽喉头颈外科学部
俄勒冈健康与科学大学
波特兰，俄勒冈州
美国

放射肿瘤学部
中大西洋永久医疗集团
罗克维尔，马里兰州
美国

撰稿人

Nishant Agrawal　Department of Surgery，Section of Otolaryngology-Head and Neck Surgery，University of Chicago Medical Center，Chicago，IL，USA（美国伊利诺伊州芝加哥市芝加哥大学医学中心耳鼻咽喉头颈外科）

Vladimir Avkshtol　Department of Radiation Oncology，University of Texas Southwestern Medical Center，Dallas，TX，USA（美国得克萨斯州达拉斯市得克萨斯大学西南医学中心放射肿瘤科）

Ravi A. Chandra　Department of Radiation Medicine，Oregon Health & Science University，Portland，OR，USA（美国俄勒冈州波特兰市俄勒冈健康与科学大学放射医学部）

Department of Radiation Oncology，Mid-Atlantic Permanente Medical Group，P. C.，Rockville，MD，USA（美国马里兰州罗克维尔市中大西洋永久医疗集团放射肿瘤学部）

Bhishamjit S. Chera　Department of Radiation Oncology，University of North Carolina，Chapel Hill，NC，USA（美国北卡罗来纳州教堂山镇北卡罗来纳大学放射肿瘤学系）

Michael J. Dienberg　Oregon Health & Science University，Portland，OR，USA（美国俄勒冈州波特兰市俄勒冈健康与科学大学）

Prashanth Girdhar　Department of Radiation Oncology，Tata Memorial Centre，Varanasi，India（印度瓦拉纳西市塔塔纪念中心放射肿瘤学部）

Zhen Gooi　Department of Surgery，Section of Otolaryngology-Head and Neck Surgery，University of Chicago Medical Center，Chicago，IL，USA（美国伊利诺伊州芝加哥市芝加哥大学医学中心耳鼻咽喉头颈外科）

Gaorav P. Gupta　Department of Radiation Oncology，University of North Carolina，Chapel Hill，NC，USA（美国北卡罗来纳州教堂山镇北卡罗来纳大学放射肿瘤学系）

Patrick K. Ha　Department of Otolaryngology Head and Neck Surgery，University of California，San Francisco，San Francisco，CA，USA（美国加利福尼亚州旧金山市加利福尼亚大学旧金山分校耳鼻咽喉头颈外科）

Jocelen Hamilton　Head and Neck Cancer Care Program，Stanford Cancer Center，Palo Alto，CA，USA（美国加利福尼亚州帕洛阿尔托市斯坦福癌症中心癌症头颈部护理项目）

Adam Howard　Department of Surgery，Section of Otolaryngology-Head and Neck Surgery，University of Chicago Medical Center，Chicago，IL，USA（美国伊利诺伊州芝加哥市芝加哥大学医学中心耳鼻咽喉头颈外科）

Amy Juliano　Department of Radiology，Harvard Medical School/ Massachusetts Eye and Ear，Boston，MA，USA（美国马萨诸塞州波士顿市哈佛医学院 / 马萨诸塞州眼耳医院放射科）

Hyunseok Kang　Department of Medicine，University of California，San Francisco，CA，USA（美国加利福尼亚州旧金山市加利福尼亚大学医学部）

Z. A. Kohutek　Department of Radiation Oncology，Vanderbilt University Medical Center，Nashville，TN，USA（美国田纳西州纳什维尔市范德比尔特大学医学中心放射肿瘤科）

Nancy Lee　Department of Radiation Oncology，Memorial Sloan Kettering Cancer Center，New York，NY，USA（美国纽约州纽约市纪念斯隆—凯特琳癌症中心放射肿瘤科）

Ryan J. Li　Department of Otolaryngology-Head and Neck Surgery，Oregon Health & Science University，Portland，OR，USA（美国俄勒冈州波特兰市俄勒冈健康与科学大学耳鼻咽喉头颈外科学部）

Garren M. I. Low　Department of Otolaryngology-Head and Neck Surgery，Oregon Health & Science University，Portland，OR，USA（美国俄勒冈州波特兰市俄勒冈健康与科学大学耳鼻咽喉头颈外科学部）

William M. Mendenhall　Department of Radiation Oncology，University of Florida College of Medicine，Gainesville，FL，USA（美国佛罗里达州盖恩斯维尔市佛罗里达大学医学院放射肿瘤学系）

Margaret B. Mitchell　Department of Otolaryngology-Head & Neck Surgery，Harvard Medical School/Massachusetts Eye and Ear，Boston，MA，USA（美国马萨诸塞州波士顿市哈佛医学院 / 马萨诸塞州眼耳医院耳鼻咽喉头颈外科）

B. A. Murphy　Ingram Cancer Center，Vanderbilt University Medical Center，Nashville，TN，USA（美国田纳西州纳什维尔市范德比尔特大学医学中心英格拉姆癌症中心）

Zachary A. Oaks　Department of Radiation Oncology，University of North Carolina，Chapel Hill，NC，USA（美国北卡罗来纳州教堂山镇北卡罗来纳大学放射肿瘤学系）

Henry S. Park　Department of Therapeutic Radiology，Yale School of Medicine，Smilow Cancer Hospital，New Haven，CT，USA（美国康涅狄格州纽黑文市斯莫洛癌症医院耶鲁医学院放射治疗科）

Ramesh Paudyal　Memorial Sloan Kettering Cancer Center，New York，NY，USA（美国纽约州纽约市纪念斯隆—凯特琳癌症中心）

Jack M. Qian　Harvard Radiation Oncology Program，Massachusetts General Hospital/Brigham and Women's Hospital/Dana-Farber Cancer Institute，Boston，MA，USA（美国马萨诸塞州波士顿市麻省总医院 / 布莱根妇女医院 / 达纳—法伯癌症研究所哈佛放射肿瘤项目）

Jeremy Richmon　Department of Otolaryngology-Head & Neck Surgery，Harvard Medical School/Massachusetts Eye and Ear，Boston，MA，USA（美国马萨诸塞州波士顿市哈佛医学院 / 马萨诸塞州眼耳医院耳鼻咽喉头颈外科）

Cristina P. Rodriguez　Division of Medical Oncology，University of Washington，Seattle，WA，USA（美国华盛顿州西雅图市华盛顿大学肿瘤内科学系）

Perrin E. Romine　Division of Medical Oncology，University of Washington，Seattle，WA，USA（美国华盛顿州西雅图市华盛顿大学肿瘤内科学系）

Jonathan D. Schoenfeld　Department of Radiation Oncology，Dana-Farber/Brigham and Women's Cancer Center，Harvard Medical School，Boston，MA，USA（美国马萨诸塞州波士顿市哈佛医学院达纳—法伯 / 布莱根妇女癌症中心放射肿瘤科）

Akash Deelip Shah　Memorial Sloan Kettering Cancer Center，New York，NY，USA（美国纽约州纽约市纪念斯隆—凯特琳癌症中心）

Suparna Shah　Department of Otolaryngology-Head and Neck Surgery，Oregon Health & Science University, Portland, OR, USA（美国俄勒冈州波特兰市俄勒冈健康与科学大学耳鼻咽喉头颈外科学部）

Colette J. Shen　Department of Radiation Oncology，University of North Carolina，Chapel Hill，NC，USA（美国北卡罗来纳州教堂山镇北卡罗来纳大学放射肿瘤学系）

David J. Sher　Department of Radiation Oncology，University of Texas Southwestern Medical Center，Dallas，TX，USA（美国得克萨斯州达拉斯市得克萨斯大学西南医学中心放射肿瘤科）

Siddharth H. Sheth　Division of Oncology，Department of Medicine，University of North Carolina，Chapel Hill，NC，USA（美国北卡罗来纳州教堂山镇北卡罗来纳大学医学部肿瘤学系）

Amita Shukla-Dave　Memorial Sloan Kettering Cancer Center，New York，NY，USA（美国纽约州纽约市纪念斯隆—凯特琳癌症中心）

Heather M. Starmer　Department of Otolaryngology，Head and Neck Surgery，Stanford University，Palo Alto，CA，USA（美国加利福尼亚州帕洛阿尔托市斯坦福大学耳鼻咽喉头颈外科学部）

Madeleine P. Strohl　Department of Otolaryngology Head and Neck Surgery，University of Miami，Miami，FL，USA（美国佛罗里达州迈阿密市迈阿密大学耳鼻咽喉头颈外科学部）

Kyaw Z. Thein　Division of Hematology/Medical Oncology，Oregon Health & Science University，Portland，OR，USA（美国俄勒冈州波特兰市俄勒冈健康与科学大学血液学系 / 医学肿瘤学系）

Bhanu P. Venkatesulu　Department of Radiation Oncology，Stritch School of Medicine，Loyola University，Chicago，Illinois and Edward Hines Veterans Affairs Hospital，Chicago，IL，USA（美国伊利诺伊州芝加哥市洛约拉大学斯特里奇医学院放射肿瘤学部和爱德华·海因斯退伍军人事务医院）

Vivek Verma　Department of Radiation Oncology，University of Texas M. D. Anderson Cancer Center，Houston，TX，USA（美国得克萨斯州休斯顿市得克萨斯大学癌症中心放射肿瘤科）

Katherine Wai　Department of Otolaryngology and Head and Neck Surgery，University of California，San Francisco，CA，USA（美国加利福尼亚州旧金山市加利福尼亚大学耳鼻咽喉头颈外科学部）

Kaveh Zakeri　Department of Radiation Oncology，Memorial Sloan Kettering Cancer Center，New York，NY，USA（美国纽约州纽约市纪念斯隆—凯特琳癌症中心放射肿瘤科）

原著序一

为了给患有复杂上呼吸道、消化道肿瘤的患者提供最符合循证医学的治疗途径，医师和患者需要拥有一本权威的工具书。这本教科书由 Chandra 博士和 Li 博士精心编纂，提供了前沿、实用、高质量的方法来指导患者的治疗。这正是我要在此称赞的本书的主要优点。

第一，本书始终强调通过真正的跨学科和多学科方法来建立准确的诊断和基于循证医学的治疗，体现了以患者为中心的治疗方法，每位作者都定期参与多学科癌症治疗管理，确保了治疗方法的规范性。

第二，每一章节的作者均运用简洁明了的语言撰写内容，故对于广大初学者和专业人员而言，本书都值得一览。

第三，虽然某些章节的数据会在不同的时间点失去时效性，但编者们可确保本书的基本内容在未来几年内仍具有相关的医学意义。

第四，我与本书的两位主编在多个项目上密切合作过，因而我可以证明他们能够坚持以高标准不断完善章节中的细节。

最后，我相信那些想要深入了解头颈癌最佳实用知识的人将从这本书中得到极大的收获，这样一来，我们的患者将成为主要的受益者。此外，培训机构应在各自的图书馆和数据存储库中提供这本书，我们机构——美国国家癌症研究所（NCI）的综合癌症中心确定将购入这本书。Chandra 博士和 Li 博士，做得好！

Charles R. Thomas Jr.

美国新罕布什尔州汉诺威

2022 年 1 月

原著序二

在本书中，Chandra 博士和 Li 博士召集了头颈部肿瘤学领域的专家，为头颈癌患者的多学科治疗管理提供了一本前沿、全面的参考书。本书主要关注头颈癌综合治疗的重要进展。

当今，医学界对头颈癌流行病学的认识有了很大的转变，之前认为头颈癌主要由吸烟引起，如今转变为由人乳头瘤病毒（HPV）引起。这一转变影响了对头颈癌患者的治疗和护理。本书各章节提供了有关头颈癌流行病学、生物标志物和影像学的最新进展，同时也覆盖了微创手术和重建、放射治疗、系统治疗和免疫治疗方面的治疗进展。此外，还探讨了特定患者的器官保存方法和降低治疗强度的策略。

HPV 相关头颈癌的治愈率越高，意味着患者的寿命越长，但他们也承受着治疗带来的后遗症负担。本书一些章节覆盖了这些患者治疗的重要方面，包括牙科治疗、支持性生存治疗，以及言语、嗓音和吞咽康复。

Chandra 博士和 Li 博士为头颈癌患者的多学科治疗团队提供了一本优秀著作，他们的努力值得祝贺！初学者和专业人员都会发现，这是一本紧跟前沿且信息资源丰富的书。

David W. Eisele

美国马里兰州巴尔的摩
约翰斯·霍普金斯医学中心耳鼻喉科头颈外科

原著前言

头颈癌代表了癌症治疗中一个不断发展的领域，对于临床肿瘤学家来说，头颈癌的治疗既具有挑战性，又可从中获得很高的成就感。头颈癌及其治疗给患者和医护人员都带来了巨大的负担。基于手术和放射技术的进步、系统治疗的进展、先进的影像学技术、对流行病学认识的转变及支持性护理的改进，癌症治疗正在迅速发展。头颈癌的治疗是一项典型的团队合作任务：治疗和支持学科之间纵向的紧密合作对于为患者提供优质的治疗服务至关重要。

本书为参与治疗头颈癌患者的医学实习生和医疗专家提供了一部内容丰富且紧跟时代的参考著作。全书一共 14 章，均由该领域的顶尖专家撰写，涵盖了外科技术（微创和机器人手术、重建方法）、放射医学（剂量和领域的新数据、寡转移性疾病、再治疗）、医学肿瘤学（靶向治疗、免疫治疗和分子制剂）方面的最新进展，涉及不良反应、生物标志物 / 纳米技术、影像学 / 放射组学和流行病学等重要主题，还在当前管理的背景下讨论了过去几年的若干项 II 期和 III 期试验。

我们要感谢所有作者为本书的完成所付出的努力，我们还要感谢 Vinodh Thomas、Margaret Moore、Arul Viveaun S 及 Springer 团队为确保本书的出版在时间、才能、专业知识和规范方面作出的伟大贡献。

Ravi A. Chandra

Ryan J. Li

美国俄勒冈州波特兰

目 录

第1章　头颈部鳞状细胞癌的降阶梯治疗策略

————————●　文卫平　雷文斌　王丹　译，吴杏梅　审校

引言

人乳头瘤病毒（human papilloma virus，HPV）阳性口咽鳞状细胞癌（oropharyngeal squamous cell carcinoma，OPSCC）的发病率在过去 30 年有所上升，尤其是在年轻人（＜ 60 岁）、白种人男性和社会经济地位较高的人群中 [1-3]。患者的中位年龄为 50 岁，男女比例为 4 ∶ 1[4]。对于那些患有 HPV 阴性疾病的人来说，这是一个明显的流行病学差异，HPV 阴性的患者通常年龄较大，并且有明确的吸烟和（或）饮酒史。相反，风险因素与性行为有关，因为 HPV 阳性 OPSCC 是由高危 HPV 引起的。口腔性行为是口腔 HPV 感染的既定危险因素。与 HPV 阴性患者相比，HPV 阳性 OPSCC 患者较少有大量吸烟史。

预后

与 HPV 阴性 OPSCC[5, 6] 患者相比，HPV 阳性 OPSCC 患者具有更高的生存率。2010 年 Ang 等发表了一项具有里程碑意义的研究，回顾性分析了 Ⅲ～Ⅳ 期 OPSCC 接受放化疗的患者中肿瘤 HPV 状态与生存之间的关系。中位随访时间 4.8 年，HPV 阳性疾病患者的 3 年总生存率（overall survival，OS）为 82.4%，HPV 阴性疾病患者的 3 年 OS 为 57.1%。即使在校正年龄、种族、分期、吸烟史和治疗后，前者的死亡风险仍然降低了 58%[6]。

2020 年发布的一份关于美国口腔和咽喉癌发病趋势的报道显示，2007—2016 年口咽癌的发病率有相对较大的增长，这是由 HPV 感染驱动的，而与烟草相关的口腔癌的发病率正在下降（图 1.1）。预计这一趋势将至少持续到 2060 年 [7]。

由于这些明显的流行病学和预后差异，美国癌症联合委员会（American Joint Commitee on Cancer，AJCC）（第 8 版）为 HPV 阳性 OPSCC 制定了独特的、独立的 TNM 分期系统（表 1.1，

表 1.2）。许多患者在初诊时有淋巴结受累，但原发肿瘤较小。新系统考虑到了这种表现形式，并主要通过减少颈部疾病的影响来降低 HPV 阳性 OPSCC 患者的分期[9]。采用新的分期系统后，患有 I 期疾病的患者比例从 3.2% 增加到 63.5%[10]。第 8 版分期系统使得 93.9% 的 HPV 阳性 OPSCC 患者分期下调。此外，该分期系统还区分了临床和病理淋巴结（nodal，N）分期。将病理淋巴结计数纳入分期定义，可以更精确地预测预后（表 1.2）。Haughey 等在 2016 年首次发表了关于 HPV 相关癌症中淋巴结数量的重要性的研究[11]。他们发现与少于 4 个病理淋巴结的患者相比，有 5 个或更多病理淋巴结的患者其 OS 显著降低。在 3 组患者中，OS 逐渐恶化：pT1 ~ T2 和 ≤ 4 个淋巴结、pT1 ~ T2 和 ≥ 5 个淋巴结或 pT3 ~ T4 和 ≤ 4 个淋巴结，以及 pT3 ~ T4 和 ≥ 5 个淋巴结的患者 OS 分别为 90%、84% 和 48%。虽然病理淋巴结数量似乎影响生存率，但辅助治疗在这些人群中的作用仍有待观察。

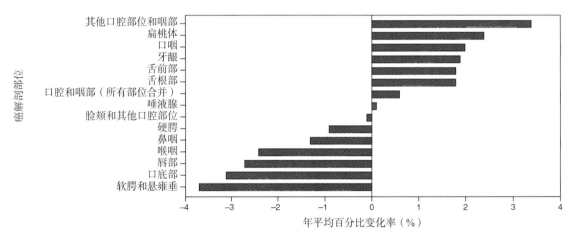

图 1.1   口腔和咽部癌症的发病率趋势

[来源：Ellington T D，et al. MMWR，2020，69（15）：433–438.]

表 1.1   AJCC（第 8 版）HPV 相关 OPSCC 的 TNM 分类和定义[8]

TNM 分类	定义
T 分类	
T0	未发现原发肿瘤
T1	肿瘤最大径 ≤ 2 cm
T2	2 cm ＜肿瘤最大径 ≤ 4 cm
T3	肿瘤最大径 ＞ 4 cm 或延伸至会厌舌面
T4	中度晚期肿瘤侵犯喉部、舌外肌、翼内肌、硬腭或下颌骨或更远
临床 N 分类	
Nx	区域淋巴结无法评估
N0	无区域淋巴结转移
N1	转移至 1 个或多个同侧淋巴结，≤ 6 cm
N2	转移至对侧或双侧淋巴结，≤ 6 cm
N3	任何颈部淋巴结转移，＞ 6 cm

续表

TNM 分类	定义
病理 N 分类	
Nx	区域淋巴结无法评估
pN0	未发现区域淋巴结转移
pN1	转移至 4 个或更少淋巴结
pN2	转移至 5 个或更多淋巴结
M 分类	
M0	无远处转移
M1	存在远处转移

表 1.2　AJCC（第 8 版）HPV 相关 OPSCC 的预后分期

T 分类	N 分类	M 分类	分期
T0、T1 或 T2	N0、N1	M0	I
T0、T1 或 T2	N2	M0	II
T3 或 T4	N0、N1	M0	II
T3 或 T4	N2	M0	III
任何 T	任何 N	M1	IV

传统治疗方式

目前，美国国家综合癌症网络（National Comprehensive Cancer Network，NCCN）在口咽癌的治疗建议中不区分 HPV 阳性和 HPV 阴性疾病。因此，目前所有 OPSCC 的护理标准包括手术、放射治疗（radiation therapy，RT）和放化疗（chemoradiation，CRT）。传统上，开放式手术技术与高发病率和并发症有关，因此，RT 或 CRT 因发病率较低而受到青睐。常规推荐 HPV 或 p16 检测，临床分期定义考虑了新的 AJCC（第 8 版）分期。然而，无论 HPV 状态如何，治疗建议都是基于随机研究，这些研究涉及未指定其肿瘤 HPV 状态的患者。

对于较小的、较低分期阶段的肿瘤（cT1～T2、cN0～N1），建议进行手术或根治性 RT，而对于较大的原发性肿瘤和（或）淋巴结分期，建议进行根治性 CRT 或手术辅助治疗。对于前期 RT，建议在 6～7 周的疗程内给予高风险部位 66～70 Gy 的剂量。在针对有高危特征患者的辅助治疗中，建议在 6 周的疗程中接受 60～66 Gy 的剂量[12-14]。以铂类为基础的方案是系统化疗的标准治疗。

降阶梯的理由

RT 和 CRT 的标准治疗是以证据为基础且有效的，但也与影响患者生活质量的严重急性和晚期毒性有关，如严重的黏膜炎、口干和吞咽困难[15]。2008 年 Machtay 等进行的一项研究显示 43% 接受 CRT 的局部晚期头颈癌（head and neck cancer，HNC）患者出现严重的晚期毒性。RT 累计剂量与短期和长期发病率之间存在明确的相关性。低于 60 Gy 的放射剂量与改善的功能性吞咽结果相关[16]，而高于 55 Gy 剂量以后，每增加 10 Gy，都会导致吞咽困难发生率增加[17]。此外，经皮微创手术技术开创了该疾病手术治疗的新纪元，引发了人们对治疗模式的重新思考。考虑到 HPV 阳性 OPSCC 患者多数预后较好，且较为年轻，如何减少治疗毒性、优化生活质量，同时保证良好的肿瘤治疗结果，一直是学界关注的重点。有研究认为许多 HPV 阳性 OPSCC 患者可能不需要积极强化的传统 RT 或 CRT 方案，并且可能仍具有出色的生存率，同时避免了与治疗相关的严重毒性。

改善预后的机制

HPV 阳性 OPSCC 患者预后较好的机制尚不清楚。一些与患者和肿瘤相关的因素被认为与此有关。首先，HPV 阳性 OPSCC 患者由于降低了有风险的生活方式而总体上降低了患癌症的风险。这一患者人群在诊断时较为年轻，比较少有大量的饮酒或吸烟史。HPV 阳性 OPSCC 患者总体上也可能更健康，因为患糖尿病、慢性阻塞性肺疾病和抑郁症等合并症的概率在该人群中较低[18]。

其次，人们认为观察到的这一人群生存率提高与免疫成分有关。可能存在针对 HPV 阳性 OPSCC 中肿瘤细胞表达的病毒抗原的适应性免疫反应。在支持这一观点的研究中，学者在 HPV 阳性疾病患者中观察到更高水平的肿瘤浸润淋巴细胞，以及在生存率提高的患者中观察到了富含与 CD8$^+$ T 细胞效应功能相关的基因[19-21]。

最后，与 HPV 阴性疾病相比，HPV 阳性 OPSCC 肿瘤被认为对放疗和化疗具有更高的敏感性。目前尚不完全清楚为什么会出现这种情况。HPV 相关疾病中的 DNA 损伤通过与 HPV 阴性疾病不同的机制发生，并且 HPV 相关肿瘤总体上具有较少的遗传改变。DNA 损伤修复机制可能受损，导致更多的细胞周期失调和细胞死亡[22, 23]。因此，HPV 阳性肿瘤可能对整体 DNA 损伤更敏感，更容易通过 RT 或 CRT 得到有效治疗。

降阶梯策略概述

有 2 种主要的降阶梯方式。第 1 种是手术后进行基于风险的辅助治疗，这种方法的支持者认为，与根治性 CRT 相比，手术的长期毒性可能更小。第 2 种方式是修改传统的根治性 CRT 方案，目前正在研究各种方法，包括单独使用 RT、用西妥昔单抗或免疫疗法替代铂类化疗，以及在诱导化疗（induction chemotherapy，IC）后或根据缺氧成像进行反应分层 RT。

单独手术或联合基于风险的辅助治疗

不断进步的手术技术允许经口切除口咽肿瘤，同时最大限度地降低发病率并尽可能保留功能。而传统的口咽开放式手术方法，由于入路与肿瘤距离较远，因此与较高的发病率相关。经口手术技术，包括经口激光微创手术（transoral laser microsurgery，TLM）和经口机器人辅助手术（transoral robotic surgery，TORS），彻底改变了 HPV 阳性 OPSCC 的治疗方式[24]。Weinstein 等确定了 TORS 是一种安全有效的手术技术，可用于手术切除口咽肿瘤[25]。手术切除肿瘤学边缘良好的肿瘤的能力至少与传统开放技术相当。

与传统的根治性 CRT 相比，手术降阶梯方法的支持者强调手术后进行基于风险的辅助治疗的长期毒性可能更小。许多研究回顾性分析了 OPSCC 患者经口手术后的生活质量和功能结果[26-29]。与传统的口咽开放式手术方法相比，经口手术方法显示出更好的功能性吞咽结果[30, 31]。

与经口手术技术结合使用的术后 RT 和 CRT 降阶梯治疗是一个备受关注的领域。虽然手术切除可以增加原发部位和颈部的局部控制率，但也可以根据病理危险因素对辅助放疗和（或）化疗进行风险分层。许多正在进行或最近完成的临床试验正在探索手术后辅助治疗降阶梯的作用。

对于适合微创手术方法的肿瘤，目标是根据最终病理结果避免或减少辅助治疗（图 1.2）。对于病理上低风险的小肿瘤，经口手术治疗结合颈部淋巴结清扫术无须辅助治疗是可行的。一系列小型回顾性研究已经证实了这一点。在 2013 年发表的一项回顾性研究中，Olsen 等报道了 18 名患者仅接受 TORS 和颈部淋巴结清扫术治疗，具有可接受的吞咽功能结果和 100% 的 3 年疾病特异性生存率（disease-specific survival，DSS），以及 90.9% 的 3 年局部控制率[32]。在 Weinstein 等 2012 年发表的另一项研究中，30 名 HPV 阳性 OPSCC 患者仅因疾病接受了 TORS 和颈部淋巴结清扫术，肿瘤分期为 T1 ~ T4a，平均随访 2.7 年，局部失败率为 3%[33]。

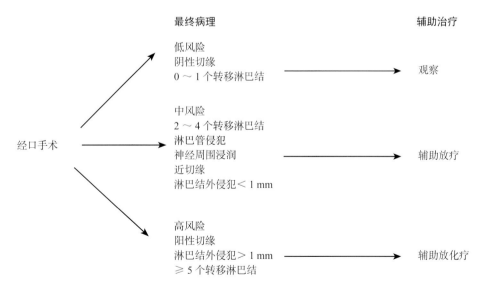

图 1.2　一种被提议的手术降阶梯方法的算法

东部合作肿瘤组（Eastern Cooperative Oncology Group，ECOG）3311 是一项 Ⅱ 期临床试验，招募患者以研究经口切除中风险 HPV 阳性肿瘤后降低辅助放疗剂量的情况[34]。共有 519 名根据

AJCC（第 7 版）确诊临床 T1～T2 Ⅲ/Ⅳ期没有颈部淋巴结转移的患者接受了 TORS 和颈部淋巴结清扫术，随后根据病理评估的风险被分配到研究组。边缘清晰、有 0～1 个淋巴结且没有淋巴结外侵犯的患者被分到 A 组。边缘清晰 / 近切缘、有 2～4 个病理阳性淋巴结或淋巴结外侵犯小于 1 mm 的患者被随机分配到术后接受 50 Gy 的 B 组或 60 Gy 的 C 组。切缘阳性、大于 4 个病理性淋巴结和淋巴结外侵犯大于 1 mm 的患者被分配到 D 组行标准剂量的顺铂 CRT。A、B、C 和 D 组的 2 年无进展生存率（progression-free survival，PFS）分别为 93.9%、95.0%、95.9% 和 90.5%。研究作者得出结论，对于中风险患者，经口手术后进行减少剂量的术后 RT 而不进行化疗似乎就足够了。这些发现表明大量接受经口手术的患者可以从他们的辅助治疗方案中减掉化疗，并减少术后 RT 剂量。

HPV 阳性肿瘤的术后辅助治疗（post-operative adjuvant treatment of HPV-positive tumors，PATHOS）是另一项 Ⅱ 期试验，旨在研究经口激光切除肿瘤后进行辅助 RT 减量对功能结果和生存率的影响。患者接受 TLM，然后随机接受减量 RT 或标准剂量 RT。PATHOS 包括 2 个随机分组：中等术后风险因素 50 Gy 与 60 Gy 和高风险因素 [阳性边缘或包膜外侵犯（extracapsular spread，ECS）] 单独 60 Gy 与 60 Gy+ 顺铂，该项研究结果有待公布 [35]。

降阶梯治疗、包膜外侵犯、p16 阳性、经口（adjuvant de-escalation，extracapsular spread，p16 positive，transoral，ADEPT）试验是一项 Ⅱ 期试验，旨在研究是否可以对出现 ECS 的患者进行化疗。如果患者在手术部位有阴性切缘，且最终病理学检查显示淋巴结转移中存在 ECS，则患者将被纳入试验。对于完全切除的 T1 或 T2 疾病，也不会将 RT 范围扩大到原发灶，并正在研究对颈部进行降低剂量的辅助 RT [36, 37]。

HPV 相关口咽癌的降阶梯辅助 RT 研究（de-escalated adjuvant radiation therapy for HPV-associated oropharynx cancer，DART-HPV），目前正在随机分配已接受经口切除术并符合辅助治疗标准的 HPV 阳性 OPSCC 患者，以接受标准辅助化疗或多西他赛，并减少辅助放射剂量（在 2 周内给予 30 Gy）。主要治疗终点是治疗毒性 [38]。

AVOID 试验是一项针对 60 名 HPV 相关口咽癌患者的单臂研究，这些患者接受 TORS 治疗，随后进行辅助 RT，省略无手术边缘、神经周围侵犯或淋巴管侵犯的原发灶。患者仅接受 60～66 Gy 的颈部照射，并在淋巴结外侵犯的情况下加入化疗。在中位随访 2.4 年后，2 年局部控制率、无进展生存率和总生存率分别为 98.3%、92.1% 和 100%。只有 1 名患者出现原发部位复发。在常规采用该策略之前，需要进一步调查和长期随访。

ORATOR 试验是一项 Ⅱ 期随机试验，在加拿大和澳大利亚的 6 家医院进行，研究目的是比较接受手术和接受根治性 CRT 的患者在生活质量结果方面的差异。T1～T2、N0～N2 HPV 阳性 OPSCC 患者随机接受根治性 RT 或 CRT（如果 N1～N2）70 Gy 或 TORS 加颈部淋巴结清扫术，然后根据手术病理进行辅助 RT 或 CRT。与手术组相比，接受前期 RT 或 CRT 的患者在治疗 1 年后，吞咽相关生活质量评分更高，然而，这种差异并没有临床意义[39]。这是第1项比较手术和RT生活质量结果的随机研究。结果有些出人意料，因为之前的回顾性研究倾向于支持经口手术相比RT对患者功能和生活质量的影响更好。ORATOR试验受到的一个批评是，接受手术的早期患者中有很大一部分接受了多模式治疗，因此目前正在进行后续临床试验ORATOR2，通过进一步的研究来比较这2种方式，并更好地了解应该选择哪些患者进行手术以避免或减少多模式治疗。

HPV阳性OPSCC的手术降阶梯治疗存在争议。原发部位阴性切缘的定义是一个有争论的领域[40]，NCCN指南建议将阴性切缘定义为大于5 mm；然而，在实践中机构使用不同的截断值，各种临床试验也如此。例如，ECOG 331将3 mm指定为安全边距，而ORATOR试验将2 mm指定为安全边距。另一个有争议的领域是包膜外侵犯对预后的影响，在NCCN指南中这是辅助化疗的指征；然而，如前所述，这是基于在HPV状态未知的患者中进行试验的证据，需要进一步研究以更好地了解这些病理因素及其在术后降阶梯治疗中的作用。

经口手术治疗不明原发灶

经口外科技术也已成为治疗头颈部未知原发灶HPV阳性癌症的有用辅助手段，并且对降阶梯治疗具有重要意义。经口扁桃体切除术和舌根黏膜切除术提高了未知原发灶的检出率。在对文献的系统回顾中，van Weert等发现TORS的隐匿性肿瘤检出率为72%，而在麻醉下直接活检的常规检查检出率为41%[41]。原发部位的成功检测有可能降低辅助治疗的强度或完全消除辅助治疗的需要。Graboyes等在2015年的一项研究中发现在47名接受辅助治疗的患者中，36名患者避免了对原发部位的辐射，因为原发部位已被确定并有阴性切缘。17名原发疾病不明的患者已确定其原发部位并行颈部淋巴结清扫术，无须任何辅助RT[42]。

根治性放疗 / 放化疗降阶梯

针对早期和晚期HPV阳性OPSCC的标准RT和CRT，各种降阶梯方法正在研究中以限制与之相关的毒副作用。正如前面讨论的，由于各种假设的原因，HPV阳性OPSCC被认为比HPV阴性对放疗和化疗更敏感。因此，减少标准剂量的RT和系统治疗是减少治疗相关毒副作用的一种有吸引力的方式。另外，还在研究基于治疗反应的降阶梯方法，包括IC、中期治疗反应或缺氧成像。

在2015年发表的一项前瞻性、多中心Ⅱ期研究中，Chera等报道了43名接受减量RT（60 Gy）及每周低剂量顺铂（30 mg/m^2）治疗的患者。如果患者患有T0～T3和N0～N2c HPV相关疾病且无吸烟史，则患者被纳入。治疗完成后，根据体格检查和放射学检查评估患者对治疗的临床反应，并根据计划的手术干预评估病理学临床反应。患者在原发部位接受了活检，患有淋巴结疾病的患者接受了治疗后颈部淋巴结清扫术。完全病理反应率为86%，严重和非常严重的治疗毒性发生率降低 [43]。长期随访显示3年局部控制率、区域控制率、病因特异性生存率、无远处转移生存率和OS分别为100%、100%、100%、100%和95%，具有良好的生活质量结果 [39, 44]。

另一种降阶梯策略涉及用西妥昔单抗替代顺铂并结合标准剂量RT。假设是与顺铂联合RT相比，西妥昔单抗在肿瘤控制和生存方面具有非劣效性，且毒性有所减轻。3项Ⅲ期临床试验（RTOG 1016、De-ESCALaTE HPV和TROG 12.01）将患者随机分为顺铂或西妥昔单抗联合标准剂量RT组 [45, 46]。3项试验均观察到西妥昔单抗联合RT组的OS或PFS较差，而毒性或症状负担没有任何减轻或改善。

NRG HN002随机Ⅱ期临床试验研究了对于临床低危患者，完全省略系统治疗并采用降低RT剂量的策略。对于低危HPV相关口咽癌的非吸烟患者，随机分配为不接受系统治疗的降低剂量RT（60 Gy，5周）或每周顺铂联合RT（60 Gy，6周） [47]。2年PFS分别为87.6%和90.5%，吞咽生活质量在统计学上没有显著的结果差异。不用顺铂的方案未达到事先规定的进展生存率阈值，不再进一步研究。HN002、RTOG 1016、De-ESCALaTE HPV和TROG 12.01共同证明了顺铂联合RT的重要性。

另一种策略涉及减少放射野大小和（或）减少放射剂量以治疗选择性淋巴结。EVADER是一项Ⅱ期临床试验，研究了在标准剂量CRT中省略低风险选择性淋巴结区域的策略 [48]。在纪念斯隆凯特琳癌症中心，通过同期化疗，成功地将选择性淋巴结放射剂量从传统的50～54 Gy降至30 Gy [49]。选择性淋巴结放射剂量为30 Gy大大减少了急性毒性作用 [50]。

免疫检查点抑制剂作为以铂类为基础的化疗替代品，是减少系统性铂类治疗常见不良反应的一个重要研究领域。其疗效主要在晚期或不可切除的头颈癌中得到证实，人们对其在根治性治疗环境中的应用越来越感兴趣。HPV相关OPSCC患者被认为是免疫治疗的理想人选，因为肿瘤的发生是由先天免疫系统的阻断驱动的，而免疫检查点抑制剂有助于释放免疫抗肿瘤反应。调查使用免疫疗法治疗HPV阳性疾病的各种临床试验正在进行中 [31]。NRG-HN005、CCTG HN.9和KEYCHAIN是随机的Ⅱ期和Ⅲ期临床试验，研究目的为比较RT联合顺铂与RT联合免疫检查点抑制剂的疗效差异。

基于反应的降阶梯根治性放化疗

根据个体肿瘤治疗反应修改治疗强度的策略可以更好地考虑肿瘤生物学的异质性。在HPV相关肿瘤中，治疗反应和生物学存在显著差异 [51-53]。基于反应的策略包括使用IC、中期治疗反应评估和缺氧成像。

IC后减少CRT剂量或体积已成为多项Ⅱ期临床试验的重点。ECOG 1308将80例Ⅲ期和Ⅳ

期（AJCC 第 7 版）疾病患者随机分配接受 IC 方案，然后根据对 IC 的反应进行低剂量（54 Gy）或标准剂量调强适形放射治疗（intensity-modulated radiation therapy，IMRT）联合西妥昔单抗治疗[54]。对于接受 54 Gy RT 且原发部位完全缓解的患者，2 年 PFS 和 OS 分别为 80% 和 94%。在 1 年时，接受降低辐射剂量治疗的患者出现吞咽困难（40% vs.89%，$P = 0.011$）或营养受损（10% vs. 44%，$P = 0.025$）的情况明显减少。在类似的 Ⅱ 期临床试验中，Chen 等报道了 44 名患有 Ⅲ 期和 Ⅳ 期 HPV 相关疾病（AJCC 第 7 版）的患者，他们接受了 IC，随后同时接受紫杉醇治疗，部分或完全反应者接受 27 次 54 Gy，反应差者接受了 30 次 60 Gy[55]。2 年 PFS 为 92%（95% CI 为 77 ～ 92）。OPTIMA 试验是对 62 名 HPV 相关 OPSCC 患者进行的 Ⅱ 期放射剂量和体积递减试验。IC 后，反应≥ 50% 的低风险患者（≤ T3、≤ N2b 和≤ 10 包 / 年吸烟史）接受 50 Gy RT（RT50），而反应为 30% ～ 50% 或反应≥ 50% 的高危患者接受了 45 Gy CRT（CRT45）。反应较差的患者接受了标准的 CRT 方案（CRT75）。低风险患者的 2 年 PFS 和 OS 分别为 95% 和 100%，高风险患者分别为 94% 和 97%。RT50、CRT45 和 CRT75 组的 3 级以上黏膜炎发生率分别为 30%、63% 和 91%（$P = 0.004$），而 RT50、CRT45 和 CRT75 组的胃造瘘管置入发生率分别为 0、31% 和 82%（$P < 0.0001$）[56]。

CRT 期间的中期治疗反应可能会指导治疗的降阶梯。2 项前瞻性临床试验（NCT03215719 和 NCT03416153）正在研究对治疗中期计算机体层成像（computed tomography，CT）或正电子发射计算机体层成像（positron emission tomography and computed tomography，PET/CT）反应良好的患者进行降阶梯 CRT。这些策略避免了使用 IC 及其相关毒性，但需要进一步研究以比较使用中期反应与使用 IC 后反应来选择患者的有效性。

^{18}F- 氟硝基咪唑（^{18}F-fluoromisonidazole，^{18}F-FMISO）正电子发射体层成像（positron emission tomography，PET）的缺氧成像是一种量化肿瘤氧化的新方法[57]。由于缺氧与辐射抗性有关，^{18}F-FMISO 可用于测量肿瘤对治疗的反应并选择患者进行降阶梯治疗[58, 59]。30 ROC 试验在纪念斯隆凯特琳癌症中心招募了 19 名患者，并调查了中期 ^{18}F-FMISO 是否可以选择出接受标准铂类化疗和 30 Gy 放射剂量的患者。所有患者在放疗前均切除了原发性口咽癌，计划在 CRT 后 4 个月进行颈部淋巴结清扫术。在 15 名没有肿瘤缺氧或中期缺氧消退的患者中，接受 30 Gy 放射剂量的患者 2 年局部区域控制率（locoregional control，LRC）和 OS 分别为 94.4% 和 94.7%[60]。

后续的 30 ROC Ⅱ 期试验一共纳入了 158 名患者，这些患者切除了原发肿瘤，但未做颈部淋巴结清扫术。结果显示患者的 1 年 CRT、无远处转移生存率和 OS 分别为 94%、100% 和 100%[61]。有 8 名患者出现局部区域复发，且全部是在未进行清扫的淋巴结中，但通过颈部淋巴结清扫术成功挽救。没有患者需要鼻饲。30 ROC 试验的后续研究正在进行中，其中不包括原发肿瘤切除和颈部淋巴结的清扫。

降阶梯的局限性

尽管越来越多的证据支持降阶梯方案，但这种新方法存在局限性，并非所有的试验结果都显示出有利的结果。最近 3 项研究用西妥昔单抗替代顺铂联合 RT 治疗 HPV 阳性疾病的Ⅲ期降阶梯试验报道称，西妥昔单抗的 PFS 或 OS 在统计学上较差[45, 46]。此外，在 3 项试验中的任何1 项中，与顺铂相比，西妥昔单抗均未降低治疗毒性。

更重要的是，HPV 阳性 OPSCC 并不是一种普遍有利的疾病。关于吸烟和合并症等混杂变量在降阶梯方案中的作用缺乏关键信息。Ang 等在 2010 年发表了 1 篇具有里程碑意义的论文，文章指出虽然 HPV 阳性 OPSCC 的 OS 很高，但吸烟史超过 10 包 / 年或患有多个淋巴结或大淋巴结疾病的患者的 3 年 OS 明显降低，为 71%[6]。HPV 阳性 OPSCC 的良好预后可能会因吸烟的不良影响而减弱。

此外，尽管 HPV 阳性 OPSCC 对治疗的初始反应率很高，但 2 年的复发率仍然为 13% ～ 15%，8 年复发率高达 36%[5, 6]。目前，许多降阶梯研究中的时间都太短，无法评估对生存和复发的长期影响，特别是在治疗后 5 年内可能发生的远处复发。在考虑不使用系统治疗的试验中，这尤其令人担忧。需要长期的随访才能更好地了解降阶梯对肿瘤控制的长期影响。

虽然许多调查降阶梯治疗的试验正在进行或最近完成，但应该记住，目前可用的最佳证据水平仍然支持在 6 或 7 周内使用总剂量为 70 Gy 的根治性 RT 或 CRT，并根据需要同时进行以铂类为基础的化疗或手术配合辅助治疗[62, 63]。临床医师不应在临床试验之外提供降阶梯治疗[64]。

结论

总体而言，HPV 阳性 OPSCC 患者预后良好。在不影响肿瘤治疗效果的情况下减少治疗相关的毒性是针对更年轻、更健康患者群体的重要治疗目标。由于目前缺乏一致的随机Ⅲ期临床试验结果，因此不建议在正在进行的临床试验之外进行降阶梯治疗。重要的是要严格研究众多的降阶梯策略。我们热切期待这些试验的结果在将来能指导对 HPV 阳性 OPSCC 患者的治疗，以期保持出色的治疗效果并将显著的不良反应降至最低。

参考文献

1. Gillison ML，Chaturvedi AK，Anderson WF，Fakhry C. Epidemiology of human papillomavirus-positive head and neck squamous cell carcinoma. J Clin Oncol. 2015；33：3235-42.

2. Chaturvedi AK，Anderson WF，Lortet-Tieulent J，et al. Worldwide trends in incidence rates for oral cavity and oropharyngeal cancers. J Clin Oncol. 2013；31：4550-9.

3. Chaturvedi AK，Engels EA，Pfeiffer RM，et al. Human papillomavirus and rising oropharyngeal cancer incidence in the United States. J Clin Oncol. 2011；29：4294-301.

4. Gillison ML，D'Souza G，Westra W，et al. Distinct risk factor profiles for human papillomavirus type 16-positive and human papillomavirus type 16-negative head and neck cancers. J Natl Cancer Inst. 2008；100：407-20.

5. Fakhry C，Westra WH，Li S，et al. Improved survival of patients with human papillomavirus-positive head and neck squamous cell carcinoma in a prospective clinical trial. J Natl Cancer Inst. 2008；100：261-9.

6. Ang KK，Harris J，Wheeler R，et al. Human papilloma virus and survival of patients with oropharyngeal cancer. N Engl J Med. 2010；363：24-35.

7. Ellington TD，Henley SJ，Senkomago V，et al. Trends in incidence of cancers of the oral cavity and pharynx — United States 2007-2016. MMWR Morb Mortal Wkly Rep. 2020；69：433-38. https://doi. org/10.15585/mmwr. mm6915a1externalicon.

8. Lydiatt WM，Patel SG，O'Sullivan B，et al. Head and neck cancers-major changes in the american joint committee on cancer eighth edition cancer staging manual. CA Cancer J Clin. 2017；67（2）：122-37. https://doi. org/10.3322/caac.21389. Epub 2017 Jan 27. PMID：28128848.

9. Glastonbury CM. Critical changes in the staging of head and neck cancer. Radiol Imaging Cancer. 2020；2：e190022.

10. Cramer JD，Hicks KE，Rademaker AW，Patel UA，Samant S. Validation of the eighth edition american joint committee on cancer staging system for human papillomavirus-associated oropharyngeal cancer. Head Neck. 2018；40（3）：457-66. https://doi. org/10.1002/hed.24974. Epub 2017 Oct 9. PMID：28990257.

11. Haughey BH，Sinha P，Kallogjeri D，et al. Pathologybased staging for HPV-positive squamous carcinoma of the oropharynx. Oral Oncol. 2016；62：11-19. https://doi.org/10.1016/j.oraloncology.2016.09.004. Epub 2016 Sep 23. PMID：27865363.

12. Bernier J，Domenge C，Ozsahin M，et al. Postoperative irradiation with or without concomitant chemotherapy for locally advanced head and neck cancer. N Engl J Med. 2004；350：1945-52.

13. Cooper JS，Pajak TF，Forastiere AA，et al. Postoperative concurrent radiotherapy and chemotherapy for high-risk squamous-cell carcinoma of the head and neck. N Engl J Med. 2004；350：1937-44.

14. Eisbruch A，Harris J，Garden AS，et al. Multiinstitutional trial of accelerated hypofractionated intensity-modulated radiation therapy for early-stage oropharyngeal cancer（RTOG 00-22）. Int J Radiat Oncol Biol Phys. 2010；76：1333-8.

15. Machtay M，Moughan J，Trotti A，et al. Factors associated with severe late toxicity after concurrent chemoradiation for locally advanced head and neck cancer：an RTOG analysis. J Clin Oncol. 2008；20；26（21）：3582-9. https://doi.org/10.1200/ JCO.2007.14.8841. Epub 2008 Jun 16. PMID：18559875.

16. Mortensen HR，Jensen K，Aksglæde K，Behrens M，Grau C. Late dysphagia after IMRT for head and neck cancer and correlation with dose-volume parameters. Radiother Oncol. 2013；107：288-94.

17. Levendag PC，Teguh DN，Voet P，et al. Dysphagia disorders in patients with cancer of the oropharynx are signifcantly affected by the radiation therapy dose to the superior and middle constrictor muscle：a dose-effect relationship. Radiother Oncol. 2007；85：64-73.

18. Hess CB，Rash DL，Daly ME，et al. Competing causes of death and medical comorbidities among patientswith human papillomavirus-positive vs human papillomavirus-negative oropharyngeal carcinoma and impact on adherence to radiotherapy. JAMA Otolaryngol Head Neck Surg. 2014；140：312-6.

19. Balermpas P，Rödel F，Weiss C，Rödel C，Fokas E. Tumor-infiltrating lymphocytes favor the response to chemoradiotherapy of head and neck cancer. Onco Targets Ther. 2014；3：e27403.

20. Russell S，Angell T，Lechner M，et al. Immune cell infiltration patterns and survival in head and neck squamous cell carcinoma. Head Neck Oncol. 2013；5：24.

21. King EV，Ottensmeier CH，Thomas GJ. The immune response in HPV（＋）oropharyngeal cancer. Onco Targets Ther. 2014；3：e27254.

22. Arenz A，Ziemann F，Mayer C，et al. Increased radio-sensitivity of HPV-positive head and neck cancer cell lines due to cell cycle dysregulation and induction of apoptosis. Strahlenther Onkol. 2014；190：839-46.

23. Braakhuis BJ，Senft A，de Bree R，et al. Expression profiling and prediction of distant metastases in head and neck squamous cell carcinoma. J Clin Pathol. 2006；59：1254-60.

24. Ridge JA. Surgery in the HPV era：the role of robotics and microsurgical techniques. Am Soc Clin Oncol Educ Book. 2014：154-9.

25. Weinstein GS，O'Malley BW Jr，Magnuson JS，et al. Transoral robotic surgery：a multicenter study to assess feasibility，safety，and surgical margins. Laryngoscope. 2012；122：1701-7.

26. Dziegielewski 2013. https://doi.org/10.1001/ jamaoto.2013.2747. PMID：23576186. PMCID：PMC4274181.

27. Choby GW，Kim J，Ling DC，et al. Transoral robotic surgery alone for oropharyngeal cancer：quality-oflife outcomes. JAMA Otolaryngol Head Neck Surg. 2015；141（6）：499-504. https://doi.org/10.1001/jamaoto.2015.0347. PMID：25834991.

28. Sethia R，Yumusakhuylu CA，Ozbay I，et al. Quality of life outcomes of transoral robotic surgery with or without adjuvant therapy for oropharyngeal cancer. Laryngoscope. 2018；128（2）：403-11. https://doi.org/10.1002/lary.26796. PMID：28771728.

29. Hutcheson KA，Holsinger FC，Kupferman ME，et al. Functional outcomes after TORS for oropharyngeal cancer：a systematic review. Eur Arch Otorhinolaryngol. 2015；272（2）：463-71. https://doi. org/10.1007/s00405-014-2985-7. Epub 2014 Mar 19. PMID：24643851.

30. Moore EJ，Olsen SM，Laborde RR，et al. Long-term functional and oncologic results of transoral robotic surgery for oropharyngeal squamous cell carcinoma. Mayo Clin Proc. 2012；87：219-25.

31. Genden EM，Kotz T，Tong CC，et al. Transoral robotic resection and reconstruction for head and neck cancer. Laryngoscope. 2011；121：1668-74.

32. Olsen SM，Moore EJ，Laborde RR，et al. Transoral surgery alone for human-papillomavirus-associated oropharyngeal squamous cell carcinoma. Ear Nose Throat J. 2013；92：76-83.

33. Weinstein GS，Quon H，Newman HJ，et al. Transoral robotic surgery alone for oropharyngeal cancer：an analysis of local control. Arch Otolaryngol Head Neck Surg. 2012；138：628-34.

34. Ferris RL，Flamand Y，Weinstein GS，et al. Transoral robotic surgical resection followed by randomization to low- or standard-dose IMRT in resectable p16+ locally advanced oropharynx cancer：a trial of the ECOG-ACRIN Cancer Research Group（E3311）. J Clin Oncol. 2020；38：6500.

35. Evans M，Knott S，Hurt C，et al. PATHOS：a phase II/ III trial of risk-stratified，reduced intensity adjuvant treatment in patients undergoing transoral surgery for human papillomavirus（HPV）-positive oropharyngeal cancer. J Clin Oncol. 2018；36：TPS6097.

36. Post operative adjuvant therapy de-intensification trial for human papillomavirus-related，p16+ oropharynx cancer（ADEPT）. https://clinicaltrials.gov/ct2/show/ NCT01687413. Accessed 15 Oct 2019.

37. Wirth LJ，Burtness B，Nathan C-AO，Grégoire V，Richmon J. Point/counterpoint：do we de-escalate treatment of HPV-associated oropharynx cancer now? And how? Am Soc Clin Oncol Educ Book. 2019：364-72.

38. Evaluation of de-escalated adjuvant radiation therapy for human papillomavirus（HPV）-associated oro-pharynx cancer. https://clinicaltrials.gov/ct2/show/ NCT02908477. Accessed 15 Oct 2019.

39. Nichols AC，Theurer J，Prisman E，et al. Radiotherapy versus transoral robotic surgery and neck dissection for oropharyngeal squamous cell carcinoma（ORATOR）：an open-label，phase 2，randomised trial. Lancet Oncol. 2019；20：1349-59.

40. Holcomb AJ，Herberg M，Strohl M，et al. Impact of surgical margins on local control in patients undergoing single-modality transoral robotic surgery for HPV-related oropharyngeal squamous cell carcinoma. Head Neck. 2021；43（8）：2434-44.

41. van Weert S，Rijken JA，Plantone F，et al. A systematic review on transoral robotic surgery（TORS）for carcinoma of unknown primary origin：has tongue base mucosectomy become indispensable? Clin Otolaryngol. 2020；45：732-8.

42. Graboyes EM，Sinha P，Thorstad WL，Rich JT，Haughey BH. Management of human papillomavirusrelated unknown primaries of the head and neck with a transoral surgical approach. Head Neck. 2015；37：1603-11.

43. Chera BS，Amdur RJ，Tepper J，et al. Phase 2 trial of de-intensified chemoradiation therapy for favorablerisk human papillomavirus-associated oropharyngeal squamous cell carcinoma. Int J Radiat Oncol Biol Phys. 2015；93：976-85.

44. Chera BS，Amdur RJ，Tepper JE，et al. Mature results of a prospective study of deintensified chemoradiotherapy for low-risk human papillomavirus-associated oropharyngeal squamous cell carcinoma. Cancer. 2018；124：2347-54.

45. Gillison ML，Trotti AM，Harris J，et al. Radiotherapy plus cetuximab or cisplatin in human papillomavirus-positive oropharyngeal cancer（NRG Oncology RTOG 1016）：a randomised，multicentre，non-inferiority trial. Lancet. 2019；393：40-50.

46. Mehanna H，Robinson M，Hartley A，et al. Radiotherapy plus cisplatin or cetuximab in low-risk human papillomavirus-positive oropharyngeal cancer（De-ESCALaTE HPV）：an open-label randomised controlled phase 3 trial. Lancet. 2019；393：51-60.

47. Yom SS，Torres-Saavedra P，Caudell JJ，et al. Reduced-dose radiation therapy for HPV-associated oropharyngeal carcinoma（NRG Oncology HN002）. J Clin Oncol. 2021；39：956-65.

48. Bratman SV，Berthelet E，Butler JB，et al. CCTG HN.10：a phase II single-arm trial of elective volume adjusted de-escalation radiotherapy（EVADER）in patients with low-risk HPV-related oropharyngeal squamous cell carcinoma（NCT03822897）. J Clin Oncol. 2020；38（15_suppl）：TPS6592.

49. Tsai CJ，McBride SM，Riaz N，et al. Reducing the radiation therapy dose prescription for elective treatment areas in human papillomavirus-associated oropharyngeal carcinoma being treated with primary chemoradiotherapy at Memorial Sloan Kettering Cancer Center. Pract Radiat Oncol. 2019；9（2）：98-101.

50. Tsai CJ，Kim JK，McBride S，et al. Prospective personalized elective nodal dose de-escalation in patients with human papillomavirus（HPV）-positive oropharyngeal cancer（OPC）undergoing definitive concurrent chemoradiation（CCRT）: acute toxicities and tolerance. Int J Radiat Oncol Biol Phys. 2018；102（3_suppl）：E362.

51. Kimple RJ，Smith MA，Blitzer GC，et al. Enhanced radiation sensitivity in HPV-positive head and neck cancer. Cancer Res. 2013；73（15）：4791-800.

52. Vainshtein J，McHugh JB，Spector ME，et al. Human papillomavirus-related oropharyngeal cancer：HPV and p16 status in the recurrent versus parent tumor. Head Neck. 2015；37（1）：8-11.

53. Rieckmann T，Tribius S，Grob TJ，et al. HNSCC cell lines positive for HPV and p16 possess higher cellular radiosensitivity due to an impaired DSB repair capacity. Radiother Oncol. 2013；107（2）：242-6.

54. Marur S, Li S, Cmelak AJ, et al. E1308: phase II trial of induction chemotherapy followed by reduced-dose radiation and weekly cetuximab in patients with HPV-associated resectable squamous cell carcinoma of the oropharynx-ECOG-ACRIN Cancer Research Group. J Clin Oncol. 2017; 35: 490-7.

55. Chen AM, Felix C, Wang PC, et al. Reduced-dose radiotherapy for human papillomavirus-associated squamous-cell carcinoma of the oropharynx: a single-arm, phase 2 study. Lancet Oncol. 2017; 18: 803-11.

56. Seiwert TY, Foster CC, Blair EA, et al. OPTIMA: a phase II dose and volume de-escalation trial for human papillomavirus-positive oropharyngeal cancer. Ann Oncol. 2019; 30: 297-302.

57. Rasey JS, Koh WJ, Evans ML, et al. Quantifying regional hypoxia in human tumors with positron emission tomography of [18F] fluoromisonidazole: a pretherapy study of 37 patients. Int J Radiat Oncol Biol Phys. 1996; 36 (2): 417-28.

58. Terris DJ. Head and neck cancer: the importance of oxygen. Laryngoscope. 2000; 110 (5 Pt 1): 697-707.

59. Brizel DM, Dodge RK, Clough RW, et al. Oxygenation of head and neck cancer: changes during radiotherapy and impact on treatment outcome. Radiother Oncol. 1999; 53 (2): 113-7.

60. Riaz N, Sherman E, Pei X, et al. Precision radio-therapy: reduction in radiation for oropharyngeal cancer in the 30 ROC trial. J Natl Cancer Inst. 2021; 113 (6): 742-51.

61. Lee NY, Sherman EJ, Schöder H, et al. The 30 ROC trial: precision intra-treatment imaging guiding major radiation reduction in human papilloma virus related oropharyngeal cancer. J Clin Oncol. 2021; 39 (15_suppl): 6019.

62. Pignon JP, le Maître A, Maillard E, Bourhis J. Meta-analysis of chemotherapy in head and neck cancer (MACH-NC): an update on 93 randomised trials and 17, 346 patients. Radiother Oncol. 2009; 92: 4-14.

63. Blanchard P, Baujat B, Holostenco V, et al. Meta-analysis of chemotherapy in head and neck cancer(MACH-NC): a comprehensive analysis by tumour site. Radiother Oncol. 2011; 100: 33-40.

64. Mehanna H. Update on de-intensification and intensification studies in HPV. Recent Results Cancer Res. 2017; 206: 251-6.

原文作者

M. P. Strohl (✉)
Department of Otolaryngology Head and Neck Surgery, University of Miami, Miami, FL, USA
e-mail: mps193@miami.edu

P. K. Ha
Department of Otolaryngology Head and Neck Surgery, University of California, San Francisco, San Francisco, CA, USA
e-mail: Patrick.Ha@ucsf.edu

K. Zakeri · N. Lee
Department of Radiation Oncology, Memorial Sloan Kettering Cancer Center, New York, NY, USA
e-mail: Zakerik@mskcc.org; Leen2@mskcc.org

第2章 新型多学科治疗模式：手术或放射治疗、免疫治疗、器官及功能保留

—————————● 高文翔 龙健婷 译，吴杏梅 审校

背景

头颈癌（head and neck cancer，HNC）治疗随着外科手术、放射治疗和系统治疗的进步而发展，旨在最大限度地控制肿瘤和保留器官。目前除化疗以外，免疫疗法和靶向药物治疗在系统治疗中也发挥了更大的作用。所有的治疗方法都必须仔细考虑到功能的保留。由于多学科治疗之间存在较为复杂的交互和联系，综合治疗的模式一直在发展和优化。作为肿瘤学专家有责任为患者提供根治性治疗和姑息性治疗的选择，并让患者了解每种方法固有的优点和缺点。

在过去 30 年中，由于烟草消费量下降，HNC 的发病率总体下降。但在同一时期，高危型人乳头瘤病毒（HPV）相关口咽鳞状细胞癌（OPSCC）的发病率却在大幅增加[1]。由于 HPV-OPSCC 的治愈率提高，在过去 30 年中，HNC 患者的总体中位生存率从 1992—1996 年的 54.7% 提高到 2002—2006 年的 65.9%。

头颈部鳞状细胞癌（head and neck squamous cell carcinoma，HNSCC）的不同发病部位如图 2.1 所示。头颈部的每个部位有着不同的解剖特点和生理功能，这也使得不同部位癌症的治疗方式有所差异，如鼻咽鳞状细胞癌（squamous cell carcinoma，SCC）临床表现与邻近的 OPSCC 截然不同。

鉴于头颈部解剖和肿瘤生物学的复杂性，多学科治疗方法可以为患者带来巨大的获益。近年来，外科手术、系统性治疗（化疗、免疫治疗等）和放射治疗（RT）技术都有了很大的进步。本章将会详细介绍一些最重要的进展。

与 20 年前相比，HPV-OPSCC 已在口咽癌患者中占绝大部分[1]。放化疗（CRT）对 HPV-OPSCC 具有良好的肿瘤控制作用和治疗效果，成为该病晚期患者的主要治疗方法[3, 4]。但是，

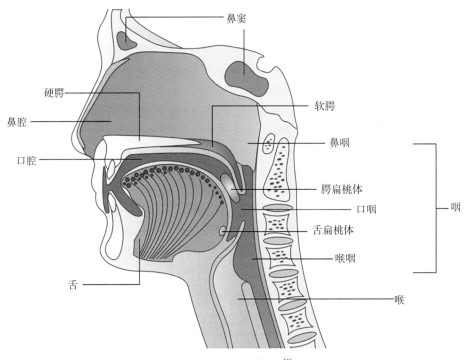

图2.1　头颈部解剖[2]

CRT 对 OPSCC 患者产生的短期和长期不良反应还是较为显著的[4, 5]。这些对不良反应的担忧在一定程度上促进了 OPSCC 多学科治疗中 2 个独立又交叉的研究进展：旨在降低 CRT 治疗剂量的临床试验（详见第 1 章）和再次出现的初级手术治疗（详见下文）。

寡转移的治疗进展提供了一种新的治疗理念：通过这种治疗方案，我们可以有效干预患者的癌症进展。寡转移是指一种转移病变远离原发部位但数量有限的状态。关于其准确的定义，早期的文献将转移病变的数量定为小于或等于 5 个[6]。这与寡进展不同，寡进展是指大多数肿瘤转移的部位对系统治疗有良好的治疗反应；当然，也可能存在个别转移病变在治疗后出现进展[7]。新的数据表明立体定向放射治疗（stereotactic body radiation therapy，SBRT）在某些病例中对减缓或阻止远处转移性疾病的进展具有一定的价值。在 HNC 中，当局部区域控制已经实现时，SBRT 为潜在控制少量远处转移提供了一种治疗方向。此外，这种治疗方案对于复发性疾病也具有一定的作用。

目前针对可治疗疾病的治疗方案做出了许多改进，但并不深入。由于传统治疗方法会导致令人难以接受的器官功能损伤，科学家们仍在探索多种形式的器官保存技术。例如，在鼻窦肿瘤治疗的同时注重眼球功能的保护，以及口腔癌手术中最大限度地保护口腔的功能[8-10]。

目前，口腔鳞状细胞癌（oral cavity squamous cell carcinoma，OSCC）的主要治疗方式包括手术治疗、RT 和系统治疗。遗憾的是，晚期 T 分期舌癌的手术治疗会大大降低患者的生活质量，尤其削弱了言语和吞咽功能。此外，晚期 OSCC 患者预后不佳，一般需要重新评估辅助全身治疗（是否需要 RT），以行进一步的预后判断和考虑行明确的非手术治疗。尽管不同的 CRT 方案已被广泛用于喉、喉咽、鼻咽和口咽原发性疾病的治疗，但只有少数治疗机构优化了 OSCC 治疗中保留器官功能的 CRT 治疗方案[10, 11]。

诱导化疗（IC）也已成为鼻窦恶性肿瘤的重要治疗手段。我们将在下面的内容里讨论这种治疗方法对手术并发症的影响，主要是对眼眶及眼球功能的保护[8, 10]。

最后，本章将探讨免疫治疗和靶向治疗的快速发展领域和最新进展。早期针对 HNC 的靶向治疗研究主要集中在使用西妥昔单抗替代以铂为基础的化疗，作为一种肿瘤的降阶梯治疗策略。虽然西妥昔单抗最终没有显示出与传统铂类化疗药物同等的肿瘤治疗效果[5, 12]，但其他有前景的靶向治疗药物正在涌现。新一代的靶向治疗侧重于联合疗法，在姑息环境中治疗转移性和局部晚期癌症。其中一些研究机构的项目取得了良好的结果，并在制定 HNC 患者多学科治疗决策时提供了重要的临床依据。虽然免疫治疗将在另一章中更全面地介绍，但我们将在这里陈述和探讨一下其在多学科治疗中的价值。

手术和放射治疗进展

口咽癌

口咽癌的开放性手术治疗历来就具有较高的手术暴露困难发生率。考虑到这一点，大多数口咽癌患者的初始治疗优先选择 CRT 作为主要治疗方式。早期开发用于治疗口咽癌的经口机器人手术（TORS）的开创性工作促进了当今许多 HNC 研究项目的进展[13, 14]。TORS 提供了一种新的技术，与开放式的咽切开入路相比，神经和肌肉软组织的破坏减少，因此在某些 HNC 病例中其导致的潜在功能性并发症的发生率较低。手术机器人还可以将可视化和带腕带的操作仪器送到人类双手无法触及的肿瘤部位。而内镜提供了用于肿瘤切除的高清晰度三维视图。直觉外科股份有限公司（Sunnyvale）最新推出的手术机器人达芬奇单孔（SP）手术系统如图 2.2 所示。该系统包括带有机器人手臂和内镜的患者床旁机械臂系统、视觉机械臂系统和外科医生控制台。最初开发 SP 是为了用单个套管头将相机和所有仪器引入腹部，同样，该系统也有利于头颈外科医师在狭窄的口咽通道中手术。

对于精心选择的具备相应适应证的肿瘤患者，当使用 TORS 时，可以达到较高的局部控制率和完整切除率。关于采用 TORS 的根治性扁桃体切除术的一项研究数据表明，在入组的 27 名 TORS 手术患者中，93% 的患者达到了手术切缘阴性。随后的另一项研究报道了类似的手术阴性切缘率（98%），并观察到手术切缘阳性预示着局部控制和生存期较差[16]。一项对 410 名接受口咽恶性肿瘤 TORS 切除的患者进行的多中心回顾性研究显示，2 年和 3 年局部区域控制率（LRC）分别为 91.8% 和 88.8%，总生存率（OS）分别为 91% 和 87.1%[17]。但在这些研究人群中，HPV

阳性的比例一般是未知的，这也使结果的评估变得复杂。这可能会掩盖了研究人群中预期的疾病自然史，也掩盖了记录手术成功的标志物的效用，如近切缘。

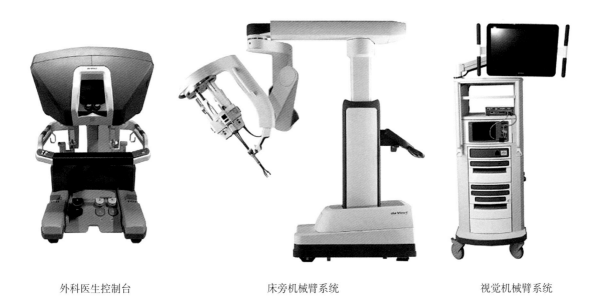

外科医生控制台　　　　　　　　床旁机械臂系统　　　　　　　　视觉机械臂系统

图 2.2　达芬奇手术系统 [15]

虽然正在逐步建立及推行机器人口咽癌切除手术，但同时进行 CRT 仍然是 OPSCC 的主要治疗手段，尤其在 HPV-OPSCC 组中具有良好的治疗结果。CRT 是治疗口咽部局部病灶的有效手段，在 HPV-OPSCC 治疗中获得了较高 OS[3]。美国肿瘤放射治疗协作组（Radiation Therapy Oncology Group，RTOG）0129 试验的一项亚群分析评估并详细说明了 CRT 对 HPV-OPSCC 的影响。该研究评估了 743 名 Ⅲ 期或 Ⅳ 期 OPSCC（AJCC 第 7 版）患者，这些患者的登记时间超过 3 年，随访时间中位数为 4.8 年。接受标准 CRT 的 HPV 阳性患者的 3 年 OS 为 82.4%，而 HPV 阴性患者 OS 为 57.1%[3]。

HPV 的发现为 OPSCC 这种在放疗和手术都存在解剖限制和功能限制的部位引入了一种新的肿瘤生物学标志物，并起到了先驱作用。手术除了切除肿瘤的基本作用以外，另一部分的作用是获得手术病理（通过手术后病理了解肿瘤 HPV 等免疫组化指标是否阳性），可为指导是否需要辅助治疗或不合适辅助治疗提供适应证和依据。事实上，一部分接受经口手术治疗的 OPSCC 患者行颈部淋巴结清扫术后完全避免了 RT 和系统治疗[18]。但治疗是否从手术先开始，然后根据需要进行辅助治疗，或者是开始时直接行 CRT（根治性 CRT），很大部分是取决于治疗机构的决定和患者的选择。而正在进行的试验旨在更好地确定不同治疗方式的选择方法（例如，DART：ClincialTrials.govidentifier NCT02908477；ORATOR 2：NCT01590355；PATHOS：NCT02215265）[19, 20]。本文其他部分详细讨论了治疗去强化的主题。

寡转移癌症的放射治疗选择

寡转移癌症治疗是 HNC 的一个新兴研究领域。目前的研究结果定义寡转移为具有少数远处转移病变的情况，而不是广泛全身转移。寡转移通常为少于或等于 5 个转移性病变。定义寡转移的目的是确定区别于广泛转移疾病状态的另一种更长期可控的疾病状态。目前对于 HNC 患者的研究已经主要集中于那些局部病变可控制并伴有少量远处转移的患者身上 [21]。

一项比较立体定向消融放射治疗（stereotactic ablative radiotherapy，SABR）与标准姑息治疗的随机 Ⅱ 期临床试验（SABR-COMET）进行了两者对于寡转移疾病的疗效比较。这是一项广泛的研究，只有不到 30% 的患者是头颈部原发肿瘤。大多数接受治疗的转移灶在肺部，但该研究也包括骨、肾上腺和肝脏的转移灶。试验在 2012—2016 年评估了 99 名患者，其中 67% 的患者被随机分配到干预组（SABR 组）。这些患者的转移灶均为 1 ～ 5 个。对照组患者的中位生存期为 28 个月（95% *CI* 为 19 ～ 33 个月），SABR 组为 41 个月（95% *CI* 为 26 ～未达到）。干预组患者的 2 级或更高级不良反应的发生率更高。SABR 组中也有 3 名患者（4.5%）与治疗相关的死亡（1 名死于放射性肺炎，1 名死于肺脓肿，还有 1 名死于 SABR 相关胃溃疡穿孔手术后的硬膜下出血）[22]。尽管治疗有毒副作用，但与标准姑息治疗相比，其生存率提高，确实表明 SABR 在治疗寡转移性疾病方面发挥了作用。目前可能会进一步进行 Ⅲ 期临床研究，以确定治疗可能带来的益处，并确定可能受益的亚组。

免疫疗法

尽管 HNC 的传统治疗模式取得了创新和进步，但除 HPV 相关口咽癌外，其 5 年生存率仍仅接近 50%。新的治疗方法旨在提高对疾病的控制，同时减轻毒副作用和功能障碍。靶向分子标志物治疗的概念在全癌种中越来越流行，尤其是高危肿瘤、复发性肿瘤和具有已知基因突变的肿瘤。免疫疗法是一种利用患者自身免疫系统的组成部分来攻击癌细胞的治疗方法。这种方法利用分子抑制剂或单克隆抗体来靶向肿瘤细胞生存所必需的某些重要过程。其可以通过影响肿瘤微环境或血液供应导致肿瘤死亡，并防止肿瘤转移。在过去的 20 年里，随着人们对肿瘤生长和转移背后分子机制的理解不断加深，特异性针对肿瘤细胞的靶向药物被研发。肿瘤免疫疗法在 HNC 领域尚处于起步阶段，希望后续的进展能在并发症可耐受的情况下对患者的生存产生积极影响。

包括表皮生长因子受体阻滞剂在内的多学科机制

表皮生长因子受体（epidermal growth factor receptor，EGFR）已被发现在许多 HNC 中过表达 [23]。EGFR 及其配体转化生长因子 -α（transforming growth factor-α，TGF-α）的表达增加与

疾病复发和患者更差预后有关。西妥昔单抗是一种 IgG1 嵌合单克隆抗体，能够靶向 EGFR 蛋白的细胞外配体结合结构域。这是第 1 个被证明能够改善 HNSCC 患者生存的分子靶向药物，人们最初希望其可以取代与放疗联合的同期铂类为基础的化疗。遗憾的是，2 项大型多中心试验未能证明在口咽癌治疗中西妥昔单抗联合放疗与顺铂联合放疗相比具有非劣效性 [5, 12, 24]。De-ESCALaTE HPV 和 NRG Oncology RTOG 1016 试验发表以来，文献中对西妥昔单抗的推荐热度有所减退，但用于无法耐受当前标准系统治疗的患者的降阶梯治疗除外。

包括免疫检查点阻断剂在内的多学科机制

近期一些最引人关注的数据来自程序性死亡受体 1（programmed death-1，PD-1）和程序性死亡受体配体 1（programmed death-ligand 1，PD-L1）调节剂。针对细胞毒性 T 淋巴细胞相关抗原 4（cytotoxic T-lymphocyte antigen 4，CTLA-4）、PD-1 和 PD-L1 蛋白的免疫检查点阻断已被证明是肿瘤学研究中一个成果丰硕的领域。PD-1 是一种在 T 细胞、B 细胞、调节性 T 细胞、自然杀伤细胞和巨噬细胞中表达的抑制性受体（图 2.3），与 PD-1 受体或配体结合会抑制免疫功能，因此这些蛋白质的抑制剂顺理成章被视为针对恶性肿瘤的免疫刺激物 [25]。

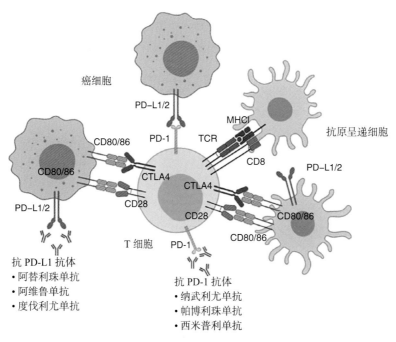

图 2.3　靶向阻断 PD-1 和 PD-L1 的机制 [25]

纳武利尤单抗（抗 PD-1 抗体）和伊匹木单抗（抗 CTLA-4 抗体）已在治疗晚期黑色素瘤和其他各种实体瘤患者中取得成功。一项多中心Ⅲ期随机临床试验（CheckMate 067）发现在未经治疗的不可切除Ⅲ期或Ⅳ期黑色素瘤患者中，使用纳武利尤单抗联合伊匹木单抗或单独使用纳武利尤单抗治疗的生存率高于单独使用伊匹木单抗[26, 27]。CheckMate 141 评估了纳武利尤单抗在含铂化疗后进展的不可切除或转移性 HNSCC 中的作用。结果发现与研究者选择的姑息治疗相比，纳武利尤单抗提供了更好的 OS（2 年分别为 16.9% 和 6.0%）且大于等于 3 级的不良反应显著减少。与对照组相比，纳武利尤单抗干预组的有效率（13% *vs.* 6%）、1 年 OS（36.0% *vs.*16.6%）均是对照组的 2 倍[28, 29]。重要的是，来自同一项研究的生活质量数据显示，纳武利尤单抗组在开始治疗后的前 15 周的生活质量明显更好[30]。

PD-1 受体抑制剂帕博利珠单抗也同样受到关注。帕博利珠单抗治疗复发转移 HNSCC 的研究已开展并取得了良好的结果。一项Ⅲ期的临床研究（KEYNOTE-040）结果显示，对比帕博利珠单抗与氨甲蝶呤、多西他赛或西妥昔单抗治疗既往使用过含铂化疗方案后的复发转移 HNSCC 患者，帕博利珠单抗治疗的中位总生存期为 8.4 个月（95% *CI* 为 6.4 ～ 9.4），而对照组（氨甲蝶呤、多西他赛或西妥昔单抗治疗组）则为 6.9 个月（95% *CI* 为 5.9 ～ 8.0）。以上研究疗效的提升主要是通过显著改善 3 级或更高级别不良事件的发生而实现的[31, 32]。纳武利尤单抗和帕博利珠单抗作为二线治疗取得成功的同时，一项称为 EAGLE 的Ⅲ期试验探讨了在含铂化疗后进展的复发转移HNSCC患者，使用度伐利尤单抗（抗 PD-L1 抗体）联合或不联合曲美利木单抗（抗 CTLA-4 抗体）作为二线治疗的疗效。与标准化疗相比，试验组的反应率没有改善（17.9% *vs.* 18.2% *vs.* 17.3%），3 组之间的生存率也没有差异[33]。

这些研究之后，在未经治疗的复发转移 HNSCC 患者中进行了一项关键的Ⅲ期对照研究，将帕博利珠单抗单药或联合化疗与西妥昔单抗联合化疗的标准 EXTREME 方案进行比较[34]。这项名为 KEYNOTE-048 的研究因提供了支持帕博利珠单抗单药或与化疗联合使用的数据而经常被引用。试验中发现帕博利珠单抗联合顺铂（或卡铂）和 5- 氟尿嘧啶或帕博利珠单抗单药均可作为复发转移 HNSCC 的一线治疗方法。联合治疗确实带来了更强的不良反应，但并不比 EXTREME 对照方案更严重[34]。

具有里程碑意义的 KEYNOTE-048 研究显示了免疫治疗带来的生存获益，随后许多研究试图评估免疫疗法作为一线治疗的疗效：CheckMate 651（纳武利尤单抗加伊匹木单抗对比 EXTREME 方案，在 ESMO 2021 中报道）和 KESTREL[35]（度伐利尤单抗加或不加曲美利木单抗对比 EXTREME 方案，数据已公布并有待呈现）没有达到改善生存的主要观察终点。复发转移 HNSCC 患者对免疫疗法的反应各不相同，不同的免疫疗法采用不同的联合策略似乎在提高免疫疗法的疗效方面发挥着关键作用。对接受免疫检查点抑制剂治疗的转移性 HNSCC 患者的免疫微环境的机制进行详细分析至关重要。

虽然免疫检查点抑制剂主要与其他形式的系统治疗联合使用，但人们对免疫疗法联合放疗的方案也进行了研究。一项Ⅰb 期研究证明了在标准的顺铂同期 CRT 中添加帕博利珠单抗的安全性和耐受性[36]。约 85% 的 HPV 阳性和 78% 的 HPV 阴性局部晚期 HNSCC 在治疗结束时获得完全缓解，且未报告出现额外的安全问题。此外，另一项 Ⅱ 期试验的结果支持在不适用顺铂的局部晚期 HNSCC 患者中使用帕博利珠单抗联合放疗[37]。在保持良好安全性的同时，1 年无进展生存率（PFS）为 76%（HPV 阳性为 86%，HPV 阴性为 67%），OS 为 86%（HPV 阳性为 93%，HPV 阴性为 80%）。许多将免疫疗法与放疗相结合的试验已经启动或正在进行；然而，这些试验并不都是积极的结果。最近的一项 Ⅲ 期研究——JAVELIN Head and Neck 100 表明，与标准 CRT 相比，阿维鲁单抗联合 CRT 后续阿维鲁单抗维持治疗并不能使局部晚期 HNSCC 患者达到生存获益[38]。

最近，免疫检查点抑制剂的疗效已经在新辅助治疗中得到了初步验证。一项多中心 Ⅱ 期研究探讨了新辅助治疗和辅助使用帕博利珠单抗在局部晚期 HPV 阴性 HNSCC 患者中的可行性。虽然没有患者获得病理学完全缓解（pathologic complete response，pCR），但 44% 的患者出现了病理性肿瘤反应（pathologic tumor response，pTR）（术区瘤床出现肿瘤坏死、巨细胞和细胞碎片）。使用新辅助单剂帕博利珠单抗治疗后，一半患者达到 pTR ≥ 50%，且不会对手术或辅助治疗产生不利影响[39]。与历史数据相比，病理高风险患者的 1 年复发率明显较低（16.7%）。另一项 Ⅰ b 期试验对新辅助 PD-1 抑制剂联合同期放疗进行了探索。这项研究纳入了 2018—2019 年 21 名原发灶主要位于口咽的局部晚期 HNSCC 患者。患者接受了 5 次共 40 Gy 或 3 次共 24 Gy 的治疗，同时使用或不使用纳武利尤单抗。最终根治性手术切除后，主要病理缓解（major pathological response，mPR）率为 86%，pCR 为 67%。90% 的患者出现了从临床到病理学分期的降级。手术后给予纳武利尤单抗辅助治疗 3 个月。大多数原发性肿瘤是 HPV+OPSCC（21 例中有 16 例，占 76.2%）。该初步结果提供了支持免疫联合放疗理念的证据，且相关文献报道还在继续增加。

器官保留

晚期口腔鳞状细胞癌的新辅助放化疗

晚期 OSCC 的口腔舌部和相邻区域可能需要进行全舌切除或近全舌切除以实现局部肿瘤控制。舌在吞咽和说话中起着至关重要的作用，失去口腔舌功能会严重影响患者的生活质量。自体游离组织移植进行重建也无法恢复由于这种切除而丧失的动态口腔运动控制。在过去 30 年中，针对接受了全舌切除并保留喉的患者进行多维度生活质量评分发现，尽管进行了重建手术，患者仍存在显著的功能缺陷[40]。文献表明患者本能地知道舌头对生活质量非常重要，但这种重要性难以量化。

全舌切除术的严重不良反应引发了人们对 OSCC 非手术治疗的探索，这类似于喉癌的治疗模式。一项里程碑式的研究表明，对进展期喉癌患者进行 IC 可以筛选出反应良好的患者，这些患者可以在保留喉部解剖结构的情况下接受根治性 CRT。反应不佳的患者则应进行全喉切除术。这种 IC 方式使人们能够开发保护重要器官的技术。在一项针对晚期口腔癌的研究中，患者经 IC 后根据反应选择进行手术或根治性 CRT，手术组显示出显著的生存优势。IC 组的 5 年 OS 为 32%，手术组为 65%[11]。尽管这些都是初步的结果，但非手术治疗仍可以在关键领域发挥重要作用。

自这项研究以来，一些机构报道了对局部晚期 OSCC 进行非手术治疗的良好效果。一项对接受根治性 CRT 的 III 期和 IV 期 OSCC 患者进行的单中心回顾性研究强调了该方案的肿瘤学结局和主要不良反应[41]。该回顾性研究纳入的治疗方案包括 5- 氟尿嘧啶、羟基脲及其他系统治疗药物联合 RT。RT 每天进行 1 次或 2 次，原发部位的总剂量在 70 ～ 75 Gy。总共有 140 名晚期 OSCC 患者接受了这些 CRT 方案。这些患者中 75% 的原发病变处于 T3 或 T4 期，68% 处于 N2 或 N2 以上淋巴结转移，91.4% 为 IV 期。47% 的患者以口腔舌为原发部位。该组患者的中位随访时间为 5.7 年，5 年 OS 为 63.7%，局部区域控制生存率为 78.6%。他们的放射性骨坏死率为 20.7%，长期管饲率为 10.0%[41]。

2020 年还发表了另一项在以 CRT 为主要治疗手段的晚期 OSCC 患者中进行的大规模回顾性系列研究[42]。该队列包括 63% 的 T3 ～ T4 期患者和 54% 的 IV 期疾病。值得注意的是，这个队列与之前的研究相比临床分期更早。共有 1316 名 OSCC 患者接受了以根治为目的的治疗，其中 108 名选择进行非手术治疗，其中 49% 的患者明确表示选择非手术治疗的原因是希望能够保全口腔结构 / 功能。所有非手术病例都计划进行根治性同期 CRT。中位随访时间为 52 个月（范围为 3 ～ 136 个月）。他们的 5 年局部控制率为 78%，区域控制率为 92%，无病生存率（disease-free survival，DFS）为 42%，OS 为 50%。他们报道了 ≥ 3 级放射性骨坏死率为 8%。上述研究均为单臂、回顾性、非随机队列研究。然而，这些数据在一定原则上显示了非手术治疗对于那些本来需要进行破坏性手术治疗的晚期 OSCC 病例的价值。同时这些报道也清楚地描述了非手术治疗所伴的较高不良反应的发生率，需予以重视。

诱导化疗

IC 目前在 HNC 治疗中有 2 个主要作用。第一是指导治疗，通过测试肿瘤生物学行为以确定其对根治性治疗的敏感性；第二是减轻肿瘤负荷并因此降低根治性治疗过程所导致的不良反应。

鼻窦未分化癌（sinonasal undifferentiated carcinoma，SNUC）是一种生长迅速的鼻窦恶性肿瘤，以 CRT 为主流治疗方案。2001—2018 年一项单臂前瞻性试验纳入了 95 名 SNUC 患者。所有患者接受了 IC 后，根据肿瘤因素和患者因素选择进行了 CRT 巩固或手术切除。该研究中的 IC 方案包括顺铂（60 ～ 80 mg/m², 第 1 天）和依托泊苷（100 ～ 120 mg/m², 第 1 ～ 3 天），或者多西他赛（75 mg/m², 第 1 天，$n = 21$），每 21 天静脉滴注 1 次。巩固 CRT 在 IC 初始给药后

4 周开始进行。在行 IC 后达到部分缓解（partial response，PR）或完全缓解（complete response，CR）的患者中，接受 CRT 的患者 5 年疾病特异性生存率（DSS）为 81%，接受手术并术后行 RT 或 CRT 的患者 5 年 DSS 为 54%。在对 IC 没有反应的患者中，接受 CRT 的患者 5 年 DSS 为 0，接受手术并术后辅助治疗的患者 5 年 DSS 为 39%[10]。

同一研究小组在鼻腔鳞状细胞癌（SCC）中采用了类似的治疗方案，并取得了良好的结果。1988—2017 年 123 名鼻腔 SCC 患者接受了 IC，然后进行了根治性 CRT 或手术。这些患者均为局部晚期（89% 为 T4 期），其中 29.3% 在初诊时已有区域淋巴结转移。88% 的患者接受了含铂类和紫杉类药物的化疗方案，但也有一部分患者同时接受了 5- 氟尿嘧啶和西妥昔单抗等药物治疗。行 IC 后 57.8% 的患者获得部分缓解。这些患者中有一半接受了根治性手术，另一半接受了根治性 CRT。所有患者的 2 年 OS 为 61.4%，5 年 OS 为 44.2%。未获部分缓解的患者 OS 和 DFS 明显更低；然而，许多患者在第 2 年结束前因失访而导致数据删除。所有获得部分缓解或更好应答的患者（占所有患者的 81%）都能够保全其眼眶内容物。这项研究再次证明了 IC 可以有助于器官保存。

该小组最近发表了将 IC 作为 OSCC 器官保留的潜在方法的数据。该研究纳入了 1995—2018 年接受治疗的 120 名 OSCC 患者。其中 50% 的患者原发灶分期为 T3 或 T4。在 2 个周期的 IC 后，63.3% 的患者至少达到部分缓解。其中 60 名患者接受了根治性手术。有 15 名患者经 IC 后肿瘤能缩小至小手术范围，从而进行局部切除。每个患者都能够免除口腔区域切除、全舌或亚全舌切除术。1 名患者完全免除了原发部位的手术，仅进行了颈部残留淋巴结清扫。手术后，他们发现 9 名患者获得了病理学完全缓解。他们提到研究中 48% 的患者出现复发，但没有描述哪类患者出现复发。与前述研究一样，与整个研究人群相比，至少获得部分缓解的患者 5 年 DSS（78.0% *vs.* 66.9%）和 OS（60.1% *vs.* 51.4%）均有所改善[8]。注意，目前的标准治疗是无论肿瘤对 IC 的反应如何，IC 后手术的范围都应包含原肿瘤的边缘。理论上，肿瘤在微观水平上对 IC 的反应不均一；因此，临床检查手段可能无法确定 IC 后的真正肿瘤边缘。这些数据为 IC 在晚期 OSCC 中使用并作为保留更多口腔运动功能的方法提供了支持。

结论

随着头颈部肿瘤学家的知识不断拓宽，人们在理解 HNC 的流行病学、发病机制和治疗方面取得了很大进展。随着科学进步，治疗方法也在不断改进，如在口咽癌的主要治疗中实施 TORS，或在寡转移疾病中实施 SABR。即使目前无法提高生存率，提高剩余生命质量的努力也具有价值，特别是在器官保留的情况下。最后，免疫疗法和靶向疗法正迅速发展。这些治疗手段已被证明在癌症多学科诊疗中具有重要价值。不同疗法的组合是一种细致、精确且重要的策略，需要多个专科合作对患者进行治疗。

参考文献

1. Xu L，Dahlstrom KR，Lairson DR，Sturgis EM. Projected oropharyngeal carcinoma incidence among middle-aged US men. Head Neck. 2019；41（9）：3226-34.

2. Sabatini ME，Chiocca S. Human papillomavirus as a driver of head and neck cancers. Br J Cancer. 2020；122（3）：306-14.

3. Ang KK，Harris J，Wheeler R，et al. Human papillomavirus and survival of patients with oropharyngeal cancer. N Engl J Med. 2010；363（1）：24-35.

4. Maxwell JH，Mehta V，Wang H，et al. Quality of life in head and neck cancer patients：impact of HPV and primary treatment modality. Laryngoscope. 2014；124（7）：1592-7.

5. Gillison ML，Trotti AM，Harris J，et al. Radiotherapy plus cetuximab or cisplatin in human papillomaviruspositive oropharyngeal cancer（NRG Oncology RTOG 1016）：a randomised，multicentre，non-inferiority trial. Lancet. 2019；393（10166）：40-50.

6. Huang F，Wu G，Yang K. Oligometastasis and oligorecurrence：more than a mirage. Radiat Oncol. 2014；9：230.

7. Patel PH，Palma D，McDonald F，Tree AC. The dandelion dilemma revisited for oligoprogression：treat the whole lawn or weed selectively? Clin Oncol（R Coll Radiol）. 2019；31（12）：824-33.

8. Abdelmeguid AS，Silver NL，Boonsripitayanon M，et al. Role of induction chemotherapy for oral cavity squamous cell carcinoma. Cancer. 2021；127（17）：3107-12.

9. Abdelmeguid AS，Teeramatwanich W，Roberts DB，et al. Neoadjuvant chemotherapy for locoregionally advanced squamous cell carcinoma of the paranasal sinuses. Cancer. 2021；127（11）：1788-95.

10. Amit M，Abdelmeguid AS，Watcherporn T，et al. Induction chemotherapy response as a guide for treatment optimization in sinonasal undifferentiated carcinoma. J Clin Oncol. 2019；37（6）：504-12.

11. Chinn SB，Spector ME，Bellile EL，et al. Efficacy of induction selection chemotherapy vs primary surgery for patients with advanced oral cavity carcinoma. JAMA Otolaryngol Head Neck Surg. 2014；140（2）：134-42.

12. Mehanna H，Robinson M，Hartley A，et al. Radiotherapy plus cisplatin or cetuximab in lowrisk human papillomavirus-positive oropharyngeal cancer（De-ESCALaTE HPV）：an open-label randomised controlled phase 3 trial. Lancet. 2019；393（10166）：51-60.

13. O'Malley BW Jr，Weinstein GS，Snyder W，Hockstein NG. Transoral robotic surgery（TORS）for base of tongue neoplasms. Laryngoscope. 2006；116（8）：1465-72.

14. Weinstein GS，O'Malley BW Jr，Snyder W，Sherman E，Quon H. Transoral robotic surgery：radical tonsillectomy. Arch Otolaryngol Head Neck Surg. 2007；133（12）：1220-6.

15. Surgical I. DaVinci SP system user manual. 2019.

16. Moore EJ，Van Abel KM，Price DL，et al. Transoral robotic surgery for oropharyngeal carcinoma：surgical margins and oncologic outcomes. Head Neck. 2018；40（4）：747-55.

17. de Almeida JR，Byrd JK，Wu R，et al. A systematic review of transoral robotic surgery and radiotherapy for early oropharynx cancer：a systematic review. Laryngoscope. 2014；124（9）：2096-102.

18. Wirth LJ，Burtness B，Nathan CO，Gregoire V，Richmon J. Point/counterpoint：do we de-escalate treatment of HPV-associated oropharynx cancer now? And how? Am Soc Clin Oncol Educ Book. 2019；39：364-72.

19. Nichols AC，Theurer J，Prisman E，et al. Radiotherapy versus transoral robotic surgery and neck dissection for oropharyngeal squamous cell carcinoma（ORATOR）：an open-label，phase 2，randomised trial. Lancet Oncol. 2019；20（10）：1349-59.

20. Ferris RL，Flamand Y，Weinstein GS，et al. Transoral robotic surgical resection followed by randomization to low- or standard-dose IMRT in resectable p16+ locally advanced oropharynx cancer：a trial of the ECOG-ACRIN Cancer Research Group（E3311）. J Clin Oncol. 2020；38（15_suppl）：6500.

21. Guckenberger M，Lievens Y，Bouma AB，et al. Characterisation and classification of oligometastatic disease：a European Society for Radiotherapy and Oncology and European Organisation for Research and Treatment of Cancer consensus recommendation. Lancet Oncol. 2020；21（1）：e18-28.

22. Palma DA，Olson R，Harrow S，et al. Stereotactic ablative radiotherapy versus standard of care palliative treatment in patients with oligometastatic cancers（SABR-COMET）：a randomised，phase 2，open-label trial. Lancet. 2019；393（10185）：2051-8.

23. Bonner JA，Harari PM，Giralt J，et al. Radiotherapy plus cetuximab for squamous-cell carcinoma of the head and neck. N Engl J Med. 2006；354（6）：567-78.

24. Maubec E，Petrow P，Scheer-Senyarich I，et al. Phase II study of cetuximab as first-line single-drug therapy in patients with unresectable squamous cell carcinoma of the skin. J Clin Oncol. 2011；29（25）：3419-26.

25. Makuku R，Khalili N，Razi S，Keshavarz-Fathi M，Rezaei N. Current and future perspectives of PD-1/ PDL-1 blockade in cancer immunotherapy. J Immunol Res. 2021；2021：6661406.

26. Hodi FS，Chiarion-Sileni V，Gonzalez R，et al. Nivolumab plus ipilimumab or nivolumab alone versus ipilimumab alone in advanced melanoma（CheckMate 067）：4-year outcomes of a multicentre，randomized，phase 3 trial. Lancet Oncol. 2018；19（11）：1480-92.

27. Wolchok JD，Chiarion-Sileni V，Gonzalez R，et al. Overall survival with combined nivolumab and ipilimumab in advanced melanoma. N Engl J Med. 2017；377（14）：1345-56.

28. Ferris RL，Blumenschein G Jr，Fayette J，et al. Nivolumab for recurrent squamous-cell carcinoma of the head and neck. N Engl J Med. 2016；375（19）：1856-67.

29. Ferris RL，Blumenschein G Jr，Fayette J，et al. Nivolumab vs investigator's choice in recurrent or metastatic squamous cell carcinoma of the head and neck：2-year long-term survival update of CheckMate 141 with analyses by tumor PD-L1 expression. Oral Oncol. 2018；81：45-51.

30. Harrington KJ，Ferris RL，Blumenschein G，et al. Nivolumab versus standard，single-agent therapy of investigator's choice in recurrent or metastatic squamous cell carcinoma of the head and neck（CheckMate 141）：health-related quality-of-life results from a randomised，phase 3 trial. Lancet Oncol. 2017；18（8）：1104-15.

31. Chow LQM，Haddad R，Gupta S，et al. Antitumor activity of pembrolizumab in biomarker-unselected patients with recurrent and/or metastatic head and neck squamous cell carcinoma：results from the phase Ib KEYNOTE-012 expansion cohort. J Clin Oncol. 2016；34（32）：3838-45.

32. Cohen EEW，Soulières D，Le Tourneau C，et al. Pembrolizumab versus methotrexate，docetaxel，or cetuximab for recurrent or metastatic head-andneck squamous cell carcinoma（KEYNOTE-040）：a randomised，open-label，phase 3 study. Lancet. 2019；393（10167）：156-67.

33. Ferris RL，Haddad R，Even C，et al. Durvalumab with or without tremelimumab in patients with recurrent or metastatic head and neck squamous cell carcinoma：EAGLE，a randomized，open-label phase III study. Ann Oncol. 2020；31（7）：942-50.

34. Burtness B，Harrington KJ，Greil R，et al. Pembrolizumab alone or with chemotherapy versus cetuximab with chemotherapy for recurrent or metastatic squamous cell carcinoma of the head and neck（KEYNOTE-048）：a randomised，open-label，phase 3 study. Lancet. 2019；394（10212）：1915-28.

35. Argiris A，Harrington K，Tahara M，et al. LBA36 Nivolumab（N）+ ipilimumab（I）vs EXTREME as frst-line（1L） treatment（tx）for recurrent/metastatic squamous cell carcinoma of the head and neck（R/M SCCHN）：final results of CheckMate 651. Ann Oncol. 2021；32：S1310-1.

36. Powell SF，Gold KA，Gitau MM，et al. Safety and efficacy of pembrolizumab with chemoradiotherapy in locally advanced head and neck squamous cell carcinoma：a phase IB study. J Clin Oncol. 2020；38（21）：2427-37.

37. Weiss J，Sheth S，Deal AM，et al. Concurrent definitive immunoradiotherapy for patients with stage III-IV head and neck cancer and cisplatin contraindication. Clin Cancer Res. 2020；26（16）：4260-7.

38. Lee NY，Ferris RL，Psyrri A，et al. Avelumab plus standard-of-care chemoradiotherapy versus chemoradiotherapy alone in patients with locally advanced squamous cell carcinoma of the head and neck：a randomised，double-blind，placebo-controlled，multicentre，phase 3 trial. Lancet Oncol. 2021；22（4）：450-62.

39. Uppaluri R，Campbell KM，Egloff AM，et al. Neoadjuvant and adjuvant pembrolizumab in resectable locally advanced，human papillomavirus unrelated head and neck cancer：a multicenter，phase II trial. Clin Cancer Res. 2020；26（19）：5140-52.

40. Ruhl CM，Gleich LL，Gluckman JL. Survival，function，and quality of life after total glossectomy. Laryngoscope. 1997；107（10）：1316-21.

41. Foster CC，Melotek JM，Brisson RJ，et al. Definitive chemoradiation for locally-advanced oral cavity cancer：a 20-year experience. Oral Oncol. 2018；80：16-22.

42. Hosni A，Chiu K，Huang SH，et al. Non-operative management for oral cavity carcinoma：definitive radiation therapy as a potential alternative treatment approach. Radiother Oncol. 2021；154：70-5.

原文作者

G. M. I. Low（✉）· S. Shah · R. J. Li
Department of Otolaryngology-Head and Neck Surgery，Oregon Health & Science University，Portland，OR，USA
e-mail：shahsu@ohsu.edu; lry@ohsu.edu

K. Z. Thein
Division of Hematology/Medical Oncology，Oregon Health & Science University，Portland，OR，USA
e-mail：theink@ohsu.edu

R. A. Chandra
Department of Radiation Medicine，Oregon Health & Science University，Portland，OR，USA
Department of Radiation Oncology，Mid-Atlantic Permanente Medical Group，P.C.，Rockville，MD，USA
e-mail：chandrav@ohsu.edu

第3章 手术与重建的最新进展：经口机器人辅助手术及经口激光微创手术

●高文翔 译，吴杏梅 审校

引言

考虑到机器人辅助手术在微创心脏手术和泌尿外科手术中的良好效果，口咽鳞状细胞癌（OPSCC）的机器人辅助手术最早在 2006 年开始应用。O'Malley 等发表了使用达芬奇机器人进行舌根肿瘤切除的经验。他们描述了这种技术在咽喉部手术中表现出极好的可视化和器械利用性能[1]。随着时间的推移，经口机器人辅助手术（TORS）在可切除的咽喉肿瘤中的应用越来越频繁[2]，现在已经成为一种被广泛接受的治疗咽喉肿瘤的手术方法，于 2009 年被美国食品药品监督管理局（Food and Drug Administration，FDA）批准用于治疗早期 OPSCC。经口激光微创手术（TLM）是一项有几十年历史的技术。虽然关于其使用的报道早在 20 世纪 50 年代就出现了[3]，但关于 TLM 技术和疗效的第 1 篇重要文章是由 Holsinger 等在 2005 年发表的[4]。该研究描述了作者在 20 年间使用 TLM 治疗 191 例扁桃体癌患者的经验。大约在同一时间，Steiner 等发表了利用 TLM 治疗舌底和梨状窝肿瘤的经验，他们使用了一种新型喉镜和装有激光的显微镜[5, 6]。总而言之，这些研究均提供了关于使用 TLM 进行咽喉肿瘤外科切除的可行性和疗效的早期数据。

多年来，应用 TORS 或 TLM 的 OPSCC 外科切除术逐渐受到青睐，其原因有很多。对于舌根肿瘤，传统的开放性手术方法通常需要做颌下切口或咽切口，而这 2 种方法都易导致显著的术后并发症[7]。这些方法具有扩大手术暴露范围和能够使用游离组织移植修复缺损等优势[7]，但缺点包括住院时间延长、胃造瘘和气管造瘘依赖率增加、植入物外露和咬合不良、言语和吞咽障碍、咽瘘及外观畸形等[8, 9]。此外，一旦保存器官的策略被确定为根治性手术的替代方案，口咽癌的开放式手术治疗会开始被 TORS 或 TLM 取代。

1991 年退伍军人事务管理局的喉癌试验（Veterans Administration Laryngeal Trial）结果发表了。这是一篇具有里程碑意义的论文，将保留器官的放化疗（CRT）确立为喉癌和喉咽癌的可行治疗方法 [10]。将保留器官的方法推广到口咽癌治疗中表明，在肿瘤局部区域控制率（LRC）、5 年总生存率（OS）和 5 年疾病特异性生存率（DSS）方面，非手术治疗具有与手术后辅助治疗相同的肿瘤学疗效 [11]。然而，非手术治疗也带来了治疗不良反应，包括吞咽困难、口腔黏膜炎、咽腔狭窄和组织纤维化、神经病变及胃造瘘依赖 [12, 13]。出于这些原因，TORS 和 TLM 等手术方法引起了头颈部肿瘤学界的兴趣，因为它们能提供良好的术野暴露并对选定的肿瘤进行完整切除。本章将描述 TORS 和 TLM 的技术细节，讨论微创口咽手术的疗效，并回顾已完成和正在进行的使用 TORS 治疗口咽癌的临床试验。

流行病学

口腔和咽部癌症是全球排名第 7 位的常见癌症，也是全球第九大癌症死因 [14]。每年大约有 71 万新增病例和 35.9 万人死于口腔和咽部癌症 [14]，特别是 OPSCC 在美国和世界其他地区的发病率在过去几十年稳定增长 [15, 16]。与此同时，在过去几十年里，美国和世界许多其他地区的头颈部其他亚位点的癌症发病率一直在下降 [17, 18]，这可能归因这些国家和地区烟草使用的减少 [19, 20]。根据癌症登记数据，目前已经确定人乳头瘤病毒（HPV）相关 OPSCC 在美国、欧洲及亚洲的许多发达国家的发病率正在增加 [21]。此外，美国 HPV 非相关 OPSCC 的发病率在过去 30 年里有所下降 [21]。

现在人们认识到，HPV 相关和 HPV 非相关 OPSCC 具有不同的流行病学特征。患有 HPV 相关 OPSCC 的患者更有可能是年轻男性和不吸烟者 [17, 22]。相比之下，HPV 非相关 OPSCC 更有可能在有吸烟史的年长男性中出现 [21]。目前已经明确，与 HPV 非相关 OPSCC 相比，HPV 相关 OPSCC 具有更好的预后 [17, 23-26]。尽管有大量证据表明 HPV 相关 OPSCC 具有更好的预后，但美国国家综合癌症网络（NCCN）的治疗指南尚未推荐除临床试验外的任何降级疗法 [27]。NCCN 指南建议，即使患者不会接受降级治疗也要对所有口咽肿瘤进行 HPV 病毒状态检测，以便更好地预测预后并为患者提供咨询 [27]。

手术技术

口咽位于口腔后方，鼻咽下方，以及喉和喉咽的上方，包括扁桃体区域（扁桃体、扁桃体窝、前后扁桃体柱）、舌根、软腭、咽后壁和咽侧壁。多年来，经口腔肿瘤切除术一直是治疗扁桃体癌的常见方法 [4]。Holsinger 等在 2005 年发表了他们使用单极和双极电凝术及 Crowe-Davis 口腔牵引器进行经口侧面咽切除的技术 [4]。近年来，尽管该方法有所变化，但 TORS 和 TLM 仍然遵循其切除原则。据他们描述，第一步是在咽后隐窝处进行侧面黏膜切口，该切口涵盖整个前扁桃体柱、颊咽筋膜和上缩肌。将这些结构抓取并向内侧牵拉[4]。这些内容物被向内侧牵拉后可暴露出深部切缘：椎前筋膜、咽旁脂肪及其内容物。切口向下延伸至舌扁桃沟，向上延伸以涵盖一部分软腭。沿着咽后壁向下进行内侧黏膜切口，直到达到椎前筋膜。继续切除，以整块切除扁桃体、前后扁桃体柱、咽侧壁黏膜和上收肌[4]。

早在 2000 年代初，Steiner 引入了 TLM 用于治疗口咽肿瘤[5, 28]。这种方法的部分争议来自分块切除的概念。在历史上，肿瘤外科医师一直进行整块切除。Steiner 展示了如何通过 TLM 安全地分块切除口咽及舌根肿瘤[5]。分块切除的原因是通过切割肿瘤达到正常组织的外观来检查肿瘤浸润的深度，从而调整切除的深度，以在实现阴性切缘而不过度切除和造成并发症之间取得平衡[28]。根据该组在 TLM 手术经验方面的数据，切断肿瘤并没有导致后续区域转移或远处转移率的增加[28]，这与当时的一项动物模型实验的结果相符[29]。Grant 等复现了这种方法的有利结果，他们对各个阶段的舌根鳞状细胞癌进行 TLM 切除后，59 例中有 57 例经冰冻和石蜡病理检查证明为阴性切缘[30]。该团队报道，这些病例的 3 年和 5 年总生存率 OS 分别为 91% 和 69%，只有 7 例治疗失败（4 例局部转移、1 例区域转移和 2 例远处转移）。Henstrom 等发表了一篇关于使用 TLM 切除舌根肿瘤的较小规模回顾性研究，结果显示 5 年 OS 为 87%，其中 20 例中有 3 例治疗失败[31]。

然而，最大的一项复现 Steiner 有利结果的研究是由 Haughey 等于 2010 年发表的[32]。这是一项跨美国多个机构进行的前瞻性研究，纳入了 204 例晚期 OPSCC 患者，他们接受了 TLM 切除原发肿瘤、颈部淋巴结清扫及根据高危因素进行的辅助治疗。该研究显示出非常有希望的结果：3 年 LRC 为 93%，3 年 OS 为 86%，3 年无病生存率（DFS）为 82%[32]。阴性切缘的患者具有显著更高的 3 年 OS。与 p16 阴性肿瘤相比，p16 阳性肿瘤的患者也具有更高的 3 年 OS。这项研究不仅提供了更多证据表明肿瘤的分块切除不会导致局部或区域复发率升高，还证明了 TLM 在不同机构和外科医师中实施的可行性[32]。尽管当时 TLM 越来越受欢迎，但其仍存在一些局限性，特别是对于舌根肿瘤。TLM 需要在直视下进行充分的切除，而外科医师需要用一只手牵拉组织以进行正确的牵引和暴露[3]。此外，当时设计用于舌根切除的喉镜相比现代的暴露装置不够优化。

2009 年美国 FDA 批准了 TORS 用于切除 T1 和 T2 期口咽肿瘤。自此，早期口咽癌的手术治疗数量稳步增加，从 2004 年的 56% 增加到 2013 年的 82%[根据美国国家癌症数据库（National Cancer Database，NCDB）的分析][2]。了解 TORS 的目标和局限性对于实现最佳的肿瘤治疗结果和保证患者安全至关重要。多年来对 TORS 的经验积累，已经明确了该手术的绝对禁忌证。Weinstein 等发表了关于 TORS 禁忌证的指南，并将其分为 3 类——血管、功能和肿瘤学（表 3.1）[33]，具体包括无法暴露肿瘤、下颌骨或颅底侵犯、深部舌外肌肉组织的受累和颈内动

脉后位 [3, 33]。与内生性、晚期 T 期和趋近或越过中线的肿瘤相比，外生性肿瘤、早期 T 期肿瘤和良好侧化的肿瘤更适合进行 TORS[9]。TORS 的目标是整块切除原发肿瘤以达到阴性切缘。实现阴性切缘是至关重要的，因为与阴性切缘相比，阳性切缘已被证实会降低 OS 和 LRC [32, 34]。根据来自 NCDB 的数据，增加阳性切缘风险的因素包括较高的 T 分期、低手术中心体量及最终组织病理学分析中的淋巴血管侵犯 [35]。选择合适的患者对于成功进行 TORS 切除至关重要。了解这一工具的优势和局限性，并与患者和肿瘤的特定特征相关联，可以实现成功的经口手术。

表 3.1　TORS 的禁忌证

血管	功能	肿瘤学
• 肿瘤位于扁桃体主颈动脉和咽后颈动脉 • 肿瘤位置邻近颈动脉球或颈内动脉 • 颈动脉被肿瘤或转移淋巴结包裹	• 肿瘤位于舌根或会厌 • 肿瘤手术需要切除 > 50% 舌根肌肉组织 • 舌根和会厌的完全切除	• T4b 期肿瘤 • 无法手术切除的颈部淋巴结转移 • 远处转移 • 肿瘤导致张口受限 • 椎前筋膜侵犯 • 下颌或舌骨侵犯 • 肿瘤扩展至颈侧软组织 • 肿瘤累及咽鼓管

目前有多种机器人可用于 TORS。达芬奇手术系统在 2009 年获得美国 FDA 批准，而多孔径改良系统（达芬奇 Si）是首个被广泛使用的系统 [36, 37]。FLEX 机器人系统是达芬奇 Si 的替代之一，于 2015 年获得美国 FDA 批准用于头颈手术 [36]。相比达芬奇 Si，其优势包括对其控制的触觉反馈、操作臂的灵活性及对喉部可视化的改进 [36]。头颈外科机器人技术中较新的进展之一是达芬奇单孔（SP）机器人，其最初用于泌尿外科手术，并迅速被改进用于 HNC 手术 [37]。2019 年以来，有多项前瞻性试验分析了达芬奇 SP 的疗效、可行性和安全性。其中 3 项研究报道了使用该机器人进行手术的并发症。这些研究发现与 Si 相比，使用 SP 没有增加术后并发症的发生率，并且没有病例转为开放手术 [37-40]。

进行经口口咽手术时，确保充分暴露是至关重要的，可以通过使用各种牵开器来实现。有些牵开器专门设计用于舌根或扁桃体肿瘤，而其他牵开器具有更广泛的用途。当根据患者的解剖结构和肿瘤特征选择了适当的牵开器并固定后，就可以介入机器人并进行定位。机器人的机械臂和望远镜被插入患者的口腔中，确保外科医师可以充分观察并接触整个术野。舌根肿瘤切除的手术步骤需根据肿瘤特征进行调整。通常首先会创建一个切口来标记前缘，允许在切除过程中向后牵引组织 [1, 41]。接下来，根据肿瘤的侵犯生长范围分别做内侧和外侧黏膜切口。外侧切口通常通过舌桥沟进行，但根据肿瘤的大小和位置，可能包括扁桃体的下部或整个扁桃体。在肿瘤组织不断向后牵拉的同时，将正常外观软组织进行前后切割有助于进行深部切除。背侧舌动脉有时会走行于舌根的侧面，应予结扎。如果需要，可以追踪该分支至舌动脉以实现近端止血。然后通常在舌根窝处连接中央和外侧切口，形成后缘。将肿瘤标本取出并检查大体切缘，可以从肿瘤标本或创面对切缘进行采样并进行冰冻切片分析。必要时应对一个或多个切缘重复切取，以确保切缘为阴性。

经 TORS 进行根治性扁桃体切除术的原则与手持电凝术相似，唯一的区别是 TORS 可以提供更好的暴露和舌底可及性。扁桃体肿瘤应以咽上缩肌作为深切缘，并以合适的环周切缘进行全切。这样可以暴露出咽旁脂肪组织和椎前筋膜，保护咽旁间隙的结构，包括颈内动脉。在翼突下颌缝的黏膜处进行外侧切口[42]，在咽缩肌和翼腭肌之间建立平面并加深至茎突舌肌和茎突咽肌的水平，然后通过软腭做上方切口。需切除的软腭范围由肿瘤的大小和位置确定。软腭黏膜切口向下延伸至椎前筋膜的水平。通过肿瘤标本的内向牵拉，将咽缩肌从椎前筋膜上抬起。茎突舌肌和茎突咽肌通常被并入切除标本中，然后在舌底的水平做尾端切缘。需切除的舌底黏膜的范围由肿瘤的大小和位置确定。标本取得后应检查是否具有足够的大体切缘，同时应取冰冻切缘组织送检，冰冻组织病理学分析结果为切缘阳性时应进行重新切除。完成肿瘤切除后可通过经口电凝和（或）夹闭血管来实现止血。当止血满意后，可以插入和固定鼻胃管，下一步可以进行颈部淋巴结清扫（必要时）。

颈部管理

对于 OPSCC，不论其位置、分期和 HPV 状态如何，都必须处理同侧颈部[27]。口咽癌具有高度转移至区域淋巴结的倾向。据估计，65%～75% 的口咽癌病例会出现颈部淋巴结转移[43, 44]。对较早 T 分期扁桃体癌，如不合并舌底或软腭侵犯且只有单区同侧淋巴结转移的情况，手术仅需处理同侧颈部[27, 45, 46]。T1 和 T2 期扁桃体癌的对侧淋巴结转移风险高达 10%[46-48]，且对于更晚期的扁桃体原发癌和其他口咽肿瘤，这种风险更高[48, 49]。因此，对于所有舌底、软腭和咽后壁肿瘤（不论 T 期如何）及晚期 T 分期扁桃体癌（或有舌底或软腭受累或多区同侧颈部侵犯），都必须处理双侧颈部[27]。口咽癌的颈部淋巴结清扫必须包括 II～IV 区[27]。颈部淋巴结清扫可以与 TORS 或 TLM 切除同期进行，也可以分期进行。这两种方法各有优点和缺点。在 TORS 后同期进行颈部淋巴结清扫的优点：单次全身麻醉；住院时间和费用减少；如果需要，可以缩短潜在辅助治疗的时间；可以选择经颈入路动脉结扎以降低术后出血的风险[50]。

目前关于两种颈部管理方法的风险和益处的研究仍在进行。咽瘘（pharyngocutaneous fistula，PCF）的可能性引起了特别关注，因为在同期进行口咽肿瘤切除和侧颈淋巴结清扫时，这似乎是一个重要的风险。然而，单个机构和数据库研究发现在经过 TORS 手术后，同期或分期进行颈部淋巴结清扫并未增加术后 PCF 的发生率或重建的需求[51-53]。在对患者进行 TORS 联合同期颈部淋巴结清扫前，对原发肿瘤的位置和范围及附近的侧颈部情况进行仔细评估是至关重要的。多项单个机构的研究发现晚期患者术中 PCF 的发生率较高[53, 54]。然而由于有关并发症数据的报道不足，一项 2017 年的系统回顾未能显示 PCF 发生率与颈部淋巴结清扫的时机或肿瘤分期之间的关联 [55]。该研究还根据 TORS 后颈部淋巴结清扫的时机分析了生存结果，发现在同期和分期颈部淋巴结清扫组之间的患者 5 年 OS 和 LRC 没有明显差异。

考虑到其严重性，术后出血是一种令人担忧的并发症。meta 分析和回顾性研究显示所有出血事件的总风险为 5%～10%，严重出血事件的风险为 2%～5%[56-59]。严重出血根据梅奥医学中心（Mayo Clinic）术后出血分类进行定义，包括大出血和严重出血等类别 [56]。其中包括需要手术干预进行血管结扎或栓塞的大量出血及任何威胁生命的出血。TORS 同期进行颈部淋巴结清扫的一个优点是能够经颈入路结扎外侧咽喉区的动脉供血。关于这种技术的早期研究之一是 Mandal 等在 2016 年进行的一项回顾性研究，他们分析了 224 例接受 TORS 治疗的口咽癌患者，该团队发现术后出血的总体发生率为 9.82% [56]，但作者无法确定肿瘤大小与出血风险之间的相关性。此外，虽然与对照组相比，预防性经颈部动脉结扎（transcervical arterial ligation，TAL）组中严重出血的概率有降低的趋势，但两组之间总出血率没有显著差异 [56]。Bollig 等在 2020 年进行的一项 meta 分析发现与对照组相比，经颈部动脉结扎显著降低了术后严重出血的发生率，风险比为 0.28（95% CI 为 0.08～0.92）[57]，而两组之间的总体术后出血率没有差异 [57]。Stokes 等在 2021 年进行的另一项 meta 分析发现有放射治疗史和需要抗凝的患者术后出血率较高 [59]。他们将接受 TAL 的患者与对照组进行比较，两组总体出血相对风险没有显著差异。然而，作者观察到 TAL 组严重术后出血率相对风险确有降低，但不显著 [59]。Sharbel 等在 2021 年的一项 meta 分析发现有放射治疗史和晚期 T 期肿瘤患者的术后出血率显著较高 [58]。有放射治疗史的患者出血的比值比（odds ratio，OR）为 2.26（95% CI 为 1.12～4.56），T3～T4 期的患者出血的 OR 为 1.93（95% CI 为 1.14～3.29）[58]。该研究还发现 TAL 明显降低了严重出血的发生率，但对总体出血率没有影响 [58]。综上所述，TAL 似乎能够使患者免受严重的术后出血，但并不能降低总体出血率。

辅助治疗

在讨论 OPSCC 的 TORS/TLM 治疗后是否需要辅助放射治疗（RT）或 CRT 时，有许多因素需要考虑。多年来，无论 HPV 状况如何，OPSCC 的标准治疗一直是全剂量 RT 或同期 CRT[27, 60]。目前已充分了解针对 OPSCC 的全剂量 RT/CRT 会导致早期和迟发性毒性反应 [61-63]。利用 TORS 治疗 OPSCC 的一个重要优势是能避免患者长期和短期的 RT/CRT 相关不良反应。这可以通过风险分层和对患者的谨慎评估来实现。患者选择对于 TORS 的成功至关重要，术前需要考虑患者的功能状态、患者的解剖结构、肿瘤部位和分期，以及颈部的分期。根据 HPV 状况、吸烟史、T 分期和 N 分期对患者进行风险分层有助于预后评估 [64, 65]。基于上述因素，部分口咽癌患者可能适合进行原发肿瘤和颈部淋巴结的手术切除，而无须进行辅助 RT/CRT。手术切除后是否需要辅助 RT/CRT 取决于是否存在不良的组织病理学特征（表 3.2）[27]。此外，本来需要接受全剂量 CRT 的患者，也可以考虑手术切除后以较低剂量 RT 作为辅助治疗[66]。

表 3.2 TORS 术后辅助治疗适应证

辅助放疗	辅助放化疗
• 肿瘤原发灶≥ T3 • 近切缘（1 ~ 5 mm） • 2 个或更多转移淋巴结 • 淋巴血管侵犯 • 神经周围侵犯 • Ⅳ区或 Ⅴ区阳性淋巴结 • 单个淋巴结直径≥ 3 cm	• 阳性切缘（< 1 mm） • 淋巴结外侵犯

为证明以 TORS 为基础的治疗联合适当的辅助疗法相比同期 CRT 的合理性，必须确保 TORS 后的生存和功能结果与同期 CRT 相当。根据现有数据，与同期 CRT 相比，TORS 似乎可以带来改善的功能结果，包括较低的胃造瘘管依赖率[67-70]。然而也有研究表明如果患者需要辅助治疗，这种功能优势可能会减少，但并未完全消失[69, 71]。尽管如此，基于组织病理学特征，通过 TORS 和颈部淋巴结清扫降低颈部 RT 剂量 10 Gy 的方法表明，相对于同期 CRT 来说，手术切除并辅以 RT 是合理的选择[66]。在这种情况下，患者可以避免接受化疗，这可能为一些患者选择直接手术切除而不进行同期 CRT 提供了理由。了解不良的组织病理学特征及其如何影响辅助治疗是至关重要的。NCCN 指南提供的建议有以下情况的患者进行辅助 RT：≥ 2 个颈部淋巴结转移、神经周围侵犯、淋巴血管侵犯、近切缘、Ⅳ或 Ⅴ区颈部淋巴结转移和晚期 T 期肿瘤[27]。对于不能进行再切除的阳性切缘和病理性淋巴结外侵犯（extranodal extension，ENE）的患者，指南则建议进行辅助 CRT[27]。NCCN 将近切缘定义为健康组织边缘内 5 mm 范围内的微观病变[27]。阳性切缘是指肿瘤累及的切除组织边缘[27]。

TORS 手术的目标患者是那些具有体积小且侧化良好的原发肿瘤病变（T1 或 T2），且无淋巴结转移的患者。在这种情况下，与同期 CRT 相比，采用 TORS 或 TLM 结合同侧或双侧颈部淋巴结清扫的手术切除具有相对明确的优势。在切缘清楚、原发肿瘤无不良组织病理学特征且无或仅有 1 个阳性颈部淋巴结但无 ENE 的情况下，患者可能会免于 RT/CRT[27]。对于有 2 个或更多颈部淋巴结转移和（或）其他不良病理学特征但无阳性 / 近切缘或淋巴结外侵犯的患者，手术后辅助 RT 仍然是必要的，但可以减少至多 10 Gy[27, 66, 72]。辅助 RT 的目标区域也很重要，如果通过 TORS 完全切除肿瘤并具有阴性切缘且无不良特征，即使颈部淋巴病理学提示需要辅助治疗，原发部位也可以完全免受 RT，以保护咽喉黏膜和肌肉，维持吞咽功能[66]。总的来说，当推荐 TORS 和颈部淋巴结清扫用于 OPSCC 治疗时，与同期 CRT 相比，目标患者预计可以降低辅助化疗的剂量，甚至完全免除辅助 RT。

当面对晚期肿瘤患者时，治疗决策会变得更加复杂。对于合并多处临床证明的颈部淋巴结转移患者，对颈部的同期 CRT 或颈部淋巴结清扫联合术后 RT（假设无 ENE）是必要的[27]。然而目前已有研究表明淋巴结外侵犯的风险随着阳性淋巴结数目的增加而升高[73]，这在选择手术治疗前必须被充分考虑，因为合并有临床证明多发颈部淋巴结转移的患者常是病理性淋巴结外侵犯的高危人群，进而需接受全剂量辅助 CRT。因此，合并有多个淋巴结转移或大淋巴结（＞ 6 cm）累及的患者常是需要接受颈部淋巴结清扫后辅助 CRT 的高危人群，故而不是手术治疗的理想人群。

结局

一些早期发表的数据证明了经口微创手术治疗口咽癌的良好肿瘤学结局。截至 2009 年 Mayo Clinic 已发表了数篇关于他们对具有相应指征的口咽癌患者进行经口切除联合辅助治疗经验的报道[30, 31, 42, 74]。这些回顾性研究证明 2 年 OS 大于 89%，5 年 OS 为 58% ～ 83%，5 年 LRC 为 83% ～ 92%，5 年 DFS 为 84% ～ 94%[30, 31, 42, 74]。一项关于 TLM 治疗晚期 OPSCC 的多中心回顾综述发表于 2011 年，纳入了 214 名符合指征、进行 TLM 联合术后辅助治疗的 Ⅲ 或 Ⅳ 期 OPSCC 患者[32]。这项研究报道了 2 年 OS 为 89% 且 5 年 OS 为 78%，2 年和 5 年 DSS 分别为 91% 和 84%，2 年和 5 年 DFS 为 85% 和 74%[32]。作者们基于多因素分析发现了几个与预后相关的指标，如晚期 T 分期、阳性切缘、HPV/p16 阴性、缺少辅助 RT 均与 5 年 OS 较低显著相关[32]。这些早期有关于经口手术联合辅助治疗的结果表明了它们与传统非手术治疗方法具有同等的生存结果[11, 64, 75]。

进一步的单中心回顾研究证明了这种治疗方法良好的肿瘤学结局：2 年 OS ＞ 90%，5 年 OS 为 75% ～ 95%[72, 76-78]。这些研究包括所有分期的 OPSCC，无论是 HPV 阳性还是 HPV 阴性。其他发现包括 2 年 DFS 为 88% ～ 92%[72, 76]。Dalton 等发现 5 年 DSS 为 86%，5 年 LRC 为 89%[77]。De Almeida 等在 2015 年发表了有关 TORS 后肿瘤学结局的大型多中心回顾数据[34]。对于所有纳入研究的综合分析显示有 89% 的 3 年 LRC、87% 的 3 年 OS 和 92.5% 的 3 年 DSS[34]。2017 年 Mahmoud 等根据 NCDB 的信息，发表了对所有分期和 HPV 不同状态的 OPSCC 进行 TORS（必要时进行辅助治疗）与非手术治疗的结果比较[79]。他们发现共有 1873 例 OPSCC 患者在有需要时接受 TORS 和辅助 RT/CRT。有趣的是，在所有患者中，接受 TORS 治疗组的患者 3 年 OS 为 93%，显著高于非手术治疗组患者的 83%。进一步研究后，作者发现与非手术治疗相比，HPV 阴性患者接受 TORS 治疗后 3 年 OS 具有显著优势（84% vs. 66%，P = 0.01）。然而，在 HPV 阳性的患者亚组中，TORS 的明显生存获益并没有得到认可 [3 年 OS：95%（TORS）vs. 91%（RT/CRT）][79]。这一基于人群的分析证明了 TORS 的有效性，并揭示了其在 HPV 阴性

OPSCC 患者中的疗效可能优于非手术治疗。这一发现在 2019 年被一项对阿尔伯塔癌症登记处 319 例患者的回顾综述所证实[13]。这项综述发现 p16 阴性的 OPSCC 患者在接受手术和辅助治疗时，5 年和 10 年 OS 显著高于非手术治疗。有趣的是，有 > 10 包 / 年吸烟史的患者在接受早期手术治疗后，其 5 年和 10 年 OS 也显著升高[13]。

近年来更多的人群水平的分析进一步支持了 TORS 在 OPSCC 治疗中的作用。Li 等在 2019 年发表了另一篇基于 NCDB 数据、关于 TORS 治疗早期 T 分期 OPSCC 疗效的综述[80]。该文章报道了 2224 例接受 TORS 治疗患者的结果，并将这些结果与 6697 例接受非机器人手术的患者和 333 例接受 TLM 治疗的患者进行了比较。作者发现 3 种手术方法的 5 年 OS 分别为 77%（TORS）、74%（非机器人手术）和 62%（TLM）（$P = 0.002$）[80]。然而，在校正了年龄、肿瘤大小、淋巴结清扫和 HPV 状态后，这种差异并不明显。与其他手术方法相比，TORS 的额外优势是显著降低了术后化疗（而非 RT）的可能性，且与其他两种手术方法相比，TORS 的切缘阳性率显著降低[80]。2020 年 Nguyen 等报道了 NCDB 数据库中 9745 例患有早期 T 分期 OPSCC 的患者接受 TORS 或非机器人手术治疗的结果分析[81]。作者发现在控制了年龄、HPV 状态、合并症评分、T 分期、术后放疗、切缘阳性和淋巴结外侵犯等因素后，单变量和多变量分析均显示 TORS 的术后 5 年 OS 为 85%，显著高于非机器人手术的 80%。其他重要的发现还包括与非机器人手术相比，TORS 具有更低的切缘阳性率和更低的辅助 CRT（但不是单独 RT）使用率[81]。

最近发表的 meta 分析和系统综述分析了 TORS 与非手术治疗 OPSCC 的结果。De Virgilio 等在 2020 年发表的一项 meta 分析比较了 TORS（联合或不联合辅助治疗）与非手术治疗的结果[82]。该文章共分析了 5624 例患者：4322 例患者采用 RT/CRT 治疗，1302 例患者采用 TORS 治疗（联合或不联合辅助治疗）。本研究纳入了所有分期和 HPV 状态的患者。本研究的相关发现包括非手术治疗组中同期 CRT 的高使用率（81% 的患者接受了 CRT）。此外，68% 接受 TORS 治疗的患者也接受了辅助治疗。相比于 RT/CRT 组（83.6%），TORS 组的 OS 明显更高（91%）。与 RT/CRT 组（79.6%）相比，TORS 组的 DFS 明显更高（89.4%）[82]。与 RT/CRT 组（4%）相比，TORS 组胃造瘘管依赖率有降低的趋势（1.3%），但这种差异不显著。两组间的气管造口依赖率也无显著差异。作者的结论是尽管缺乏比较这 2 种方法的随机对照试验，但现有数据支持使用 TORS 治疗具有适应证的 OPSCC 患者[82]。之前的 2 项研究，包括 1 项系统综述和 1 项 meta 分析，也显示了类似的结果。2 项研究均发现接受 TORS 治疗的患者与非手术治疗的患者在 2 年 OS 上没有差异，但接受 TORS 治疗的患者胃造瘘管置入率较低[69, 83]。

目前，首次经口手术切除与非手术治疗 OPSCC 的功能结局差异大多通过回顾性队列研究进行报道。例如，Clark 等进行的一项大型癌症注册研究的综述显示在无误吸生存期方面，TORS 联合 RT/CRT 与 RT/CRT 单独治疗没有显著差异[13]。作者将无误吸生存期定义为言语治疗师通过钡剂吞咽造影检查发现误吸的时间。有趣的是，当进行亚组分析时，与单纯 RT/CRT 相比，

p16 阴性的患者在接受手术和辅助治疗后，无误吸生存期明显延长。这种改善在 p16 阳性的亚组分析中未见[13]。目前只有少数系统综述关注经口微创手术治疗患者的功能结果和有效的生活质量指标[68, 84]。2015 年 Hutcheson 等发表了一篇关于 TORS 联合或不联合辅助治疗后功能结果的 meta 分析[68]。作者在他们的综述中纳入了 12 项研究，并注意到了各研究结果的高度异质性。作者将 TORS 组与非手术组的胃造瘘管放置率进行了比较，发现 TORS 组的胃造瘘管放置率中位值为 23%，而非手术组的胃造瘘管放置率中位值为 46%[68]。作者没有对这一差异的统计意义进行评论。在所有纳入分析的研究中，大约 70% 的 TORS 患者在出院时开始经口进食，83% 的患者在术后第 2 周开始经口进食，89% 的患者在术后第 4 周开始经口进食。作者指出由于吞咽评估方法的异质性，吞咽功能的评估是困难的。MD 安德森吞咽困难量表（MD Anderson Dysphagia Inventory，MDADI）是使用最广泛的评估方法，但目前仍只有 3 篇文章报道。术后 1 年 TORS 患者的综合 MDADI 评分在 65 ～ 78，表明吞咽功能正常。作者称，长期气管造瘘依赖极其罕见，441 例患者中只有 2 例需要长期气管造瘘[68]。

Castellan 等在 2019 年发表了第 2 篇关于 TORS 后功能结局的系统综述，纳入 20 篇研究文章，共 659 例患者[84]。本研究再次发现纳入的研究在功能和生活质量报告方面存在高度异质性。但作者确实发现接受 TORS 治疗的患者在多项调查中自我报告的生活质量得分优于接受开放手术或根治性 RT/CRT 的患者[84]。此外，多项研究报道称，与开放手术组或 RT/CRT 组相比，TORS 组的吞咽功能更强。最后，作者报道大多数接受 TORS 治疗患者的生活质量和吞咽功能在治疗后 6 ～ 12 个月恢复到基线水平[84]。

目前几项前瞻性研究，包括随机对照试验，正在研究 TORS 与非手术治疗 OPSCC 患者的肿瘤学和功能结局，特别是在 HPV 相关 OPSCC 和治疗降级的情况下。2 项前瞻性研究报道了 2 组患者的功能预后数据[85, 86]。一项研究是对前瞻性收集的 HPV 相关 OPSCC 患者的癌症登记资料进行的二次分析，这些患者接受了 TORS± 辅助治疗或根治性 RT/CRT 治疗。这些患者没有接受降级治疗。作者在他们的分析中纳入了 257 例处于低危或中危的患者。低危患者的美国癌症联合委员会（AJCC）第 7 版分期为 T1 ～ T2 N0 ～ N2a，中危患者的分期为 T3N0 或 T1 ～ T2 N2b。作者发现与接受非手术治疗的患者相比，接受 TORS 后辅助放疗的患者有更高概率出现急性咽部吞咽困难。研究结果显示在辅助 RT/CRT 治疗结束后 3 ～ 6 个月，急性吞咽困难有所改善，但在 TORS 联合辅助治疗组，吞咽功能没有恢复到基线水平。然而，治疗结束 6 个月后，TORS 联合辅助治疗组与非手术治疗组患者的吞咽功能相当[85]。研究者还注意到在治疗后 3 个月和 6 个月，接受 TORS 治疗且不需要辅助治疗的患者比接受（根治性或辅助性）RT 的患者具有更好的吞咽功能。作者的结论是 TORS 后联合辅助 RT/CRT 可能导致患者吞咽功能的急性恶化，其概率高于仅接受非手术治疗的患者。作者认为与非手术治疗相比，权衡之下选择 TORS 治疗可能会实现远期更好的吞咽功能[85]。

Nichols 等在 2019 年发表的一项随机对照试验中分析了 68 例 OPSCC 患者的肿瘤和功能结果，这些患者根据临床淋巴结分期分别接受了 TORS ± 颈淋巴结清扫 ± 辅助治疗或 RT/ CRT 治疗[86]。本研究纳入的患者为 T1 ～ T2 和 N0 ～ N2 分期的 p16 阳性或阴性肿瘤患者（基于 AJCC 第 7 版分期系统）。患者被随机分为 TORS 组和 RT/ CRT 组，两组之间的基线特征相似。从肿瘤学角度来看，该研究发现两种治疗方式在 5 年 OS 或无进展生存率（PFS）上没有差异。该研究使用 MDADI 来评估总体生活质量和吞咽特异性得分。作者发现根据 MDADI 吞咽评分，与 RT/CRT 组相比，TORS 组患者在 1 年后的吞咽功能明显更差。然而，这种差异很小，没有临床意义。但他们确实发现了两组间具有临床意义的总体生活质量和情绪生活质量得分差异，且 RT/CRT 组优于 TORS 组[86]。他们的研究表明 RT/CRT 提供了同等的肿瘤学结局，而总体生活质量和情绪生活质量分数略高于 TORS。基于这些前瞻性试验的结果及其与其他研究结论的不同之处，很明显目前还需要进一步的随机对照试验来更好地了解 TORS 对吞咽和生活质量的影响。

前瞻性试验

对于 OPSCC 的治疗，目前有许多正在进行的和已完成的前瞻性试验。基于多个大型前瞻性随机对照试验，我们现在知道 HPV 相关 OPSCC 患者的结局和预后显著优于 HPV 阴性的患者[23, 24, 64, 87]。为了在保持良好的肿瘤学和功能结局的同时减少治疗相关的不良反应，人们的注意力转向了 HPV 相关 OPSCC 的降级治疗。人们正在研究降低治疗剂量方法，迄今发表的许多研究显示了令人信服的结果[88-91]。本节将重点介绍已完成或正在进行的手术（特别是经口切除手术）治疗 OPSCC 的降级治疗策略。到目前为止，已经有许多关于使用 TORS 来进行降级治疗的前瞻性试验（表 3.3）[92, 93]。2019 年 Ma 等发表了他们的 MC1273 试验结果[92]。这项试验分析了 79 例 HPV 相关 OPSCC 患者的预后。纳入标准：可手术切除的 HPV 相关 OPSCC，无远处转移证据，< 10 包 / 年吸烟史，病理高危因素（淋巴结外侵犯）或中危因素（淋巴血管侵犯、神经周围侵犯、单淋巴结≥ 3 cm、多阳性淋巴结、≥ pT3 期）。患者接受手术（95% 采用 TORS）并进行颈部淋巴结清扫，术后根据患者情况予以辅助治疗。具有高危因素的患者接受 36 Gy 放射治疗同时服用多西他赛，中危因素的患者接受 30 Gy 放射治疗同时服用多西他赛。根据术后病理结果，36 例患者存在中危因素（A 组），43 例患者存在高危因素（淋巴结外侵犯阳性组，B 组），中位随访时间为 35.7 个月。所有患者的 2 年 LRC 为 96%，其中 A 组为 100%，B 组为 93%。所有患者的 2 年 PFS 为 91%，无远处转移生存率为 95%，2 年 OS 为 98.7%[92]。在辅助治疗 12 个月后，与辅助治疗前相比，吞咽功能和总体生活质量略有改善。只有 1 例患者需要临时胃造瘘管置入。作者的结论：根据手术后病理结果将放疗剂量调低，最终的肿瘤结果是可接受的，对吞咽或生活质量的影响很小[92]。

表 3.3　已完成的 TORS 联合降级治疗的临床试验

MC1273 (n = 80)	AVOID (n = 60)	ECOG 3311 (n = 519)
病理高危因素但无淋巴结外侵犯：30 Gy+ 多西他赛 病理证明淋巴结外侵犯：36 Gy+ 多西他赛	受累颈部分区接受 60～66 Gy 放疗，未受累分区接受 54 Gy 放疗（若有淋巴结外侵犯联合化疗） 主动避免对原发部位的照射	低危：pT1～T2 pN01 合并阴性切缘且无病理性不良特征 中危：2～4 个阳性淋巴结，淋巴结外侵犯≤1 mm，切缘阴性但存在其他不良病理特征 高危：切缘阳性，淋巴结外侵犯＞1 mm，阳性淋巴结≥5 个
2 年 PFS：91% 2 年 OS：98.7%	2 年 LRC：98.3% 2 年 PFS：96.2% 2 年 OS：100%	低危：观察随访，2 年 PFS 为 93.9% 中危：50 Gy 辅助放疗，2 年 PFS 为 95.0%；60 Gy 辅助放疗，2 年 PFS 为 95.9% 高危：66 Gy 辅助放疗联合顺铂，2 年 PFS 为 90.5%

注：所有临床试验都施行 TORS 手术伴颈部淋巴结清扫联合术后降级辅助治疗。
（译者注：此表根据原文翻译，与正文不一致之处，请以正文为准，或参阅相应参考文献。）

　　Swisher-McClure 等在 2020 年发表了第 2 项使用 TORS 降低 HPV 相关 OPSCC 的前瞻性试验（AVOID 试验）[93]。这是一项单臂试验，包括 T1～T2 N1～N3（AJCC 第 7 版分期系统）患者，他们接受了 TORS 和颈部清扫术治疗。纳入的患者切缘阴性，原发部位无不良组织病理特征，但需要根据淋巴结受累情况进行辅助 RT/CRT。基于颈部清扫的病理结果，患者接受了剂量减少 RT，受累的颈部区域剂量为 60～66 Gy，未受累但有风险的颈部区域剂量为 54 Gy。具有淋巴结外侵犯的患者也同时接受化疗。在计划辅助放疗过程中，肿瘤原发部位被视为主动回避部位（原发部位的平均照射剂量为 37 Gy）。本研究包括 60 例患者，中位随访时间为 2.4 年。作者报道了 2 年 LRC 为 98.3%，仅 1 例患者出现了局部区域复发；2 年 OS 为 100%，2 年无远处转移生存率为 96%，2 年 PFS 为 92%[93]。没有患者在辅助治疗期间需要胃造瘘管支持，也没有患者长期依赖胃造瘘管。作者的结论：对 HPV 相关 OPSCC 进行 TORS 后避免原发部位的降级辅助治疗，最终的肿瘤学结局是可接受的，同时可以最大限度地降低治疗导致的并发症和不良反应发生率[93]。

　　目前有许多正在进行的临床试验利用经口手术在一定程度上降低 HPV 相关 OPSCC 的治疗剂量。在降级方法中，手术的实施方式因试验而异[87]。下文将讨论一些正在进行的使用 TORS 的试验，包括这些试验的设计和 TORS 在降级方法中的作用（表 3.4）。这些试验的信息可以在临床试验网站 clinicaltrials.gov 上找到。ORATOR Ⅱ（NCT03210103）是一项预计有 140 例受试者的 Ⅱ 期单臂临床试验，旨在降低 TORS 术后辅助治疗剂量。这项研究纳入可切除的 T1～T2 N0～N2（AJCC 第 8 版）HPV 相关 OPSCC 患者。患者被随机分为降级 CRT 组（60 Gy RT 联合顺铂治疗）和 TORS 伴颈部淋巴结趋势联合或不联合辅助降级 RT 组（50 Gy，根据病理结果）。预计完成日期为 2028 年。PATHOS（NCT02215265）是一项 Ⅲ 期研究，预计有 242 例参与者，目标是根据风险分层的病理结果，在 TORS 和颈部清扫术后降低辅助治疗的剂量。符合条件的参与者包括 T1 ～ T3 N0 ～ N2b（AJCC 第 7 版）HPV 相关 OPSCC 患者，不包括现有吸烟者。所有的参与者都要接受手术和颈部淋巴结清扫。对于低危患者（pT1 ～ T2 N0 ～ N1，无不良特征）予以观察随访；中危患者（T3 N2a ～ N2b，神经周围侵犯，淋巴血管侵犯，近切缘）随机接受 50 Gy 或 60 Gy 辅助 RT；高危患者（切缘阳性，淋巴结外侵犯）随机接受 60 Gy RT 或 60 Gy CRT（联合顺铂辅助治疗）。本研究利用手术和危险分层的病理结果来指导辅助治疗。风险分层是一种指导降低治疗剂量的常见方法，可以在术后根据病理结果进行或在术前根据患者临床分期及特征进行。

表 3.4　正在进行的 TORS 联合降级治疗的临床试验

研究项目	低危	中危	高危
PATHOS（n = 242）	pT1 ～ T2 pN0 ～ N1，无病理性不良特征 观察随访	pT1 ～ T3 pN2a ～ N2b，淋巴血管侵犯，神经周围侵犯和（或）近切缘（1 ～ 5 mm） 随机分配至 50 Gy 或 60 Gy 辅助放疗	切缘阳性（＜ 1 mm），淋巴结外侵犯阳性 随机分配至 60 Gy 辅助放疗或 60 Gy 联合顺铂放化疗
DART-HPV（n = 227）	无低危组	任何不良病理特征，淋巴结外侵犯阴性 随机分配至 30 Gy 联合多西他赛辅助放化疗或 60 Gy 辅助放疗	淋巴结外侵犯阳性 随机分配至 36 Gy 联合多西他赛辅助放化疗或 60 Gy 联合顺铂辅助放化疗
DELPHI（n = 384）	pT1 ～ T2 pN0，无不良特征 49 Gy 减剂量放疗	pT3 ～ T4，1 ～ 3 个阳性淋巴结 54 Gy 减剂量放疗	切缘阳性，淋巴结外侵犯，4 个及以上阳性淋巴结 标准剂量同期放化疗

注：所有临床试验都施行 TORS 手术伴颈部淋巴结清扫联合术后降级辅助治疗。

　　一项备受期待的试验 ECOG 3311（NCT01898494）的初步结果最近发表。这项 Ⅱ 期试验包括 353 例 T1 ～ T2 N1 ～ N2b（AJCC 第 7 版）HPV 相关 OPSCC 患者。所有患者接受了颈部淋巴结清扫，然后根据术后病理结果被分为 4 个治疗组：低危组（A 组），定义为 pT1 ～ T2 pN0 ～ N1、切缘阴性且未接受辅助治疗的患者；中危患者 [切缘阴性、微小淋巴结外侵犯（范围≤ 1 mm）、淋巴血管侵犯、神经周围侵犯或 2 ～ 4 个阳性淋巴结] 随机分为 50 Gy（B 组）或 60 Gy（C 组）辅助 RT 组；高危患者（切缘阳性，淋巴结外侵犯＞ 1 mm，或≥ 5 个阳性淋巴结）接受了辅助 CRT（66 G RT 联合顺铂治疗）（D 组）。B 组和 C 组的主要终点为 2 年 PFS，所有患者的中位随访时间为 31.8 个月。A 组 2 年 PFS 为 93.9%，B 组和 C 组的 2 年 PFS 分别为 95.0% 和 95.9%，D 组 2 年 PFS 为 90.5%。作者报道了 17 个疾病进展事件，7 个是局部区域复发，10 个是远处复发（A、B、C、D 组分别为 1 例、2 例、4 例、3 例患者）。作者还报道了每组 3/4 级治疗相关不良事件。A 组有 15%/2% 的 3/4 级不良事件。B 组和 C 组分别为 13%/2% 和 25%/0。摘要没有报道 D 组的不良事件。作者认为低危患者有良好的 2 年 PFS，对于中危患者，50 Gy 和 60 Gy 辅助 RT 可获得等效的 2 年 PFS[94]。他们建议，应在一项Ⅲ期试验中进一步比较手术后 50 Gy 辅助 RT 与最佳非手术治疗的疗效。这些初步结果确实很有希望，同时这项试验的进一步数据和分析有望进一步揭示 4 个治疗组之间的功能结局差异。

另外 2 项正在进行的使用手术进行风险分层指导降级辅助治疗的试验包括 DART-HPV 和 DELPHI 研究[87]。DART-HPV 试验是一项Ⅲ期试验，预计有 227 例参与者。符合条件的受试者包括进行手术切除并至少有 1 个危险因素的 HPV 相关 OPSCC 患者。可能的危险因素包括淋巴血管侵犯、神经周围侵犯、单淋巴结 ≥ 3 cm、多发阳性淋巴结、≥ pT3 期或淋巴结外侵犯。这是先前讨论的 MC1273 研究的Ⅱ期随访试验。所有的患者都接受了 TORS 和颈部淋巴结清扫术，然后根据存在的某些危险因素将其分为中危或高危组。这项研究的临床试验网站 clinicaltrials.gov 上并没有明确定义将患者分为中危或高危组的风险因素。然而，在 MC1273 研究中，高危组仅为淋巴结外侵犯阳性的患者，所有包含其他风险因素的患者为中危组。这可能与 DART-HPV 试验相似，也可能不同。中危患者将随机接受 60 Gy 单独辅助 RT 或 30 Gy 联合多西他赛 CRT。高危患者将随机接受 60 Gy 联合顺铂同期 CRT 或 36 Gy 联合多西他赛同期 CRT。这项试验预计将于 2024 年完成。DELPHI 试验（NCT03396718）是一项Ⅰ期试验，预计有 384 例参与者。这项研究将纳入所有 HPV 相关且可手术切除的 OPSCC 患者。患者接受 TORS 和颈部淋巴结清扫，然后根据术后病理结果进行危险分层。低危患者（pT1 ～ T2 pN0，无不良特征）接受 49 Gy 的减剂量 RT；中危组（pT3 ～ T4，1 ～ 3 个淋巴结受累，其他病理危险因素）接受 54 Gy 的减剂量 RT；高危组（淋巴结外侵犯，阳性边缘，≥ 4 个阳性淋巴结）行 60 ～ 66 Gy 辅助 RT 联合同期化疗。

有 2 项正在进行的研究使用 IC 联合 TORS 来治疗 HPV 相关 OPSCC（表 3.5）。第 1 项是 OPTIMA Ⅱ（NCT0310782），是芝加哥大学 OPTIMA Ⅰ 试验的后续Ⅱ期研究。该试验目前有 76 例入组患者，符合条件的受试者包括 T3 ～ T4 或 N2 ～ N3（晚期疾病，根据 AJCC 第 7 版）HPV 相关 OPSCC。所有患者均接受白蛋白结合紫杉醇、卡铂和纳武利尤单抗 IC。研究将患者分为低危组（T1 ～ T2 N2a ～ Nb，< 10 包 / 年吸烟史）和高危组（T4，大淋巴结型 N2b，N2c ～ N3，≥ 10 包 / 年吸烟史）。低危组的患者对 IC 有 > 50% 的缓解率（基于 RECIST 标准），并符合 TORS 条件，然后接受 TORS，进行颈部淋巴结清扫，并根据病理危险因素减少辅助 RT。经组织病理学分析，神经周围侵犯和（或）淋巴血管侵犯患者将在 TORS 后接受 40 Gy 的辅助 RT。切缘阳性和（或）淋巴结外侵犯阳性的患者将接受 44 Gy 的辅助 RT。没有上述不良特征的患者将不会在 TORS 后接受辅助 RT。

表 3.5　正在进行的诱导化疗联合 TORS 的临床试验

研究项目	诱导化疗	低危	高危
OPTIMA Ⅱ（N = 76）	白蛋白结合紫杉醇 + 卡铂 + 纳武利尤单抗，3 个周期	T1 ～ T2 N2a ～ Nb，< 10 包 / 年吸烟史 诱导疗效 > 50%，适合行 TORS 治疗：TORS 伴颈部淋巴结清扫联合或不联合降低剂量放疗 诱导疗效 > 50%，不适合行 TORS 治疗：50 Gy 放疗 30 ～ 50% 诱导疗效：50 Gy 联合顺铂放化疗 诱导疗效 < 30%：75 Gy 联合顺铂放化疗	T4，大淋巴结型 N2b，N2c ～ N3，≥ 10 包 / 年吸烟史 诱导疗效 > 50%：50 Gy 联合顺铂放化疗 诱导疗效 < 50%：75 Gy 联合顺铂放化疗
Quarterback 2b（N = 65）	多西他赛 + 顺铂 +5- 氟尿嘧啶	临床完全缓解或部分缓解：56 Gy 联合卡铂放化疗	无疗效或疾病进展：手术联合辅助放化疗或标准剂量卡铂联合放疗

注：所有临床试验都行诱导化疗后进行可能的降级非手术治疗和（或）手术切除。

　　Quaterback 2b 试验（NCT02945631）是一项 Ⅰ 期试验，预计纳入 65 例患者。他们符合的条件包括Ⅲ～Ⅳ期（AJCC 第 7 版）HPV 相关 OPSCC，吸烟史 ≤ 20 包 / 年且目前未吸烟。所有患者均接受 IC（多西他赛、顺铂和 5- 氟尿嘧啶）。根据患者对 IC 的反应将其分为低危或高危。对 IC 有部分或完全缓解的患者（低危患者）随后接受 56 Gy CRT（联合卡铂）。对 IC 无应答或 IC 期间疾病进展的患者（高危患者）行手术切除或标准剂量 RT 联合同期卡铂化疗。这项研究预计将于 2023 年完成（译者注：截至 2024 年 10 月尚未搜索到相关结果的报道）。显然，基于正在进行的研究，HPV 相关 OPSCC 的降级治疗可能通过各种方法实现。用手术代替标准剂量的 CRT、根据病理结果降低辅助治疗的剂量、用减少剂量的 RT 代替 CRT 都是目前正在研究的降低辅助治疗剂量的方法。经口手术在这些试验中发挥着关键作用，并可能继续成为 HPV 相关和不相关 OPSCC 治疗方案的重要组成部分。

结论

　　HPV 相关 OPSCC 发病率在世界范围内呈上升趋势。经口微创手术为这种疾病的治疗带来了进展。经口手术可以通过激光微创手术或机器人手术进行，这 2 种方法都有超过 10 年的数据支持，特别是在早期患者中。TORS 和 TLM 的肿瘤学结局等同于标准剂量的 RT/CRT。与传统的非手术治疗相比，这些微创手术治疗可能对吞咽和生活质量的长期不良影响更小。将 TORS 作为一种指导 HPV 相关口咽癌降级治疗手段的多个前瞻性试验正在进行。

参考文献

1. O'Malley BW，Weinstein GS，Snyder W，Hockstein NG. Transoral robotic surgery（TORS）for base of tongue neoplasms. Laryngoscope. 2006；116（8）：1465-72.

2. Cracchiolo JR，Baxi SS，Morris LG，et al. Increase in primary surgical treatment of T1 and T2 oropharyngeal squamous cell carcinoma and rates of adverse pathologic features：National Cancer Data Base. Cancer. 2016；122（10）：1523-32.

3. Moore EJ，Hinni ML. Critical review：transoral laser microsurgery and robotic-assisted surgery for oropharynx cancer including human papillomavirus related cancer. Int J Radiat Oncol Biol Phys. 2013；85（5）：1163-7.

4. Holsinger FC，McWhorter AJ，Ménard M，Garcia D，Laccourreye O. Transoral lateral oropharyngectomy for squamous cell carcinoma of the tonsillar region：I. Technique，complications，and functional results. Arch Otolaryngol Head Neck Surg. 2005；131（7）：583-91.

5. Steiner W，Fierek O，Ambrosch P，Hommerich CP，Kron M. Transoral laser microsurgery for squamous cell carcinoma of the base of the tongue. Arch Otolaryngol Head Neck Surg. 2003；129（1）：36-43.

6. Steiner W，Ambrosch P，Hess CF，Kron M. Organ preservation by transoral laser microsurgery in piriform sinus carcinoma. Otolaryngol Head Neck Surg. 2001；124（1）：58-67.

7. Jefferson GD，Frey H. Open versus robotic surgery for oropharyngeal cancer. Otolaryngol Clin N Am. 2020；53（6）：995-1003.

8. Dziegielewski PT，Mlynarek AM，Dimitry J，Harris JR，Seikaly H. The mandibulotomy：friend or foe? Safety outcomes and literature review. Laryngoscope. 2009；119（12）：2369-75.

9. Golusiński W，Golusińska-Kardach E. Current role of surgery in the management of oropharyngeal cancer. Front Oncol. 2019；9：388.

10. Wolf GT，Fisher SG，Hong WK，et al. Induction chemotherapy plus radiation compared with surgery plus radiation in patients with advanced laryngeal cancer. N Engl J Med. 1991；324（24）：1685-90.

11. Parsons JT，Mendenhall WM，Stringer SP，et al. Squamous cell carcinoma of the oropharynx：surgery，radiation therapy，or both. Cancer. 2002；94（11）：2967-80.

12. Goepfert RP，Yom SS，Ryan WR，Cheung SW. Development of a chemoradiation therapy toxicity staging system for oropharyngeal carcinoma. Laryngoscope. 2015；125（4）：869-76.

13. Clark JM，Holmes EM，O'Connell DA，Harris J，Seikaly H，Biron VL. Long-term survival and swallowing outcomes in advanced stage oropharyngeal squamous cell carcinomas. Papillomavirus Res. 2019；7：1-10.

14. Bosetti C，Carioli G，Santucci C，et al. Global trends in oral and pharyngeal cancer incidence and mortality. Int J Cancer. 2020；147（4）：1040-9.

15. Chaturvedi AK，Anderson WF，Lortet-Tieulent J，et al. Worldwide trends in incidence rates for oral cavity and oropharyngeal cancers. J Clin Oncol. 2013；31（36）：4550-9.

16. Stein AP，Saha S，Kraninger JL，et al. Prevalence of human papillomavirus in oropharyngeal cancer：a systematic review. Cancer J. 2015；21（3）：138-46.

17. Chaturvedi AK，Engels EA，Pfeiffer RM，et al. Human papillomavirus and rising oropharyngeal cancer incidence in the United States. J Clin Oncol. 2011；29（32）：4294-301.

18. Gupta B，Johnson NW，Kumar N. Global epidemiology of head and neck cancers：a continuing challenge. Oncology. 2016；91（1）：13-23.

19. Rehm J，Manthey J，Shield KD，Ferreira-Borges C. Trends in substance use and in the attributable burden of disease and mortality in the WHO European Region，2010-16. Eur J Pub Health. 2019；29（4）：723-8.

20. （CDC）CfDCaP. Cigarette smoking among adults— United States，2006. MMWR Morb Mortal Wkly Rep. 2007；56（44）：1157-61.

21. Chaturvedi AK，Engels EA，Anderson WF，Gillison ML. Incidence trends for human papillomavirus-related and -unrelated oral squamous cell carcinomas in the United States. J Clin Oncol. 2008；26（4）：612-9.

22. Mehanna H，Franklin N，Compton N，et al. Geographic variation in human papillomavirus-related oropharyngeal cancer：data from 4 multinational randomized trials. Head Neck. 2016；38（Suppl 1）：E1863-9.

23. Fakhry C，Westra WH，Li S，et al. Improved survival of patients with human papillomavirus-positive head and neck squamous cell carcinoma in a prospective clinical trial. J Natl Cancer Inst. 2008；100（4）：261-9.

24. Rischin D，Young RJ，Fisher R，et al. Prognostic significance of p16INK4A and human papillomavirus in patients with oropharyngeal cancer treated on TROG 02.02 phase III trial. J Clin Oncol. 2010；28（27）：4142-8.

25. Dayyani F，Etzel CJ，Liu M，Ho CH，Lippman SM，Tsao AS. Meta-analysis of the impact of human papillomavirus（HPV）on cancer risk and overall survival in head and neck squamous cell carcinomas（HNSCC）. Head Neck Oncol. 2010；2：15.

26. Nygård M，Aagnes B，Bray F，Møller B，Mork J. Population-based evidence of increased survival in human papillomavirus-related head and neck cancer. Eur J Cancer. 2012；48（9）：1341-6.

27. Pfster DG，Spencer S，Adelstein D，et al. Head and neck cancers，version 2.2020，NCCN clinical practice guidelines in oncology. J Natl Compr Cancer Netw. 2020；18（7）：873-98.

28. Jäckel MC，Martin A，Steiner W. Twenty-five years experience with laser surgery for head and neck tumors：report of an international symposium，Göttingen，Germany，2005. Eur Arch Otorhinolaryngol. 2007；264（6）：577-85.

29. Sapundzhiev NR，Dünne AA，Ramaswamy A，Sitter H，Davis RK，Werner JA. Lymph node metastasis in an animal model：effect of piecemeal laser surgical resection. Lasers Surg Med. 2005；36（5）：371-6.

30. Grant DG，Salassa JR，Hinni ML，Pearson BW，Perry WC. Carcinoma of the tongue base treated by transoral laser microsurgery，part one：untreated tumors，a prospective analysis of oncologic and functional outcomes. Laryngoscope. 2006；116（12）：2150-5.

31. Henstrom DK，Moore EJ，Olsen KD，Kasperbauer JL，McGree ME. Transoral resection for squamous cell carcinoma of the base of the tongue. Arch Otolaryngol Head Neck Surg. 2009；135（12）：1231-8.

32. Haughey BH，Hinni ML，Salassa JR，et al. Transoral laser microsurgery as primary treatment for advanced-stage oropharyngeal cancer：a United States multicenter study. Head Neck. 2011；33（12）：1683-94.

33. Weinstein GS，O'Malley BW，Rinaldo A，Silver CE，Werner JA，Ferlito A. Understanding contraindications for transoral robotic surgery（TORS）for oropharyngeal cancer. Eur Arch Otorhinolaryngol. 2015；272（7）：1551-2.

34. de Almeida JR，Li R，Magnuson JS，et al. Oncologic outcomes after transoral robotic surgery：a multiinstitutional study. JAMA Otolaryngol Head Neck Surg. 2015；141（12）：1043-51.

35. Hanna J，Morse E，Brauer PR，Judson B，Mehra S. Positive margin rates and predictors in transoral robotic surgery after federal approval：a national quality study. Head Neck. 2019；41（9）：3064-72.

36. Poon H，Li C，Gao W，Ren H，Lim CM. Evolution of robotic systems for transoral head and neck surgery. Oral Oncol. 2018；87：82-8.

37. Van Abel KM，Yin LX，Price DL，Janus JR，Kasperbauer JL，Moore EJ. One-year outcomes for da Vinci single port robot for transoral robotic surgery. Head Neck. 2020；42（8）：2077-87.

38. Chan JYK，Tsang RK，Holsinger FC，et al. Prospective clinical trial to evaluate safety and feasibility of using a single port flexible robotic system for transoral head and neck surgery. Oral Oncol. 2019；94：101-5.

39. Holsinger FC，Magnuson JS，Weinstein GS，et al. A next-generation single-port robotic surgical system for transoral robotic surgery：results from prospective nonrandomized clinical trials. JAMA Otolaryngol Head Neck Surg. 2019；145（11）：1027-34.

40. Park YM，Kim DH，Kang MS，et al. The first human trial of transoral robotic surgery using a single-port robotic system in the treatment of laryngo-pharyngeal cancer. Ann Surg Oncol. 2019；26（13）：4472-80.

41. Moore EJ，Olsen KD，Kasperbauer JL. Transoral robotic surgery for oropharyngeal squamous cell carcinoma：a prospective study of feasibility and functional outcomes. Laryngoscope. 2009；119（11）：2156-64.

42. Weinstein GS，O'Malley BW，Snyder W，Sherman E，Quon H. Transoral robotic surgery：radical tonsillectomy. Arch Otolaryngol Head Neck Surg. 2007；133（12）：1220-6.

43. El Asmar M，Tsai HL，Fakhry C，et al. The prognostic impact of pathologic lymph nodes in HPV-positive oropharyngeal cancers. Oral Oncol. 2019；89：23-9.

44. Chen MM，Roman SA，Kraus DH，Sosa JA，Judson BL. Transoral robotic surgery：a population-level analysis. Otolaryngol Head Neck Surg. 2014；150（6）：968-75.

45. Chung EJ，Oh JI，Choi KY，et al. Pattern of cervical lymph node metastasis in tonsil cancer：predictive factor analysis of contralateral and retropharyngeal lymph node metastasis. Oral Oncol. 2011；47（8）：758-62.

46. Olzowy B，Tsalemchuk Y，Schotten KJ，Reichel O，Harréus U. Frequency of bilateral cervical metastases in oropharyngeal squamous cell carcinoma：a retrospective analysis of 352 cases after bilateral neck dissection. Head Neck. 2011；33（2）：239-43.

47. Lim YC，Lee SY，Lim JY，et al. Management of contralateral N0 neck in tonsillar squamous cell carcinoma. Laryngoscope. 2005；115（9）：1672-5.

48. Kato MG，Ellis MA，Nguyen SA，Day TA. Predictors of contralateral-bilateral nodal disease in oropharyngeal cancer：a National Cancer Data Base Study. Head Neck. 2018；40（2）：338-48.

49. Miccio JA，Verma V，Kelly J，et al. Impact of contralateral lymph nodal involvement and extranodal extension on survival of surgically managed HPV-positive oropharyngeal cancer staged with the AJCC eighth edition. Oral Oncol. 2019；99：104447.

50. Möckelmann N，Busch CJ，Münscher A，Knecht R，Lörincz BB. Timing of neck dissection in patients undergoing transoral robotic surgery for head and neck cancer. Eur J Surg Oncol. 2015；41（6）：773-8.

51. Cannon RB，Houlton JJ，Patel S，et al. Patterns of cervical node positivity，regional failure rates，and fistula rates for HPV+ oropharyngeal squamous cell carcinoma treated with transoral robotic surgery（TORS）. Oral Oncol. 2018；86：296-300.

52. Frenkel CH，Yang J，Zhang M，Altieri MS，Telem DA，Samara GJ. Compared outcomes of concurrent versus staged transoral robotic surgery with neck dissection. Otolaryngol Head Neck Surg. 2017；157（5）：791-7.

53. Kucur C，Durmus K，Gun R，et al. Safety and efficacy of concurrent neck dissection and transoral robotic surgery. Head Neck. 2016；38（Suppl 1）：E519-23.

54. Moore EJ，Olsen KD，Martin EJ. Concurrent neck dissection and transoral robotic surgery. Laryngoscope. 2011；121（3）：541-4.

55. Repanos C，Mirza AH，George M，Karkos PD. Timing of neck dissection in association with transoral surgery：a systematic review. Head Neck. 2017；39（5）：1020-32.

56. Mandal R，Duvvuri U，Ferris RL，Kaffenberger TM，Choby GW，Kim S. Analysis of post-transoral robotic-assisted surgery hemorrhage：frequency，outcomes，and prevention. Head Neck. 2016；38（Suppl 1）：E776-82.

57. Bollig CA，Gilley DR，Ahmad J，Jorgensen JB. Prophylactic arterial ligation following transoral robotic surgery：a systematic review and meta-analysis. Head Neck. 2020；42（4）：739-46.

58. Sharbel DD，Abkemeier M，Sullivan J，et al. Transcervical arterial ligation for prevention of post-operative hemorrhage in transoral oropharyngectomy：systematic review and meta-analysis. Head Neck. 2021；43（1）：334-44.

59. Stokes W，Ramadan J，Lawson G，Ferris FRL，Holsinger FC，Turner MT. Bleeding complications after transoral robotic surgery：a meta-analysis and systematic review. Laryngoscope. 2021；131（1）：95-105.

60. Pignon JP，Bourhis J，Domenge C，Designé L. Chemotherapy added to locoregional treatment for head and neck squamous-cell carcinoma：three meta-analyses of updated individual data. MACH-NC Collaborative Group. Meta-Analysis of Chemotherapy on Head and Neck Cancer. Lancet. 2000；355（9208）：949-55.

61. Eisbruch A，Lyden T，Bradford CR，et al. Objective assessment of swallowing dysfunction and aspiration after radiation concurrent with chemotherapy for head-and-neck cancer. Int J Radiat Oncol Biol Phys. 2002；53（1）：23-8.

62. Nguyen NP，Moltz CC，Frank C，et al. Dysphagia following chemoradiation for locally advanced head and neck cancer. Ann Oncol. 2004；15（3）：383-8.

63. Hunter KU，Schipper M，Feng FY，et al. Toxicities affecting quality of life after chemo-IMRT of oropharyngeal cancer：prospective study of patient-reported，observer-rated，and objective outcomes. Int J Radiat Oncol Biol Phys. 2013；85（4）：935-40.

64. Ang KK，Harris J，Wheeler R，et al. Human papillomavirus and survival of patients with oropharyngeal cancer. N Engl J Med. 2010；363（1）：24-35.

65. Bossi P，Orlandi E，Miceli R，et al. Treatment-related outcome of oropharyngeal cancer patients differentiated by HPV dictated risk profile：a tertiary cancer centre series analysis. Ann Oncol. 2014；25（3）：694-9.

66. Lörincz BB，Jowett N，Knecht R. Decision management in transoral robotic surgery：indications，individual patient selection，and role in the multidisciplinary treatment for head and neck cancer from a European perspective. Head Neck. 2016；38（Suppl 1）：E2190-6.

67. O'Hara J，Goff D，Cocks H，et al. One-year swallowing outcomes following transoral laser microsurgery +/– adjuvant therapy versus primary chemoradiotherapy for advanced stage oropharyngeal squamous cell carcinoma. Clin Otolaryngol. 2016；41（2）：169-75.

68. Hutcheson KA，Holsinger FC，Kupferman ME，Lewin JS. Functional outcomes after TORS for oropharyngeal cancer：a systematic review. Eur Arch Otorhinolaryngol. 2015；272（2）：463-71.

69. Yeh DH，Tam S，Fung K，et al. Transoral robotic surgery vs. radiotherapy for management of oropharyngeal squamous cell carcinoma—a systematic review of the literature. Eur J Surg Oncol. 2015；41（12）：1603-14.

70. More YI，Tsue TT，Girod DA，et al. Functional swallowing outcomes following transoral robotic surgery vs primary chemoradiotherapy in patients with advanced-stage oropharynx and supraglottis cancers. JAMA Otolaryngol Head Neck Surg. 2013；139（1）：43-8.

71. Dziegielewski PT，Teknos TN，Durmus K，et al. Transoral robotic surgery for oropharyngeal cancer：long-term quality of life and functional outcomes. JAMA Otolaryngol Head Neck Surg. 2013；139（11）：1099-108.

72. Lörincz BB，Möckelmann N，Busch CJ，et al. Two-year survival analysis of 50 consecutive head and neck cancer patients treated with transoral robotic surgery in a single European centre. Ann Surg Oncol. 2015；22（Suppl 3）：S1028-33.

73. Hararah MK，Stokes WA，Jones BL，et al. Nomogram for preoperative prediction of nodal extracapsular extension or positive surgical margins in oropharyngeal squamous cell carcinoma. Oral Oncol. 2018；83：73-80.

74. White HN，Moore EJ，Rosenthal EL，et al. Transoral robotic-assisted surgery for head and neck squamous cell carcinoma：one- and 2-year survival analysis. Arch Otolaryngol Head Neck Surg. 2010；136（12）：1248-52.

75. Pignon JP，le Maître A，Maillard E，Bourhis J，Group M-NC. Meta-analysis of chemotherapy in head and neck cancer（MACH-NC）：an update on 93 randomised trials and 17，346 patients. Radiother Oncol. 2009；92（1）：4-14.

76. Moore EJ，Olsen SM，Laborde RR，et al. Long-term functional and oncologic results of transoral robotic surgery for oropharyngeal squamous cell carcinoma. Mayo Clin Proc. 2012；87（3）：219-25.

77. Dalton CL，Milinis K，Houghton D，et al. Transoral laser microsurgery and radiotherapy for oropharyngeal squamous cell carcinoma：equitable survival and enhanced function compared with contemporary standards of care. Eur J Surg Oncol. 2020；46（11）：2042-9.

78. Chen SY，Sinha P，Last A，et al. Outcomes of patients with single-node metastasis of human papillomavirus-related oropharyngeal cancer treated with transoral surgery. JAMA Otolaryngol Head Neck Surg. 2021；147（1）：16-22.

79. Mahmoud O，Sung K，Civantos FJ，Thomas GR，Samuels MA. Transoral robotic surgery for oropharyngeal squamous cell carcinoma in the era of human papillomavirus. Head Neck. 2018；40（4）：710-21.

80. Li H，Torabi SJ，Park HS，et al. Clinical value of transoral robotic surgery：nationwide results from the first 5 years of adoption. Laryngoscope. 2019；129（8）：1844-55.

81. Nguyen AT，Luu M，Mallen-St Clair J，et al. Comparison of survival after transoral robotic surgery vs nonrobotic surgery in patients with early-stage oropharyngeal squamous cell carcinoma. JAMA Oncol. 2020；6（10）：1555-62.

82. De Virgilio A，Costantino A，Mercante G，et al. Transoral robotic surgery and intensity-modulated radiotherapy in the treatment of the oropharyngeal carcinoma：a systematic review and meta-analysis. Eur Arch Otorhinolaryngol. 2021 May；278（5）：1321-1335.

83. de Almeida JR，Byrd JK，Wu R，et al. A systematic review of transoral robotic surgery and radiotherapy for early oropharynx cancer：a systematic review. Laryngoscope. 2014；124（9）：2096-102.

84. Castellano A，Sharma A. Systematic review of validated quality of life and swallow outcomes after transoral robotic surgery. Otolaryngol Head Neck Surg. 2019；161（4）：561-7.

85. Hutcheson KA，Warneke CL，Yao CMKL，et al. Dysphagia after primary transoral robotic surgery with neck dissection vs nonsurgical therapy in patients with low- to intermediate-risk oropharyngeal cancer. JAMA Otolaryngol Head Neck Surg. 2019；145（11）：1053-63.

86. Nichols AC，Theurer J，Prisman E，et al. Radiotherapy versus transoral robotic surgery and neck dissection for oropharyngeal squamous cell carcinoma（ORATOR）：an open-label，phase 2，randomised trial. Lancet Oncol. 2019；20（10）：1349-59.

87. Bigelow EO，Seiwert TY，Fakhry C. Deintensifcation of treatment for human papillomavirus-related oropharyngeal cancer：current state and future directions. Oral Oncol. 2020；105：104652.

88. Seiwert TY，Foster CC，Blair EA，et al. OPTIMA：a phase II dose and volume de-escalation trial for human papillomavirus-positive oropharyngeal cancer. Ann Oncol. 2019；30（2）：297-302.

89. Marur S，Li S，Cmelak AJ，et al. E1308：phase II trial of induction chemotherapy followed by reduced-dose radiation and weekly cetuximab in patients with HPV-associated resectable squamous cell carcinoma of the oropharynx- ECOG-ACRIN Cancer Research Group. J Clin Oncol. 2017；35（5）：490-7.

90. Chera BS，Amdur RJ，Tepper JE，et al. Mature results of a prospective study of deintensified chemoradiotherapy for low-risk human papillomavirus-associated oropharyngeal squamous cell carcinoma. Cancer. 2018；124（11）：2347-54.

91. Chen AM，Felix C，Wang PC，et al. Reduced-dose radiotherapy for human papillomavirus-associated squamous-cell carcinoma of the oropharynx：a single-arm，phase 2 study. Lancet Oncol. 2017；18（6）：803-11.

92. Ma DJ，Price KA，Moore EJ，et al. Phase II evaluation of aggressive dose de-escalation for adjuvant chemoradiotherapy in human papillomavirus-associated oropharynx squamous cell carcinoma. J Clin Oncol. 2019；37（22）：1909-18.

93. Swisher-McClure S，Lukens JN，Aggarwal C，et al. A phase 2 trial of alternative volumes of oropharyngeal irradiation for de-intensification（AVOID）：omission of the resected primary tumor bed after transoral robotic surgery for human papilloma virus-related squamous cell carcinoma of the oropharynx. Int J Radiat Oncol Biol Phys. 2020；106（4）：725-32.

94. Ferris RL，Flamand Y，Weinstein GS，et al. Transoral robotic surgical resection followed by randomization to low- or standard-dose IMRT in resectable p16+ locally advanced oropharynx cancer：a trial of the ECOG-ACRIN Cancer Research Group（E3311）. J Clin Oncol. 2020；38（15_suppl）：6500.

原文作者

A. Howard · N. Agrawal · Z. Gooi（✉）

Department of Surgery，Section of OtolaryngologyHead and Neck Surgery，University of Chicago Medical Center，Chicago，IL，USA

e-mail：adam.howard@uchospitals.edu; nagrawal@surgery.bsd.uchicago.edu; zgooi@surgery.bsd.uchicago.edu

R. A. Chandra，R. J. Li（eds.），*Multidisciplinary Management of Head and Neck Cancer*，
https://doi.org/10.1007/978-3-031-05973-5_3

第 4 章 放射治疗进展：粒子治疗与先进技术

———————● 王岩 译，高文翔 审校

粒子治疗

质子治疗

背景

质子属于重粒子类，质子束具有独特的百分深度剂量曲线特征，当质子束穿过人体时，其能量集中在固定的深度释放形成 Bragg 峰（Bragg peak），之后能量快速下降至最低[1]。20 世纪 40—50 年代哈佛回旋加速器实验室（Harvard cyclotron laboratory）、伯克利实验室（Berkeley laboratory）和瑞典乌普萨拉（Uppsala）实验室最先将质子治疗（proton beam therapy，PBT）用于临床[2]。世界上首台质子治疗设备于 1989 年英国的克拉特布里奇肿瘤中心（Clatterbridge Centre for Oncology）建成投入使用，主要用于眼部肿瘤的治疗[3]。截至撰写本章时，全球共有 102 台质子治疗设备，其中美国占 41 台[4]。

目前，质子治疗已经从被动散射光束传输（类似于正向剂量运算的三维适形放化疗）发展到笔形束扫描传输 [类似于逆向剂量运算的调强适形放射治疗（IMRT）]。回旋加速器产生的单能质子束的 Bragg 峰较尖锐，通常不适合用于治疗，需通过使用黄铜挡块、射程调节器、散射箔等设备调整质子束 Bragg 峰的宽度和深度，从而针对肿瘤所在范围及深度进行适形治疗，这种形式的治疗称为被动散射质子治疗（passive scattered proton therapy，PSPT）。

头颈部肿瘤进行 PSPT 效果欠佳：① PSPT 的适形主要通过黄铜挡块实现，其边缘剂量适形性欠佳；②射程调节器消除误差的精度有限，深度剂量具有不确定性；③复杂肿瘤靶区需通过波束修补或其他方法才能达到良好适形；④为使质子束的 Bragg 峰均匀覆盖整个肿瘤范围，常需采用具有能量梯度的混合质子束，从而增加了皮下组织的剂量。

以上问题都能通过笔形束扫描（pencil beam scanning，PBS）质子治疗来解决，PBS 使用单

能质子束精准地对肿瘤组织进行逐层照射[5]。这种治疗方式有利于强度调制和降低质子束调节的配件要求（如 PSPT 所需的质子束配件），使 PBS 成为治疗头颈部复杂靶区和梯度剂量处方的最佳选择。PBS 通过单野或多野治疗可以实现头颈部最优化的剂量分布，被称为调强适形质子治疗（intensity-modulated proton therapy，IMPT）。IMPT 可通过将 Bragg 峰各不相同的多组质子束照射范围互相拼接，实现对更大范围靶区的均匀照射[6]。

基本原理

与三维适形放化疗（3DCRT）或二维放射治疗（2DRT）相比，IMPT 既降低了黏膜炎、皮炎、口干燥症等急性并发症的发生率，也降低了吞咽困难、饲管依赖和甲状腺功能减退等晚期毒性反应的发生率；尽管如此，IMPT 急性和慢性毒性反应的发生率仍可高达 40% ～ 50%[7]。此外，由于低危和中危 HPV 阳性口咽癌患者的 3 年总生存率可高达 90% ～ 95%，人们的关注点逐渐从癌症治疗的生存率转移到提高生活质量和减轻晚期毒性反应上[8]。与其他部位的肿瘤相比，鉴于头颈部肿瘤解剖结构的复杂性及治疗对吞咽、呼吸、发音和唾液分泌等功能的影响，IMPT 因其 Bragg 峰能最大限度地降低正常组织受照剂量、保护正常组织而得到更多的关注。

临床证据

口咽癌

一项口咽癌患者治疗的前瞻性研究初步对比了 50 名接受 IMPT 患者和 100 名接受 IMRT 患者的生活质量。2 组患者的基线特征相近，大多数患者 HPV 阳性，近 40% 的患者接受了新辅助化疗，80% 的患者接受了双侧颈部放疗。2 组患者总生存率和无进展生存率无统计学差异。IMPT 组患者的经皮胃造瘘管（percutaneous gastrostomy tube，PEG）率在放疗期间为 24%，放疗后 3 个月时为 12%，放疗后 1 年时为 2%，而在 IMRT 组则分别为 38%、23% 和 8%。本试验主要研究终点为 3 级体重减轻或饲管依赖，治疗后 3 个月和 1 年数据显示 IMPT 组患者体重减轻和饲管依赖发生率明显降低[9]，IMPT 组患者治疗后 3 个月口干燥症的发生率也更低 [42%（IMPT）vs. 61%（IMRT）]。在一项 103 例 PBS 质子治疗患者与 429 例 IMRT 患者的数据更新分析中，Cao 等报道了 PBS 组患者 24 个月和 32 个月随访时口干燥症的发生率明显降低 [6%（IMPT）vs. 20%（IMRT）]，口干燥症预后与口腔高剂量区（V25 ～ V70）范围有关[10]。

MD 安德森癌症中心使用 MD 安德森症状评估量表 – 头颈癌（MD Anderson Symptom Inventory for Head and Neck Cancer，MDASI-HN）对同期放化疗的口咽癌患者进行了对比分析 [35 例（IMPT）vs. 46 例（IMRT）]。报道显示在亚急性期和治疗后长期随访阶段，IMPT 导致的胃纳差和味觉减退发生率较低[11]。

宾夕法尼亚大学的一项前瞻性研究对 64 例经口机器人辅助手术后接受 PBS 或 IMRT 的口咽癌患者的生活质量进行对比，发现 PBS 组患者放疗后 3 个月和 6 个月牙齿相关毒性反应发生率降低，放疗后 6 个月和 12 个月口干燥症的发生率也降低，主要原因是整个口腔解剖结构的平均放疗剂量下降 [21.2 Gy（PBS）vs. 35.1 Gy（IMRT）]。也有报道指出接受 PBS 患者放疗后 12 个月时头颈部疼痛发生率低于 IMRT 组[12]。

鼻咽癌

MD 安德森癌症中心早期发表了一篇关于 PBT 治疗鼻咽癌的报道，对比分析了 10 例接受 IMPT 的患者和 20 例接受 IMRT 的患者。与上述结果类似，PEG 放置需求与口腔的平均放疗剂量（以 26 Gy 为分界）有关，IMPT 组患者 20% 需要行 PEG，而 IMRT 组为 65%[13]。

Williams 等报道了 26 例局部晚期鼻咽癌患者接受 IMPT 的系列研究，结果值得关注，所有患者均无 4/5 级急性或晚期毒性反应，2 年局部区域控制率为 92%，总生存率为 85%[14]。McDonald 等报道了 14 例接受 PSPT 治疗的患者，并将其与 26 例接受 IMRT 的鼻咽癌、鼻腔癌或鼻窦癌患者进行了匹配。多因素分析数据显示放疗结束时及放疗后 3 个月 PBT 组患者对阿片类药物的需求减少，PEG 依赖性也降低。

麻省总医院的一项 II 期临床试验评估了 PBT 同期放化疗 23 例 III～IV b 期鼻咽癌患者的疗效和毒性。鼻咽和上颈部淋巴引流区采用质子治疗，下颈部淋巴引流区采用光子治疗。结果显示该组患者 2 年总生存率为 100%，无病生存率为 90%，值得注意的是，没有出现 3 级或以上口干燥症病例。48% 的患者在放疗期间放置 PEG，但仅 1 例患者在 6 个月和 12 个月时仍依赖 PEG[15]。Alterio 等的一项类似研究显示与单纯的 IMRT 相比，质子束和光子线配合治疗可降低黏膜炎和口干燥症的发生率[16]。

鼻窦癌

Yu 等报道了综合治疗研究中 69 例鼻窦肿瘤患者质子治疗的情况，其中 42 例患者接受首程放疗，27 例患者接受再程放疗。首程放疗组中位剂量为 58.5 Gy[相对生物效应（relative biological effectiveness，RBE）]，再程放疗组中位剂量为 60 Gy（RBE）。首程放疗组和再程放疗组的无病生存率分别为 84% 和 47%。11 例患者出现 3 级急性毒性反应，以黏膜炎和疼痛为主，未出现失明、放射性脑病等严重晚期毒性反应[17]。

纪念斯隆凯特琳癌症中心发表了史上最大规模的鼻腔、鼻窦肿瘤患者接受质子治疗（PSPT/PBS）的临床研究，统计了 68 例接受首程放疗和 18 例再程放疗的患者，其中 53% 接受了 IMPT。首程放疗和再程放疗患者的 2 年局部控制率分别为 83% 和 77%。与 PSPT 相比，IMPT 显著提高了肿瘤的局部控制率（91% vs. 72%），这可能得益于 IMPT 更精准的先进图像引导方式和更高的靶区覆盖率。16 例接受首程放疗的患者出现 3 级急性毒性反应，其中 4 例为晚期毒性反应，如放射性骨坏死、失明、软组织坏死或纤维化。接受再程放疗的患者晚期毒性反应发生率更高，其中 11% 有 3 级或以上的毒性反应[18]。

从晚期毒性反应方面考虑，Zenda 等报道了 90 例采用质子治疗行姑息治疗、根治性治疗或术后辅助治疗的鼻腔、鼻窦或颅底恶性肿瘤患者。其中 17 例患者出现 3 级毒性反应（19%），6 例患者出现 4 级毒性反应（7%，包括脑脊髓炎和视神经损伤）[19]。麻省总医院关于Ⅲ期和Ⅳ期鼻腔、鼻窦鳞状细胞癌患者的研究现完成了 54 例，资料显示 7 例患者发生 2 级鼻腔狭窄，8 例发生 2 级神经毒性反应，2 例发生 3 级听觉毒性反应，1 例发生 3 级骨毒性反应，尚未出现 4 ～ 5 级毒性反应的患者[20]。

Patel 等汇总了 43 项对照性临床研究数据，对比粒子治疗与光子治疗对鼻腔、鼻窦恶性肿瘤的疗效，结果显示粒子治疗患者总生存获益明显更高。43 项临床研究中 7 项是基于质子治疗，3 项是质子治疗、光子治疗联合应用。亚组分析还显示与 IMRT 相比，粒子治疗提高了患者的无病生存率和局部区域控制率[21]。

唾液腺肿瘤

关于质子治疗最早期的报道是对唾液腺肿瘤的治疗。纪念斯隆凯特琳癌症中心报道了唾液腺癌或皮肤鳞状细胞癌患者单侧颈照射的单中心临床研究，其中 18 例患者采用 PBT，23 例患者采用光子治疗（IMRT）。PBT 降低了脑干和脊髓最高剂量，同时也降低了口腔、对侧腮腺和颌下腺等的平均剂量，从而显著降低了黏膜炎、恶心和味觉障碍的发生率[22]。

MD 安德森癌症中心报道了 16 例接受质子治疗的腺样囊性癌患者（其中 12 例接受了化疗）。毒性反应发生率令人满意，只出现 3 例急性 3 级皮肤反应和 1 例 3 级黏膜炎。末次随访显示 16 例患者中有 15 例患者肿瘤全消[23]。

关于唾液腺肿瘤质子治疗的最大宗病例报道之一是来自质子治疗研究合作组的 105 例患者（腮腺癌 90 例，下颌下腺肿瘤 15 例）。放疗中位剂量为 66.5 Gy（RBE），分为 33 次，20% 的患者行同期化疗。急性毒性反应发生率：精神障碍为 4.8%，口干燥症为 7.6%，黏膜炎为 10.5%，吞咽困难为 10.5%[24]。

综上所述，在保证相近的头颈部肿瘤预后控制的前提下，质子治疗在减少急慢性毒性反应方面表现出巨大潜力。虽然存在现有临床依据的质量和级别尚不充分、多数研究是单中心或回顾性研究、患者选择差异等诸多问题，但现有的前瞻性临床试验数据明确显示质子治疗可通过减少正常组织毒性反应的发生来提高患者生活质量。

正在进行的临床试验

提起质子治疗我们首先会想到价格昂贵，然而随着现代技术的发展，其成本会逐渐下降、应用也会越来越广泛。随着质子治疗的推广，研究其对头颈部恶性肿瘤疗效的Ⅱ / Ⅲ期临床试验的数量迅速增加（表 4.1），下面我们简要介绍其中几个值得关注的试验。

表 4.1　评估 PBT *vs.* IMRT 初诊非转移头颈癌患者的在研随机对照临床试验汇总

项目	分期	样本量	肿瘤类型	放疗剂量	终点
NCT04607694（DAHANCA 35）	Ⅲ	600	咽或喉的鳞状细胞癌	66 ～ 68 Gy，33 ～ 34 fx，6 周	2 级 + 吞咽困难，4 级口干燥症（6 个月）
NCT02923570（MSKCC）	Ⅱ	132	无淋巴结外侵犯和（或）阳性切缘的唾液腺癌、皮肤癌、黑色素瘤	60 ～ 66 Gy，30 ～ 33 fx，6 周	2 级 + 急性黏膜炎（1 年）
NCT01893307（MDACC）	Ⅱ / Ⅲ	360	口咽癌	70 Gy，33 fx，6.5 周	晚期 3 级 + 毒性（1.5 个月至 2 年）
ISRCTN16424014（TORPEdO，英国）	Ⅱ	180	口咽癌	–	患者报告的结果：①华盛顿大学物理毒性综合评分；②饲管依赖或体重严重减轻（12 个月）
NCT03829033（ARTSCAN V,瑞典）	Ⅱ	100	扁桃体癌	–	任何急性（治疗期间至完成后 7 周）和晚期（2 ～ 3 个月至 5 年）的影响

注：fx，分次；MSKC，纪念斯隆凯特琳癌症中心；MDACC，MD 安德森癌症中心。

　　MD 安德森癌症中心正在进行一项以 PFS 为主要终点、对比 IMPT 和 IMRT 对口咽癌Ⅲ期的非劣效性临床试验。试验的次要终点包括患者和医师评估的治疗毒性反应、质量调整寿命年、工作效率 / 损害和成本效益经济分析等 [25]。

　　欧洲在研的口咽癌临床试验有 2 项：TORPEdO（口咽癌患者质子治疗毒性反应降低的临床研究）和 ARTSCAN V。TORPEdO 试验（英国）将 180 例口咽癌患者按 2 ∶ 1 比例随机分为 IMPT 组和 IMRT 组。该研究的主要终点包括患者评估的华盛顿大学物理毒性综合评分、饲管依赖或治疗后 12 个月严重体重减轻等综合毒性反应评估。该试验还将评估 IMPT 的成本效益，并将前瞻性地验证 NTCP 模型作为患者选择 IMPT 的生物标志物的可信性 [26]。ARTSCAN V 试验（瑞典）计划招募 100 例临床分期 T1 ～ T2（p16 阳性和 p16 阴性均可）N0 ～ N1（p16 阳性）/ N0 ～ N2b（p16 阴性）的扁桃体癌患者，随机分为质子治疗组与光子治疗组，行单侧颈部放疗。本研究的主要目的是对比 IMRT 和质子治疗在黏膜炎、疼痛、吞咽困难、皮肤反应和其他功能损害等急慢性毒性反应方面的差异 [27]。另一项在研Ⅱ期临床试验入组唾液腺、黑色素瘤及皮肤癌等患者进行单侧头颈部放疗，主要研究终点为对比光子治疗和质子治疗的 2 级或以上急性毒性反应的差异 [28]。

　　2 个最值得关注的合作组临床试验并没有刻意对比光子治疗和质子治疗，而是允许 在有需要时包含质子治疗。NRG HN001 是一项Ⅱ～Ⅳ b 期鼻咽癌患者基于 EB 病毒（Epstein-Barr virus，EBV）DNA 水平进行个体化化疗的随机Ⅱ / Ⅲ期临床试验 [29]。RTOG 1008 是关于唾液腺肿瘤患者术后辅助放疗加或不加顺铂每周同期化疗的一项Ⅱ期研究 [30]。

碳离子放射治疗

背景

根据国际质子治疗协作委员会的数据，截至 2022 年 6 月全球仅有 13 家碳离子放射治疗（carbon ion radiation therapy，CIRT）中心，位于欧洲（德国、奥地利、意大利）和亚洲（日本、中国）。与质子治疗类似，碳离子放射治疗经过几十年研发，直到最近才投入临床治疗。虽然 CIRT 可能是放射肿瘤学最先进的治疗方法，但因其进入肿瘤治疗领域时间尚短，目前仍然没有随机对照临床研究数据支持其在任何部位疾病治疗中的使用。

尽管如此，头颈部恶性肿瘤的 CIRT 仍是目前临床研究的热点，有不少在研的临床试验和值得期待的临床数据。下面将从理论和临床实践两方面讨论 CIRT 的巨大潜力，着重介绍在技术上具有挑战性的头颈部放射治疗病例。

基本原理

与 PBT 类似，CIRT 也因其与光子相比具有显著的剂量学优势而著称。这包括前面提到的 Bragg 峰，其代表着粒子束穿过组织时能量集中释放的深度范围。但与质子束不同，碳离子束照射组织产生电离效应，造成了 Bragg 峰深面的剂量拖尾（10% ～ 20%）。与 PBT 相比，CIRT 的另一个剂量学优势是横向散射少，从而碳离子束横断面边缘剂量更锐利。相反，由于质子本身质量轻，质子束边缘散射更明显。这一点对治疗的选择有影响：PBT 首选垂直野照射，而 CIRT 通常使用切线野进行照射，以便使靠近辐射敏感器官的光束剂量梯度最锐利（质子束 Bragg 峰的后缘或碳离子束的边缘）。

由于放射治疗通过造成肿瘤细胞不可修复的 DNA 双链断裂起到杀伤作用，而 CIRT 的主要放射生物学优势就是碳离子相比质子和光子能更有效地断裂 DNA 链，故 CIRT 被认为具有更高的"相对生物效应（RBE）"。RBE 是一个比值，光子的 RBE 为 1.0，质子的 RBE 通常被认为只有 1.1，而碳离子的 RBE 明显更高，根据不同组织类型和其他影响因素，范围在 2.5 ～ 5.0[31]。

CIRT 的另一个理论优势是相比于传统的光子放射治疗，其可以更好地激活免疫系统应答[32]。尽管对这一现象的表现和机制还没进行很好的研究，但是人们越来越重视免疫系统在抗肿瘤方面的作用，以及放射治疗激活免疫应答并可能同时控制治疗野外其他病变的情况[33]。为了明确免疫激活、放射治疗和 CIRT 之间的潜在协同作用，其在头颈部肿瘤中的相关研究迫在眉睫。

总的来说，CIRT 的这些优点意味着我们能更安全地对肿瘤组织给予更高的生物有效剂量，同时更大程度上保护周围的正常器官。在放射治疗领域中，这被称为 CIRT 治疗增益比的提高，一直被认为是放射肿瘤学中的"杀手锏"。

患者的选择

在头颈部恶性肿瘤治疗中，CIRT 具有非常大的优势，其原因如下。首先，与其他部位相比，头颈部肿瘤放疗患者的严重辐射相关毒性反应发生率更高。头颈复杂的解剖结构常导致正常器官大范围受照（如唾液腺、口腔、咽缩肌等），进而造成明显的不适和生活质量的下降。利用重粒子（如质子和碳离子）独特的放射物理学优势，可以减少正常器官的受照剂量。多项剂量学研究显示，与光子照射（如 IMRT）和质子治疗相比，CIRT 显著降低了正常器官（如腮腺、视神经、耳蜗）的受照剂量 [34, 35]。然而，正常器官受照剂量降低是否会降低临床毒性反应的结论仍未确定。

其次，CIRT 使头颈部肿瘤照射剂量能安全地提高至更高水平。这对于头颈部巨大的、有侵袭性的、不可切除的肿瘤或复发病变，无论之前是否接受过放疗，都将更加有效。诸多因素限制了此类病变的光子局部照射剂量的提高，而碳离子束锐利的边缘剂量梯度（沿 Bragg 峰和粒子束横断面的边缘），为这个问题的解决提供了可能。此外，众所周知，当肿块负荷过大时常规剂量照射常难以控制，而 CIRT 超高的 RBE 可能对巨大或不可切除的肿瘤有意想不到的疗效。此外，巨大的肿瘤内部可能存在缺氧区，缺氧细胞对光子具有明显的辐射抗性，但对高 RBE 射线的辐射抗性则不明显 [36]。复发病变的生物学特征为放射敏感性更差、辐射抗性更明显，故安全范围内更高的照射剂量显得尤为重要，这也是头颈部肿瘤患者再程放疗严重毒性反应发生率高的原因。

CIRT 的适应证最初可能局限于放射损伤严重或副反应持久的患者，包括高龄、一般状况差（常因此无法接受最优化治疗）和年轻患者（继发性恶性肿瘤风险更高）[37]。术后患者行辅助放疗将增加毒性反应发生率和严重程度，故术后选择行 CIRT 获益的概率也更高。

临床证据

现有文献资料显示 CIRT 的最主要适应证是再程放疗和不可切除巨大肿块，主要是因为对这类患者有确定疗效的治疗选择非常有限。现有多项单中心或多中心的回顾性研究报道的数百例患者均属于上述两种情况。例如，德国的研究报道了 229 例复发头颈部肿瘤患者行 CIRT 再程放疗后的情况 [38]。中位随访时间 29 个月，12 个月局部控制率（以死亡作为竞争风险）为 60%，远高于传统光子再程放疗的治疗预期。中位生存时间为 26 个月，这也远高于复发头颈部肿瘤患者的生存预期。晚期严重毒性反应发生率为 15%，同样不差于光子足量再程放疗患者的治疗预期。此外，日本碳离子放射肿瘤学研究组发表了多篇关于鼻窦肿瘤、头颈部黏膜黑色素瘤、头颈部腺样囊性癌（adenoid cystic carcinoma，ACC）和其他肿瘤的根治性治疗（部分为辅助放疗）的论文 [39-41]。大量、多中心的研究数据进一步验证了 CIRT 对无其他有效治疗选择的晚期局部疾病的重要意义。此外，关于头颈部巨大的罕见肿瘤行 CIRT 的临床观察也有报道，这为相关前瞻性临床试验提供了难以积累的重要依据 [42, 43]。

表 4.2 列举了头颈部肿瘤 CIRT 的前瞻性临床试验数据。这些试验大多针对复发患者和（或）再程放疗患者 [44, 45]、唾液腺肿瘤 [45, 46] 或 ACC 患者 [46-48]。遗憾的是，现有所有临床研究都是非随机的，患者群体也各不相同，因此很难做出明确的对比。

表 4.2　已发表的头颈部肿瘤碳离子放射治疗试验

研究者	设计	样本量	肿瘤类型	放疗剂量	系统治疗	中位随访时间（月）	结局	高级别剂量相关毒性反应
Mizoe 等[44]	I / II 期（剂量递增）	36	新发和复发性疾病混合，多为根治性放疗	48.6～70.2 Gy（RBE）/18 fx/6 周；52.8～64 Gy（RBE）/16 fx/4 周	无标准化，仅少数患者执行	90	5 年 LC 为 75%，唾液腺癌和黑色素瘤较高，咽部和鼻窦肿瘤较低	70.2 Gy（RBE）/6 周患者中有 50% 发生 3 级皮肤反应（n = 7），64 Gy（RBE）/4 周患者中有 67% 发生 3 级皮肤反应
Jensen 等[45]	II 期	53	晚期或转移性唾液腺恶性肿瘤，未完全切除或行根治性放疗	24 Gy（RBE）/8 fx/6 周 +IMRT；50 Gy/25 fx	无标准化和单独评估	42	3 年 LC 为 82%，3 年 PFS 为 58%，3 年 OS 为 78%	发生 3 级黏膜炎的患者占 26%，发生 3 级皮炎的患者占 6%，发生 4 级颈动脉出血 1 例
Shirai 等[48]	观察性	35	混合型，60% 为 ACC；辅助、根治性放疗均可	除 3 例患者外，均为 64 Gy（RBE）/16 fx	无标准化和单独评估	39	3 年 LC 为 93%，3 年 PFS 为 71%，3 年 OS 为 88%	发生 3 级急性反应和 3 级黏膜炎的患者分别占 23% 和 1%，发生 3 级白内障的患者占 6%，发生 3～4 级视力损害的患者占 9%
Hauswald 等[49]	II 期	8	混合型，但口咽 n = 5；所有均为根治性放疗	24 Gy（RBE）/8 fx+IMRT；50 Gy/25 fx	TPF 诱导和西妥昔单抗同期	14	1 年 LC、PFS、OS 均为 100%	3 级吞咽困难 1 例，3 级黏膜炎 4 例
Takayasu 等[50]	观察性	21	黏膜黑色素瘤；多数为姑息放疗	除 1 例患者外，均为 64 Gy（RBE）/16 fx	同期和辅助 DAV	16	3 年 LC 为 93%，3 年 PFS 为 37%，3 年 OS 为 49%	发生 3 级黏膜炎的患者占 10%
Vischioni 等[46]	II 期	51	再程放疗；唾液腺肿瘤（75%ACC）	不统一；平均 60 Gy（RBE）/12～20 fx/3～5 周	无标准化和单独评估	19	在最后一次随访中，LC 为 41%；2 年 PFS 为 52%，2 年 OS 为 64%	3 级视缺损 3 例，3 级神经病变 1 例，3 级张口困难 4 例
Adeberg 等[47]	第 I / II 期	23	ACC；辅助、根治放疗均可	24 Gy（RBE）/8 fx+ IMRT；54 Gy /27 fx	同期西妥昔单抗	39	在最后一次随访中，LC 为 78%；3 年 PFS 为 67%，3 年 OS 为 90%	发生 3 级皮炎的患者占 22%，发生 3 级黏膜炎的患者占 48%

注：RT，放射治疗；RBE，相对生物效应；fx，分次；LC，局部控制率；IMRT，调强适形放射治疗；PFS，无进展生存期；OS，总生存期；ACC，腺样囊性癌；TPF，多西他赛、铂类、5- 氟尿嘧啶；DAV，达卡巴嗪、卡莫司汀、长春新碱。

　　一项旨在评估最大耐受剂量（maximum tolerated dose，MTD）的早期临床试验现已进行了长期的随访，发现 MTD 为 70.2 Gy（RBE）/18 fx/6 周或 64 Gy（RBE）/16 fx/4 周，后者已广泛被亚洲许多中心采用，作为标准剂量和分割方案。而德国的研究[45, 47, 49] 则使用光子联合 CIRT 的方法进行治疗，先行 CIRT，剂量为 24 Gy（RBE）/8 fx，然后行 50～54 Gy 的 IMRT。总的来说，虽然这种方法在局部控制方面表现良好（特别是考虑到大多数入组患者的高危因素），但野外复发的问题仍面临巨大挑战，影响了患者的生存获益。同时 CIRT 患者发生晚期毒性反应的概率似乎相对较低，但 ACCEPT 试验除外。该试验没有达到其主要终点，可能与同期使用西妥昔单抗治疗相关不良事件的发生率增加有关（其发生率与仅使用西妥昔单抗而不进行 CIRT 的历史数据相似）[47]。这些观点在日本的临床试验数据中也得到了验证 [48, 50]。来自意大利的唯一一项研究显示肿瘤的局部控制率相对较低，但这可能与其仅纳入再程放疗患者有关 [46]。综上所述，前瞻性数据很大程度上证实了 CIRT 对晚期和（或）复发头颈部肿瘤的积极作用，并为随机对照临床试验的设计提供了强有力的基础（下文讨论）。

未解决的问题

关于头颈部恶性肿瘤 CIRT 的未来发展，最迫切需要进行的是随机对照临床研究，特别是与光子治疗的对照研究，目前已有许多研究旨在解决这个基本问题。其中一项大型随机对照临床试验（ETOILE，NCT02838602）入组头颈部 ACC 和放射抗性肿瘤（如肉瘤）的患者，比较 CIRT 与 IMRT 的疗效差异 [51]。德国正在进行一项名为 ACCO（NCT04214366）的大型随机对照临床研究，预计招募 314 例患者，主要研究终点是 5 年局部区域控制率。类似于之前提到的德国治疗模式，一组患者接受 50 Gy/25 fx IMRT 和 24 Gy（RBE）/8 fx CIRT 局部推量，另一组患者接受 66 Gy（RBE）/22 fx 的 CIRT，目前 2 组患者均行 CIRT 的原因尚不明确，可能与德国在前期行 IMRT+CIRT 局部推量治疗积累的积极经验使其被当作此类患者的标准治疗有关 [52]。同时，德国的团队正在进行一项名为 CARE（NCT041859）的临床研究，该研究将对复发性和（或）晚期头颈癌患者进行单纯放疗，随机分为光子组和 CIRT 组。该研究主要终点是放疗毒性，目前尚不明确该试验是否会将生存获益定为其次要研究终点 [53]。

除上述研究外，还有一些旨在探索个体化 CIRT 剂量的重要随机临床研究。其中在中国进行的一项临床研究（NCT04533620）旨在建立并完善黏膜坏死的风险预测模型并相应地调整 CIRT 剂量，主要研究终点为 PFS[54]。

除上述问题外，还有其他几个重要问题需要持续关注。第一，CIRT 在临床领域是一种全新的治疗方式，因此许多技术需要进一步完善。除照射野的不稳定性（类似于质子治疗）外，使用 RBE 评估 CIRT 剂量的准确性问题还远远没有解决。CIRT 的 RBE 是使用数学模型计算的，但运算中多个模型的准确性均没有得到验证。第二，对比 CIRT 与质子治疗的临床数据也非常缺乏。有回顾性研究发现 CIRT 与质子治疗相比在局部控制和其他指标上均没有差异，结合 CIRT 的主要优势是超高的 RBE，该结果有点令人担忧 [55]。第三，CIRT 设施的建设和维护需要巨大的成本，这点已经影响到美国专用设备的建设。随着时间的推移，质子治疗设备的成本已经在下降 [56, 57]，但尚不确定未来的 CIRT 中心将以多快的速度实现成本降低。

尽管存在各种各样的不确定性，CIRT 目前仍是难治性头颈部肿瘤患者潜在的强大且先进的治疗工具。虽然 CIRT 目前还处于起步阶段，但患者适应证选择问题及 CIRT 相关的技术方面会得到持续的完善。此外，随机对照临床研究数据的最终发表可能会改变未来几十年头颈部肿瘤患者 CIRT 的前景。

立体定向放射治疗

背景及理论依据

立体定向放射治疗（SBRT）指通过数次（1～5次）超高剂量的照射达到局部组织消融的目的，广泛应用于肺癌、前列腺癌、胰腺癌和肝癌。相对于采用常规分割放射治疗、耗时6～7周的头颈部肿瘤患者而言[58]，SBRT非常具有吸引力。然而，SBRT主要用于体积较小的肿瘤，对邻近正常器官的巨大和不规则肿瘤的治疗可能具有挑战性。现有大多数头颈部SBRT的数据是关于复发肿瘤的，很少有关于原发头颈部肿瘤的临床研究。复发头颈部肿瘤的SBRT将在另一章中讨论，在此重点讨论SBRT对原发肿瘤的治疗。本节只讨论光子SBRT；虽然粒子治疗SBRT已在其他部位尝试，但目前尚无关于头颈部肿瘤的研究数据。

临床证据

得克萨斯大学西南分校的一项Ⅰ期临床研究，对早期声门型喉癌患者进行了大分割放射治疗的剂量递增试验，剂量梯度分别为50 Gy/15 fx、45 Gy/10 fx和42.5 Gy/5 fx。其中，12名患者接受了42.5 Gy/5 fx的SBRT治疗。在接受SBRT治疗的患者中，有2例患者出现了明显的毒性反应，其中1例患者出现了声带坏死，另1例有明显喉黏膜炎，需要用维生素E和己酮可可碱治疗。接受SBRT治疗的患者均无局部复发[59]。

Assaf等的一项回顾性研究入组了114例因故无法行根治性放射治疗的SBRT治疗患者。其中48例为初治头颈癌患者，患者接受了35～50 Gy/4～6 fx、每周2次的放射治疗，区域淋巴结剂量为25 Gy/4～6 fx。结果显示该组患者的局部控制率为86%，中位无进展生存期为24个月[60, 61]。

个体化放射治疗

肿瘤缺氧

肿瘤缺氧在头颈部肿瘤中已被广泛研究，可通过侵入性（如活检）和非侵入性[如正电子发射体层成像（PET）、多参数磁共振成像（magnetic resonance imaging，MRI）]检查进行评估[62]。MRI缺氧区表现为较低的表观扩散系数（apparent diffusion coefficient，ADC）和灌注造影剂时较低的基线容积转换常数（k-trans）。多种示踪剂已被证实可用于PET成像中诊断缺氧，包括但不限于FMISO、FAZA、FHX4和F-FETNIM[63-66]。

PET扫描过程中会面临各种问题，包括如何选择患者静脉注射造影剂后进行扫描的时间点，何时能更准确地预测放射敏感或抵抗（包括治疗前、治疗中和治疗后），更重要的是PET扫描显示的缺氧范围与实际组织情况是否相符。小型前瞻性临床研究似乎显示延迟成像（注射后1～2小时）时缺氧肿瘤和正常组织之间的对比度最佳[67]。此外，最新研究显示放化疗期间残存的肿瘤缺氧细胞是出现治疗抵抗的主要原因，放化疗 2 周后行 FMISO-PET 扫描显示的缺氧细胞可作为判断高局部区域复发风险的生物标志物[68]。然而研究同时显示，每周行 FMISO-PET 扫描的结果提示其与缺氧基因表达水平相关性较低，特别是在第 1、第 2 周之后[69]。因此，一方面，FMISO-PET 似乎预测了放射治疗的局部区域控制；另一方面，其生物学机制尚未得到证实。因此，在这些特殊 PET 扫描常规应用于临床之前，还需要进行更多的临床转化研究。

目前评估缺氧的最佳方法似乎是通过组织活检确定基因特征[70]。DAHANCA 5 研究最近在患者身上验证了一个 15 基因的缺氧基因序列，其修饰后的缺氧肿瘤预后更好[71]。DAHANCA 30 是一项在研的随机对照临床研究，研究的是使用尼莫唑治疗"高度缺氧"肿瘤患者[72]。

30 ROC 研究的发表对口咽癌患者个体化放射治疗具有重要意义。这项研究评估了治疗前和治疗中行 ^{18}F 标记的 FMISO-PET 动态功能成像，是否可用于指导降低 HPV 阳性低风险口咽癌患者的放射治疗强度。19 例患者中有 15 例在治疗前或治疗期间没有出现缺氧现象，并且放射治疗剂量降至 30 Gy。这些接受降级治疗的患者按计划于放射治疗后 4 个月行颈部清扫术，共 11 例患者病理完全缓解，2 年局部区域控制率和总生存率分别为 94.4% 和 94.7%。研究组无 3 级或以上毒性反应[73]。

免疫微环境

放疗已被证实可诱导包括头颈部在内的各种亚位点的"免疫原性"细胞死亡。这种免疫致敏反应似乎是通过肿瘤相关抗原的释放、损伤相关分子模式（damage-associated molecular pattern，DAMP）表达的增加和细胞因子释放的增加等机制完成的。必须指出的是头颈部肿瘤有先天的免疫逃逸机制，包括抗原处理和呈递的改变、IFN-γ 受体表达缺失或缺陷、下游信号传导的缺陷、免疫突触形成的缺陷、T 细胞释放颗粒酶的中和、对死亡受体诱导的外部凋亡的抵抗、细胞凋亡蛋白酶突变及细胞毒性损伤引起细胞周期改变等，这些机制可能会导致 T 细胞无法识别和杀伤肿瘤细胞。通过基因检测，可以确定部分上述常见的免疫逃逸机制，这将有助于筛选更有可能通过放疗免疫致敏从而有效控制肿瘤的患者。此外，这种分析还可能有助于筛选出那些可能对免疫检查点抑制剂有反应的治疗后进展患者。

在头颈部肿瘤中，TAP1 表达下调（34% 的病例中可见）和 6p21 染色体杂合性缺失影响抗原呈递，IFN-γ 受体突变和 SOCS3 表达影响 IFN-γ 表达和下游信号传导通路[74]，这些突变可能在放疗免疫致敏中有重要影响。免疫致敏的最佳放疗分割剂量尚不确定，但研究表明大分割放疗起效概率最大[75]。同时，这就提出了从危及器官保护方面考虑，头颈部肿瘤大分割放疗可行性的问题。因此，部分靶区高剂量放疗的效果也需要进行评估[76]。

放疗敏感性指数

放疗敏感性指数是一种基因组表达的检测，通过测量与电离辐射反应性相关的几个基因，并将其转换为分数（得分越低，放射敏感性越高）。由于数据有限，这一指标似乎是单纯放疗反应的独立预测指标[77]。目前开发了许多其他基因位点，已被证明可以预测肿瘤放疗局部区域控制敏感性（例如，预测结果为放疗敏感性较高的患者在 2 年内的局部区域控制率为 86%，较低者为 61%）[78-80]。此外，基因组调整放疗剂量（genomic adjusted radiation dose，GARD）是另一种个体化放疗的测试工具，但其临床数据仍待完善[81]。

结论

　　头颈部恶性肿瘤的放射治疗经历了长期的演变，其中包括质子治疗和碳离子治疗的迅速发展。原发头颈部恶性肿瘤的 SBRT 治疗也在积极研究中。对肿瘤生物学和基因组学更好的理解有助于推动头颈部肿瘤个体化放射治疗的进步。未来几年或几十年的临床数据和其他进展可能会对肿瘤治疗起到决定性作用。

参考文献

1.　Patyal B. Dosimetry aspects of proton therapy. Technol Cancer Res Treat. 2007；6：17-23.

2.　A brief history of the Harvard University Cyclotrons—Richard Wilson [Internet]. [cited 2021 May 9]. https://www.hup.harvard.edu/catalog. php?isb*n* = 9780674014602.

3.　PTCOG—facilities in operation [Internet]. [cited 2022 Jun 2]. https://www.ptcog.ch/index.php/ facilities-in-operation.

4.　Current listing of Proton Therapy Centers in operation [Internet]. [cited 2022 Jun 2]. https://proton-therapy- centers.com/.

5.　Beddok A，Vela A，Calugaru V et al. Proton therapy for head and neck squamous cell carcinomas：a review of the physical and clinical challenges. Radiother Oncol. 2020；147：30-39.

6.　Moreno AC，Frank SJ，Garden AS et al. Intensity modulated proton therapy（IMPT）- The future of IMRT for head and neck cancer. Oral Oncol. 2019；88：66-74.

7.　Machtay M，Moughan J，Trotti A et al. Factors associated with severe late toxicity after concurrent chemoradiation for locally advanced head and neck cancer：an RTOG analysis. J Clin Oncol. 2008；26：3582-3589.

8.　Nguyen-Tan PF，Zhang Q，Ang KK，Weber RS，Rosenthal DI，Soulieres D，et al. Randomized phase III trial to test accelerated versus standard fractionation in combination with concurrent cisplatin for head and neck carcinomas in the Radiation Therapy Oncology Group 0129 trial：long-term report of efficacy and toxicity. J Clin Oncol. 2014；32（34）：3858-67.

9.　Blanchard P，Garden AS，Gunn GB，Rosenthal DI，Morrison WH，Hernandez M，et al. Intensity-modulated proton beam therapy（IMPT）versus intensity-modulated photon therapy（IMRT）for patients with oropharynx cancer-A case matched analysis. Radiother Onco. 2016；120（1）：48-55.

10.　Cao J，Zhang X，Jiang B，Chen J，Wang X，Wang L，et al. Intensity-modulated proton therapy for oropharyngeal cancer reduces rates of late xerostomia. Radiother Oncol. 2021；160：32-9.

11.　Sio TT，Lin HK，Shi Q，Gunn GB，Cleeland CS，Lee JJ，et al. Intensity modulated proton therapy versus intensity modulated photon radiation therapy for oropharyngeal cancer：first comparative results of patient-reported outcomes. Int J Radiat Oncol Biol Phys. 2016；95（4）：1107-14.

12. Sharma S，Zhou O，Thompson R，Gabriel P，Chalian A，Rassekh C，et al. Quality of life of postoperative photon versus proton radiation therapy for oropharynx cancer. Int J Part Ther. 2018；5（2）：11-7.

13. Holliday EB，Garden AS，Rosenthal DI，Fuller CD，Morrison WH，Gunn GB，et al. Proton therapy reduces treatment-related toxicities for patients with nasopharyngeal cancer：a case-match control study of intensity-modulated proton therapy and intensity-modulated photon therapy. International Journal of Particle Therapy. 2015；2（1）：19-28.

14. Williams VM，Parvathaneni U，Laramore GE，Aljabab S，Wong TP，Liao JJ.Intensity-modulated proton therapy for nasopharynx cancer：2-year outcomes from a single institution. Int J Part Ther. 2021；8（2）：28-40. [cited 2021 Apr 25]. https://doi.org/10.14338/IJPT-20-00057.1.

15. Chan A，Adams JA，Weyman E，Parambi R，Goldsmith T，Holman A，et al. A phase II trial of proton radiation therapy with chemotherapy for nasopharyngeal carcinoma. Int J Radiat Oncol Biol Phys. 2012；84（3）：S151-2.

16. Alterio D，D'Ippolito E，Vischioni B，Fossati P，Gandini S，Bonora M，et al. Mixed-beam approach in locally advanced nasopharyngeal carcinoma：IMRT followed by proton therapy boost versus IMRT-only. Evaluation of toxicity and effcacy. Acta Oncol. 2020；59（5）：541-8.

17. Yu NY，Gamez ME，Hartsell WF，Laramore GE，Larson GL，et al. A multi-institutional experience of proton beam therapy for sinonasal tumors. Adv Radiat Oncol. 2019；4（4）：689-98.

18. Fan M，Kang JJ，Lee A，Fan D，Wang H，Kitpanit S，et al. Outcomes and toxicities of definitive radiotherapy and reirradiation using 3-dimensional conformal or intensity-modulated（pencil beam）proton therapy for patients with nasal cavity and paranasal sinus malignancies. Cancer. 2020；126（9）：1905-16.

19. Zenda S，Kawashima M，Arahira S，Kohno R，Nishio T，Tahara M，et al. Late toxicity of proton beam therapy for patients with the nasal cavity，para-nasal sinuses，or involving the skull base malignancy：importance of long-term follow-up. Int J Clin Oncol. 2015；20（3）：447-54.

20. Russo AL，Adams JA，Weyman EA，Busse PM，Goldberg SI，Varvares M，et al. Long-term outcomes after proton beam therapy for sinonasal squamous cell carcinoma. Int J Radiat Oncol Biol Phys. 2016；95（1）：368-376.

21. Patel SH，Wang Z，Wong WW，Murad MH，Buckey CR，Mohammed K，et al. Charged particle therapy versus photon therapy for paranasal sinus and nasal cavity malignant diseases：a systematic review and meta-analysis. Lancet Oncol. 2014；15（9）：1027-1038.

22. Romesser PB，Cahlon O，Scher E，Zhou Y，Berry SL，Rybkin A，et al. Proton beam radiation therapy results in significantly reduced toxicity compared with intensity-modulated radiation therapy for head and neck tumors that require ipsilateral radiation. Radiother Oncol. 2016；118（2）：286-92.

23. Holliday E，Bhattasali O，Kies MS，Hanna E，Garden AS，Rosenthal DI，et al. Postoperative intensity-modulated proton therapy for head and neck adenoid cystic carcinoma. Int J Part Ther. 2016；2（4）：533-43.

24. Chuong M，Bryant J，Hartsell W，Larson G，Badiyan S，Laramore GE，et al. Minimal acute toxicity from proton beam therapy for major salivary gland cancer. Acta Oncol. 2020；59（2）：196-200.

25. Frank SJ，Blanchard P，Lee JJJ，Sturgis EM，Kies MS，Machtay M，et al. Comparing intensity-modulated proton therapy with intensity-modulated photon therapy for oropharyngeal cancer：the journey from clinical trial concept to activation. Semin Radiat Oncol. 2018；28（2）：108-13.

26. Price J，Hall E，West C，Thomson D. TORPEdO-A phase iii trial of intensity-modulated proton beam therapy versus intensity-modulated radiotherapy for multi-toxicity reduction in oropharyngeal cancer. Clin Oncol（R Coll Radiol）. 2020（2）；32：84-8.

27. Lund University Hospital. Photon therapy versus proton therapy in early tonsil cancer. [Internet].clinicaltrials.gov；2020 [cited 2021 May 9].Report No.：NCT03829033. https://clinicaltrials.gov/ct2/show/NCT03829033.

28. Memorial Sloan Kettering Cancer Center. A phase II randomized study of proton versus photon beam radiotherapy in the treatment of unilateral head and neck cancer [Internet]. clinicaltrials.gov；2020 [cited 2021 May 9]. Report No.：NCT02923570. https:// clinicaltrials.gov/ct2/show/NCT02923570.

29. NRG Oncology. Randomized phase II and phase III studies of individualized treatment for nasopharyn- geal carcinoma based on biomarker Epstein Barr Virus（EBV）deoxyribonucleic acid（DNA）[Internet]. clinicaltrials. gov；2021 [cited 2021 Apr 22]. Report No.：NCT02135042. https://clinicaltrials.gov/ct2/ show/NCT02135042.

30. Radiation Therapy Oncology Group. A randomized phase II/phase III study of adjuvant concurrent radiation and chemotherapy versus radiation alone in resected high-risk malignant salivary gland tumors [Internet]. clinicaltrials. gov；2021 [cited 2021 May 9]. Report No.：NCT01220583. https://clinicaltrials. gov/ct2/show/NCT01220583.

31. Mohamad O，Sishc BJ，Saha J，Pompos A，Rahimi A，Story MD，et al. Carbon ion radiotherapy：a review of clinical experiences and preclinical research，with an emphasis on DNA damage/repair. Cancers（Basel）. 2017；9（6）：66.

32. Helm A，Ebner DK，Tinganelli W，Simoniello P，Bisio A，Marchesano V，et al. Combining heavy-ion therapy with immunotherapy：an update on recent developments. Int J Part Ther. 2018；5（1）：84-93.

33. Theelen W，Chen D，Verma V，Hobbs BP，Peulen HMU，Aerts JGJV，et al. Pembrolizumab with or without radiotherapy for metastatic non-small-cell lung cancer：a pooled analysis of two randomised trials. Lancet Respir Med. 2021；9（5）：467-75.

34. Suit H，DeLaney T，Goldberg S，Paganetti H，Clasie B，Gerweck L，et al. Proton vs carbon ion beams in the definitive radiation treatment of cancer patients. Radiother Oncol. 2010；95（1）：3-22.

35. Wang L，Hu J，Liu XX，Wang W，Kong L，Lu JJ. Intensity-modulated carbon-ion radiation therapy versus intensity-modulated photon-based radiation therapy in locally recurrent nasopharyngeal carcinoma：a dosimetric comparison. Cancer Manag Res. 2019；11：7767-77.

36. Valable S，Gérault AN，Lambert G，Leblond MM，Anfray C，Toutain J，et al. Impact of hypoxia on carbon ion therapy in glioblastoma cells：modulation by LET and hypoxia-dependent genes. Cancers（Basel）. 2020；2（8）：2019. [cited 2021 May 9]. https://www.ncbi.nlm.nih.gov/pmc/articles/PMC7464439/.

37. Verma V，Ganti AK. Concurrent chemoradiotherapy in older adults with squamous cell head & neck cancer：Evidence and management. J Geriatr Oncol. 2016；7（3）：145-53.

38. Held T，Windisch P，Akbaba S，Lang K，El Shafe R，Bernhardt D，et al. Carbon ion reirradiation for recurrent head and neck cancer：a single-institutional experience. Int J Radiat Oncol Biol Phys. 2019；105（4）：803-11.

39. Koto M，Demizu Y，Saitoh J-I，Suefuji H，Tsuji H，Okimoto T，et al. Definitive carbon-ion radiation therapy for locally advanced sinonasal malignant tumors：subgroup analysis of a multicenter study by the Japan Carbon-Ion Radiation Oncology Study Group（J-CROS）. Int J Radiat Oncol Biol Phys. 2018；102（2）：353-361.

40. Koto M，Demizu Y，Saitoh JI，Suefuji H，Tsuji H，Okimoto T，et al. Multicenter study of carbon-ion radiation therapy for mucosal melanoma of the head and neck：subanalysis of the Japan Carbon-Ion Radiation Oncology Study Group（J-CROS）study（1402 HN）. Int J Radiat Oncol Biol Phys. 2017；97（5）：1054-60.

41. Sulaiman NS，Demizu Y，Koto M，Saitoh J-I，Suefuji H，Tsuji H，et al. Multicenter study of carbon-ion radiation therapy for adenoid cystic carcinoma of the head and neck：subanalysis of the Japan Carbon-Ion Radiation Oncology Study Group（J-CROS）study（1402 HN）. Int J Radiat Oncol Biol Phys. 2018；100（3）：639-646.

42. Held T，Windisch P，Akbaba S，Lang K，Farnia B，Liermann J，et al. Rare entities in head-and-neck cancer：salvage re-irradiation with carbon ions. Radiat Oncol. 2019；14（1）：202.

43. Yang J，Gao J，Qiu X，Hu J，Hu W，Wu X，et al. Intensity-modulated proton and carbon-ion radiation therapy in the management of head and neck sarcomas. Cancer Med. 2019；8（10）：4574-86.

44. Mizoe JE，Tsujii H，Kamada T，Matsuoka Y，Tsuji H，Osaka Y，et al. Dose escalation study of carbon ion radiotherapy for locally advanced head-and-neck cancer. Int J Radiat Oncol Biol Phys. 2004；60（2）：358-64.

45. Jensen AD，Nikoghosyan AV，Lossner K，Haberer T，Jäkel O，Münter MW，et al. COSMIC：a regimen of intensity modulated radiation therapy plus dose-escalated，raster-scanned carbon ion boost for malignant salivary gland tumors：results of the prospective phase 2 trial. Int J Radiat Oncol Biol Phys. 2015；93（1）：37-46.

46. Vischioni B，Dhanireddy B，Severo C，Bonora M，Ronchi S，Vitolo V，et al. Reirradiation of salivary gland tumors with carbon ion radiotherapy at CNAO. Radiother Oncol. 2020；145：172-177.

47. Adeberg S，Akbaba S，Lang K，Held T，Verma V，Nikoghosyan A，et al. The phase 1/2 accept trial：concurrent cetuximab and intensity modulated radiation therapy with carbon ion boost for adenoid cystic carcinoma of the head and neck. Int J Radiat Oncol Biol Phys. 2020；106（1）：167-73.

48. Shirai K，Saitoh JI，Musha A，Abe T，Kobayashi D，Takahashi T，et al. Prospective observational study of carbon-ion radiotherapy for non-squamous cell carcinoma of the head and neck. Cancer Sci. 2017；108（10）：2039-44.

49. Hauswald H，Jensen AD，Krauss JJ，Haselmann R，Lossner K，Hartmann S，et al. Phase II study of induction chemotherapy with docetaxel，cisplatin，5-fluorouracil followed by radioimmunotherapy with cetuximab and intensity-modulated radiotherapy in combination with a carbon ion boost for locally advanced tumors of the oro-，hypopharynx and larynx. Clin Transl Radiat Oncol. 2018；13：64-73.

50. Takayasu Y，Kubo N，Shino M，Nikkuni O，Ida S，Musha A，et al. Carbon-ion radiotherapy combined with chemotherapy for head and neck mucosal melanoma：prospective observational study. Cancer Med. 2019；8（17）：7227-35.

51. Randomized carbon ions vs standard radiotherapy for radioresistant tumors—no study results posted—ClinicalTrials.gov [Internet]. [cited 2021 Jun 9].https:// clinicaltrials.gov/ct2/show/results/NCT02838602.

52. MD KH. Adenoid cystic carcinoma and carbon ion only irradiation [Internet]. clinicaltrials.gov；2019 [cited 2021 Jun 8]. Report No.：NCT04214366. https://clinicaltrials.gov/ct2/show/NCT04214366.

53. Debus J. Carbon ion re-radiotherapy in patients with recurrent or progressive locally advanced head-and-neck cancer：a phase-II study to evaluate toxicity and effcacy [Internet]. clinicaltrials.gov；2020 [cited 2021 Jun 8]. Report No.：NCT04185974. https://clinicaltrials.gov/ct2/show/NCT04185974.

54. JJ. L. Predictive-model based individualized carbon-ion radiotherapy for patients with locally recurrent nasopharyngeal carcinoma：a phase 2 randomized trial In. clinicaltrials.gov；2020 [cited 2021 Jun 8]. Report No.：NCT04533620. https://clinicaltri- als.gov/ct2/show/NCT04533620.

55. Takagi M，Demizu Y，Hashimoto N，Mima M，Terashima K，Fujii O，et al. Treatment outcomes of particle radiotherapy using protons or carbon ions as a single-modality therapy for adenoid cystic carcinoma of the head and neck. Radiother Oncol. 2014；113（3）：364-70.

56. Verma V，Mishra MV，Mehta MP. A systematic review of the cost and cost-effectiveness studies of proton radiotherapy. Cancer. 2016；122（10）：1483-501.

57. Verma V，Shah C，Rwigema J-CM，Solberg T，Zhu X，Simone CB. Cost-comparativeness of proton versus photon therapy. Chin Clin Oncol. 2016；5（4）：56.

58. Lo SS，Teh BS，Lu JJ，Schefter TE. Stereotactic body adiation therapy. Berlin：Springer；2012. 434 p.

59. Sher DJ，Timmerman RD，Nedzi L，Ding C，Pham N-L，Zhao B，et al. Phase 1 fractional dose-escalation study of equipotent stereotactic radiation therapy regimens for early-stage glottic larynx cancer. Int J Radiat Oncol Biol Phys. 2019；105（1）：110-8.

60. AL-Assaf H，Poon I，Lee JW，Karam I，Higgins K，Enepekides D. Stereotactic body radiotherapy（SBRT）for medically unft head and neck cancer. Int J Radiat Oncol Biol Phys. 2017；99（2）：E319.

61. Al-Assaf H，Erler D，Karam I，Lee JW，Higgins K，Enepekides D，et al. Stereotactic body radiotherapy for medically unfit patients with cancers to the head and neck. Head Neck. 2020；42（8）：2050-7.

62. Wiedenmann N，Bunea H，Rischke HC，Bunea A，Majerus L，Bielak L，et al. Effect of radiochemotherapy on T2* MRI in HNSCC and its relation to FMISO PET derived hypoxia and FDG PET. Radiat Oncol. 2018；13（1）：159. [cited 2021 May 9]. https://www.ncbi.nlm.nih.gov/pmc/articles/PMC6114038/.

63. Betts HM，O'Connor RA，Christian JA，Vinayakamoorthy V，Foweraker K，Pascoe AC，et al. Hypoxia imaging with [18F] HX4 PET in squamous cell head and neck cancers：a pilot study for integration into treatment planning. Nucl Med Commun. 2019；40（1）：73-8.

64. Hu M，Xie P，Lee NY，Li M，Ho F，Lian M，et al. Hypoxia with 18F-fluoroerythronitroimidazole integrated positron emission tomography and computed tomography（18F-FETNIM PET/CT）in locoregionally advanced head and neck cancer：hypoxia changes during chemoradiotherapy and impact on clinical outcome. Medicine（Baltimore）. 2019；98：e17067.

65. Servagi-Vernat S，Differding S，Hanin FX，Labar D，Bol A，Lee JA，et al. A prospective clinical study of ^{18}F-FAZA PET-CT hypoxia imaging in head and neck squamous cell carcinoma before and during radiation therapy. Eur J Nucl Med Mol Imaging. 2014；41（8）：1544-52.

66. Rajendran JG，Schwartz DL，O'Sullivan J，Peterson LM，Ng P，Scharnhorst J，et al. Tumor hypoxia imaging with [F-18] fluoromisonidazole positron emission tomography in head and neck cancer. Clin Cancer Res. 2006；12（18）：5435-41.

67. Chatterjee A，Gupta T，Rangarajan V，Purandare N，Kunder S，Murthy V，et al. Optimal timing of fluorine-18-fluoromisonidazole positron emission tomography/computed tomography for assessment of tumor hypoxia in patients with head and neck squamous cell carcinoma. Nucl Med Commun. 2018；39（9）：859-64.

68. Löck S，Linge A，Seidlitz A，Bandurska-Luque A，Nowak A，Gudziol V，et al. Repeat FMISO-PET imaging weakly correlates with hypoxia-associated gene expressions for locally advanced HNSCC treated by primary radiochemotherapy. Radiother Oncol. 2019；135：43-50.

69. Löck S，Perrin R，Seidlitz A，Bandurska-Luque A，Zschaeck S，Zöphel K，et al. Residual tumour hypoxia in head-and-neck cancer patients undergoing primary radiochemotherapy，final results of a prospective trial on repeat FMISO-PET imaging. Radiother Oncol. 2017；124（3）：533-40.

70. Eustace A，Mani N，Span PN，Irlam JJ，Taylor J，Betts GNJ，et al. A 26-gene hypoxia signature predicts benefit from hypoxia-modifying therapy in laryngeal cancer but not bladder cancer. Clin Cancer Res. 2013；19（17）：4879-88.

71. Toustrup K，Sørensen BS，Metwally MAH，Tramm T，Mortensen LS，Overgaard J，et al. Validation of a 15-gene hypoxia classifier in head and neck cancer for prospective use in clinical trials. Acta Oncol. 2016；55（9-10）：1091-8.

72. Danish Head and Neck Cancer Group. DAHANCA 30：a randomized non-inferiority trial of hypoxiaprofle guided hypoxic modifcation with nimorazole during radiotherapy/chemoradiotherapy of squamous cell carcinoma of the head and neck. [Internet]. clinicaltrials.gov；2021 [cited 2021 May 6]. Report No.：NCT02661152. https://clinicaltrials.gov/ct2/show/NCT02661152.

73. Riaz N，Sherman E，Pei X，Schöder H，Grkovski M，Paudyal R，et al. Precision radiotherapy：reduction in radiation for oropharyngeal cancer in the 30 ROC trial. J Natl Cancer Inst. 2021；113（6）：742-51.

74. Greene S，Patel P，Allen CT. How patients with an intact immune system develop head and neck cancer. Oral Oncol. 2019；92：26-32.

75. Lee Y，Auh SL，Wang Y，Burnette B，Wang Y，Meng Y，et al. Therapeutic effects of ablative radiation on local tumor require CD8+ T cells：changing strategies for cancer treatment. Blood. 2009；114：589-95.

76. Markovsky E，Budhu S，Samstein RM，Li H，Russell J，Zhang Z，et al. An antitumor immune response is evoked by partial-volume single-dose radiation in 2 murine models. Int J Radiat Oncol Biol Phys. 2019；103：697-708.

77. Torres-Roca JF，Fulp WJ，Caudell JJ，Servant N，Bollet MA，van de Vijver M，et al. Integration of a radiosensitivity molecular signature into the assessment of local recurrence risk in breast cancer. Int J Radiat Oncol Biol Phys. 2015；93（3）：631-8.

78. Kim SI，Kang JW，Noh JK，Jung HR，Lee YC，Lee JW，et al. Gene signature for prediction of radiosensitivity in human papillomavirus-negative head and neck squamous cell carcinoma. Radiat Oncol J. 2020；38（2）：99-108.

79. Schmidt S，Linge A，Zwanenburg A，Leger S，Lohaus F，Krenn C，et al. Development and validation of a gene signature for patients with head and neck carcinomas treated by postoperative radio（chemo）therapy. Clin Cancer Res. 2018；24（6）：1364-74.

80. Eschrich SA，Pramana J，Zhang H，Boulware D，Lee J-H，et al. A gene expression model of intrinsic tumor radiosensitivity：prediction of response and prognosis after chemoradiation. Int J Radiat Oncol Biol Phys. 2009；75（2）：489-96.

81. Scott JG，Berglund A，Schell MJ，Mihaylov I，Fulp WJ，Yue B，et al. A genome-based model for adjusting radiotherapy dose（GARD）：a retrospective，cohort-based study. Lancet Oncol. 2017；18（2）：202-11.

原文作者

B. P. Venkatesulu
Department of Radiation Oncology，Stritch School of Medicine，Loyola University，Chicago，Illinois and Edward Hines Veterans Affairs Hospital，Chicago，IL，USA

P. Girdhar
Department of Radiation Oncology，Tata Memorial Centre，Varanasi，India

H. S. Park
Department of Therapeutic Radiology，Yale School of Medicine，Smilow Cancer Hospital，New Haven，CT，USA

W. M. Mendenhall
Department of Radiation Oncology，University of Florida College of Medicine，Gainesville，FL，USA

V. Verma（✉）
Department of Radiation Oncology，University of Texas M.D. Anderson Cancer Center，Houston，TX，USA

第5章　头颈部鳞状细胞癌的系统治疗进展

─────────────◉　龙健婷　译，高文翔　审校

➲ 关键点

- 帕博利珠单抗目前是复发 / 转移性头颈部鳞状细胞癌（HNSCC）的首选治疗方案 [综合阳性评分（combined proportion score，CPS）≥ 1 时单独使用]，或与铂类 /5- 氟尿嘧啶双联方案联合使用作为一线治疗方案（与 CPS 无关）。
- 帕博利珠单抗和纳武利尤单抗已被批准作为晚期 / 转移性 HNSCC 的二线治疗。
- 双检查点抑制的临床试验仍在进行中，但目前没有数据支持这种方法。
- 基于 RTOG 91-11 的长期随访数据，器官保护治疗仍然是喉癌标准护理。
- 西妥昔单抗 / 放疗治疗 HPV 阳性口咽癌（oropharyngeal carcinoma，OPC）的降级治疗方案优于标准治疗方案（顺铂 / 放疗）。
- 局部晚期 HNSCC 的辅助免疫治疗或免疫治疗与放疗联合的临床试验仍在进行中，但早期结果不佳。

引言

头颈癌是一组种类多样的恶性肿瘤。虽然在组织学上绝大多数是鳞状细胞癌（SCC），但个体化治疗却各不相同，很大程度上取决于肿瘤的解剖位置、疾病范围和患者的身体状况。肿瘤的生物学行为也取决于恶性肿瘤的前驱因素，特别是由长期摄入烟草和酒精引起的癌症有别于那些由病毒介导的癌症。尽管原发部位和发病机制多样，但头颈癌的共同特点是其固有的化疗敏感性[1]。

多种化疗药物，无论是单药使用还是联合使用，已被证明在头颈癌中的有效性，这些药物包括铂类（如顺铂和卡铂）、氨甲蝶呤、5- 氟尿嘧啶及紫杉类（如紫杉醇和多西他赛）[2-5]。然而，单一系统治疗并不能治愈 HNSCC，身体状况适宜的局部晚期 HNSCC 需要多学科协作进行综合治疗。明确治疗目标至关重要，特别要明确是根治性治疗还是姑息性治疗，因为这决定了治疗

相关毒性的可接受程度。本章将重点介绍在 HNSCC 多学科诊疗中系统治疗的作用，重点介绍该领域的最新进展。具体关注点将放在复发 / 转移和局部晚期 HNSCC 中系统治疗的作用。

复发 / 转移性头颈癌的系统治疗

局部复发和转移性 HNSCC 预后极差，预计寿命为 6 ～ 9 个月，并伴随显著的并发症[6]。许多临床试验对比了联合化疗与单药方案，试图改善预后。这些试验虽一致表明肿瘤对药物的应答和治疗毒性得到了改善，但总生存率没有显著提升[7, 8]。抗表皮生长因子受体（EGFR）抑制剂西妥昔单抗与铂类药物和 5- 氟尿嘧啶联合方案的引入是第 1 项被证明了可以显著改善生存的 Ⅲ 期试验，但中位总生存期仍然很短，只有 10.1 个月，并伴随显著的治疗相关毒性反应[9]。

复发 / 转移性头颈癌的免疫疗法

免疫疗法的引入是过去十年中头颈癌领域的一个重大进展。免疫检查点抑制剂是一种单克隆抗体，旨在阻断宿主免疫细胞与肿瘤细胞之间的相互作用，在许多实体肿瘤的治疗中被广泛应用。帕博利珠单抗和纳武利尤单抗是 2 种抗程序性死亡受体 1（PD-1）抗体，它们靶向 PD-1 和程序性死亡受体配体 1（PD-L1）之间的相互作用。PD-1 是一种存在于 T 细胞、B 细胞和自然杀伤细胞（natural killer cell，NK cell）上的跨膜蛋白，其与表达于宿主细胞及癌细胞的 PD-L1 结合，抑制肿瘤细胞的凋亡过程。通过有效阻断 PD-1/PD-L1 的抑制信号，抗 PD-1 检查点抑制剂重建细胞毒性 T 细胞的功能，使宿主免疫介导的肿瘤破坏得以实现。

免疫检查点抑制剂最开始作为 HNSCC 在以铂类为基础的治疗后的二线药物被评估。Checkmate 141 这项 Ⅲ 期试验将以铂类为基础的治疗后 6 个月内进展的难治性头颈癌患者随机分为单药纳武利尤单抗组和单药化疗组[10]。中位随访时间为 5.1 个月，纳武利尤单抗组的中位总生存期为 7.5 个月，显著长于化疗组的 5.1 个月。纳武利尤单抗组的治疗反应率更高（13.3% *vs.* 5.8%），生活质量更优，同时毒性明显更小。在预设的 PD-L1 状态和 p16/HPV 阳性亚组分析中，PD-L1 评分≥ 1% 患者的死亡风险比（hazard ratio，*HR*）显著降低，而 PD-L1 表达＜ 1% 的患者，其 *HR* 没有统计学差异。p16 状态与生存之间没有相关性。

相似的结果同样见于 Keynote-040 Ⅲ 期试验中，该试验对比了铂类药物治疗后复发转移 HNSCC 中帕博利珠单抗与单药化疗的疗效[11]。尽管包括了铂类药物难治性或复发性疾病的患者，该研究仍证明了帕博利珠单抗组的总生存期较标准治疗组（8.4 个月 *vs.* 6.9 个月）明显改善。两组的治疗反应率相当（分别为 14.6% 和 10.1%）。PD-L1 评分＜ 1% 的患者再次表现出较差的总生存期（中位总生存期：6.3 个月 *vs.* 7.0 个月）。帕博利珠单抗组的毒性显著较轻。Checkmate 141 和 Keynote-040 的结果使纳武利尤单抗和帕博利珠单抗获批用于 HNSCC 的二线治疗（以铂类为基础的治疗后）且无须考虑 PD-L1 状态。

随后的研究工作将免疫疗法引入了一线治疗。III 期试验 Keynote-048 报道了其研究结果，该试验以新诊断的复发 / 转移 HNSCC 患者为试验对象，随机分为接受帕博利珠单抗单药一线治疗组、帕博利珠单抗与铂类药物和 5- 氟尿嘧啶双药联合治疗组，以及西妥昔单抗加铂类药物和 5- 氟尿嘧啶双药联合的标准治疗组（称为 EXTREME 方案）。根据 PD-L1 状态进行分层，并以 CPS 进行报道。在 CPS ≥ 1 的组中，接受帕博利珠单抗单药治疗的患者的中位总生存期显著改善，为 12.3 个月，而西妥昔单抗加化疗组为 10.3 个月。无论 CPS 如何，帕博利珠单抗加化疗对比 EXTREME 方案均存在相似的获益趋势。通过与先前的标准多药化疗方案相比，无论是作为 CPS ≥ 1 患者的单药治疗，还是与铂类药物 /5- 氟尿嘧啶双药联合使用，帕博利珠单抗改善了总生存期。以上结果使帕博利珠单抗进入到一线治疗。值得注意的是，尽管与 EXTREME 方案相比，帕博利珠单抗单药治疗的毒性更小，但帕博利珠单抗、铂类药物和 5- 氟尿嘧啶的联合治疗在约 85% 的患者中也产生了类似的高级别毒性反应。

联合免疫疗法，特别是在抗 PD-1 抗体的基础上加入抗细胞毒性 T 淋巴细胞相关抗原 4（CTLA-4）抗体，在其他恶性实体肿瘤中已经显示出更高的反应率和生存率，特别是黑色素瘤和肾细胞癌。CTLA-4 是一种在 T 淋巴细胞中表达的跨膜蛋白，在存在抗原呈递细胞的情况下，其充当 T 细胞活化的负调节因子。抗 CTLA-4 单克隆抗体通过阻断这种相互作用，有效地解除了阻碍 T 细胞活化的生理性"刹车"。虽然这种组合提高了某些恶性肿瘤的总缓解率，但也导致了显著增加的毒副作用。尽管 CheckMate 714 或 KESTREL 尚未公布完整结果，但迄今为止评估复发 / 转移性 HNSCC 免疫检查点双重抑制的试验被证明是阴性结果[12-14]。免疫检查点双重抑制在头颈部恶性肿瘤中是否有作用还有待观察，目前数据暂不支持其应用。表 5.1 完整列出了正在进行的针对复发 / 转移性 HNSCC 的免疫治疗试验。

表 5.1　正在进行的复发 / 转移性头颈部鳞状细胞癌免疫治疗试验

试验	干预	分期	n	主要终点指标	结果
Checkmate 714（NCT02823574）	纳武利尤单抗 + 伊匹木单抗 vs. 度伐利尤单抗 + 安慰剂	II	675	铂类药物难治亚组中的 ORR，有效持续时间	数据积累已完成，初步结果已发布
Checkmate 651（NCT02741570）	纳武利尤单抗 + 伊匹木单抗 vs. EXTREME 方案	III	930	OS/PFS	数据积累已完成
KESTREL（NCT02551159）	度伐利尤单抗 ± 曲美利木单抗 vs. EXTREME 方案	III	823	OS	数据积累已完成，初步结果已发布
NCT03669718	西米普利单抗 vs. 西米普利单抗 +ISA101b	II	194	CPS ≥ 1 的 ORR/ 治疗相关不良事件率（HPV 阳性口咽癌患者）	数据积累正在进行
INDUCE-3（NCT04128696）	帕博利珠单抗 vs. 帕博利珠单抗 +GSK3359609	III	600	PD-L1 阳性患者的 OS	数据积累正在进行
LEAP-10（NCT04199104）	帕博利珠单抗 ± 仑伐替尼	III	500	ORR/OS/PFS	数据积累正在进行

注：ORR，总缓解率；EXTREME 方案，包括西妥昔单抗、5- 氟尿嘧啶和顺铂的治疗方案；OS，总生存率；PFS，无进展生存率；HPV，人乳头瘤病毒。

复发 / 转移性头颈癌的靶向药物治疗

HNSCC 过表达 EGFR[15]，抗 EGFR 单克隆抗体西妥昔单抗的靶向治疗已被证明在联合或不联合铂类药物的情况下对复发 / 转移性 HNSCC 起作用[9, 16-18]。GORTEC 2014-01 试验对比了多西他赛联合铂类药物 / 西妥昔单抗与标准治疗（顺铂 /5- 氟尿嘧啶 / 西妥昔单抗的 EXTREME 方案）的疗效。该试验显示两者生存结局相当，但多西他赛方案的毒副作用较轻，表明体能评分处于临界状态的患者可以采用这种替代方案[19]。

随后的工作是确定帕尼单抗对 HNSCC 的作用。帕尼单抗也是一种抗 EGFR 单克隆抗体。对比顺铂和 5- 氟尿嘧啶，帕尼单抗联合顺铂和 5- 氟尿嘧啶在Ⅲ期试验的结果未能显示总生存期的优势，而帕尼单抗组的反应率和毒性均有所增加[20]。在一线治疗中，将贝伐珠单抗 [一种抗血管内皮生长因子（vascular endothelial growth factor，VEGF）的单克隆抗体] 加入铂类双药化疗中也出现了类似的阴性结果[21]。尽管需要进一步开展生物标志物驱动相关的研究工作来阐明抗 VEGF 抑制剂（如贝伐珠单抗）在 HNSCC 中是否起作用，但目前数据暂不支持将其应用于 HNSCC。

从西妥昔单抗治疗 HNSCC 的结果外推，多项研究评估了针对 EGFR 通路的口服酪氨酸激酶抑制剂（tyrosine kinase inhibitor，TKI）单独使用或是与单药化疗联合使用的效果。早期结果表明，单用吉非替尼在复发 HNSCC 中的治疗效果并不优于单药氨甲蝶呤[22]。随后的Ⅲ期试验结果评估了吉非替尼与多西他赛联合治疗复发 / 转移性 HNSCC 的情况，但未能证明吉非替尼的加入会带来生存获益[23]。在一线和二线治疗中，单药阿法替尼对比氨甲蝶呤的类似研究结果表明，阿法替尼可以改善无进展生存率，但未能显示总生存率获益[24, 25]。由于缺乏明确的总生存率获益，在临床试验之外，口服 TKI 在复发 / 转移性 HNSCC 中的作用尚不明确。

姑息性节拍化疗

尽管有免疫疗法，铂类药物耐药的复发/转移性 HNSCC 的预后仍然不尽如人意。节拍化疗，特指使用低剂量化疗药物，并尽量不中断用药，最初是作为一种克服耐药性的手段，将治疗效果重新集中于对抗肿瘤血管生成上[26, 27]。最初的Ⅱ期研究显示在资源有限的一线治疗中，使用氨甲蝶呤和塞来昔布节拍化疗对比铂类单药治疗，节拍化疗方案对 HNSCC 具有疗效，但随后的研究显示其在铂类药物耐药的情况下疗效较差[28, 29]。ABCG2 是一种参与氨甲蝶呤从细胞内排泄到细胞外的多药转运蛋白，假设耐药性是由 ABCG2 的上调所驱动的，随后的研究评估了联合使用 ABCG2 抑制剂厄洛替尼与氨甲蝶呤和塞来昔布的节拍化疗。Ⅱ期试验结果显示与历史对照组相比，接受这种三药节拍化疗的铂类药物耐药 HNSCC 患者的无进展生存率和总生存率得到改善，但暂时未能证明一线和二线联合免疫治疗能使预后得到改善[30]。在将其纳入常规治疗之前，还需要进一步进行随机对照研究。

局部晚期头颈部鳞状细胞癌

在美国诊断为 HNSCC 的患者中，局部晚期患者占大多数，如果对这部分患者采用多学科综合治疗，癌症有可能被治愈。从历史数据上看，综合治疗包括对所有被认为符合手术条件的患者进行手术切除，然后进行术后辅助放疗，联合或不联合同期化疗。下面我们将回顾这种多学科综合治疗中系统治疗的最新进展，首先是根治性放化疗，然后是术后放化疗。

局部晚期喉鳞状细胞癌的器官保留

对于某些位置的肿瘤，特别是喉癌，手术切除会带来显著的长期并发症。1991 年发表的 VA 合作研究改变了这类患者的治疗方式，其证明了接受顺铂 /5- 氟尿嘧啶诱导化疗后进行放疗的 Ⅲ～Ⅳ 期喉癌患者与治疗无效后进行挽救性全喉切除术的患者的生存率相当 [31]。尽管生存率相当，但诱导化疗后进行放疗这种方法的局部区域失败率较高。

为了解决诱导化疗后放疗患者出现较高局部区域失败率的问题，一项 Ⅲ 期 RTOG 91-11 研究比较了新辅助化疗后放疗、顺铂同期放化疗和单一模式放疗在 Ⅲ 或 Ⅳ 期喉鳞状细胞癌患者中的疗效 [32]。虽然各组间生存率没有差异，但在接受同期放化疗的患者中，挽救性喉切除的比例显著降低，从而促使这种方法成为顺铂适用患者的标准治疗。RTOG 91-11 试验的 10 年随访数据现已可供分析 [33]。该研究表明诱导化疗组与同期顺铂 / 放疗组的生存率相当，同时也证明了同期顺铂 / 放疗能改善局部区域控制率和保喉率，两组的晚期治疗毒性没有差异。需要强调的是，在考虑保留器官时要挑选合适的患者。具体而言，RTOG 91-11 研究中排除了具有高负荷 T4 肿瘤 [超过 1 cm 的舌根浸润和（或）穿透软骨] 的患者，因此该方案（同期顺铂 / 放疗）不应外推用于治疗这类患者。

随后的 Ⅱ 期研究在多西他赛 / 顺铂 /5- 氟尿嘧啶诱导化疗后，使用西妥昔单抗对比使用顺铂进行同期放化疗，旨在探讨如何更能提升器官保留率 [34]。虽然顺铂 / 放疗组的局部失败率较低，但两组没有明显的生存差别。由于这项研究未将诱导化疗后同期顺铂 / 放疗与单独同期放化疗进行比较，我们无法在这两种方法之间得出孰优孰劣的结论。除非有明确的生存优势，我们目前不主张采用诱导治疗方案。

不可切除的局部晚期头颈部鳞状细胞癌的根治性放化疗

尽管手术切除仍然是局部晚期 HNSCC 的主要治疗方法，但有相当比例的患者由于肿瘤位置或合并症而被归为不可切除或不适合手术的类型。在 21 世纪初，国际合作研究小组借鉴先前的器官保留研究，明确了不可手术的 HNSCC 患者中顺铂 / 放疗的作用 [35]。IMCL-9815 试验显示在不适合使用顺铂的 HNSCC 患者中，相比单独放疗，西妥昔单抗联合放疗可以改善生存 [36]。虽然这两种治疗方法没有在既往的随机试验中直接进行比较，但 MACH-NC meta 分析的结果表明，以顺铂为基础的方案在生存方面更具优势，但也伴随着毒性的增加 [37]。

HPV 阳性口咽癌的降阶梯治疗

HPV 感染状态已多次被证明是 OPC 患者的一个强有力的生存独立预后因素[38-40]。由于顺铂 / 放疗的短期和长期毒性增加，诊断为 HPV 阳性 OPC 患者的年龄较小且生存相对较好，过去十多年来，HPV 阳性 OPC 亚组的降阶梯治疗引起了广泛关注。已发表的 2 项大型随机 III 期研究比较了在局部晚期 OPC 中使用西妥昔单抗 / 放疗与顺铂 / 放疗的效果。这 2 项研究的结果表明西妥昔单抗 / 放疗组的总生存劣于顺铂 / 放疗组，且局部区域控制也同样较差，但毒性居然是相当的[41, 42]。因此，顺铂 / 放疗方案仍然是 HNSCC（包括 HPV 阳性亚群）根治性放化疗的标准治疗方案。

新辅助化疗后进行根治性放化疗

尽管放化疗在局部晚期 HNSCC 中是以根治性为目标，但区域和远处复发率仍然较高。为了改善高危患者的治疗效果，一些研究评估了在根治性放化疗基础上加入新辅助化疗的疗效。PARADIGM 研究评估了在 N2 ～ N3 或 T3 ～ T4 期患者中使用新辅助多西他赛、顺铂和 5- 氟尿嘧啶（TPF）后再使用多西他赛或卡铂进行同期放化疗对比标准顺铂同期放化疗的疗效[43]。DeCIDE 试验对 N2 ～ N3 期患者进行了随机分组，比较了使用多西他赛、5- 氟尿嘧啶和羟基脲进行同期放化疗与新辅助 TPF 后使用多西他赛、5- 氟尿嘧啶和羟基脲进行同期放化疗的疗效[44]。最后，GORTEC 2007-02 试验对 N2b ～ N3 期的 HNSCC 患者进行了随机分组，比较了新辅助 TPF 后采用根治性西妥昔单抗 / 放疗与同期卡铂 /5- 氟尿嘧啶放疗的治疗效果[45]。这 3 项研究均未显示出同期放疗使用其他药物较顺铂的 OS 或局部区域控制得到改善。令人遗憾的是，这 3 项研究都是在 HPV 阳性 OPC 降阶梯治疗试验顺铂 / 放疗组获得明确生存获益的结果发表之前设计的，而且这些研究中均没有在新辅助化疗后使用顺铂 / 放疗。这使得在当前标准治疗实践中难以推广新辅助化疗的数据。综上，不建议对高复发风险 HNSCC 患者使用新辅助化疗。

同期放化疗中的替代性抗 EGFR 药物

在过去的十多年里，基于 IMCL-9815 试验的结果，人们进行了多项评估替代性抗 EGFR 药物用于同期放疗的研究。研究表明与标准的顺铂同期放化疗相比，帕尼单抗联合顺铂及帕尼单抗单药同期放疗未被证明总生存期或局部区域控制更优[46, 47]。还有类似研究也未能证明以单独顺铂 / 放疗为对照，厄洛替尼（一种小分子 EGFR 抑制剂）联合顺铂 / 放疗的应答率或无进展生存率得到提高[48]。

阿法替尼是一种口服的不可逆性 ERBB 抑制剂，可结合 EGFR、HER2 和 HER4，对 EGFR 突变的非小细胞肺癌有效。如前所述，阿法替尼能够改善顺铂经治后复发 / 转移性 HNSCC 患者的无进展生存率[24, 25]。随后进行的一项 III 期试验评估了接受过以顺铂为基础的根治性放化疗的中高危局部晚期 HNSCC 患者随机分组接受阿法替尼或安慰剂进行辅助治疗的效果。结果显示阿法替尼组的无病生存期或总生存期没有显著改善，却观察到明显增加的毒性反应[49]。基于大量证据反对使用除西妥昔单抗外的其他抗 EGFR 药物，我们目前不建议在 HNSCC 的患者中使用它们。

局部晚期头颈部鳞状细胞癌的免疫治疗

鉴于免疫治疗在复发 / 转移性头颈癌中取得的显著疗效，人们对将免疫治疗应用于癌症早期阶段也充满期待。然而，评估免疫治疗与同期放化疗同时应用于局部晚期 HNSCC 的试验结果都是阴性的[50, 51]。JAVELIN 头颈癌 100 试验评估了阿维鲁单抗（一种抗 PD-L1 单克隆抗体）联合以顺铂为基础的同期放化疗应用于局部晚期 HNSCC，随后辅助阶段应用阿维鲁单抗长达 1 年。与之不同的是，GORTEC 2015-01 试验将顺铂不适用患者随机分为同期西妥昔单抗 / 放疗或帕博利珠单抗 / 放疗。虽然 GORTEC 2015-01 的最终结果尚未发表，但该试验的初步结果及 JAVELIN 头颈癌 100 的最终结果都未能显示出无进展生存率或总生存率的改善。正在进行的较大规模随机试验评估了联合免疫治疗 / 放疗的应用，具体见表 5.2。

表 5.2　正在进行的局部晚期头颈部鳞状细胞癌免疫治疗 / 放疗试验

试验	干预	分期	n	主要终点指标	结果
KEYNOTE-412（NCT03040999）	帕博利珠单抗 + 顺铂 / 放疗 vs.安慰剂 + 顺铂 / 放疗	Ⅲ	780	EFS	数据积累已完成
REACH（NCT02999087）	阿维鲁单抗 + 顺铂 / 放疗 vs.顺铂 / 放疗和阿维鲁单抗 + 西妥昔单抗 / 放疗 vs.西妥昔单抗 / 放疗	Ⅲ	688	PFS	数据积累已完成
GORTEC 2015-01（PembroRad）	帕博利珠单抗 / 放疗 vs.西妥昔单抗 / 放疗（不适用顺铂的患者）	Ⅱ	133	LRC	数据积累已完成，初步结果已发布
KEYCHAIN（NCT03383094）	帕博利珠单抗 / 放疗 vs.顺铂 / 放疗（中高危 HPV 阳性患者）	Ⅱ	114	PFS	数据积累正在进行
HN005（NCT03952585）	顺铂 / 放疗 vs.纳武利尤单抗 / 降阶梯放疗 vs.顺铂 / 降阶梯放疗（低风险 HPV 阳性 OPC 患者）	Ⅱ / Ⅲ	711	PFS/QOL	数据积累正在进行
CompARE（NCT04116047）	顺铂 / 放疗 vs.顺铂 / 剂量递增放疗 vs.度伐利尤单抗 / 顺铂 / 放疗	Ⅲ	695	EFS/OS	数据积累正在进行
HN004（NCT03258554）	西妥昔单抗 / 放疗 vs.度伐利尤单抗 / 放疗（不适用顺铂的患者）	Ⅱ / Ⅲ	474	DLT/PFS/OS	数据积累正在进行

注：EFS，无事件生存期；LRC，局部区域控制率；QOL，生活质量；DLT，剂量限制性毒性。

其他研究正在评估在放化疗前后使用免疫治疗作为新辅助 / 辅助治疗，包括在低风险的 HPV 阳性 OPC 亚群中（表 5.3）。然而，在等待这些研究结果的同时，目前免疫治疗在局部晚期 HNSCC 中暂无使用指征。

表 5.3　正在进行的局部晚期头颈部鳞状细胞癌的辅助／新辅助免疫治疗试验

试验	干预	分期	n	主要终点指标	结果
IMSTAR-HN（NCT03700905）	新辅助纳武利尤单抗、手术、顺铂／放疗和辅助纳武利尤单抗＋伊匹木单抗 vs. 手术和顺铂／放疗	Ⅲ	276	DFS	数据积累已完成
KEYNOTE-689（NCT03765918）	新辅助帕博利珠单抗、手术和帕博利珠单抗／顺铂／放疗 vs. 手术和顺铂／放疗	Ⅲ	704	mPR，EFS	数据积累正在进行
IMvoke010（NCT03452137）	化疗／放疗后辅助阿替利珠单抗 vs. 安慰剂	Ⅲ	400	EFS/OS	数据积累正在进行
ECOG-ACRIN 3161（NCT03811015）	化疗／放疗后辅助纳武利尤单抗 vs. 观察	Ⅱ／Ⅲ	744	PFS/OS	数据积累正在进行
PATHWay（NCT02841748）	化疗／放疗后辅助帕博利珠单抗 vs. 安慰剂	Ⅱ	100	PFS	数据积累正在进行

注：DFS，无病生存期；mPR，主要病理缓解。

术后放化疗的进展

对于被认为适合手术切除的患者，术后放疗是局部晚期疾病的标准治疗方法。既往的研究表明，在具有高危因素的 HNSCC[如阳性切缘和（或）淋巴结外侵犯] 患者中，术后放疗联合顺铂可显著改善生存期和局部区域控制 [52, 53]。近年来的研究工作主要探讨了是否能够通过调整顺铂剂量来改善毒性并保证疗效。

标准的顺铂给药方式是在放疗期间每 3 周给予 $100 \, \text{mg/m}^2$，持续 2 ～ 3 个周期。其他正在被评估的给药方式包括每周使用较低剂量顺铂进行治疗。然而，这种给药方法的研究结果相互矛盾。一项试验纳入了高危局部晚期 HNSCC 患者，这些患者具有包膜外侵犯、窄或阳性切缘、2 个以上阳性淋巴结或原发灶 T4，每周给予顺铂 $30 \, \text{mg/m}^2$ 与每 3 周给予顺铂 $100 \, \text{mg/m}^2$ 相比，前者出现了较差的局部区域控制率 [54]。然而，随后的研究采用了更严格的高危标准 [仅阳性切缘和（或）淋巴结外侵犯] 和更高的每周顺铂剂量（$40 \, \text{mg/m}^2$），显示了与标准方案相当的生存率（总体和无复发）及显著改善的毒副作用 [55]。在等待数据最终发表的同时，可以考虑选择适当患者人群应用每周剂量为 $40 \, \text{mg/m}^2$ 顺铂的同期放化疗。

另一个正在研究的领域是针对接受根治性切除和术后放疗的"中度"危险患者的管理。虽然既往的研究未显示顺铂为基础的放疗能使这类患者获益，但 RTOG 0920 试验纳入了具有特定中度危险因素的患者，包括神经周围侵犯、淋巴血管侵犯、淋巴结受累（单个淋巴结＞ 3 cm 或多个淋巴结受累）、窄切缘、T3 ～ T4a 肿瘤或口腔内侵犯深度超过 5 mm，评估放疗同期联合西妥昔单抗的效果 [56]。人们热切期待该试验的结果，因为该结果有可能进一步改变术后治疗的策略。

未来发展方向

尽管过去十多年取得了不少进展，但在改善局部晚期和复发／转移性 HNSCC 的疗效方面仍有许多工作需要进行。在复发 / 转移性 HNSCC 的背景下，有 2 个主要的研究方向，包括探索一线治疗中不同的免疫检查点抑制剂联合应用 [12-14] 及免疫难治性患者的管理和治疗策略。莫那利珠单抗是一种新型免疫检查点抑制剂，靶向细胞毒性 CD8⁺T 细胞上的 NKG2A，目前与西妥昔单抗联合开展Ⅲ期临床试验，用于经过两线或以上治疗（包括免疫治疗）但疾病进展的患者 [57]。

复发 / 转移性 HNSCC 的治疗方案中并没有针对特定分子异常的靶向治疗。然而，一项很有前景的Ⅱ期研究表明在接受过多次治疗的复发 / 转移性 HNSCC 患者中，替匹法尼（一种法尼基转移酶抑制剂，可以下调 HRAS 的下游信号传导）能使携带 HRAS 突变的患者生存获益并取得 71% 的缓解率 [58]。截至本文撰写时，替匹法尼已获得美国食品药品监督管理局（FDA）突破性疗法认证，但尚未获得该适应证的批准。

随着过继细胞免疫疗法的积极开发，细胞治疗的早期临床试验正在获得支持，特别是以肿瘤浸润淋巴细胞（tumor-infiltrating lymphocytes，TIL）和基因工程 T 细胞受体（T-cell receptor，TCR）为代表的细胞治疗在复发 / 转移性 HNSCC 中的应用，但这些方法尚未得到广泛验证 [59]。

在局部晚期 HNSCC 领域，特别对于不耐受顺铂治疗的人群，许多评估如何改进放化疗方法的临床试验正在开展。REACH 研究是一项正在进行的Ⅲ期试验，评估阿维鲁单抗联合西妥昔单抗 / 放疗对比标准顺铂 / 放疗或西妥昔单抗 / 放疗（在不耐受铂类治疗的患者中）的疗效。尽管入组已完成，我们仍在等待初步结果的公布 [60]。同样，NRG HN004 评估了度伐利尤单抗 / 放疗与标准西妥昔单抗 / 放疗在顺铂不耐受的局部晚期 HNSCC 患者中的疗效 [61]。

其他研究旨在探讨提高治疗强度对存在高危因素的局部晚期 HNSCC 的作用。一项Ⅱ期研究评估了 Debio 1143 添加到根治性顺铂 / 放疗中的疗效。Debio 1143 是一种针对肿瘤细胞凋亡抵抗的口服拮抗剂，通过激活炎症通路引发额外的放射增敏作用。这项研究表明与单独接受顺铂 / 放疗治疗的患者相比，接受 Debio 1143 联合顺铂 / 放疗患者的局部区域控制率和无进展生存期得到改善，但总生存期没有得到改善 [62]。一项评估 Debio 1143 与标准治疗顺铂 / 放疗联合使用的Ⅲ期试验正在进行，但尚未获得初步结果 [63]。

局部复发的 HNSCC 治疗仍面临挑战。虽然挽救性手术是首选治疗方案，但许多患者并不适合接受这种手术，在这种情况下可以考虑再程放疗，但这也可能导致严重的并发症，且对大多数患者并不适用。一些临床试验正在评估免疫治疗联合放疗及术后辅助免疫治疗在局部复发的 HNSCC 中的疗效。

参考文献

1. Adelstein DJ，Tan EH，Lavertu P. Treatment of head and neck cancer：the role of chemotherapy. Crit Rev Oncol Hematol. 1996；24：97-116.
2. Rozencweig M，von Hoff DD，Slavik M，Muggia FM. Cis-diamminedichloroplatinum（Ⅱ）. A new anticancer drug. Ann Intern Med. 1977；86：803-12.

3. Bertino JR，Mosher MB，DeConti RC. Chemotherapy of cancer of the head and neck. Cancer. 1973；31：1141-9.

4. Al-Sarraf M. Head and neck cancer：chemotherapy concepts. Semin Oncol. 1988；15：70-85.

5. Guardiola E，Peyrade F，Chaigneau L，Cupissol D，Tchiknavorian X，Bompas E，et al. Results of a randomised phase II study comparing docetaxel with methotrexate in patients with recurrent head and neck cancer. Eur J Cancer. 2004；40：2071-6.

6. Argiris A，Li Y，Forastiere A. Prognostic factors and long-term survivorship in patients with recurrent or metastatic carcinoma of the head and neck. Cancer. 2004；101：2222-9.

7. Forastiere AA，Metch B，Schuller DE，Ensley JF，Hutchins LF，Triozzi P，et al. Randomized comparison of cisplatin plus fluorouracil and carboplatin plus fluorouracil versus methotrexate in advanced squamous-cell carcinoma of the head and neck：a Southwest Oncology Group study. J Clin Oncol. 1992；10：1245-51.

8. Jacobs C，Lyman G，Velez-García E，Sridhar KS，Knight W，Hochster H，et al. A phase III randomized study comparing cisplatin and fluorouracil as single agents and in combination for advanced squamous cell carcinoma of the head and neck. J Clin Oncol. 1992；10：257-63.

9. Vermorken JB，Mesia R，Rivera F，Remenar E，Kawecki A，Rottey S，et al. Platinum-based chemotherapy plus cetuximab in head and neck cancer. N Engl J Med. 2008；359：1116-27.

10. Ferris RL，Blumenschein G，Fayette J，Guigay J，Colevas AD，Licitra L，et al. Nivolumab for recurrent squamous-cell carcinoma of the head and neck. N Engl J Med. 2016；375：1856-67.

11. Cohen EEW，Soulières D，Le Tourneau C，Dinis J，Licitra L，Ahn M-J，et al. Pembrolizumab versus methotrexate，docetaxel，or cetuximab for recurrent or metastatic head-and-neck squamous cell carcinoma （KEYNOTE-040）：a randomised，open-label，phase 3 study. Lancet. 2019；393：156-67.

12. Ferris RL，Haddad R，Even C，Tahara M，Dvorkin M，Ciuleanu TE，et al. Durvalumab with or without tremelimumab in patients with recurrent or metastatic head and neck squamous cell carcinoma：EAGLE，a randomized，open-label phase III study. Ann Oncol. 2020；31：942-50.

13. National Library of Medicine. Study of nivolumab in combination with ipilimumab versus nivolumab in combination with ipilimumab placebo in patients with recurrent or metastatic squamous cell carcinoma of the head and neck（CheckMate 714）[Internet]. Report No. ：NCT02823574. https://clinicaltrials. gov/ct2/show/results/ NCT02823574.

14. National Library of Medicine. Phase III open label study of MEDI 4736 with/without tremelimumab versus standard of care（SOC）in recurrent/metastatic head and neck cancer（KESTREL）[Internet]. Report No. ：NCT02551159. https://clinicaltrials. gov/ct2/show/NCT02551159.

15. Chung CH，Ely K，McGavran L，Varella-Garcia M，Parker J，Parker N，et al. Increased epidermal growth factor receptor gene copy number is associated with poor prognosis in head and neck squamous cell carcinomas. J Clin Oncol. 2006；24：4170-6.

16. Vermorken JB，Trigo J，Hitt R，Koralewski P，DiazRubio E，Rolland F，et al. Open-label，uncontrolled，multicenter phase II study to evaluate the efficacy and toxicity of cetuximab as a single agent in patients with recurrent and/or metastatic squamous cell carcinoma of the head and neck who failed to respond to platinum-based therapy. J Clin Oncol. 2007；25：2171-7.

17. Herbst RS，Arquette M，Shin DM，Dicke K，Vokes EE，Azarnia N，et al. Phase II multicenter study of the epidermal growth factor receptor antibody cetuximab and cisplatin for recurrent and refractory squamous cell carcinoma of the head and neck. J Clin Oncol. 2005；23：5578-87.

18. Baselga J，Trigo JM，Bourhis J，Tortochaux J，CortésFunes H，Hitt R，et al. Phase II multicenter study of the antiepidermal growth factor receptor monoclonal antibody cetuximab in combination with platinum-based chemotherapy in patients with platinum-refractory metastatic and/or recurrent squamous cell carcinoma of the head and neck. J Clin Oncol. 2005；23：5568-77.

19. Guigay J，Aupérin A，Fayette J，Saada-Bouzid E，Lafond C，Taberna M，et al. Cetuximab，docetaxel，and cisplatin versus platinum，fluorouracil，and cetuximab as first-line treatment in patients with recurrent or metastatic head and neck squamous-cell carcinoma（GORTEC 2014-01 TPExtreme）：a multicentre，open-label，randomised，phase 2 trial. Lancet Oncol. 2021；22：463-75.

20. Vermorken JB，Stöhlmacher-Williams J，Davidenko I，Licitra L，Winquist E，Villanueva C，et al. Cisplatin and fluorouracil with or without panitumumab in patients with recurrent or metastatic squamous-cell carcinoma of the head and neck（SPECTRUM）：an open-label phase 3 randomised trial. Lancet Oncol. 2013；14：697-710.

21. Argiris A，Li S，Savvides P，Ohr JP，Gilbert J，Levine MA，et al. Phase III randomized trial of chemotherapy with or without bevacizumab in patients with recurrent or metastatic head and neck cancer. J Clin Oncol. 2019；37：3266-74.

22. Stewart JSW，Cohen EEW，Licitra L，Van Herpen CML，Khorprasert C，Soulieres D，et al. Phase III study of gefitinib compared with intravenous methotrexate for recurrent squamous cell carcinoma of the head and neck [corrected]. J Clin Oncol. 2009；27：1864-71.

23. Argiris A，Ghebremichael M，Gilbert J，Lee J-W，Sachidanandam K，Kolesar JM，et al. Phase III randomized，placebo-controlled trial of docetaxel with or without gefitinib in recurrent or metastatic head and neck cancer：an eastern cooperative oncology group trial. J Clin Oncol. 2013；31：1405-14.

24. Machiels J-PH，Haddad RI，Fayette J，Licitra LF，Tahara M，Vermorken JB，et al. Afatinib versus methotrexate as second-line treatment in patients with recurrent or metastatic squamous-cell carcinoma of the head and neck progressing on or after platinum-based therapy（LUX-Head & Neck 1）：an open-label，randomised phase 3 trial. Lancet Oncol. 2015；16：583-94.

25. Guo Y，Ahn M-J，Chan A，Wang C-H，Kang J-H，Kim S-B，et al. Afatinib versus methotrexate as second-line treatment in Asian patients with recurrent or metastatic squamous cell carcinoma of the head and neck progressing on or after platinum-based therapy（LUXHead & Neck 3）：an open-label，randomised phase III trial. Ann Oncol. 2019；30：1831-9.

26. Browder T，Butterfield CE，Kräling BM，Shi B，Marshall B，O'Reilly MS，et al. Antiangiogenic scheduling of chemotherapy improves efficacy against experimental drug-resistant cancer. Cancer Res. 2000；60：1878-86.

27. Bertolini F，Paul S，Mancuso P，Monestiroli S，Gobbi A，Shaked Y，et al. Maximum tolerable dose and lowdose metronomic chemotherapy have opposite effects on the mobilization and viability of circulating endothelial progenitor cells. Cancer Res. 2003；63：4342-6.

28. Patil VM，Noronha V，Joshi A，Muddu VK，Dhumal S，Bhosale B，et al. A prospective randomized phase II study comparing metronomic chemotherapy with chemotherapy（single agent cisplatin），in patients with metastatic，relapsed or inoperable squamous cell carcinoma of head and neck. Oral Oncol. 2015；51：279-86.

29. Patil VM，Noronha V，Joshi A，Pinninti R，Dhumal S，Bhattacharjee A，et al. Metronomic chemotherapy in platinum-insensitive failures and/or early failures postmultimodality management in oral cancers. Indian J Med Paediatr Oncol. 2015；36：161-5.

30. Patil VM，Noronha V，Joshi A，Dhumal S，Mahimkar M，Bhattacharjee A，et al. Phase I/II study of palliative triple metronomic chemotherapy in platinumrefractory/early-failure oral cancer. J Clin Oncol. 2019；37：3032-41.

31. Department of Veterans Affairs Laryngeal Cancer Study Group，Wolf GT，Fisher SG，Hong WK，Hillman R，Spaulding M，et al. Induction chemotherapy plus radiation compared with surgery plus radiation in patients with advanced laryngeal cancer. N Engl J Med. 1991；324：1685-90.

32. Forastiere AA，Goepfert H，Maor M，Pajak TF，Weber R，Morrison W，et al. Concurrent chemotherapy and radiotherapy for organ preservation in advanced laryngeal cancer. N Engl J Med. 2003；349：2091-8.

33. Forastiere AA，Zhang Q，Weber RS，Maor MH，Goepfert H，Pajak TF，et al. Long-term results of RTOG 91-11：a comparison of three nonsurgical treatment strategies to preserve the larynx in patients with locally advanced larynx cancer. J Clin Oncol. 2013；31：845-52.

34. Lefebvre JL，Pointreau Y，Rolland F，Alfonsi M，Baudoux A，Sire C，et al. Induction chemotherapy followed by either chemoradiotherapy or bioradiotherapy for larynx preservation：the TREMPLIN randomized phase II study. J Clin Oncol. 2013；31：853-9.

35. Adelstein DJ，Li Y，Adams GL，Wagner H，Kish JA，Ensley JF，et al. An intergroup phase III comparison of standard radiation therapy and two schedules of concurrent chemoradiotherapy in patients with unresectable squamous cell head and neck cancer. J Clin Oncol. 2003；21：92-8.

36. Bonner JA，Harari PM，Giralt J，Azarnia N，Shin DM，Cohen RB，et al. Radiotherapy plus cetuximab for squamous-cell carcinoma of the head and neck. N Engl J Med. 2006；354：567-78.

37. Pignon J-P，le Maître A，Maillard E，Bourhis J，MACH-NC Collaborative Group. Meta-analysis of chemotherapy in head and neck cancer（MACH-NC）：an update on 93 randomised trials and 17，346 patients. Radiother Oncol. 2009；92：4-14.

38. Ang KK，Harris J，Wheeler R，Weber R，Rosenthal DI，Nguyen-Tân PF，et al. Human papillomavirus and survival of patients with oropharyngeal cancer. N Engl J Med. 2010；363：24-35.

39. Fakhry C，Zhang Q，Nguyen-Tan PF，Rosenthal D，El-Naggar A，Garden AS，et al. Human papillomavirus and overall survival after progression of oropharyngeal squamous cell carcinoma. J Clin Oncol. 2014；32：3365-73.

40. Rosenthal DI，Harari PM，Giralt J，Bell D，Raben D，Liu J，et al. Association of human papillomavirus and p16 status with outcomes in the IMCL-9815 phase III registration trial for patients with locoregionally advanced oropharyngeal squamous cell carcinoma of the head and neck treated with radiotherapy with or without cetuximab. J Clin Oncol. 2016；34：1300-8.

41. Gillison ML，Trotti AM，Harris J，Eisbruch A，Harari PM，Adelstein DJ，et al. Radiotherapy plus cetuximab or cisplatin in human papillomavirus-positive oropharyngeal cancer（NRG Oncology RTOG 1016）：a randomised，multicentre，non-inferiority trial. Lancet. 2019；393：40-50.

42. Mehanna H，Robinson M，Hartley A，Kong A，Foran B，Fulton-Lieuw T，et al. Radiotherapy plus cisplatin or cetuximab in low-risk human papillomaviruspositive oropharyngeal cancer（De-ESCALaTE HPV）：an open-label randomised controlled phase 3 trial. Lancet. 2019；393：51-60.

43. Haddad R，O'Neill A，Rabinowits G，Tishler R，Khuri F，Adkins D，et al. Induction chemotherapy followed by concurrent chemoradiotherapy（sequential chemoradiotherapy）versus concurrent chemoradiotherapy alone in locally advanced head and neck cancer（PARADIGM）：a randomised phase 3 trial. Lancet Oncol. 2013；14：257-64.

44. Cohen EEW，Karrison TG，Kocherginsky M，Mueller J，Egan R，Huang CH，et al. Phase III randomized trial of induction chemotherapy in patients with N2 or N3 locally advanced head and neck cancer. J Clin Oncol. 2014；32：2735-43.

45. Geoffrois L，Martin L，De Raucourt D，Sun XS，Tao Y，Maingon P，et al. Induction chemotherapy followed by cetuximab radiotherapy is not superior to concurrent chemoradiotherapy for head and neck carcinomas：results of the GORTEC 2007-02 phase III randomized trial. J Clin Oncol. 2018；36：3077-83.

46. Mesía R，Henke M，Fortin A，Minn H，Yunes Ancona AC，Cmelak A，et al. Chemoradiotherapy with or without panitumumab in patients with unresected，locally advanced squamous-cell carcinoma of the head and neck（CONCERT-1）：a randomised，controlled，openlabel phase 2 trial. Lancet Oncol. 2015；16：208-20.

47. Giralt J，Trigo J，Nuyts S，Ozsahin M，Skladowski K，Hatoum G，et al. Panitumumab plus radiotherapy versus chemoradiotherapy in patients with unresected，locally advanced squamous-cell carcinoma of the head and neck（CONCERT-2）：a randomised，controlled，open-label phase 2 trial. Lancet Oncol. 2015；16：221-32.

48. Martins RG，Parvathaneni U，Bauman JE，Sharma AK，Raez LE，Papagikos MA，et al. Cisplatin and radiotherapy with or without erlotinib in locally advanced squamous cell carcinoma of the head and neck：a randomized phase II trial. J Clin Oncol. 2013；31：1415-21.

49. Burtness B，Haddad R，Dinis J，Trigo J，Yokota T，de Souza Viana L，et al. Afatinib vs placebo as adjuvant therapy after chemoradiotherapy in squamous cell carcinoma of the head and neck：a randomized clinical trial. JAMA Oncol. 2019；5（8）：1170–80.

50. Cohen EEW，Ferris RL，Psyrri A，Haddad R，Tahara M，Bourhis J，et al. Primary results of the phase III JAVELIN head & neck 100 trial：avelumab plus chemoradiotherapy（CRT）followed by avelumab maintenance vs CRT in patients with locally advanced squamous cell carcinoma of the head and neck（LA SCCHN）. Ann Oncol. 2020；31：S599–628.

51. Tao Y，Sun X，Sire C，Martin L，Alfonsi M，Prevost JB，et al. LBA38—pembrolizumab versus cetuximab，concomitant with radiotherapy（RT）in locally advanced head and neck squamous cell carcinoma（LA-HNSCC）：results of the GORTEC 2015-01 "PembroRad" randomized trial. Ann Oncol. 2020；31：S1142–215.

52. Bernier J，Domenge C，Ozsahin M，Matuszewska K，Lefèbvre J-L，Greiner RH，et al. Postoperative irradiation with or without concomitant chemotherapy for locally advanced head and neck cancer. N Engl J Med. 2004；350：1945–52.

53. Cooper JS，Pajak TF，Forastiere AA，Jacobs J，Campbell BH，Saxman SB，et al. Postoperative concurrent radiotherapy and chemotherapy for high-risk squamous-cell carcinoma of the head and neck. N Engl J Med. 2004；350：1937–44.

54. Noronha V，Joshi A，Patil VM，Agarwal J，GhoshLaskar S，Budrukkar A，et al. Once-a-week versus once-every-3-weeks cisplatin chemoradiation for locally advanced head and neck cancer：a phase III randomized noninferiority trial. J Clin Oncol. 2018；36：1064-72.

55. Kiyota N，Tahara M，Fujii H，Yamazaki T，Mitani H，Iwae S，et al. Phase II/III trial of post-operative chemoradiotherapy comparing 3-weekly cisplatin with weekly cisplatin in high-risk patients with squamous cell carcinoma of head and neck（JCOG1008）. JCO. 2020；38：6502.

56. National Library of Medicine. A phase III study of postoperative radiation therapy（IMRT）+/− cetuximab for locally-advanced resected head and neck cancer [Internet]. Report No.：NCT00956007. https://clinicaltrials. gov/ct2/show/NCT00956007.

57. National Library of Medicine. A phase 3 randomized，double-blind，multicenter，global study of monalizumab or placebo with cetuximab in patients with recurrent or metastatic squamous cell carcinoma of the head and neck previously treated with an immune checkpoint inhibitor. Report No.：NCT04590963.

58. Ho AL，Chau N，Bauman JE，Bible K，Chintakuntlawar A，Cabanillas ME，et al. Preliminary results from a phase 2 trial of tipifarnib in squamous cell carcinomas（SCCs）with HRAS mutations. Ann Oncol. 2018；29：viii372–99.

59. Qureshi HA，Lee SM. Immunotherapy approaches beyond PD-1 inhibition：the future of cellular therapy for head and neck squamous cell carcinoma. Curr Treat Options in Oncol. 2019；20：31.

60. National Library of Medicine. A phase III randomized trial of avelumab-cetuximab-radiotherapy versus standards of care in locally advanced squamous cell carcinoma of the head and neck. Report No.：NCT02999087.

61. National Library of Medicine. Randomized phase II/III trial of radiotherapy with concurrent MEDI4736（durvalumab）vs. radiotherapy with concurrent cetuximab in patients with locoregionally advanced head and neck cancer with a contraindication to cisplatin. Report No.：NCT03258554.

62. Sun X-S，Tao Y，Le Tourneau C，Pointreau Y，Sire C，Kaminsky M-C，et al. Debio 1143 and high-dose cisplatin chemoradiotherapy in high-risk locoregionally advanced squamous cell carcinoma of the head and neck：a double-blind，multicentre，randomised，phase 2 study. Lancet Oncol. 2020；21：1173–87.

63. National Library of Medicine. A randomized，doubleblind placebo-controlled，phase 3 study of Debio 1143 in combination with platinum-based chemotherapy and standard fractionation intensity-modulated radiotherapy in patients with locally advanced squamous cell carcinoma of the head and neck，suitable for definitive chemoradiotherapy. Report No.：NCT04459715.

64. National Library of Medicine. Winship4221-17：Phase II study of IMRT re-irradiation with concurrent/adjuvant nivolumab in patients with locoregionally recurrent or second primary squamous cell cancer of the head and neck. Report No.：NCT03521570.

65. National Library of Medicine. A phase II trial of reirradiation combined with open label pembrolizumab in patients with locoregional inoperable recurrence or second primary squamous cell carcinoma of the head and neck. Report No.：NCT02289209.

66. National Library of Medicine. An open-label，phase 2 efficacy study with window of opportunity immune assessment of pembrolizumab in relapsed，locally recurrent squamous cell carcinoma of the head and neck. Report No.：NCT02769520.

67. National Library of Medicine. A phase II randomized trial of adjuvant therapy with pembrolizumab after resection of recurrent/second primary head and neck squamous cell carcinoma with high risk features. Report No.：NCT04671667.

68. National Library of Medicine. A single arm phase 2 study of adjuvant nivolumab after salvage resection in head and neck squamous cell carcinoma patients previously treated with definitive therapy. Report No.：NCT03355560.

69. National Library of Medicine. Adjuvant immunotherapy after salvage surgery in head and neck squamous cell carcinoma：phase 2 trial evaluating the efficacy and the toxicity of nivolumab alone，and the combination nivolumab and ipilimumab. Report No.：NCT03406247.

原文作者

P. E. Romine（✉）· C. P. Rodriguez

Division of Medical Oncology，University of Washington，Seattle，WA，USA

e-mail：perrinr@uw.edu; rodrigcr@uw.edu

R. A. Chandra，R. J. Li（eds.），*Multidisciplinary Management of Head and Neck Cancer*，

https://doi.org/10.1007/978-3-031-05973-5_5

第6章 头颈部分子影像、功能成像及解剖影像的研究进展

◉ 马慧 译，杨智云 审校

➲ 关键点

- 超声对甲状腺、唾液腺和淋巴结疾病的评估很有用。超声引导下的细针穿刺（fine-needle aspiration，FNA）是最准确的淋巴结分期方法。新的超声弹性成像技术在恶性甲状腺结节和淋巴结方面具有一定的应用前景。

- 增强计算机体层成像（CT）是显示口咽、喉咽和喉部肿瘤解剖结构的最佳成像方式。多层螺旋 CT 技术可以最大限度地减少伪影，并允许多方位显示肿瘤。较新的双能 CT 技术可提供更好的对比和组织分辨力。

- 多序列增强磁共振成像（MRI）能够捕捉到鼻咽、口腔、鼻窦和唾液腺肿瘤更清晰的软组织细节。MRI 较高的软组织对比度为了解骨髓、血管和神经周围的浸润提供了窗口。

- 功能 MRI 可以为肿瘤组织学、侵袭性的评估和临床结果的预测提供非侵入性的生物学标志物。

- 氟代脱氧葡萄糖正电子发射计算机体层成像（FDG PET/CT）的代谢成像对于晚期头颈部鳞状细胞癌（HNSCC）的分期、治疗监测和监控至关重要，其能很好地识别未知原发肿瘤部位，比常规影像更早地识别肿瘤复发。

引言

头颈部解剖和功能的复杂性使准确的诊断具有挑战性。头颈癌的治疗在很大程度上依赖于对肿瘤局部解剖部位的浸润和肿瘤的远处扩散的处理。影像提供了关键的细节，允许根据肿瘤 - 淋巴结转移（TNM）分期系统进行肿瘤分期、选择治疗方案和预后。虽然黏膜病变很容易通过临床检查发现，但黏膜下浸润及局部和远处转移不能仅通过临床检查进行评估，需要影像学检查来确认。

头颈癌的成像采用多模态方法，包括超声（ultrasonography，US）、CT、MRI、PET/CT 来评估疾病的解剖和功能状态 [1]。方法的选择和使用取决于感兴趣的器官，以及影像是否用于诊断、分期、治疗计划和（或）监控。

虽然对头颈癌成像的全面回顾超出了本文的范围，但本章将探讨最先进的成像技术、最新的证据，以及解剖、功能和代谢成像在头颈癌中应用的进展。

超声

在头颈癌中，US 最常用于表浅原发疾病和淋巴结疾病的检查，包括评估甲状腺结节、甲状腺癌局部扩散、唾液腺肿瘤和颈部淋巴结疾病 [2]。与其他检查方法相比，其主要优点是成本低、易于获取、扫描时间快、空间分辨率高和没有电离辐射。缺点是无法评估更深的颈部结构和操作者依赖。

US 是评估甲状腺结节的一线成像工具。由于甲状腺结节的高流行率和乳头状甲状腺癌的典型惰性，甲状腺结节的非循证治疗有可能带来重大医疗费用负担，并在未改善结果的情况下增加患者的焦虑。因此，在 2015 年一个标准化的甲状腺成像、报告和数据系统（Thyroid Imaging, Reporting and Data System，TIRADS）正式建立，根据 US 特征为甲状腺结节的治疗提供指导，并对随访和活检的建议进行风险分层 [3, 4]。TIRADS 的重点是确定风险分层的 6 类影像学特征：结节组成 [实性（或主要实性）、囊性（或主要囊性）和海绵状]、回声（高回声、等回声、低回声、非常低回声）、形状（水平位或垂直位）、边缘（光滑、模糊、分叶状或不规则、甲状腺外扩展）和强回声病变（微钙化、边缘钙化或点状回声病变）。根据这些特征的存在进行评分，并根据 TIRADS 水平和最大结节直径提出继续随访或组织诊断的建议。囊性和海绵状成分、高回声、水平位的形态、边缘光滑、无微钙化或点状回声提示良性病变。一项对 TIRADS 5 级（高度可疑）分类的准确性进行的 meta 分析显示其有 70% 的敏感性和 89% 的特异性。

压电晶体技术的进展使更高频率和带宽的超声成像成为可能，从而获得更好的空间和对比度分辨率。例如，新的超声探针可以更好地评估甲状腺和唾液腺肿块的针状和膨胀性边缘，以及甲状腺、唾液腺和淋巴结肿块的包膜外侵犯。随着近场分辨率的提高，US 可以在检测喉部肿瘤的喉外浸润和可视化声带运动方面发挥作用 [5]。改进的深度穿透可以允许经颈评估口咽，检测小肿瘤 [6]。这些应用可能对不能行常规 CT 和 MRI 检查患者有用。

超声弹性成像（ultrasound elastography，USE）的目的是根据其弹性来表征组织，其工作原理类似于临床触诊。应力 USE（strain USE，sUSE）图能够识别在超声探测过程中从换能器发生轻微变形的组织，允许对组织硬度进行定性和半定量评估。剪切波弹性成像（shear-wave elastography，SWE）可以定量评估组织在响应声脉冲细微运动时的弹性。利用弹性评分

（elasticity score，ES）、应力比（strain ratio，SR）和 SWE 指数等参数来测量组织的硬度。使用超声弹性成像可提高常规超声对甲状腺结节检测的准确性[7]。乳头状甲状腺癌比良性结节更硬（ES、SR 和 SWE 指数更高）[8, 9]。一项使用 USE 评估甲状腺结节的 meta 分析显示 sUSE 和 SWE 的敏感性分别为 83% 和 78%，特异性分别为 83% 和 82%[8]。操作者、患者和组织变异性导致频繁的假阳性和假阴性使 USE 使用受限；但是，USE 可以在进一步表征不确定的甲状腺结节方面发挥重要作用。USE 也可以通过恶性淋巴结硬度的增加这一特征来识别恶性淋巴结。但是很多研究结果的准确性不同，例如，单一 SWE 技术的准确性从 62% 到 94% 不等[10]。

　　US 还为头部和颈部的细针吸取细胞学检查（fine-needle aspiration cytology，FNAC）和针穿活检（core needle biopsy，CNB）提供实时成像指导。超声引导下的 FNAC 是大多数头颈癌中最准确的淋巴结分期方法[11, 12]。然而，当临床怀疑是淋巴瘤时，超声引导的 CNB 是最佳的活检技术，获得的组织量允许准确地进行组织学和免疫组织化学分析[13, 14]。对于高危患者，包括麻醉有风险的患者，或由于伤口愈合并发症增加而有颈部放疗或手术史的患者，切除活检是首选[15]。此外，超声引导下的 CNB 的适应证越来越多，包括识别 HNSCC 的人乳头瘤病毒（HPV）状态[10]。

　　超声治疗头颈癌有几个新兴的应用。经口超声可协助口腔和口咽肿块的肿瘤分期和解剖描述；口腔癌的肿瘤厚度是淋巴结转移的预测指标[16]。超声造影尚未在头颈癌的治疗中发挥有效的作用，但在鉴别良恶性淋巴结病变方面显示出一定的应用价值[17]。目前评估超声造影在头颈癌诊断和分期中潜在价值的研究正在进行。

计算机体层成像和磁共振成像

　　CT 和 MRI 在头颈癌的治疗前分期和治疗计划中极其重要。这两种方法都可以提供关于肿瘤的位置和范围、肿瘤与周围结构的关系及淋巴结受累程度的互补信息，从而实现准确的分期、治疗计划的制订和预后评估。断面成像也被常规用于治疗随访和监测。

CT

　　CT 是在头颈部肿瘤中应用最广泛的成像技术，尽管其最常用于评估口咽、喉咽和喉内可触及的颈部肿块和病变。CT 可以确定肿瘤的范围和大小，识别淋巴结疾病，评估治疗反应，并识别肿瘤复发。与 MRI 相比，CT 有几个优点。在操作上，CT 应用更广泛，成本更低，速度更快，而且很容易重复。减少扫描时间在头颈部尤其重要，因为头颈部非常容易受到呼吸和吞咽运动伪影的影响。因此 CT 提高了诊断的准确性，并且患者能获得更好的体验。在诊断上，CT 提供了优越的骨细节和瘤内钙化的检测；简单的多平面重组图像更容易理解。然而，CT 的缺点包括软组织对比和分辨力低于 MRI、需要碘造影剂（在未接受治疗的甲状腺癌中应避免）、电离辐射暴露和牙齿伪影。

在过去的 20 年里，CT 的主要发展是多层螺旋 CT（multidetector spiral CT，MDCT）的引入和发展，其能快速获取容积数据，可以重建成多个平面以优化信噪比。MDCT 可减少扫描时间和患者的辐射剂量。在患者平静呼吸时轻微伸展颈部进行扫描，扫描的层厚一般为 0.60 ～ 1.25 mm。该技术还可以实现容积数据的三维显示，主要用于制订手术计划和肿瘤的虚拟内镜可视化。动态扫描可用于提高某些解剖结构的可视化。例如，改良的 Valsalva 动作后的扫描可以扩张喉咽，观察梨状窝和环后区，以评估其他被黏膜表面附着所掩盖的病变。发音时扫描可以改善声带内小病变的显示。张口扫描可以显示被牙伪影掩盖的病变[18]。

静脉注射碘造影剂对于提高软组织、血管和病变之间的对比度非常关键。以 1 ～ 2 mL/s 的速度注射 80 ～ 100 mL 造影剂。静脉注射碘造影剂的主要禁忌证是严重肾功能衰竭 [eGFR < 30 mL/（min·1.73 m^2）]；然而，在 CT 图像是绝对必要的情况下，可以采取措施来降低这些患者的造影剂反应风险。

颈部 MDCT 扫描的辐射剂量中位数为 3.9 mSv[19]。作为参考，居住在美国的人每年接受的平均辐射剂量为 6.2 mSv[20]。

双能 CT

双能 CT（dual energy CT，DECT）是一种较新的技术，可根据组织成分进一步区分组织。在传统的 CT 中，由不同元素组成的组织的衰减可能是相似的。例如，碘和钙有重叠的 CT 密度，CT 很难鉴别血管的钙化和血管内的造影剂。给定 CT 体素的线性衰减系数不仅与物质组成有关，而且与物质的光子束能量和质量密度有关[21]。使用 DECT 时，可以利用不同的能谱来区分和量化物质的组成。例如，碘和骨在 100 KeV 时具有相似的线性衰减系数；然而，同时在 50 KeV 时获得额外的图像可以区分两者。新的 DECT 扫描方案不增加患者的辐射剂量。DECT 的标准图像显示可使用虚拟的单能量图模拟在一个能谱下获得的 CT。DECT 有几个有前途的应用，包括利用低能谱突出碘对比增强，基于物质的分离可以标记组织中的碘浓度和其他物质的浓度，从对比增强图像生成虚拟平扫图像，以及生成虚拟去钙图来评估骨髓水肿。DECT 已被用于头颈癌的诊断和分期。低于 65 ～ 70 KeV 的低能级量的虚拟单能图提高了 HNSCC 显示度[22]。与之类似，现在低能量虚拟单能图和碘图已被用于鉴别未骨化的甲状腺软骨和甲状腺软骨肿瘤浸润、复发性肿瘤和治疗后改变、恶性和良性淋巴结[23-25]。

MRI

MRI 通常是高组织对比度区域的首选成像方式，如鼻咽、口咽和口腔、鼻窦和唾液腺。这在放射治疗前的治疗计划中尤其重要，MRI 能够精确地勾画放射治疗野，从而保护周围的结构。MRI 在评估软组织肿瘤浸润、骨髓浸润、神经周围扩散、血管侵犯和淋巴结疾病方面非常出色[26]。虽然 MRI 提供了优越的软组织对比分辨率，并避免了电离辐射，但较长的扫描时间会导致患者过度运动和不适，且成本更高。身体中有含铁磁的植入物、患有幽闭恐惧症和肾功能不全的患者的使用也受到限制，后者有肾源性系统性纤维化的风险。

使用标准的扫描方案可以获得 MRI 解剖图像，包括脂肪饱和 T_2 加权、T_1 加权和对比增强 T_1 多个平面的加权序列。高 T_1 加权信号可以来源于脂肪、高铁血红蛋白、黑色素、含高蛋白质的液体和一些顺磁性物质。低 T_1 加权信号可以来源于空气、液体、钙化、瘢痕组织 / 纤维和血管流空效应。T_1 加权图像上脂肪为高信号，因此很容易显示浸润或抹去脂肪层的低信号肿瘤组织。部分头颈部病变在 T_2 加权图像上具有特征性信号。例如，纤维组织显示低信号，脓液聚集和水肿显示高信号，T_2 高信号还可以是脱氧血红蛋白和脂肪。此外，T_2 低信号还来自钙化 / 矿物质、含铁血黄素、顺磁性物质和血管流空效应。动态增强（dynamic contrast-enhanced，DCE）-MRI 是静脉注射钆基造影剂（contrast agent，CA），增强组织中水质子弛豫率常数（$R_1 = 1/T_1$）[27]。扩散加权成像（diffusion-weighted imaging，DWI）-MRI 基于水分子在组织中扩散受限来识别细胞密集的肿瘤和病理性淋巴结 [28]。

MRI 的禁忌证包括心脏植入式电子设备（尽管有新型 MRI 安全设备）、眼内金属异物、植入式神经刺激器、人工耳蜗植入物、药物输注泵和脑动脉瘤夹。还有一些相对禁忌证，包括冠状动脉支架、可编程分流器、宫内节育器和 IVC 滤器。有关个别设备和场景的详细信息，请参考 MRIsafety.com。钆造影剂的禁忌证包括严重的肾功能衰竭 [eGFR < 30 mL/（min·1.73 m^2）] 和妊娠 [29]。

功能成像

CT 和 MRI 是描述肿瘤解剖的最佳方法，然而，组织病理学鉴定、检测小淋巴结转移、区分治疗后改变与残留或复发性肿瘤，以及评估治疗反应仍然是断面影像的主要挑战。在过去的十多年里，包括 DCE-MRI 和 DWI-MRI 在内的功能性 MRI 已经成为诊断和评估头颈癌的前沿技术。这些技术使定性和定量地评估肿瘤的功能状态和治疗后的反应成为可能。这些新兴技术将在组织病理学鉴定、化疗和放疗反应的预测、复发性疾病识别、治疗监测和监控方面发挥越来越重要的作用。

DWI–MRI

DWI-MRI 技术通过捕获组织中水分子的随机运动（即布朗运动）来产生信号对比度 [30]。DWI-MRI 技术的发展使得其在检测原发性和复发性头颈癌方面具有更好的诊断性能。细胞膜、细胞内细胞器和大分子阻碍并限制水分子在组织中的运动。组织微观结构限制和微循环会使 DWI 信号衰减，在细胞水平反应组织（如组织微观结构和细胞）异常 [31]。因此，定量的 DWI 被用于病变特征、预后和治疗反应的评估。

随着数据采集的质量和速度的提高，DWI-MRI 技术正在快速发展 [32]。单次激发扩散加权平面回波成像由于持续时间短、信噪比好，常用于 DWI 数据采集；但由于分辨率较低，特别是在

空气 – 组织界面的颈部区域应用受到限制。然而，整个颈部区域的磁化率变化会导致局部磁场的不均匀性，并可能导致图像畸变 [33]。

组织中水的运动程度可以通过有 2 个或 2 个以上 b 值的 DWI 信号计算表观扩散系数 [ADC，（mm²）] 定量。DWI 信号作为 b 值的函数，可以使用以下单指数模型拟合图像中的每个体素（等式 6.1）：

$$S_b = S_0 e^{-b \times ADC} \tag{6.1}$$

这里的 S_b 和 S_0 分别表示有和没有扩散加权的信号强度；b 是扩散增敏因子；ADC 是肿瘤细胞数量的替代标记。

在较高的 b 值时，体内的信号衰减符合多重指数模型。相比之下，在较低的 b 值时（b < 100 s/mm²），ADC 值受组织微灌注值的影响，可高估 ADC 值。因此，最优 b 值的选择将影响 DWI 信号和 ADC 值。Le Bihan 引入了体内非相干运动（intravoxel incoherent motion，IVIM）模型来解释随机定向的毛细血管 [34] 的热驱动组织扩散和血流微循环。Le Bihan 假设，低 b 值（$b \leqslant 100$ s/mm²）时灌注引起的信号衰减与来自灌注空间部分的信号有关。相比之下，b 值较高（b > 100 s/mm²）时，真实的扩散信号的衰减占主导地位 [34]。

一种双指数模型描述了从双室组织（即血管内和血管外空间）模型产生的信号作为不注射 CA 的 IVIM 模型的 b 值的函数（等式 6.2）[34]：

$$S_b = S_0 \left[f e^{-bD^*} + (1-f) e^{-bD} \right] \tag{6.2}$$

其中 D 是真正的扩散系数，D* 为伪扩散系数，f 为灌注分数。

组织膜的复杂细胞结构改变了水分子的位移，这大大偏离了高斯特性的扩散 [非高斯（non-Gaussian，NG）]，在高 b 值（b > 100 s/mm²）时很容易观察到。Jansen 等将扩散峰度成像（diffusion kurtosis imaging，DKI）的概念应用于肿瘤环境，特别是 HNSCC[35]。

DWI 信号数据作为 b 值对 DKI 模型的函数拟合如下所示（等式 6.3）[36, 37]：

$$S(b) = S_0 \left[e^{-b \times D_{app} + \frac{1}{6} K_{app} (b \times D_{app})^2} \right] \tag{6.3}$$

其中 D_{app} 和 K_{app} 是表观扩散（mm²/s）和峰度（无单位的）系数。

通过将扩散峰度纳入被称为 NG-IVIM 的 IVIM 模型中，可以同时描述受阻扩散和受限扩散。NG-IVIM DW 模型提供了定量指标 f、D、D* 的估计。DWI 信号与 b 值转换到 NG-IVIM 如下所示（等式 6.4）[34, 38]：

$$S(b) = S_0 \left[f e^{-bD^*} + (1-f) e^{-b \times D + \frac{1}{6} K (b \times D)^2} \right] \tag{6.4}$$

其中，K 是峰度系数。

DCE-MRI

DCE-MRI 可获得注射造影剂前、中、后的连续图像[39]。DCE 信号的增强与自旋晶格或纵向弛豫时间（T_1）有关[通过水质子的短程相互作用（nm）]。DCE 信号可以半定量或定量地建模。半定量分析使用信号增强曲线来计算斜率或流出阶段、初始曲线下面积（area uncler the curve，AUC）和达到峰值的时间[39]。相比之下，定量分析利用常用的 Tofts 药代动力学模型来估计表征潜在肿瘤生理学的定量指标，如灌注和渗透性[40]。多种动力学参数的准确定量需要选择一个合适的药代动力学模型[41-43]。扩展 Tofts 模型（extanded Tofts model，ETM）可估计一个造影剂容量转运常数 K^{trans}（min^{-1}）、血管外细胞外空间（extravascular extracellular space，EES）的体积分数 v_e，以及血浆空间的体积分数 v_p。当 $F_p \ll PS$ 时，K^{trans} 代表血浆流体（F_p）；当 $F_p \gg PS$ 时，K^{trans} 代表渗透率表面积乘积（PS）[41]。血流和通透性受限的情况分别出现在渗漏的血管器官（如肝脏）和基本完整的血脑屏障。

假设纵向弛豫率 R_1（$\Delta R_1 = 1/\Delta T_1$）与组织中 CA 的总量呈线性关系，使水交换处于快速交换极限（fast exchange limit，FXL）[40]（等式 6.5）：

$$R_1(t) = R_{10} + r_1 C_t(t) \rightarrow \Delta R_1(t) = r_1 C_t(t) \tag{6.5}$$

其中 t 是时间，$R_1(t)$ 是组织 R_1 的时间进程，R_{10}（s）为预对比度 R_1，r_1（$mM^{-1}s^{-1}$）是 CA 的纵向弛豫性，$C_t(t)$ 为 CA 的组织浓度（mM）。纵向弛豫性被假定为一个常数，并且与它在组织中的位置无关。据报道，弛豫性依赖于 CA 大分子含量[44, 45]。

FXL 的 EES 的弛豫率常数为：

$$R_{1e}(t) = R_{10e} + r_1 C_e(t) \tag{6.6}$$

其中 $R_{1e}(t)$ 为 EES R_1 的时间历程，R_{10e}（s）为预对比度 R_{10}，$C_e(t)$ 为 CA 的 EES 浓度（mM）。

ETM 假设 CA 在血管空间和 EES 之间进行交换。组织总 CA 浓度见等式 6.7[40]：

$$C_t(t) = K^{trans} \int_0^t C_p(\tau) e^{-k_{ep}(t-\tau)} d\tau + v_p C_p \tag{6.7}$$

其中 $k_{ep} = K^{trans}/v_e$ 是 CA 从血管空间运输的速率常数，v_e 是 EES 的体积分数，C_p 是造影剂在血浆中的浓度 – 时间过程，称为动脉输入函数。

对于血管化程度较弱的组织，TM 模型组织 CA 浓度可以很容易从等式 6.8 中获得（即 $v_p \sim 0$）[40]：

$$C_t(t) = K^{trans} \int_0^t C_p(\tau) e^{-k_{ep}(t-\tau)} d\tau \tag{6.8}$$

T_1w DCE-MRI 解释了通过血管壁（血管内空间和血管外空间之间）和细胞壁[细胞内空间（intracellular space，ICS）和 EES 之间]的水交换平衡。值得注意的是，造影剂并不进入细胞。

因此，弛豫率常数与造影剂浓度之间的关系就不是那么简单。室间水交换平衡动力学可以用线性三位点双交换（three-site two-exchange，3S2X）模型来描述，该模型采用布洛赫－麦康奈尔方程，用于模拟组织水质子的纵向弛豫率[46, 47]。全三室模型有 5 个参数，包括 K^{trans}、v_e、v_p，以及水通过血管内皮和细胞壁交换的 2 个速率常数[48]。双位点水交换模型（即 ICS 和 EES）的布洛赫－麦康奈尔方程的解产生了双指数信号的 2 个特征值，代表了 2 个纵向弛豫率常数，提供了 3 个参数的估计，K^{trans}、v_e，以及细胞内水质子的平均寿命 τ_i[49]。其中一个特征值代表了快速交换状态模型（fast exchange regime model，FXR）的纵向弛豫率常数，也被称为快门速度模型（shutter speed model，SSM）。可观测到的 $R_{1t}(t)$ 的 FXR 制度由以下公式（等式 6.9）得出[49]：

$$R_{1t}(t) = \frac{1}{2}\left[\left(R_{1i} + k_{ie} + R_{1e} + k_{ei}\right) - \sqrt{\left(R_{1i} + k_{ie} - R_{1e} - k_{ei}\right)^2 + 4 k_{ie} k_{ei}} \right] \quad (6.9)$$

其中 R_{1i} 和 R_{1e} 代表 ICS 和 ESS 的弛豫率，k_{ie}（$k_{ie} = 1/\tau_i$）和 k_{ei} 是从 ICS 到 EES 的水交换速率，反之亦然。

分子波谱学

磁共振波谱成像（magnetic resonance spectroscopy，MRS），包括磷 31（^{31}P）和质子（^1H），可以在细胞水平上描述肿瘤组织的代谢[50]。MRS 技术具有通过评估特异性代谢物的存在而在分子水平上评估肿瘤生理学的独特能力[51]。磷化 MRS（^{31}P MRS）用于评估膜磷脂的组织生物能学和代谢[52]。相反，质子 MRS 提供了有关细胞代谢的信息，描述与肿瘤相关的潜在生物学和病理生理事件[53]。其中涉及胆碱的 ^1H MRS 的生化途径可能与 ^{31}P MRS 上磷脂代谢物不同。因此，这两种 MRS 技术可能为肿瘤代谢提供互补的信息。MRS 有希望区分非恶性肿瘤与恶性肿瘤和淋巴结，以及区分头颈癌中的肿瘤残留和放疗后的变化[53]。

肿瘤 DWI 和 DCE-MRI 定量特征

单指数和 NG-IVIM 导出的 ADC/D 图与肿瘤细胞的数量相关，这是由于在细胞密度增加的肿瘤中水的自由扩散受限；这些肿瘤往往具有较低的 ADC 值。含坏死和囊性成分、细胞密度较低的肿瘤具有较高的 ADC 值[54]。

多项研究表明 DWI 可以区分头颈部肿瘤类型，包括区分鼻咽鳞状细胞癌与鼻咽淋巴瘤，头颈部囊肿与肿瘤，以及头颈部良性肿瘤与恶性肿瘤[55-57]。DWI 也被应用于区分唾液腺多形性腺瘤和唾液腺癌[58]。沃辛瘤显示与癌重叠，可能是由于淋巴组织的存在。有证据表明 DWI 在鉴别甲状腺良恶性结节方面的作用；这种有限的作用可能与异常甲状腺结节的组织学组成的异质性有关。一般来说，头颈部恶性肿瘤由于细胞密集、细胞核增大和深染而表现出低 ADC 值。头颈部淋巴瘤的 ADC 值最低，甲状腺外的良性病变的 ADC 值往往高于恶性病变。DWI 也被用于鉴别 HPV 阳性的口咽鳞状细胞癌，其具有更好的预后[59, 60]。非角化和基底样分化的组织学可能导致这些肿瘤中 ADC 值的降低[61]。还有一些研究表明 ADC 值与肿瘤中 Ki-67、EGFR、VEGF、p53、p16 和 HER2 的表达之间存在潜在的相关性[62, 63]。这样的结果可能有助于使用 DWI 来制订含有靶向药物的个性化治疗计划。具有代表性的单指数和 NG-IVIM 模型导出的参数图如图 6.1 所示。

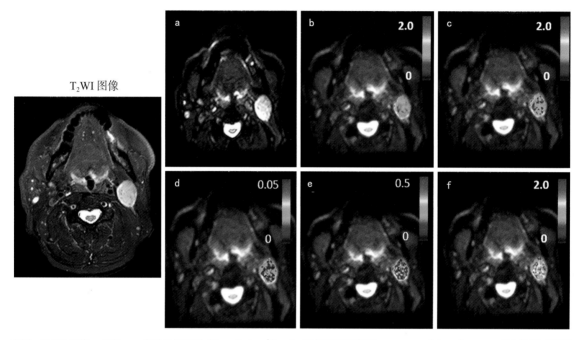

左图：T₂WI 图像。右图：a. 扩散加权图像（$b = 0$ s/mm²）；b. 表观扩散系数图 [$ADC \times 10^{-3}$（mm²/s）]；c. 真实扩散系数图 [$D \times 10^{-3}$（mm²/s）]；d. 灌注相关扩散系数图 [$D^* \times 10^{-3}$（mm²/s）]；e. 灌注分数图（f）；f. 峰度系数图（K）。通过单指数模型推导出 ADC 值，并通过基于非高斯分布得出的体素内非相干运动模型推导出 D、D^*、f 和 K 值。

图 6.1　65 岁男性头颈癌患者的单指数和 NG-IVIM 模型导出的参数图

为了评估 DCE-MRI 在鉴别头颈部肿瘤类型中的作用，研究者们也进行了类似的努力。DCE-MRI 已被证明有助于区分鳞状细胞癌和淋巴瘤。鳞状细胞癌显示肿瘤灌注增加和毛细血管通透性增加，可能是由于与淋巴瘤相比，其细胞数量较少[64, 65]。已有研究将 DCE-MRI 参数用于鉴别颈动脉间隙的副神经节瘤和神经鞘瘤，副神经节瘤显示灌注参数降低。这可能是由于副神经节瘤病理血管系统和广泛的动静脉分流而导致的灌注环境差[66, 67]。

肿瘤分期

淋巴结疾病是 TNM 分期和治疗计划的关键组成部分。传统的横断面 CT 和 MRI 在恶性淋巴结检测方面的敏感性和特异性有限，因为仅基于大小和形态的评估可能会漏诊活动性疾病。DWI 已被应用于鉴别良恶性淋巴结；在常规 MRI 中加入 DWI 后，淋巴结分期更加准确。恶性淋巴结的 ADC 值往往较低[68-71]。DCE-MRI 也显示了实用性，恶性淋巴结组织显示造影剂转运减少，血管外间隙体积减小；在一项研究中，恶性淋巴结显示出较长的灌注时间、较低的峰值增强和较慢的流出速率[72]。

治疗反应评估

细胞数量较少、坏死和囊性成分增多、氧合不良、间质含量较高、HPV 阴性状态的肿瘤表现出更强的治疗抗性和较差的预后；这些肿瘤往往表现出更高的 ADC 和 D 值[59, 73]。HNSCC 中较高的基线 ADC 和 D 值可以预测局部控制差和治疗反应差，与复发风险的增加相关[74]。评估治疗期间基线 ADC 和 D 值之间的变化可能更具有临床意义，因其将扫描仪和现场方案差异造成的可变性最小化。治疗后 ADC 和 D 值的显著升高可以预测肿瘤反应的发生[59, 75]。

表皮生长因子受体（VEGF）释放介导的肿瘤血管生成紊乱，伴随渗漏和扭曲的血管发展，会导致缺氧的肿瘤环境[76]。肿瘤缺氧与治疗耐药性、侵袭性疾病和不良临床结果相关[77]。这种缺氧环境可以在细胞密度高、低灌注的区域产生[78]。DCE-MRI 参数可以反映肿瘤的缺氧。一些研究已经表明高基线和治疗后灌注的头颈部肿瘤可以通过改善化疗药物和给氧能力达到更好的治疗反应。这些研究显示出更高的局部控制率和完全缓解率[38, 79, 80]。DCE-MRI 上较高的灌注也与转移性 HNSCC 中更好的淋巴结治疗反应相关[81, 82]。来自 FXR 模型的细胞内水质子的平均寿命已经显示出水质子作为头颈癌患者预后标志物的前景[83]。FXR DCE-MRI 导出的具有代表性的参数图如图 6.2 所示。

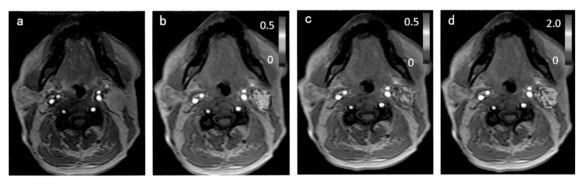

a. 注射造影剂后，代表性的早期 T_1WI 动态对比增强图像。由快速交换模型得出的参数图与增强前的 T_1WI 融合图；b. 容量转运常数 $[K^{trans}（min^{-1}）]$；c. 血管外细胞外空间体积分数（v_e）；d. 细胞内水分子的平均寿命 $[\tau_i（s）]$。

图 6.2　65 岁男性头颈部鳞状细胞癌患者的 FXR DCE-MRI 导出的参数图

治疗后改变

手术和放疗导致的解剖结构紊乱和炎症限制了常规 CT 和 MRI 在检测潜在残留或复发肿瘤方面的应用。治疗后的残留 HNSCC 的 ADC 值低于治疗后的消融灶的 ADC 值，可能继发于残留病变中的细胞数量增加[84, 85]。DCE-MRI 也被用于识别治疗后的残留肿瘤。治疗后的纤维化具有较高的渗透性表面积、较长的峰值时间、较低的相对流出率，以及较大的对比度吸收和增强率[86-88]。由于灌注微环境的不同，残留肿瘤的增强作用更早、更强烈。针对 HPV 相关和 p16 阳性鳞状细胞癌的剂量降低方法中，亚临床和淋巴结靶点接受的剂量为 30 Gy 而不是标准的 70 Gy，可减少治疗相关毒性，并有助于改善残留或复发肿瘤的识别[89]。

代谢成像

体内代谢途径和受体 – 配体相互作用的成像为肿瘤的评估提供了重要的信息；PET 通过正电子发射放射性同位素的生物分布来实现成像。PET/CT 是晚期 HNSCC 分期、治疗监测和疾病监控的最佳成像方式[26]。其也有助于识别头颈部的同源或异源性病变，以及识别未知的原发肿瘤部位。PET 检查可以使用各种放射性同位素，但 ^{18}F- 氟代脱氧葡萄糖（fluorodeoxyglucose，FDG）是最常用的。与血糖类似，FDG 被转运到具有高糖代谢的细胞中，从而识别肿瘤性、感染性和炎症性组织。因为炎症组织中的糖酵解活性可导致 FDG 假阳性摄取，所以 PET/CT 检查通常延迟到放疗后的 8 ～ 12 周进行。最准确的成像技术是将 PET 与头颈部增强 CT 相结合，可以实现更好的解剖定位。基于 CT 衰减校正的同步采集减少了成像时间。目前 PET/CT 检测头颈癌的标准适应证是 T3 和 T4 肿瘤的评估、临床可疑的淋巴结或远处转移疾病、治疗监测，以及评估复发性肿瘤的监测[90]。患者必须在成像前禁食 4 ～ 6 小时，以减少血糖与 FDG 的竞争，从而提升图像质量；注射 14 ～ 18 mCi FDG 后 1 小时获得图像。

未知原发灶

5% ～ 10% 的 HNSCC 患者表现为原发部位不明的转移性颈部淋巴结病[91]。PET/CT 可以在大约 25% 的患者中识别原发肿瘤部位[92]。一项 meta 分析显示 PET/CT 在原发肿瘤部位的检测中具有 97% 的敏感性和 68% 的特异性[93]。值得注意的是由于分辨率有限和体积平均效应，PET/CT 在检测直径 < 1 cm 的小病变时经常出现假阴性结果。

分期与治疗反应评估

准确的 T 分期需要通过断面 CT 和 MRI 显示精确的解剖结构；FDG PET 有限的分辨率阻碍了其在 T 分期中的应用。咽部组织背景的生理性 FDG 摄取可以进一步掩盖原发病变的识别。然而，PET/CT 在口腔癌的 T 分期中具有价值，因其能够很容易地检测下颌腺受累情况，这是手术计划的一个重要决定因素；一项研究表明口腔鳞状细胞癌检测下颌腺的侵犯敏感性为 100%，特异性为 85%[94]。

一些研究已经证实了 PET/CT 在 HNSCC 淋巴结分期中的应用，敏感性在 86%～98%，特异性在 88%～99%，对淋巴结分期的准确性高于 CT 或 MRI[95, 96]。CT 和 MRI 均不能检测到未肿大和形态正常的转移性淋巴结。ACRIN 6685 试验显示 FDG PET/CT 对 T2～T4 和 N0 肿瘤高阴性预测值为 94%。PET/CT 的结果改变了 22% 患者的手术治疗方案。因此，FDG PET 进行准确的分期后可以使一部分患者避免接受选择性颈部淋巴结清扫术或经验性放疗。

HNSCC 中远处转移的发生率为 2%～18%[97]。3 个或 3 个以上淋巴结转移、淋巴结短径大于 6 cm、双侧淋巴结转移和区域复发的患者发生远处转移的风险较高[98]。据报道，PET/CT 在鉴别远处转移时的阴性预测值为 99%[99]，特异性、敏感性分别高达 92% 和 93%[100]，因此是避免不必要治疗的重要预处理步骤。

常规 CT 和 MRI 术后和放疗后水肿、纤维化和炎症的图像类似于在头颈癌中残留或复发的肿瘤，从而限制了其在治疗反应评估中的效用。此外，许多新的治疗方法（包括免疫治疗药物）是细胞抑制的，因此，肿瘤大小可能不能作为治疗反应的充分标志。FDG PET/CT 为反应评估提供了实用工具，因其可以评估代谢活性肿瘤的存在。其定量和定性评估在治疗反应检测方面具有很高的准确性和可靠性。对 FDG PET/CT 在治疗后反应评估中的表现进行的一项大型 meta 分析显示其在残留肿瘤检测中具有 94% 的敏感性和 82% 的特异性，阴性预测值为 95%[101]，阳性预测值较低，为 75%。因治疗后炎症组织可能导致出现较高的假阳性率，所以应该在放疗后 8～12 周进行延迟扫描，并仔细注意临床和解剖成像检查。具有代表性的 CT、PET 和 T_1 加权的 MRI 如图 6.3 所示。

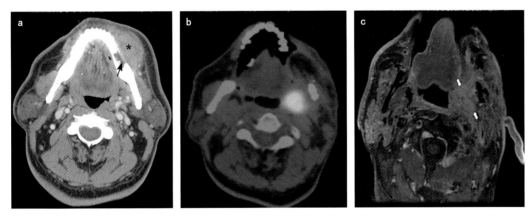

56 岁的男性左下颌牙龈肿瘤（在 CT 上 * 标记处）患者，下颌骨骨质破坏明显（a 图中黑色箭头），经过手术切除及放疗后，MRI 检查提示口咽左侧壁新增低强化区（c 图中白色箭头）。无法确定此低强化区是治疗后改变还是复发肿瘤，而 PET/CT 融合图像显示该区域糖代谢活跃，怀疑肿瘤复发。活检证实为复发性鳞状细胞癌。

a. CT；b. PET/CT；c. MRI。

图 6.3 CT、PET/CT 和 T_1 加权的 MRI

PET/CT 在残余淋巴结病变中活性肿瘤的检测方面优于 CT。一项研究报道了 PET/CT 在检测残余淋巴结疾病方面的阴性预测值为 97%[102]。一些研究支持 FDG PET 阴性结果，但是在放化疗后，CT 显示持续肿大或形态学异常的淋巴结[103]。

一项针对 HNSCC 和晚期淋巴结疾病患者的随机对照试验显示在放化疗结束后，接受 PET/CT 监测的患者与计划进行颈部淋巴结清扫术的患者的 2 年总生存率相似。这种方法可以显著降低额外手术并发症发生率，更经济划算[104]。PET/CT 比常规 CT、MRI 更早发现局部、区域和远处复发。在一项前瞻性试验中，FDG PET/CT 在接受明确的放化疗治疗性手术的 HNSCC 中检测到 99% 的复发率[105]。一项 meta 分析显示 PET/CT 检测复发的敏感性为 92%，特异性为 87%。在临床没有怀疑复发的患者中，其准确性更高。

PET/MRI

近年来，同时行 PET 和 MRI 已被证实为一种越来越可行的替代 PET/CT 的方法，两者在头颈癌分期和放疗计划方面表现相当[106]。但是其高的成本和设备要求，限制了其在临床方面的应用。

结论

头颈部的多模态成像是对头颈癌进行最佳治疗的必要工具。影像学技术的新进展使临床医师能够获得准确的肿瘤诊断和分期、制订有效的治疗计划和进行更好的监测。超声在评估包括甲状腺、唾液腺和淋巴结在内的浅表肿瘤方面很有价值。超声引导下的活检相对切除活检是一种经济有效和更安全的替代方法。CT 和 MRI 为肿瘤分期和治疗提供非常精确的解剖和软组织细节。功能 MRI 和 PET/CT 提供了关于肿瘤功能和代谢通路的补充信息，可以帮助指导肿瘤的检测和鉴别、治疗计划的制订和管理，以及患者的监管。随着未来技术的进步，这些工具将继续发展，具有越来越广泛的临床应用。

参考文献

1. Daisne JF，Duprez T，Weynand B，Lonneux M，Hamoir M，Reychler H，Gregoire V. Tumorvolume in pharyngolaryngeal squamous cell carcinoma：comparison at CT，MR imaging，and FDG PET and validation with surgical specimen. Radiology. 2004；233：93-100. https://doi.org/10.1148/radiol.2331030660.

2. Senchenkov A，Staren ED. Ultrasound in head and neck surgery：thyroid，parathyroid，and cervical lymph nodes. Surg Clin North Am. 2004；84：973-1000，v. https://doi.org/10.1016/j.suc.2004.04.007.

3. Tessler FN，Middleton WD，Grant EG，Hoang JK，Berland LL，Teefey SA，Cronan JJ，Beland MD，Desser TS，Frates MC，et al. ACR thyroid imaging，reporting and data system（TI-RADS）：white paper of the ACR TI-RADS Committee. J Am Coll Radiol. 2017；14：587-95. https://doi.org/10.1016/j.jacr.2017.01.046.

4. Grant EG，Tessler FN，Hoang JK，Langer JE，Beland MD，Berland LL，Cronan JJ，Desser TS，Frates MC，Hamper UM，et al. Thyroid ultrasound reporting lexicon：white paper of the ACR thyroid imaging，reporting and data system（TIRADS）committee. J Am Coll Radiol. 2015；12：1272-9. https://doi.org/10.1016/j.jacr.2015.07.011.

5. Carneiro-Pla D，Miller BS，Wilhelm SM，Milas M，Gauger PG，Cohen MS，Hughes DT，Solorzano CC. Feasibility of surgeon-performed transcutaneous vocal cord ultrasonography in identifying vocal cord mobility：a multi-institutional experience. Surgery. 2014；156：1597-604. https://doi.org/10.1016/j.surg.2014.08.071.

6. Coquia SF，Hamper UM，Holman ME，DeJong MR，Subramaniam RM，Aygun N，Fakhry C.Visualization of the oropharynx with transcervical ultrasound. Am J Roentgenol. 2015；205：1288-94. https://doi.org/10.2214/Ajr.15.14299.

7. Trimboli P，Guglielmi R，Monti S，Misischi I，Graziano F，Nasrollah N，Amendola S，Morgante SN，Deiana MG，Valabrega S，et al. Ultrasound sensitivity for thyroid malignancy is increased by real-time elastography：a prospective multicenter study. J Clin Endocr Metab. 2012；97：4524-30. https://doi.org/10.1210/jc.2012-2951.

8. Tian WG，Hao S，Gao B，Jiang Y，Zhang XH，Zhang S，Guo LJ，Yan J，Luo DL. Comparing the diagnostic accuracy of RTE and SWE in differentiating malignant thyroid nodules frombenign ones：a meta- analysis. Cell Physiol Biochem. 2016；39：2451-63. https://doi.org/10.1159/000452513.

9. Ghajarzadeh M，Sodagari F，Shakiba M. Diagnostic accuracy of sonoelastography in detecting malignant thyroid nodules：a systematic review and meta- analysis. Am J Roentgenol. 2014；202：W379-89. https://doi.org/10.2214/Ajr.12.9785.

10. McQueen AS，Bhatia KS. Head and neck ultrasound：technical advances，novel applications and the role of elastography. Clin Radiol. 2018；73：81-93. https://doi.org/10.1016/j.crad.2017.08.003.

11. van den Brekel MW，Castelijns JA，Stel HV，Luth WJ，Valk J，van der Waal I，Snow GB.Occult metastatic neck disease：detection with US and US-guided fine-needle aspirationcytology. Radiology. 1991；180：457-61. https://doi.org/10.1148/radiology.180.2.2068312.

12. de Bondt RB，Nelemans PJ，Hofman PA，Casselman JW，Kremer B，van Engelshoven JM，Beets-Tan RG. Detection of lymph node metastases in head and neck cancer：a meta-analysis comparing US，USgFNAC，CT and MR imaging. Eur J Radiol. 2007；64：266-72. https://doi.org/10.1016/j.ejrad.2007.02.037.

13. Skelton E，Jewison A，Okpaluba C，Sallomi J，Lowe J，Ramesar K，Grace R，Howlett DC. Image-guided core needle biopsy in the diagnosis of malignant lymphoma. Eur J Surg Oncol. 2015；41：852-8. https://doi.org/10.1016/j.ejso.2015.04.015.

14. Burke C，Thomas R，Inglis C，Baldwin A，Ramesar K，Grace R，Howlett DC. Ultrasound-guided core biopsy in the diagnosis of lymphoma of the head and neck. A 9 year experience. Br J Radiol. 2011；84：727-32. https://doi.org/10.1259/bjr/60580076.

15. Huang PC，Liu CY，Chuang WY，Shih LY，Wan YL. Ultrasound-guided core needle biopsy of cervical lymphadenopathy in patients with lymphoma：the clinical effcacy and factors associated with unsuccessful diagnosis. Ultrasound Med Biol. 2010；36：1431-6. https://doi.org/10.1016/j.ultrasmedbio.2010.05.018.

16. Lodder WL，Teertstra HJ，Tan IB，Pameijer FA，Smeele LE，van Velthuysen MLF，van den Brekel MWM. Tumour thickness in oral cancer using an intra-oral ultrasound probe. Eur Radiol. 2011；21：98- 106. https://doi.org/10.1007/s00330-010-1891-7.

17. Slaisova R，Benda K，Jarkovsky J，Petrasova H，Szturz P，Valek V. Contrast-enhanced ultrasonography compared to gray-scale and power doppler in the diagnosis of peripheral lymphadenopathy. Eur J Radiol. 2013；82：693-8. https://doi.org/10.1016/j.ejrad.2012.12.008.

18. Henrot P，Blum A，Toussaint B，Troufeau P，Stines J，Roland J. Dynamic maneuvers in local staging of head and neck malignancies with current imaging techniques：principles and clinical applications. Radiographics. 2003；23：1201- 13. https://doi.org/10.1148/rg.235025045.

19. Smith-Bindman R，Lipson J，Marcus R，Kim KP，Mahesh M，Gould R，Berrington de Gonzalez A，Miglioretti DL. Radiation dose associated with common computed tomography examinations and the associated lifetime attributable risk of cancer. Arch Intern Med. 2009；169：2078-86. https://doi. org/10.1001/archinternmed.2009.427.

20. Agency，U.S.E.P. Radiation protection. 2021.

21. McCollough CH，Leng S，Yu L，Fletcher JG. Dual- and multi-energy CT：principles，technical approaches，and clinical applications. Radiology. 2015；276：637-53. https://doi.org/10.1148/ radiol.2015142631.

22. Tynan C，Cardea JM. Home health hazard assessment. J Gerontol Nurs. 1987；13：25-8. https://doi. org/10.3928/0098-9134-19871001-07.

23. Liang H，Li A，Li Y，Cheng H，Zhao Q，Li J，Wang Q. A retrospective study of dual-energy CT for clinical detecting of metastatic cervical lymph nodes in laryngeal and hypopharyngeal squamous cell carcinoma. Acta Otolaryngol. 2015；135：722-8. https:// doi.org/10.3109/00016489.2015.1015164.

24. Forghani R，Levental M，Gupta R，Lam S，Dadfar N，Curtin HD. Different spectral hounsfeld unit curve and high-energy virtual monochromatic image characteristics of squamouscell carcinoma compared with nonossifed thyroid cartilage. AJNR Am J Neuroradiol. 2015；36：1194-200. https://doi. org/10.3174/ajnr.A4253.

25. Yamauchi H，Buehler M，Goodsitt MM，Keshavarzi N，Srinivasan A. Dual-energy CT-based differentiation of benign posttreatment changes from primary or recurrent malignancyof the head and neck：com- parison of spectral Hounsfeld units at 40 and 70 keV and iodineconcentration. Am J Roentgenol. 2016；206：580-7. https://doi. org/10.2214/ Ajr.15.14896.

26. Vishwanath V，Jafarieh S，Rembielak A. The role of imaging in head and neck cancer：an over-view of different imaging modalities in primary diagnosis and staging of the disease. J Contemp Brachyther. 2020；12：512-8. https://doi.org/10.5114/ jcb.2020.100386.

27. Tofts PS，Berkowitz B，Schnall MD. Quantitative- analysis of dynamic Gd-Dtpa enhancement in breast-tumors using a permeability model. Magn Reson Med. 1995；33：564-8. https://doi.org/10.1002/ mrm.1910330416.

28. Chawla S，Kim S，Wang S，Poptani H. Diffusion- weighted imaging in head and neck cancers. Future Oncol. 2009；5：959-75. https://doi.org/10.2217/fon.09.77.

29. Ghadimi M，Sapra A. Magnetic resonance imaging contraindications. Treasure Island，FL：StatPearls；2021.

30. Le Bihan D. Diffusion/perfusion MR imaging of the brain：from structure to function. Radiology. 1990；177：328-9. https://doi.org/10.1148/ radiology.177.2.2217762.

31. Chenevert TL，McKeever PE，Ross BD. Monitoring early response of experimental brain tumors to therapy using diffusion magnetic resonance imaging. Clin Cancer Res. 1997；3：1457-66.

32. Chilla GS，Tan CH，Xu C，Poh CL. Diffusion weighted magnetic resonance imaging and its recent trend-a survey. Quant Imaging Med Surg. 2015；5：407-22. https://doi.org/10.3978/j. issn.2223-4292.2015.03.01.

33. Bammer R. Basic principles of diffusion-weighted imaging. Eur J Radiol. 2003；45：169-84. https://doi. org/10.1016/S0720-048x（02）00303-0.

34. Le Bihan D. Intravoxel incoherent motion imaging using steady-state free precession. Magn Reson Med. 1988；7：346-51.

35. Jansen JF，Stambuk HE，Koutcher JA，Shukla-Dave A. Non-Gaussian analysis of diffusion-weighted MR imaging in head and neck squamous cell carci- noma：a feasibility study.AJNR Am J Neuroradiol. 2010；31：741-8. https://doi.org/10.3174/ajnr.A1919.

36. Jensen JH，Helpern JA，Ramani A，Lu H，Kaczynski K. Diffusional kurtosis imaging：the quantifcation of non-Gaussian water diffusion by means of magnetic resonance imaging. Magn Reson Med. 2005；53：1432-40. https://doi.org/10.1002/mrm.20508.

37. Jansen JF，Koutcher JA，Shukla-Dave A. Non- invasive imaging of angiogenesis in head and neck squamous cell carcinoma. Angiogenesis. 2010；13：149-60.

38. Agrawal S，Awasthi R，Singh A，Haris M，Gupta RK，Rathore RKS. An exploratory studyinto the role of dynamic contrast-enhanced（DCE）MRI metrics as predictors of response in head and neck cancers. Clin Radiol. 2012；67：E1-5. https://doi.org/10.1016/j. crad.2012.03.005.

39. Parker GJM，Padhani AR. T-1-w DCE-MRI：T-1- weighted dynamic contrast-enhanced MRI. In：Quantitative MRI of the brain：measuring changes caused by disease；2003. p. 341-64. https://doi. org/10.1002/0470869526.ch10.

40. Tofts PS，Brix G，Buckley DL，Evelhoch JL，Henderson E，Knopp MV，Larsson HB，Lee TY，Mayr NA，Parker GJ，et al. Estimating kinetic parameters from dynamic contrast-enhanced T（1）- weighted MRI of a diffusable tracer：standardized quantities and symbols. J Magn Reson Imaging. 1999；10：223-32.

41. Sourbron SP，Buckley DL. On the scope and inter- pretation of the Tofts models for DCE-MRI. Magn Reson Med. 2011；66：735-45. https://doi. org/10.1002/mrm.22861.

42. Ewing JR，Bagher-Ebadian H. Model selection in measures of vascular parameters usingdynamic contrast-enhanced MRI：experimental and clinical applications. NMR Biomed. 2013；26：1028-41. https://doi. org/10.1002/nbm.2996.

43. Paudyal R，Lu Y，Hatzoglou V，Moreira A，Stambuk HE，Oh JH，Cunanan KM，Aramburu Nunez D，Mazaheri Y，Gonen M，et al. Dynamic contrast-enhanced MRI model selection for predicting tumor aggressiveness in papillary thyroid cancers. NMR Biomed. 2020；33：e4166. https://doi.org/10.1002/ nbm.4166.

44. Bagher-Ebadian H，Paudyal R，Nagaraja TN，Croxen RL，Fenstermacher JD，Ewing JR. MRI estimation of gadolinium and albumin effects on water proton. NeuroImage. 2011；54：S176-9. https://doi. org/10.1016/ j.neuroimage.2010.05.032.

45. Bagher-Ebadian H，Jafari-Khouzani K，Mitsias PD，Lu M，Soltanian-Zadeh H，Chopp M，Ewing JR. Predicting fnal extent of ischemic infarction using artifcial neural network analysis of multi-parametric MRI in patients with stroke. PLoS One. 2011；6：e22626. https://doi.org/10.1371/journal. pone.0022626.

46. Mcconnell HM. Reaction rates by nuclear magnetic resonance. J Chem Phys. 1958；28：430-1. https://doi. org/10.1063/1.1744152.

47. Paudyal R，Bagher-Ebadian H，Nagaraja TN，Fenstermacher JD，Ewing JR. Modeling of look-locker estimates of the magnetic resonance imaging estimate of longitudinal relaxation rate in tissue after contrast administration. Magn Reson Med. 2011；66：1432-44. https://doi.org/10.1002/mrm.22852.

48. Paudyal R，Poptani H，Cai K，Zhou R，Glickson JD. Impact of transvascular and cellular-interstitial water exchange on dynamic contrast-enhanced magnetic resonance imaging estimates of blood to tissue transfer constant and blood plasma volume. J Magn Reson Imaging. 2013；37：435-44. https://doi.org/10.1002/jmri.23837.

49. Do RK，Reyngold M，Paudyal R，Oh JH，Konar AS，LoCastro E，Goodman KA，Shukla-Dave A. Diffusion-weighted and dynamic contrast-enhanced MRI derived imaging metrics for stereotactic body radiotherapy of pancreatic ductal adenocarcinoma：preliminaryfindings. Tomography. 2020；6：261-71. https://doi.org/10.18383/j.tom.2020.00015.

50. Abdel Razek AA，Poptani H. MR spectroscopy of head and neck cancer. Eur J Radiol. 2013；82：982-9. https://doi.org/10.1016/j.ejrad.2013.01.025.

51. Shah GV，Gandhi D，Mukherji SK. Magnetic resonance spectroscopy of head and neck neoplasms. Top Magn Reson Imaging. 2004；15：87-94. https://doi.org/10.1097/01.rmr.0000130599.19502.ba.

52. Chawla S，Kim S，Loevner LA，Quon H，Wang S，Mutale F，Weinstein G，Delikatny EJ，Poptani H. Proton and phosphorous MR spectroscopy in squamous cell carcinomas of thehead and neck. Acad Radiol. 2009；16：1366-72. https://doi.org/10.1016/j.acra.2009.06.001.

53. Mukherji SK，Schiro S，Castillo M，Kwock L，Muller KE，Blackstock W. Proton MR spectroscopy of squamous cell carcinoma of the extracranial head and neck：in vitro and in vivo studies. AJNR Am J Neuroradiol. 1997；18：1057-72.

54. Surov A，Meyer HJ，Wienke A. Apparent diffusion coeffcient for distinguishing between malignant and benign lesions in the head and neck region：a systematic review and meta-analysis. Front Oncol. 2019；9：1362. https://doi.org/10.3389/ fonc.2019.01362.

55. Fong D，Bhatia KS，Yeung D，King AD. Diagnostic accuracy of diffusion-weighted MR imaging for nasopharyngeal carcinoma，head and neck lymphoma and squamous cell carcinoma at the primary site. Oral Oncol. 2010；46：603-6. https://doi. org/10.1016/j.oraloncology.2010.05.004.

56. Sakamoto J，Imaizumi A，Sasaki Y，Kamio T，Wakoh M，Otonari-Yamamoto M，Sano T. Comparison of accuracy of intravoxel incoherent motion and apparent diffusion coeffcienttechniques for predicting malignancy of head and neck tumors using half-Fourier single-shot turbo spinecho diffusion-weighted imaging. Magn Reson Imaging. 2014；32：860-6.https://doi.org/10.1016/j. mri.2014.05.002.

57. Sakamoto J，Yoshino N，Okochi K，Imaizumi A，Tetsumura A，Kurohara K，Kurabayashi T. Tissue characterization of head and neck lesions using diffusion-weighted MR imagingwith SPLICE. Eur J Radiol. 2009；69：260-8. https://doi.org/10.1016/j.ejrad.2007.10.008.

58. Yabuuchi H，Matsuo Y，Kamitani T，Setoguchi T，Okafuji T，Soeda H，Sakai S，Hatakenaka M，Nakashima T，Oda Y，et al. Parotid gland tumors：can addition of diffusion-weighted MR imaging to dynamic contrast-enhanced MR imaging improve diagnostic accuracy in characterization? Radiology. 2008；249：909- 16. https://doi.org/10.1148/ radiol.2493072045.

59. Paudyal R，Oh JH，Riaz N，Venigalla P，Li J，Hatzoglou V，Leeman J，Nunez DA，Lu Y，Deasy JO，et al. Intravoxel incoherent motion diffusion-weighted MRI during chemoradiation therapy to characterize and monitor treatment response in human papillomavirus head and neck squamous cell carcinoma. J Magn Reson Imaging. 2017；45：1013-23. https://doi.org/10.1002/jmri.25523.

60. Riaz N，Sherman E，Pei X，Schoder H，Paudyal R，Katabi N，Ma D，Tsai C，McBride S，Morris L，et al. Genetic and micro-environmental factors infuencing response to defnitive 30Gy chemo-radiotherapy（chemoRT）in HPV positive oropharyngeal cancer（OPC）. Int JRadiat Oncol Biol Phys. 2020；106：1138.

61. Payabvash S. Quantitative diffusion magnetic resonance imaging in head and neck tumors. Quant Imaging Med Surg. 2018；8：1052-65. https://doi.org/10.21037/qims.2018.10.14.

62. Meyer HJ，Leifels L，Hamerla G，Hohn AK，Surov A. ADC-histogram analysis in head and neck squamous cell carcinoma. Associations with different histopathological features including expression of EGFR，VEGF，HIF-1 alpha，Her 2 and p53. A preliminary study. Magn Reson Imaging. 2018；54：214-7. https://doi.org/10.1016/j.mri.2018.07.013.

63. Surov A，Meyer HJ，Wienke A. Can imaging parameters provide information regarding histopathology in head and neck squamous cell carcinoma? A meta-analysis. Transl Oncol.2018；11：498-503. https://doi.org/10.1016/j.tranon.2018.02.004.

64. Kitamoto E，Chikui T，Kawano S，Ohga M，Kobayashi K，Matsuo Y，Yoshiura T，ObaraM，Honda H，Yoshiura K. The application of dynamic contrast-enhanced MRI and diffusion-weighted MRI in patients with maxillofacial tumors. Acad Radiol. 2015；22：210-6. https://doi.org/10.1016/j. acra.2014.08.016.

65. Lee FKH，King AD，Ma BBY，Yeung DKW. Dynamic contrast enhancement magnetic resonance imaging （DCE-MRI） for differential diagnosis in head and neck cancers. Eur J Radiol. 2012；81：784-8. https:// doi.org/10.1016/j.ejrad.2011.01.089.

66. Gaddikeri S，Gaddikeri RS，Tailor T，Anzai Y. Dynamic contrast-enhanced MR imagingin head and neck cancer：techniques and clinical applications. Am J Neuroradiol. 2016；37：588-95. https:// doi.org/10.3174/ajnr. A4458.

67. Yuan Y，Shi H，Tao X. Head and neck paragangliomas：diffusion weighted and dynamic contrast enhanced magnetic resonance imaging characteristics. BMC Med Imaging. 2016；16：12. https://doi. org/10.1186/s12880-016-0114-3.

68. Abdel Razek AA，Soliman NY，Elkhamary S，Alsharaway MK，Tawfk A. Role of diffusion-weighted MR imaging in cervical lymphadenopathy. Eur Radiol. 2006；16：1468-77. https://doi. org/10.1007/s00330-005-0133-x.

69. Holzapfel K，Duetsch S，Fauser C，Eiber M，Rummeny EJ，Gaa J. Value of diffusion-weighted MR imaging in the differentiation between benign and malignant cervical lymph nodes. Eur J Radiol. 2009；72：381-7. https://doi. org/10.1016/j. ejrad.2008.09.034.

70. Vandecaveye V，De Keyzer F，Vander Poorten V，Dirix P，Verbeken E，Nuyts S，Hermans R. Head and neck squamous cell carcinoma：value of diffusion-weighted MR imaging for nodal staging. Radiology. 2009；251：134-46. https://doi.org/10.1148/radiol.2511080128.

71. Zhang F，Chen JY. Breast cancer subtyping from plasma proteins. BMC Med Genet. 2013；6（Suppl 1）：S6. https://doi.org/10.1186/1755-8794-6-S1-S6.

72. Fischbein NJ，Noworolski SM，Henry RG，Kaplan MJ，Dillon WP，Nelson SJ. Assessment of metastatic cervical adenopathy using dynamic contrast-enhanced MR imaging. Am J Neuroradiol. 2003；24：301- 11.

73. Payabvash S，Chan A，Jabehdar Maralani P，Malhotra A. Quantitative diffusion magnetic resonance imaging for prediction of human papillomavirus status in head and neck squmous-cell carcinoma：a systematic review and meta-analysis. Neuroradiol J. 2019；32：232-40. https://doi. org/10.1177/1971400919849808.

74. Srinivasan A，Mohan S，Mukherji SK. Biologic imaging of head and neck cancer：the present and the future. AJNR Am J Neuroradiol. 2012；33：586-94. https://doi.org/10.3174/ajnr.A2535.

75. Ding Y，Hazle JD，Mohamed AS，Frank SJ，Hobbs BP，Colen RR，Gunn GB，Wang J，Kalpathy-Cramer J，Garden AS，et al. Intravoxel incoherent motion imaging kinetics during chemoradiotherapy for human papillomavirus-associated squamous cell carcinoma of the oropharynx：preliminary results from a prospective pilot study. NMR Biomed. 2015；28（12）：1645-54. https://doi.org/10.1002/ nbm.3412.

76. Kabadi SJ，Fatterpekar GM，Anzai Y，Mogen J，Hagiwara M，Patel SH. Dynamic contrast-enhanced MR imaging in head and neck cancer. Magn Reson Imaging Clin N Am. 2018；26：135-49. https://doi. org/10.1016/ j.mric.2017.08.008.

77. Vaupel P，Mayer A. Hypoxia in cancer：signifcance and impact on clinical outcome. Cancer Metastasis Rev. 2007；26：225-39. https://doi.org/10.1007/ s10555-007-9055-1.

78. Egeland TAM，Gulliksrud K，Gaustad JV，Mathiesen B，Rofstad EK. Dynamic contrast-enhanced-MRI of tumor hypoxia. Magn Reson Med. 2012；67：519-30. https://doi.org/10.1002/mrm.23014.

79. Chikui T，Kitamoto E，Kawano S，Sugiura T，Obara M，Simonetti AW，Hatakenaka M，Matsuo Y，Koga S，Ohga M，et al. Pharmacokinetic analysis based on dynamic contrast-enhanced MRI for evaluating tumor response to preoperative therapy for oral cancer. J Magn Reson Imaging. 2012；36：589-97. https://doi.org/10.1002/ jmri.23704.

80. Wang P，Popovtzer A，Eisbruch A，Cao Y. An approach to identify，from DCE MRI，signifcant subvolumes of tumors related to outcomes in advanced head-and-neck cancer. Med Phys. 2012；39：5277-85. https://doi. org/10.1118/1.4737022.

81. Kim S，Loevner LA，Quon H，Kilger A，Sherman E，Weinstein G，Chalian A，Poptani H. Prediction of response to chemoradiation therapy in squamous cell carcinomas of the head and neck using dynamic contrast-enhanced MR imaging. AJNR Am J Neuroradiol. 2010；31：262-8. https://doi.org/10.3174/ajnr.A1817.

82. Shukla-Dave A，Hricak H，Ishill N，Moskowitz CS，Drobnjak M，Reuter VE，Zakian KL，Scardino PT，Cordon-Cardo C. Prediction of prostate cancer recurrence using magnetic resonance imaging and molecular profles. Clin Cancer Res. 2009；15：3842-9. https://doi.org/10.1158/1078-0432.CCR-08-2453.

83. Chawla S，Loevner LA，Kim SG，Hwang WT，Wang S，Verma G，Mohan S，LiVolsi V，Quon H，Poptani H. Dynamic contrast-enhanced MRI-derived intracellular water lifetime（tau i）：a prognostic marker for patients with head and neck squamous cell carcinomas. AJNR Am J Neuroradiol. 2018；39：138-44. https://doi. org/10.3174/ajnr.A5440.

84. King AD，Mo FKF，Yu KH，Yeung DKW，Zhou H，Bhatia KS，Tse GMK，Vlantis AC，Wong JKT，Ahuja AT. Squamous cell carcinoma of the head and neck：diffusion-weighted MR imaging for prediction and monitoring of treatment response. EurRadiol. 2010；20：2213-20. https://doi.org/10.1007/ s00330-010-1769-8.

85. Vandecaveye V，De Keyzer F，Nuyts S，Deraedt K，Dirix P，Hamaekers P，Vander Poorten V，Delaere P，Hermans R. Detection of head and neck squamous cell carcinoma with diffusion weighted MRI after（chemo）radiotherapy：correlation between radiologic and histopathologic fndings. Int J Radiat Oncol. 2007；67：960-71. https://doi.org/10.1016/j. ijrobp.2006.09.020.

86. Furukawa M，Parvathaneni U，Maravilla K，Richards TL，Anzai Y. Dynamic contrast-enhanced MR perfusion imaging of head and neck tumors at 3 Tesla. Head Neck J Sci Spec. 2013；35：923-9. https://doi. org/10.1002/ hed.23051.

87. Ishiyama M，Richards T，Parvathaneni U，Anzai Y. Dynamic contrast-enhanced magnetic resonance imaging in head and neck cancer：differentiation of new H&N cancer，disease，and benign post- treatment changes. Clin Imaging. 2015；39：566-70. https://doi.org/10.1016/j.clinimag.2015.01.016.

88. Oysu AS，Ayanoglu E，Kodalli N，Oysu C，Uneri C，Erzen C. Dynamic contrast-enhanced MRI in the differentiation of posttreatment fbrosis from recurrent carcinoma of the head and neck. Clin Imaging. 2005；29：307- 12. https://doi.org/10.1016/j.clinimag.2005.01.024.

89. Tsai CJ，McBride SM，Riaz N，Lee NY. Reducing the radiation therapy dose prescription for elective treatment areas in human papillomavirus-associated oropharyngeal being treated with primary chemoradiotherapy at Memorial Sloan Kettering Cancer Center. Pract Radiat Oncol. 2019；9：98- 101. https://doi.org/10.1016/j. prro.2018.10.015.

90. Al-Ibraheem A，Buck A，Krause BJ，Scheidhauer K，Schwaiger M. Clinical applications of FDG PET and PET/ CT in head and neck cancer. J Oncol. 2009；2009：208725. https://doi. org/10.1155/2009/208725.

91. Calabrese L，Jereczek-Fossa BA，Jassem J，Rocca A，Bruschini R，Orecchia R，Chiesa F. Diagnosis and management of neck metastases from an unknown primary. Acta Otorhinolaryngol Ital. 2005；25：2- 12.

92. Nieder C，Gregoire V，Ang KK. Cervical lymph node metastases from occult squamous cell carcinoma：cut down a tree to get an apple? Int J Radiat Oncol Biol Phys. 2001；50，727-33. https://doi.org/10.1016/ s0360-3016（ 01 ） 01462-6.

93. Zhu L，Wang N. ^{18}F-fuorodeoxyglucose positron emission tomography-computed tomography as a diagnostic tool in patients with cervical nodal metastases of unknown primary site：a meta-analysis. Surg Oncol. 2013；22：190-4.

94. Babin E，Desmonts C，Hamon M，Benateau H，Hitier M. PET/CT for assessing mandibular invasion by intraoral squamous cell carcinomas. Clin Otolaryngol. 2008；33：47-51. https://doi. org/10.1111/j.1749-4486.2007.01569.x.

95. Gordin A，Golz A，Keidar Z，Daitzchman M，Bar- Shalom R，Israel O. The role of FDG-PET/CT imaging in head and neck malignant conditions：impact on diagnostic accuracy and patient care. Otolaryngol Head Neck Surg. 2007；137：130-7. https://doi.org/10.1016/j.otohns.2007.02.001.

96. Roh JL，Yeo NK，Kim JS，Lee JH，Cho KJ，Choi SH，Nam SY，Kim SY. Utility of 2- [^{18}F] fuoro- 2-deoxy-D-glucose positron emission tomography and positron emission tomography/computed tomography imaging in the preoperative staging of head and neck squamous cell carcinoma. Oral Oncol. 2007；43：887-93. https://doi. org/10.1016/j.oraloncology.2006.10.011.

97. Senft A，Hoekstra OS，Witte BI，Leemans CR，de Bree R. Screening for distant metastases in head and neck cancer patients using FDG-PET and chest CT：validation of an algoritm. Eur Arch Otorhinolaryngol. 2016；273：2643-50. https://doi. org/10.1007/s00405-015-3773-8.

98. Peters TT，Senft A，Hoekstra OS，Castelijns JA，Witte BI，Leemans CR，de Bree R. Pretreatment screening on distant metastases and head and neck cancer patients：validation of risk factors and infuence on survival. Oral Oncol. 2015；51：267-71. https://doi. org/10.1016/j.oraloncology.2014.12.006.

99. Haerle SK，Schmid DT，Ahmad N，Hany TF，Stoeckli SJ. The value of（ 18 ）F-FDG PET/CT for the detection of distant metastases in high-risk patients with head and neck squamous cell carcinoma. Oral Oncol. 2011；47：653-9. https://doi.org/10.1016/j.oraloncology.2011.05.011.

100. Krabbe CA，Pruim J，van der Laan BF，Rodiger LA，Roodenburg JL. FDG-PET and detection of distant metastases and simultaneous tumors in head and neck squamous cell c-arcinoma：a comparison with chest radiography and chest CT. Oral Oncol. 2009；45：234-40. https://doi.org/10.1016/j.oraloncology.2008.05.024.

101. Gupta T，Master Z，Kannan S，Agarwal JP，Ghsoh-Laskar S，Rangarajan V，Murthy V，Budrukkar A. Diagnostic performance of post-treatment FDG PET or FDG PET/CT imaging in head and neck cancer：a systematic review and meta-analysis. Eur J Nucl Med MolImaging. 2011；38：2083-95. https://doi.org/10.1007/s00259-011-1893-y.

102. Ong SC，Schoder H，Lee NY，Patel SG，Carlson D，Fury M，Pfster DG，Shah JP，Larson SM，Kraus DH. Clinical utility of ^{18}F-FDG PET/CT in assessing the neck after concurrent chemoradiotherapy for locoregional advanced head and neck cancer. J Nucl Med. 2008；49：532-40. https://doi.org/10.2967/ jnumed.107.044792.

103. Porceddu SV，Jarmolowski E，Hicks RJ，Ware R，Weih L，Rischin D，Corry J，Peters LJ. Utility of positron emission tomography for the detection of disease in residual neck nodes after（chemo）radiotherapy in head and neck cancer. Head Neck. 2005；27：175-81. https://doi.org/10.1002/hed.20130.

104. Mehanna H，Wong WL，McConkey CC，Rahman JK，Robinson M，Hartley AG，Nutting C，Powell N，Al-Booz H，Robinson M，et al. PET-CT surveillance versus neck dissectionin advanced head and neck cancer. N Engl J Med. 2016；374：1444-54. https://doi.org/10.1056/NEJMoa1514493.

105. Gerisch G，Ecke M，Schroth-Diez B，Gerwig S，Engel U，Maddera L，Clarke M. Self-or-ganizing actin waves as planar phagocytic cup structures. Cell Adhes Migr. 2009；3：373-82. https://doi.org/10.4161/cam.3.4.9708.

106. Huellner MW. PET/MR in head and neck cancer— an update. Semin Nucl Med. 2021；51：26-38. https://doi.org/10.1053/j.semnuclmed.2020.07.006.

原文作者

Akash Deelip Shah and Ramesh Paudyal contributed equally with all other contributors.

A. D. Shah（✉）·R. Paudyal · A. Shukla-Dave

Memorial Sloan Kettering Cancer Center，New York，NY，USA

e-mail：shaha@mskcc.org; paudyalr@mskcc.org; davea@mskcc.org

第 7 章　头颈部鳞状细胞癌的放射免疫综合治疗

──────────●　王岩　译，高文翔　审校

➜ 缩写

BED	生物有效剂量	MDSC	髓源性抑制细胞
bid	每日 2 次	NK cell	自然杀伤细胞
CTLA-4	细胞毒性 T 淋巴细胞相关抗原 4	NSCLC	非小细胞肺癌
ENE	淋巴结外侵犯	OS	总生存期 / 总生存率
FDG	氟代脱氧葡萄糖	PD-1	程序性死亡受体 1
fx	分割、分次	PD-L1	程序性死亡受体配体 1
HNSCC	头颈部鳞状细胞癌	PET/CT	正电子发射计算机体层成像
HPV	人乳头瘤病毒	PFS	无进展生存期 / 无进展生存率
ICI	免疫检查点抑制剂	SBRT	立体定向放射治疗
iNOS	诱导型一氧化氮合酶	SCC	鳞状细胞癌
irAE	免疫相关不良反应	TAM	肿瘤相关巨噬细胞
LA	局部晚期	Treg	调节性 T 细胞

➜ 关键点

- 免疫系统在癌变过程中起着关键作用。
- 放射治疗具有多方面的免疫调节作用，既可以刺激也可以抑制抗肿瘤免疫反应。
- 头颈肿瘤模型的临床前研究显示放射治疗和免疫治疗之间有协同作用，并提出了其附加的调节机制。
- 现有的临床数据显示放射治疗和免疫治疗联合应用是相对安全的，患者耐受性良好，但疗效尚未在各肿瘤类型中得到验证。
- 针对复发 / 转移和局部晚期疾病的在研临床试验将为如何改善患者预后提供进一步依据。

引言

　　头颈肿瘤占全球恶性肿瘤的很大一部分，其发病率和死亡率全球排名第 8 位[1]，绝大多数

是头颈部鳞状细胞癌（HNSCC），且通常被认为与吸烟、饮酒有关。但人乳头瘤病毒（HPV）相关口咽鳞状细胞癌（OPSCC）的生物学行为却截然不同，被归类为全新的病种[2]。

100 年前 Henri Coutard 首先使用 X 线治疗喉癌[3]，为放射治疗在 HNSCC 治疗中的关键地位打下了基础。之后放射治疗广泛应用于根治性治疗和姑息治疗。随着对肿瘤寡转移状态的认识日益增加，两种治疗的界线更加模糊，转移灶数量有限的寡转移患者通过积极治疗可以延长生存期，甚至痊愈[4, 5]。影像设备和治疗技术的进步大幅提高了放射治疗的精确度，既减少了治疗相关毒性反应的发生，也改善了患者的预后。即使放射治疗技术已非常先进，未来仍有进一步提高的空间。

免疫系统在肿瘤的发生发展中起着至关重要的作用，而肿瘤细胞的免疫逃逸是发生癌变的关键环节[6, 7]。随着针对细胞毒性 T 淋巴细胞相关抗原 4（CTLA4）、程序性死亡受体 1（PD-1）和程序性死亡受体配体 1（PD-L1）的免疫检查点抑制剂（immune checkpoint inhibitor，ICI）的开发，业界对抗肿瘤免疫反应的探索被重新激起，已开展广泛的实践。自 2011 年美国食品药品监督管理局（FDA）基于已证明的总生存优势，首次批准伊匹木单抗（CTLA-4 抑制剂）用于转移性黑色素瘤患者的治疗[8]，CTLA-4 和 PD-1/PD-L1 抑制剂在多种恶性肿瘤中进行临床试验并获批上市。在 HNSCC 中，帕博利珠单抗和纳武利尤单抗（PD-1 抑制剂）均已获得 FDA 批准，可用于铂类药物耐药的复发 / 转移性 HNSCC[9-11]。此外，帕博利珠单抗在美国已获批用于复发 / 转移性 HNSCC 患者的一线治疗，根据肿瘤或肿瘤微环境 PD-L1 受体表达水平不同，可联合化疗也可单药治疗[12]。

与其他实体瘤患者类似，免疫治疗有效的患者能获得长时间的肿瘤控制[13]，但遗憾的是，对于未经筛选的 HNSCC 患者，PD-1 抑制剂的总缓解率仍然很低，仅 10% ～ 20%[9-13]。这种疗效 "拖尾效应" 的可能性使得 PD-1 抑制剂迅速被临床广泛使用，也促进了预测性生物标志物的研发。肿瘤突变负荷（tumor mutational burden，TMB）是可以被免疫系统识别的新兴肿瘤标志物，因为这个发现，FDA 批准了帕博利珠单抗用于治疗有错配修复缺陷的所有病理类型的恶性肿瘤[14, 15]。不过，越来越多的研究表明，突变的类型和产生新抗原的能力可能与突变的数量一样重要[16]。PD-L1 在肿瘤细胞和免疫细胞上广泛表达，但是作为生物标志物，不同组织中其表达有所不同。多项 HNSCC 研究（Checkmate 141、KEYNOTE-040 和 KEYNOTE-048）的亚组分析显示 PD-L1 高表达的患者生存效益似乎更大[10-12]。目前还不确定 PD-L1 低表达或无表达的患者是否仍可以从 PD-1 治疗中获益。Checkmate 141 和 KEYNOTE-048 两项研究中 PD-L1 阴性患者亚组分析显示，与对照组相比，实验组患者治疗获益不确定[11, 17]。与吸烟相关肿瘤相比，HNSCC 中 HPV 相关恶性肿瘤突变较少，但这些肿瘤也可能会对免疫检查点抑制剂产生反应，因为病毒相关抗原也可被免疫系统识别。事实上，Checkmate 141 和 KEYNOTE-040 试验的亚组分析并没有显示任何基于 p16 表达状态（HPV 相关肿瘤标志物）的临床获益差异[10, 11, 18]。

　　除了使用预测性生物标志物更好地选择患者，用其他方法增强抗肿瘤免疫反应也可提高免疫治疗应答率，其中包括放射治疗。放射治疗被认为具有免疫调节作用，因此人们对放射治疗和免疫治疗之间可能的协同作用感兴趣。在本章内容中，我们将总结放射治疗对免疫效应影响的临床前数据，回顾 HNSCC 独特的免疫特点，以及放射治疗与免疫治疗的协同作用（图 7.1）。

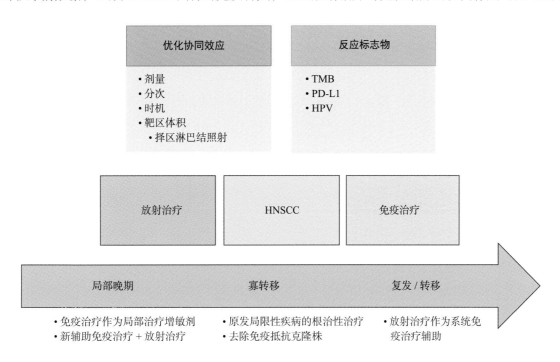

图 7.1　HNSCC 放射免疫治疗的时机[19]

放射治疗的免疫效应

　　通常，放射治疗对肿瘤细胞的杀伤作用常归因于 DNA 损伤导致的细胞毒性。尽管早在 40 多年前人们就知道放射治疗需要借助免疫系统才能全面发挥抗肿瘤作用[20]，但直到最近 20 年免疫系统和放射治疗之间的相互作用才逐渐引起了更多的关注。现在人们已经认识到放射治疗的免疫效应可能对杀伤肿瘤贡献巨大；然而，这些免疫效应也相当复杂，可能是免疫增强，也可能是免疫抑制。

　　放射治疗可诱导免疫原性细胞死亡，进一步引起适应性免疫应答[21, 22]，这个过程涉及许多机制，如果对其进行全面详细的讲述将会超出本文讨论的范围。有研究表明辐射可以通过钙网蛋白、ATP 和 HMGB 介导的途径促进免疫激活[22, 23]。放射治疗可导致细胞质 DNA 破碎，从而触发 cGAS/STING 通路产生 I 型干扰素[24, 25]。I 型干扰素对树突状细胞的激活至关重要，树突状细胞最终招募并激活 T 细胞。上述机制对肿瘤抗原特异性免疫反应的激发至关重要。

　　放射治疗还可通过其他机制促进抗肿瘤免疫反应。放射治疗可通过促进细胞内肽的降解和上调主要组织相容性复合体表达，使肿瘤细胞抗原呈递多样化[26, 27]。这最终可以增强细胞毒性 T 细胞对肿瘤细胞的识别和杀伤[28]。放射治疗还能促进其他免疫刺激因子和趋化因子的产生，这些因子共同促进 T 细胞向肿瘤浸润，并调节 T 细胞、树突状细胞和巨噬细胞的功能[23]。

放射治疗还具有免疫抑制作用，这可能不利于抗肿瘤免疫反应。体外研究表明淋巴细胞对辐射高度敏感，3 Gy 的照射足以杀灭人体 90% 的淋巴细胞[29]。然而，这种观念可能过于笼统，有研究表明不同亚型 T 细胞的放射治疗敏感性也不同，肿瘤组织内的 T 细胞似乎比循环系统或淋巴组织内的 T 细胞有更强的辐射耐受性。临床前研究显示肿瘤组织内的 T 细胞即使在高剂量（20 Gy）的照射下也能存活，并且可以出现与组织驻留记忆 T 细胞相似的转录组学特征，后者也被认为具有辐射抗性[30, 31]。高剂量照射时这些肿瘤组织内的 T 细胞可以介导一些抗肿瘤免疫效应。无论如何，临床数据显示在 PD-1 和 CTLA-4 抑制剂治疗的患者中，辐射诱导的淋巴细胞减少可能是一个预后不良因素[32]。

在肿瘤局部微环境中，通常存在各种抑制性免疫细胞，如调节性 T 细胞（regulatory T cell，Treg）、髓源性抑制细胞（myeloid-derived suppressor cells，MDSC）和肿瘤相关巨噬细胞（tumor-associated macrophages，TAM）（特别是 M2 巨噬细胞）。数项研究显示放射治疗导致了这些抑制性免疫细胞的聚集，并可以促使它们发展为免疫抑制更强的形态[23]。放射治疗也可能有剂量依赖性效应，Vanpouille-Box 等证实当放射治疗剂量增加到 12 ～ 18 Gy 时会产生 Trex1（一种 DNA 外切酶）降解细胞质 DNA，从而阻止 cGAS/STING 通路的激活[25]。免疫激活和抑制之间的竞争与平衡可能在成功的抗肿瘤免疫反应中起着关键作用，这为治疗干预提供了机会。

HNSCC 的免疫治疗现状

经过科研人员十余年的努力，HNSCC 的免疫特征逐渐明确。如前所述，与非 HPV 相关、吸烟相关的 HNSCC 不同，HPV 相关 OPSCC 具有独特的免疫特征。Mandal 等通过分析癌症基因组图谱（The Cancer Genome Atlas）的数据发现 HPV 阳性肿瘤的免疫细胞浸润明显多于 HPV 阴性肿瘤[33]。然而，在 10 种不同的病理类型肿瘤中，HNSCC（无论 HPV 阳性还是阴性）的调节性 T 细胞浸润是最多的。HNSCC 肿瘤中吸烟相关标志物与 TMB 之间存在正相关性，但与之相反，尽管肿瘤突变负荷较高（可能与增加了新突变位点有关），吸烟相关标志物与免疫浸润之间呈负相关。这表明吸烟相关肿瘤即使具有较高的突变负荷，在免疫反应上仍然是"冷"的。进一步的研究显示，HPV 阳性肿瘤的 T 细胞受体多样性增加、免疫细胞杀伤活性更高和炎症反应整体增强[34, 35]。HNSCC 的原发部位也可能在肿瘤免疫反应中起关键作用，口咽含有特别丰富的淋巴组织，这种独特的免疫环境可能解释了为什么只有口咽 HPV 相关的 HNSCC 预后更好[36]。对 OPSCC 的进一步研究证实 HPV 阳性肿瘤中 CD8+T 细胞的浸润程度高于 HPV 阴性肿瘤[37]。

总的来说，这些研究显示 HPV 相关 OPSCC 对化疗和放疗敏感性的增加可能至少部分是通过免疫机制介导的 [38, 39]，对 HPV 阳性和 HPV 阴性 HNSCC 采用不同的免疫治疗策略或许才能达到最佳治疗效果。

与其他免疫细胞高度浸润的肿瘤类型相比，HNSCC 似乎有更高水平的自然杀伤细胞（NK cell）浸润 [33, 37]。与低水平 NK 细胞浸润的患者相比，高水平 NK 细胞浸润的患者也有更高的生存率 [33]。NK 细胞潜在的抗肿瘤作用是一个新兴的研究领域，已经在其他文章中有阐述 [40]，目前关于其在 HNSCC 治疗中的作用，以及 NK 细胞疗法和放射治疗之间是否存在协同作用的临床数据仍然很少。

HNSCC 放射免疫治疗模型的临床前证据

增强抗肿瘤细胞免疫

HNSCC 模型的临床前工作已经证实了放射治疗和免疫治疗之间的协同作用。Oweida 等发现在免疫原性较差的小鼠 HNSCC 模型中，10 Gy 照射配合抗 PD-L1 抗体同时使用可有效杀死肿瘤细胞，但单独使用任何一种治疗都不行 [41]。肿瘤控制与肿瘤 T 细胞浸润增加有关，当 CD4+ 和 CD8+T 细胞耗尽时肿瘤失控。此外，尽管多数关于抗肿瘤免疫的研究都集中在 T 细胞的作用上，但 Kim 等在小鼠 HPV 相关 HNSCC 模型中的研究显示放射治疗和 PD-1 抑制剂联合使用促进了 B 细胞的成熟和激活，加速了记忆 B 细胞、浆细胞和抗原特异性 B 细胞的发育，同时也加强了肿瘤引流区淋巴结中 B 细胞生发中心的形成 [42]。增强抗肿瘤免疫的其他分子途径也引起了人们的兴趣。例如，在 HPV 相关恶性肿瘤的小鼠模型中，Dillon 等验证了 DNA 损伤反应通路中的关键蛋白 ATR 的抑制剂能明显增加肿瘤对放射治疗敏感性，这种效应与干扰素刺激因子的上调和更多循环免疫细胞浸润到肿瘤微环境有关 [43]。Xiao 等在小鼠口腔癌模型研究中发现 ASTX600（IAP1/2 和 XIAP 抑制剂，调节细胞凋亡和肿瘤坏死因子信号通路）与放射治疗和 PD-1 抑制剂联合使用时，可以显著增强 T 细胞介导的肿瘤细胞杀伤作用 [44]。

改善免疫抑制微环境

即使放射治疗和免疫治疗联合使用，肿瘤的免疫抑制微环境仍然是一个巨大挑战。Oweida 等的初步研究验证了放射治疗与 PD-1 抑制剂之间的协同作用 [41]。研究显示在 HNSCC 小鼠模型中，免疫逃逸的代偿机制被激活（包括免疫检查点 TIM-3 上调及肿瘤内 Treg 浸润增加），导致放射治疗与 PD-1 联合使用时抗肿瘤免疫反应的效果短暂 [41, 45]。添加抗 TIM-3 抗体能更长时间抑制肿瘤生长，而 Treg 却能保持长时间的免疫记忆。另一组研究人员探索了在 HPV 相关 HNSCC 小鼠模型中环磷酰胺和诱导型一氧化氮合酶（inducible nitric oxide synthase，iNOS）抑制剂作为免疫调节剂的作用。当与传统放化疗联合使用时，这两种药物的使用增加了 CD8$^+$T 细胞：Treg，降低了免疫抑制[46]。在这特定的模型系统中，放射治疗和 PD-1 及 CTLA-4 抑制剂的联用对肿瘤"冷"免疫微环境影响甚微，但环磷酰胺和 iNOS 抑制剂的加入使局部浸润的免疫细胞从免疫抑制类型（如 MDSC）变成多种抗肿瘤免疫相关的细胞（如树突状细胞和抗肿瘤 M1 巨噬细胞）。这导致超过 70% 的试验小鼠出现 CD8$^+$T 细胞依赖性反应增加和肿瘤全消[47]。一项名为 NCT03844763 的临床试验对此现象进行了研究，探索环磷酰胺、阿维鲁单抗（PD-L1 抑制剂）和放射治疗在复发 / 转移性 HNSCC 治疗中的应用。

放疗剂量与分割效应

大量的研究已经证明了放疗剂量和分割在产生有效抗肿瘤免疫反应中的重要影响。与其他疾病的研究一致[48]，Morisada 等对同源小鼠口腔癌模型研究显示与常规分割放疗（20 Gy/10 fx）相比，低分割放疗（16 Gy/2 fx）小鼠的肿瘤及周边可见更多淋巴细胞浸润、外周和肿瘤相关的 MDSC 均减少、干扰素基因表达增加[49]。此外，对引流区淋巴结（射野内）的分析显示 20 Gy/10 fx 常规分割放疗抑制了局部肿瘤特异性 T 细胞反应，只有 16 Gy/2 fx 组小鼠显示出与抗 PD-1 抗体的协同作用。该团队的其他研究工作显示放疗对抗原释放和 T 细胞启动都具有剂量依赖效应，与单次 2 Gy 相比，单次 8 Gy 的大分割放疗增强了这些效应，导致肿瘤细胞对 T 细胞介导的杀伤作用的易感性增加[50]。然而，这些临床前模型中使用的剂量与临床实践中使用的剂量不同，治疗肿瘤的大小也不同，因此尚不确定这些发现能否运用到 HNSCC 患者的治疗中。

HNSCC 放射免疫治疗的临床证据

复发 / 转移性肿瘤

尽管免疫治疗已在晚期恶性肿瘤中广泛使用，但其与放射治疗联合的前瞻性临床数据仍然很少，特别是在 HNSCC 中。现有证据已证实 ICI 存在特有的免疫相关不良反应（immune-related adverse effects，irAE）[51]，人们担心放射免疫联合治疗时的协同作用可能会增强毒性反应。令人欣慰的是，目前为止，绝大多数现有临床数据显示放射免疫联合治疗耐受性良好[52]。例如，一项包含转移性黑色素瘤、非小细胞肺癌（non-small cell lung carcinoma，NSCLC）或肾细胞癌的 133 例患者的随机对照临床研究中，Bang 等在免疫治疗后 14 天内给予患者大范围姑息性放射治疗，结果显示 irAE 率更高但毒性通常较轻，3 级以上毒性反应的发生率低于 10%[53]。同样，帕博利珠单抗和立体定向放射治疗（SBRT）联合治疗多种转移性实体瘤患者的前瞻性 I 期临床试验也显示 3 级以上毒性反应的发生率低于 10%[54]。值得关注的是，这项研究包括了 4 例 HNSCC 患者，60% 以上的患者接受 2 个不同的部位的放射治疗。一项 II 期临床试验筛选 62 例转移性 HNSCC 患者接受纳武利尤单抗治疗，随机分配做 / 不做单个转移灶 SBRT。该试验发现 2 组患者的不良事件发生率（纳武利尤单抗单药组为 70%，纳武利尤单抗 +SBRT 组为 87%，$P = 0.12$）和 3 ~ 5 级不良事件发生率（纳武利尤单抗单药组为 13%，纳武利尤单抗 +SBRT 组为 10%，$P = 0.70$）无明显统计学差异[55]。

然而，在解读这些安全性数据时必须考虑几个关键问题。正如剂量和分次方案可能会影响射线诱导的潜在抗肿瘤免疫（如临床前研究所示），其同样可能影响放射免疫联合治疗时的潜在毒性。放射治疗和免疫治疗介入的时机可能也很重要。值得关注的是，放射治疗的回忆反应是一种相对罕见、不可预测且机制未明的现象，即系统治疗时，药物可在接受过放射治疗的组织中诱发炎症反应[56]，目前已有在给予 ICI 后出现放射治疗回忆反应的报道[57, 58]。此外，放射治疗的部位也可能会影响放射免疫联合治疗的不良反应；例如，具有里程碑意义的 PACIFIC 试验显示，Ⅲ期 NSCLC 根治性放化疗后行度伐利尤单抗（PD-L1 抑制剂）辅助治疗能显著提高总生存率（OS），同时也普遍增加了不同程度肺炎的发生率（尽管有临床症状的 3 级以上肺炎发生率在各治疗组相仿且总体水平较低）[59]。在颅脑部，脑转移病变经放射免疫联合治疗后发生放射性坏死的潜在风险增加[60, 61]。如前所述，在某些情况下放射治疗可引起淋巴细胞减少，最终可能会影响免疫治疗的疗效[32]。这些资料也强调了翔实准确的放射治疗和毒性反应数据对我们未来研究放射免疫联合治疗的重要性。

关于复发 / 转移性 HNSCC 患者的放射免疫综合治疗疗效方面的数据很少。一般来说，在这种情况下放射治疗的主要目的是刺激产生系统的抗肿瘤免疫反应或放射治疗远隔效应（abscopal effect）。这种情况难以进行回顾性研究，因为临床上很难区分免疫治疗的延迟效应和真正的放射治疗远隔效应[62]。唯一可用的 HNSCC 前瞻性数据来自前述的 Ⅱ 期随机对照临床试验，62 例转移性 HNSCC 患者接受纳武利尤单抗治疗，随机进行或不进行单个转移灶 SBRT（9 Gy/3 fx，于第 1/2 次纳武利尤单抗治疗间期进行）。结果显示 SBRT 组患者总缓解率并没有改善（纳武利尤单抗单药组 vs. 纳武利尤单抗 +SBRT 组：34.5% vs. 29.0%，$P = 0.86$）[55]。一项类似设计的晚期 NSCLC 临床研究采用帕博利珠单抗联合或不联合单病变 SBRT 治疗的 Ⅱ 期临床试验也未能达到其主要终点，尽管数据显示联合 SBRT 治疗后总缓解率增加了 1 倍，但并无统计学意义（帕博利珠单抗组 vs. 帕博利珠单抗 +SBRT 组：18% vs. 36%，$P = 0.07$）[63]。这两项临床研究的差别包括使用的抗 PD-1 药物（纳武利尤单抗 vs. 帕博利珠单抗）、病种（HNSCC vs. NSCLC）、SBRT 治疗的时间（第 1/2 次纳武利尤单抗期间 vs. 帕博利珠单抗用药前），以及 SBRT 治疗剂量（9 Gy/3 fx vs. 8 Gy/3 fx）。从这组试验的结果来看，显然还需要更进一步的研究。表 7.1 列举了有助于解决这些问题的临床试验，尤其是复发 / 转移性 HNSCC 的临床研究。然而值得注意的是，这些研究中只有少数是随机对照临床试验，因此任何疗效数据都需要在更大规模的Ⅲ期随机对照临床试验中得到验证。

表 7.1 评估 ICI 和放疗联合治疗复发 / 转移性 HNSCC 的试验 [1]

临床试验	名称	纳入标准	治疗组	时间	期
NCT03539198	质子 SBRT 和免疫疗法治疗复发 / 局部进展性或转移性头颈癌的研究	复发 / 转移性 HNSCC, ≥2 个转移灶	1: 每 2 周给予纳武利尤单抗, 并在第 3 周期行单个转移灶质子 SBRT	同期	—
NCT03283605	转移癌的免疫治疗和 SBRT	转移性 HNSCC, ≥2 个转移灶	1: 度伐利尤单抗 + 曲美利木单抗 4 个周期 (每个周期 4 周), 2~3 周期之间行 SBRT	同期	1/2
NCT03844763	CONFRONT: 靶向复发 / 转移性 HNSCC 中的肿瘤微环境	复发 / 转移性 HNSCC	1: 阿维鲁单抗, 环磷酰胺, 首次给药后 1 周病变照射 8 Gy/1 fx	同期	1/2
NCT03522584	度伐利尤单抗, 曲美利木单抗和低分割放疗复发 / 转移性 HNSCC 患者	复发 / 转移性 HNSCC; PD-1/PD-L1 抑制剂治疗后进展	1: 度伐利尤单抗 + 曲美利木单抗治疗 4 个周期 (每个周期 4 周), 随后单独使用度伐利尤单抗治疗 9 个周期; 第 3 周进行 SBRT, 分 3 次, 隔天 1 次	同期	1/2
NCT03474497	UCDCC#272: IL-2, 放疗和帕博利珠单抗阻断检查点治疗难治性患者	复发 / 转移性 HNSCC; PD-1/PD-L1 抑制剂治疗后进展	1: 帕博利珠单抗治疗 1 周期, 然后 SBRT (24 Gy/3 fx), 第 2 周期瘤内注射白细胞介素 -2, 然后加帕博利珠单抗	同期	1/2
NCT03317327	REPORT: 再照射和 PD-1 阻断对复发性 HNSCC 的作用	放疗后复发 HNSCC 或第二原发 HNSCC	1: 纳武利尤单抗联合再程放疗至 60 Gy (1.5 Gy bid fx), 随后纳武利尤单抗治疗 12 个月	同期	1/2
NCT04340258	帕博利珠单抗和[131]铯近距离放疗联合挽救手术治疗 HNSCC 的试验	不可切除的术后 / 放疗后复发 HNSCC	1: 帕博利珠单抗治疗 1 次, 挽救性粒子植入[131]铯 (60~70 Gy), 帕博利珠单抗治疗 6 个月	同期	1/2
NCT04454489	四期放疗免疫检查点抑制	复发 / 转移性 HNSCC	1: 每 3 周给予帕博利珠单抗; 在第 2~3 周期照射 (14.8 Gy/4 fx bid) 2: 帕博利珠单抗单药	同期	2
NCT03313804	放疗晚期疾病的启动免疫疗法	复发 / 转移性 HNSCC	1: 纳武利尤单抗, 帕博利珠单抗或阿替利珠单抗联合 SBRT (BED > 100 Gy) 或 30 Gy 分次放疗 2: 纳武利尤单抗单药	同期	2
NCT03386357	放疗联合帕博利珠单抗治疗转移性 HNSCC	复发 / 转移性 HNSCC, ≥2 个转移灶, 铂类药物治疗后进展	1: 照射 1~3 个转移灶 (36 Gy/12 fx), 第 3~4 次开始使用帕博利珠单抗 2: 帕博利珠单抗单药	同期	2
NCT03511391	CHEERS: 免疫检查点抑制联合体外放疗对实体瘤的免疫增强作用	复发 / 转移性 HNSCC, 铂类药物治疗后进展	1: 纳武利尤单抗治疗 2 个周期, 然后 SBRT 治疗 1~3 个转移灶 (24 Gy/3 fx), 在第 3 个周期之前完成 2: 纳武利尤单抗单药	同期	2
NCT03085719	在 HNSCC 中聚焦高剂量或高剂量和低剂量辐射靶向 PD-1 治疗前药性	转移性 HNSCC, PD-1 抑制剂治疗后进展, ≥3 个转移灶	1: 帕博利珠单抗和高剂量 SBRT (3 fx) 治疗 1 个转移灶; 2: 帕博利珠单抗和高剂量 SBRT (3 fx) 治疗 1 个转移灶, 低剂量照射另一个转移灶 (2 fx)	同期	2
NCT03546582	KEYSTROKE: SBRT 联合 / 不联合帕博利珠单抗治疗复发头颈癌	放疗后复发性 HNSCC 或第二原发 HNSCC	1: SBRT 再程放疗 2 周后, 每 3 周给帕博利珠单抗, 持续最多 2 年; 2: SBRT 再程放疗 2 周	序贯	2
NCT03521570	强调放疗联合纳武利尤单抗治疗复发性或第二原发性 HNSCC	放疗后复发性 HNSCC 或第二原发 HNSCC	1: 纳武利尤单抗 1 次治疗后, 放疗联合纳武利尤单抗, 然后辅助纳武利尤单抗治疗 5 个月	同期 + 序贯	2
NCT02289209	局部应用帕博利珠单抗联合再照射治疗可手术的复发性或第二原发性 HNSCC	放疗后不可切除的复发性 HNSCC 或第二原发 HNSCC	1: 再程放疗 60 Gy (1.2 Gy bid fx) 联合帕博利珠单抗治疗 1 个周期, 随后帕博利珠单抗单抗维持 3 个月	同期 + 序贯	2
NCT02684253	图像引导 SBRT 与单独应用纳武利尤单抗治疗转移性 HNSCC 患者的筛选试验	转移性 HNSCC, ≥2 个转移灶	1: 纳武利尤单抗治疗 1 个周期, 第 2 个周期时行 SBRT (27 Gy/3 fx); 2: 纳武利尤单抗单药	同期	2

如前所述，肿瘤的寡转移阶段越来越受到大家的关注。与之前转移患者终将发生广泛转移而无法治愈的概念相反，寡转移假说论则认为不同肿瘤发生转移的倾向各不相同，局部转移肿瘤和广泛转移肿瘤之间可能存在中间状态，其更倾向发生一定数量的转移，进一步广泛转移潜力有限[64]。因此，对寡转移患者进行积极的局部治疗可能会获得更明显的生存获益。几项Ⅱ期随机临床试验的结果支持这一假说（值得注意的是，这些研究中均无HNSCC患者）[65-69]。因此，对这类患者进行放疗时配合免疫治疗以改善预后得到了更多的关注[70]。在这种情况下，通常会对所有转移病变给予消融剂量的放疗，因此免疫治疗也将加重每个治疗部位的放疗反应。据我们所知，尽管至少有一项临床试验 [NCT03283605，研究度伐利尤单抗、曲美利木单抗（CTLA-4抑制剂）和SBRT治疗病变小于10个的寡转移HNSCC患者] 正在进行，但尚无放疗联合免疫治疗寡转移性HNSCC患者的前瞻性临床数据发表。

与寡转移概念相对应的是寡进展，指的是在系统治疗疗效稳定一段时间后发生数量有限的转移病变进展[71]。在免疫治疗前提下，寡进展可能预示着治疗有效的患者发生了免疫逃逸。在某些情况下，寡进展可能是由于缺乏特定肿瘤抗原或抗原呈递的耐药肿瘤株克隆，或由于解剖结构造成潜在免疫微环境的差异，允许了局部免疫逃逸（如大脑）[72, 73]。如果这种假说正确，局部治疗（如对这些寡进展病变进行放疗）可使患者继续从免疫治疗中获益[74-76]。我们正在前瞻性临床试验 HNSCC（NCT03085719）中对这一假说进行验证。

局部晚期 / 根治性治疗

目前正在对大多数肿瘤（包括HNSCC）进行免疫治疗参与早期患者根治性治疗的临床研究。同时免疫治疗也用于配合放疗提高局部疗效（作为放疗增敏剂），并清除亚临床病变。几种可能的联合治疗方式正在摸索中：在放化疗方案中加入免疫治疗以提高治疗强度（对预后较差的患者）；免疫治疗替代化疗与放疗同期进行，或配合化疗以降低放疗剂量（可能是寻找等效减毒的途径）；免疫治疗当作辅助和（或）诱导治疗（即序贯治疗）。到目前为止，辅助免疫治疗在非小细胞肺癌中已被证明是有效的。如前所述，PACIFIC试验表明对于不可切除的Ⅲ期NSCLC，在完成标准放化疗后6周内开始使用度伐利尤单抗辅助治疗可显著提高生存获益，2年OS从55.6%提高到66.3%[77]。值得关注的是，完成放化疗后2周内入组治疗的患者获益幅度更大。近年来辅助免疫治疗在食管癌治疗中也取得了成功，但是完整的试验结果尚未发表。Checkmate-577研究显示在食管癌和胃食管癌患者新辅助放化疗和手术切除后，给予纳武利尤单抗辅助治疗患者的中位无病生存期比安慰剂组增加了1倍（22.4个月 *vs.* 11.0个月）[78]。

如表7.2所示，目前已有部分关于HNSCC根治性放疗与免疫治疗不同搭配方式的临床试验发表了安全性数据。一般来说，PD-1/PD-L1抑制剂配合根治性放疗后患者的耐受性良好，没有出现超出预期的毒副反应。KEYCHAIN是一项随机对照Ⅱ期临床研究，对比了p16

阳性中危组 HNSCC 患者放疗联合帕博利珠单抗（同期＋辅助）与联合顺铂（同期）疗效的差异；该研究的安全性预试验中，帕博利珠单抗组的 8 例患者中仅 1 例出现剂量限制性毒性反应（4 级肾上腺功能不全），因此该试验已经进入 Ⅱ 期临床阶段[79]。在一项顺铂不耐受的局部晚期（locally advanced，LA）HNSCC 患者单臂 Ⅱ 期临床试验中，使用帕博利珠单抗同期和辅助治疗，前 12 例入组患者均表现出相对较低的毒性反应，12 例患者中有 11 例顺利完成计划周期的帕博利珠单抗治疗[80]。PembroRad 是一项随机对照的 Ⅱ 期临床试验，同样对于顺铂不耐受的 LA HNSCC 患者，分别给予放疗联合帕博利珠单抗同期治疗与放疗联合西妥昔单抗（C225）同期治疗，133 例患者以 1∶1 的方式随机分组，数据显示帕博利珠单抗组患者射野内的黏膜炎或皮炎明显少于西妥昔单抗组[81]。

　　早期研究还显示用免疫治疗增加现有放化疗强度是非常安全的。在一项小型 Ⅰ 期临床试验中，10 例顺铂不耐受的 LA HNSCC 患者在标准西妥昔单抗＋放疗的基础上加用阿维鲁单抗同期和辅助免疫治疗，未观察到 4 ～ 5 级毒性反应，8 例可评估患者中只有 1 例因毒性反应而停用阿维鲁单抗[82]。REACH 是一项 Ⅲ 期临床试验，也比较了 LA HNSCC 患者放疗同期使用阿维鲁单抗＋西妥昔单抗、之后进行 12 个月的辅助阿维鲁单抗治疗与标准的大剂量顺铂＋放疗或西妥昔单抗＋放疗（取决于患者是否耐受顺铂治疗）的差异；在安全试验期将 82 例患者进行随机分组，结果显示增加阿维鲁单抗耐受性良好，88% 的患者按方案顺利完成阿维鲁单抗治疗，对照组和实验组之间 4 级以上不良事件的发生率相似[83]。相类似的一项单臂 Ⅰb 期研究显示在 LA HNSCC 患者的标准放疗和每周顺铂同期化疗中使用帕博利珠单抗进行同期和辅助免疫治疗，在 59 例患者中，帕博利珠单抗不影响患者正常完成放化疗，只有 5 例因 irAE 而停药[84]。RTOG 3504 是一项针对中高危 HNSCC 患者的四臂 Ⅰ 期试验，研究了单纯放疗、每周顺铂同期放化疗、大剂量顺铂每 3 周 1 次同期放化疗、西妥昔单抗同期化疗，这 4 组患者搭配纳武利尤单抗同期和辅助免疫治疗；后 3 个组的安全性数据再次证明，纳武利尤单抗不影响放化疗的正常完成，且剂量限制毒性反应发生率较低[85]。

　　目前，关于放射免疫联合治疗在研试验的疗效数据陆续发布。上文提到的 Ⅱ 期单臂临床试验[80]对顺铂不耐受的 LA HNSCC 患者进行帕博利珠单抗同期和辅助放射免疫治疗，最终入组 29 例患者，1 年无进展生存率（PFS）和 OS 分别为 76% 和 86%[86]。PembroRad 发布的疗效数据显示帕博利珠单抗组与西妥昔单抗组的肿瘤控制无明显统计学差异（2 年 PFS：42% *vs.* 40%，$P = 0.41$；2 年 OS：62% *vs.* 55%，$P = 0.49$）[87]。

表 7.2　评估 ICI 联合放疗对 LA HNSCC 进行根治性治疗的试验 [1]

临床试验	名称	纳入标准	治疗组	时间	期
NCT02819752	PEACH：帕博利珠单抗联合化疗治疗 HNSCC	LA HNSCC	1：帕博利珠单抗 + 标准放化疗，同期 3 次、辅助 4 次	同期 + 序贯	1
NCT04477759	DEHART：改良性剂量递增低分割放疗治疗头颈癌	LA HNSCC，顺铂不耐受或原发性转移性 HNSCC	1：MRI 引导的大分割放疗（50～60 Gy/15 fx）；放疗 1 次和 11 次时给予阿替利珠单抗，然后每 4 周 1 次，持续 1 年	同期 + 序贯	1
NCT03509012	CLOVER：免疫治疗结合放化疗晚期实体瘤	LA HNSCC	1：度伐利尤单抗 + 标准铂同期放化疗	同期	1
NCT02764593	RTOG 3504：中高风险 LA HNSCC 患者在化疗中加入纳武利尤单抗的安全性试验	中高危 LA HNSCC	1：纳武利尤单抗诱导 1 次，放疗（70 Gy/35 fx）和顺铂同期化疗，纳武利尤单抗辅助 7 次。2：纳武利尤单抗诱导 1 次，放疗（70 Gy/35 fx）和西妥昔单抗同期化疗，纳武利尤单抗辅助 7 次。3：纳武利尤单抗诱导 1 次，放疗（70 Gy/35 fx）和顺铂辅助同期化疗，纳武利尤单抗辅助 7 次。4：纳武利尤单抗每周同期（70 Gy/35 fx）和纳武利尤单抗同期治疗，纳武利尤单抗辅助 7 次	同期 + 序贯	1
NCT03051906	DUCRO-HN：度伐利尤单抗、西妥昔单抗和放疗治疗头颈癌	LA HNSCC	1：度伐利尤单抗治疗每 4 周 1 次，西妥昔单抗治疗每周 1 次，放疗 69.96 Gy/33 fx，然后度伐利尤单抗辅助治疗 6 个月	同期 + 序贯	1/2
NCT03247712	头颈癌的新辅助免疫放射治疗	可切除 LA HNSCC	1：新辅助 SBRT（24～40 Gy/3～5 fx）联合纳武利尤单抗治疗，然后进行手术和纳武利尤单抗辅助治疗	同期 + 序贯	1/2
NCT02296684	MK-3475 对可手术切除的 HNSCC 的免疫治疗	可切除 LA HNSCC 的 OPSCC 除外	1：2 次帕博利珠单抗新辅助化疗，随后手术 + 标准辅助放疗 / 放化疗。2：1 次帕博利珠单抗新辅助化疗，随后手术 + 标准辅助放疗 / 放化疗（包膜外侵犯或切缘阳性患者行辅助帕博利珠单抗治疗，最多 6 次）	序贯	2
NCT03389891	局部晚期喉癌和喉咽癌症的 TPN 诱导后纳武利尤单抗联合放射治疗	局部晚期 p16 阴性喉或喉咽鳞状细胞癌	1：顺铂 + 多西他赛 + 纳武利尤单抗诱导，随后纳武利尤单抗同期放射免疫治疗	同期 + 序贯	2
NCT03708224	晚期非病毒相关鳞状细胞癌患者围手术期免疫治疗的 II 期研究	可切除 LA HNSCC（p16 阴性 OPSCC 除外）	1：1 次阿替利珠单抗新辅助化疗，手术 + 标准单抗，最多 12 次。2：1 次阿替利珠单抗 + 托珠单抗新辅助化疗，然后手术 + 标准辅助放疗 / 放化疗，然后每 3 周 1 次阿替利珠单抗治疗，持续 12 次	序贯	2
NCT03426657	LA HNSCC 的双检查点阻断放射治疗	LA HNSCC	1：顺铂 + 多西他赛 + 度伐利尤单抗 + 曲美木单抗诱导 1 个周期；活检 CD8 T 细胞浸润增加者，接受度伐利尤单抗 + 曲美木单抗 + 放疗，然后度伐利尤单抗维持治疗 8 个月	同期 + 序贯	2
NCT03532737	免疫检查点抑制剂联合放化疗治疗头颈部癌症	LA HNSCC（鼻咽癌除外）	1：帕博利珠单抗诱导治疗 6 个周期（每 3 周一个周期），第 2 个周期起同期放化疗（同期大剂量顺铂 + 西妥昔单抗，放疗 66～70 Gy/30～35 fx）	同期 + 序贯	2

续表

临床试验	名称	纳入标准	治疗组	时间	期
NCT02892201	帕博利珠单抗治疗放疗后残留病变的 HNSCC	根治性放疗后有残留病变的 LA HNSCC	1: 帕博利珠单抗治疗 4 个周期，随后进行姑息手术评估；不可切除的患者继续帕博利珠单抗治疗 1 年	序贯	2
NCT03721757	CA209-891: 新辅助和辅助纳武利尤单抗治疗 NICO: 对口腔癌免疫检查点的抑制作用	局部晚期 OSCC	1: 次新辅助纳武利尤单抗治疗，然后手术，术后 1 次纳武利尤单抗治疗，然后辅助纳武利尤单抗治疗（60 Gy/30 fx），放疗标准术后放疗 6 个月	序贯	2
NCT03944915	DEPEND: 人乳头瘤病毒阴性疾病的降阶梯治疗	p16 阴性 LA HNSCC	1: 卡铂＋紫杉醇＋纳武利尤单抗诱导，然后根据肿瘤消退情况进行放疗 / 放化疗（66～75 Gy）	序贯	2
NCT04405154	卡瑞利珠单抗联合放化疗治疗 LA HNSCC 的研究	LA HNSCC	1: 卡瑞利珠单抗治疗 8 个周期（2 周一个周期），从第 2 个周期开始标准放化疗（顺铂同期放疗 66 Gy/33 fx）	同期＋序贯	2
NCT02777385	帕博利珠单抗联合顺铂和 IMRT 治疗头颈癌	中高危 LA HNSCC	1: 帕博利珠单抗 1 次初始剂量治疗，每周顺铂同期放化疗，然后帕博利珠单抗辅助治疗 8 次 2: 每周顺铂同期放疗，然后帕博利珠单抗辅助放疗 70 Gy/33～35 fx	1: 同期＋序贯 2: 序贯	2
CT03383094	KEYCHAIN: 头颈癌的放化疗 vs. 免疫放射治疗	p16 阳性、中危 LA HNSCC	1: 帕博利珠单抗＋标准放疗 70 Gy/33～35 fx，帕博利珠单抗辅助治疗 20 个周期（3 周一个周期）2: 大剂量顺铂同期标准放疗 70 Gy/33～35 fx	同期	2
NCT02707588	PembroRad: 帕博利珠单抗或西妥昔单抗联合 RT 治疗 LA HNSCC 患者的耐受性和疗效	LA HNSCC	1: 放疗（69.96 Gy/35 fx）同期帕博利珠单抗 2: 放疗（69.96 Gy/33 fx）同期西妥昔单抗	同期	2
NCT02609503	帕博利珠单抗＋放疗顺铂不耐受的 LA HNSCC	顺铂不耐受 LA HNSCC	1: 放疗 70 Gy/35 fx，帕博利珠单抗同期治疗 3 个周期，然后辅助治疗 3 个周期	同期＋序贯	2
NCT03258554	NRG-HN004: 度伐利尤单抗或西妥昔单抗联合放疗治疗不能服用顺铂的局部晚期头颈鳞癌患者	顺铂不耐受 LA HNSCC	1: 度伐利尤单抗治疗 7 个周期（4 周一个周期）；第 2 周开始放疗 70 Gy/35 fx 2: 西妥昔单抗治疗 8 个周期（每周一个周期）；第 2 周开始放疗 70 Gy/35 fx	同期＋序贯	2/3
NCT01810913	RTOG 1216: 在高风险头颈部癌的常规化疗和放疗中添加多西他赛-西妥昔单抗或免疫药物阿替利珠单抗的试验	病理性 ENE 或切缘阳性的可切除 LA HNSCC（p16 阳性 OPSCC 除外）	1: 术后阿替利珠单抗治疗 8 个周期（3 周一个周期），从第 2 周开始进行标准放疗（60 Gy/30 fx＋每周顺铂）	同期＋序贯	2/3
NCT03811015	EA3161: HPV 喉癌患者免疫疗法的检测与观察	中危 p16 阳性口咽 SCC	1: 放疗（70 Gy/35 fx）同期每周顺铂，然后纳武利尤单抗辅助治疗 12 个月 2: 放疗（70 Gy/35 fx）同期每周顺铂，然后观察	序贯	2/3
NCT03452137	IMvoke010: 阿替利珠单抗（抗 PD-L1 抗体）作为高危 LA HNSCC 患者根治性局部治疗后辅助治疗的研究	根治性局部治疗后的 LA HNSCC（放化疗或手术＋放疗/放化疗）	1: 阿替利珠单抗辅助治疗 1 年 2: 安慰剂 1 年	序贯	3

续表

临床试验	名称	纳入标准	治疗组	时间	期
NCT03576417	NIVOPOSTOP: 纳武利尤单抗与顺铂-RT联合治疗头颈癌的临床试验	术后ENE、切缘阳性或多个阳性淋巴结的LA HNSCC	1: 1次纳武利尤单抗治疗，然后大量顺铂+纳武利尤单抗同期放化疗（66 Gy/33 fx） 2: 大剂量顺铂同期放化疗（66 Gy/33 fx）	同期+序贯	3
NCT03673735	ADHERE: HPV阴性HNSCC受试者术后放化疗后免疫维持治疗	术后病理性ENE或切缘阳性的p16阴性HNSCC	1: 度伐利尤单抗诱导治疗1次，随后标准放化疗（顺铂+放疗66 Gy/33 fx），随后度伐利尤单抗辅助治疗6个月 2: 标准放化疗（顺铂+放疗66 Gy/33 fx）	序贯	3
NCT03700905	IMSTAR-HN: 纳武利尤单抗单药或联合伊匹木单抗作为免疫疗法对比辅助治疗后手术可切除HNSCC标准随访的研究	可切除 LA HNSCC（p16阳性OPSCC除外）	1: 1次纳武利尤单抗新辅助治疗后手术，术后标准放疗/放化疗、随后纳武利尤单抗或纳武利尤单抗+伊匹木单抗辅助治疗6个月 2: 术后标准放疗/放化疗	序贯	3
NCT03765918	MK-3475-689: 帕博利珠单抗术前和术后联合放疗治疗LA HNSCC的研究	可切除 LA HNSCC	1: 2次帕博利珠单抗新辅助治疗，然后手术，术后1次帕博利珠单抗治疗后行同期放疗/放化疗，然后帕博利珠单抗辅助治疗12次 2: 手术后辅助放疗或放化疗	同期+序贯	3
NCT03673735	ADHERE: HPV阴性HNSCC患者术后放化疗后维持免疫检查点抑制剂治疗的研究	病理性ENE或切缘可切除 LA HNSCC（p16阳性OPSCC除外）	1: 1次度伐利尤单抗治疗，然后标准顺铂同期放化疗（66 Gy/33 fx），然后度伐利尤单抗辅助治疗6次 2: 术后，标准顺铂同期放化疗（66 Gy/33 fx）	序贯	3
CT03040099	KEYNOTE-412: 帕博利珠单抗（MK-3475）或安慰剂联合放化疗治疗LA HNSCC的研究	LA HNSCC	1: 帕博利珠单抗新辅助治疗1次、帕博利珠单抗+顺铂+放疗（70 Gy/35 fx），帕博利珠单抗辅助治疗17次 2: 标准顺铂同期放化疗（70 Gy/35 fx）	序贯	3
CT02999087	REACH: 阿维鲁单抗-西妥昔单抗-放疗对比标准治疗LA HNSCC的随机试验	LA HNSCC（顺铂耐受/不耐受均可）	1: 西妥昔单抗+阿维鲁单抗诱导治疗1次，然后同期同步放疗（69.96 Gy/33 fx），阿维鲁单抗辅助治疗12个月 2: 标准放疗（69.96 Gy/33 fx）同期顺铂（顺铂耐受者） 3: 标准放疗（69.96 Gy/33 fx）同期西妥昔单抗（顺铂不耐受者）	同期+序贯	3
NCT02952586	Javelin 100: 阿维鲁单抗放化疗治疗LA HNSCC的化疗与标准放化疗疗效比较研究	LA HNSCC	1: 阿维鲁单抗诱导治疗1次、阿维鲁单抗辅助治疗12个月（70 Gy/35 fx），阿维鲁单抗同期放化疗（70 Gy/35 fx） 2: 顺铂同期放化疗（70 Gy/35 fx）	同期+序贯	3

注: ENE，淋巴结外侵犯；IMRT，调强适形放射治疗。

Javelin 100 是一项双盲、安慰剂对照的 III 期临床试验，对 697 例 LA HNSCC 患者行标准顺铂为基础的放化疗，随机分组进行或不进行阿维鲁单抗同期和辅助（12 个月）治疗，以 PFS 为主要终点。该试验中期数据分析后因无效而提前终止，其中安慰剂 + 放化疗组的 PFS 似乎更高（风险比 1.21，$P = 0.92$），且阿维鲁单抗组与安慰剂组相比 3 级或更高级不良事件的发生率也略高（88% vs. 82%）[88]，探索性分析显示局部区域控制失败或发生远处转移的时间没有任何改善，且 PFS 结果在各个亚组中基本一致。一个可能的例外是，PD-L1 高表达亚组（定义为 ≥ 25%）与安慰剂相比，阿维鲁单抗组似乎具有 PFS 获益，然而，因入组患者数量较少，且该研究没有根据 PD-L1 状态进行分层，因此该观察结果仍然是纯粹假设。

Javelin 100 令人失望的结果与 PACIFIC 研究获得的 PD-L1 阻滞剂在 LA NSCLC 治疗中的成功数据形成鲜明对比。其原因可能为 LA HNSCC 患者淋巴结转移的风险高，标准放疗通常需要对颈部淋巴引流区进行照射（与其相反，NSCLC 淋巴引流区通常不照射），这些引流区淋巴结正是原发肿瘤放疗后抗原呈递细胞将处理过的抗原呈递给 T 细胞的地方[23, 27]。一项口腔鳞状细胞癌（OSCC）患者行术前新辅助免疫治疗（纳武利尤单抗或纳武利尤单抗和伊匹木单抗）配合正电子发射计算机体层成像（PET/CT）检查的研究，进一步支持了引流区淋巴结的重要性；新辅助免疫治疗间期 PET/CT 扫描显示颈部引流区淋巴结放射性氟代脱氧葡萄糖（FDG）摄取大幅提高，外科手术病理提示反应性表现，无肿瘤证据。因此，观察到的 FDG 摄取增加可能是免疫反应增强的放射学证据[89]。考虑到淋巴细胞的放疗敏感性强，在接受 ICI 后，在引流区淋巴结的选择性放疗（特别是较长时间的常规分割方案）可能会阻碍 T 细胞激活。正如上面所提到的，有一些临床数据支持这样的观点，如 Morisada 等研究同源口腔癌的小鼠模型显示，无论对原发肿瘤还是区域淋巴结进行照射，20 Gy/10 fx 相比 16 Gy/ fx 次照射的小鼠区域淋巴结内肿瘤特异性 $CD8^+T$ 细胞反应明显减弱（尽管肿瘤植入小鼠的腿部不是一个完美的头颈部淋巴引流模型）[49]。Weiss 等报道的 II 期临床试验也提示 3 级以上淋巴细胞减少率为 58.6%[86]。另一个值得注意的问题是 Javelin 100 试验及上述的许多其他临床试验的设计，在实验组中同时纳入了同期和辅助免疫治疗，而 PACIFIC 和 Checkmate-577 只进行了辅助免疫治疗。尽管与序贯给药相比，同期放射免疫治疗造成 T 细胞死亡的问题可能尤为明显，免疫和放射治疗的时机和顺序仍然是一个需要进一步研究的关键问题[90]。如上述临床前工作所示，放疗剂量和分次也可能是放疗和免疫治疗发挥协同作用至关重要的因素。然而，在临床前模型中潜力最大的大分割放疗方案与目前 HNSCC 标准治疗中使用的常规分割方案（1.8 ～ 2.0 Gy/ fx）存在巨大差异。尽管 NSCLC 的标准总剂量略低于 HNSCC（54 ～ 66 Gy vs. 70 Gy），PACIFIC 试验也采用了常规分割剂量放疗。总的来说，鉴于当前的标准放疗方案经过多年的经验积累且 HNSCC 放疗的射野有自己的特点，需要全面的研究来确定适当的淋巴结照射范围、治疗时间和先后顺序、处方剂量和（或）分次应如何调整，以最大限度与免疫治疗产生协同作用，并最终改善患者的预后。在表 7.1 和表

7.2 中列举的试验中，上述参数的设置各不相同，因此将数据进行综合分析后有望得出更全面的结论。

结论/展望

放射免疫综合治疗改善 HNSCC 患者预后的前景令人振奋。现行的临床试验将有助于推动这一领域的发展，而寡转移性肿瘤治疗模式的进步为系统治疗和局部治疗提供了更大的空间。同时生物标志物的研究也将为患者综合治疗的选择提供更多依据。此外，鉴于免疫治疗的广泛临床应用，本章主要聚焦于 ICI（特别是 PD-1/PD-L1 靶点），针对其他靶点和通路的免疫治疗药物也在积极研发中 [91]，其与放疗联合治疗的试验（例如 NCT04220775）也在进行中。尽管如此，当前临床前和临床领域仍有大量工作要做，以确定免疫治疗协同效果最佳的放疗剂量、分次、时机、靶区和射野的大小，关键是找到放疗的免疫刺激和免疫抑制作用之间的最佳平衡，并有望持续改善 HNSCC 患者的预后。

致谢 本章的部分观点转载自作者以前的文章：Qian JM and Schoenfeld JD（2021）Radiotherapy and Immunotherapy for Head and Neck Cancer：Current Evidence and Challenges. Front. Oncol. 10：608772. https://doi.org/10.3389/fonc.2020.608772.

参考文献

1. Bray F，Ferlay J，Soerjomataram I，Siegel RL，Torre LA，Jemal A. Global cancer statistics 2018：GLOBOCAN estimates of incidence and mortality worldwide for 36 cancers in 185 countries. CA Cancer J Clin. 2018；68（6）：394-424.

2. Taberna M，Mena M，Pavón MA，Alemany L，Gillison ML，Mesía R. Human papillomavirus-related oropharyngeal cancer. Ann Oncol. 2017；28（10）：2386-98.

3. Coutard H. Principles of X ray therapy of malignant diseases. The Lancet. 1934；224（5784）：1-8.

4. Leeman JE，Li JG，Pei X，Venigalla P，Zumsteg ZS，Katsoulakis E，et al. Patterns of treatment failure and postrecurrence outcomes among patients with locally advanced head and neck squamous cell carcinoma after chemoradiotherapy using modern radiation techniques. JAMA Oncol. 2017；3（11）：1487-94.

5. Vengaloor Thomas T，Packianathan S，Bhanat E，Albert A，Abraham A，Gordy X，et al. Oligometastatic head and neck cancer：comprehensive review. Head Neck. 2020；42（8）：2194-201.

6. Mascaux C，Angelova M，Vasaturo A，Beane J，Hijazi K，Anthoine G，et al. Immune evasion before tumour invasion in early lung squamous carcinogenesis. Nature. 2019；571（7766）：570-5.

7. Galon J，Bruni D. Tumor immunology and tumor evolution：intertwined histories. Immunity. 2020；52（1）：55-81.

8. Hodi FS，O'Day SJ，McDermott DF，Weber RW，Sosman JA，Haanen JB，et al. Improved survival with ipilimumab in patients with metastatic melanoma. N Engl J Med. 2010；363（8）：711-23.

9. Seiwert TY, Burtness B, Mehra R, Weiss J, Berger R, Eder JP, et al. Safety and clinical activity of pembrolizumab for treatment of recurrent or metastatic squamous cell carcinoma of the head and neck (KEYNOTE-012): an open-label, multicentre, phase 1b trial. Lancet Oncol. 2016; 17 (7): 956-65.

10. Cohen EEW, Soulières D, Le Tourneau C, Dinis J, Licitra L, Ahn M-J, et al. Pembrolizumab versus methotrexate, docetaxel, or cetuximab for recurrent or metastatic head-and-neck squamous cell carcinoma (KEYNOTE-040): a randomised, open-label, phase 3 study. Lancet. 2019; 393 (10167): 156-67.

11. Ferris RL, Blumenschein G, Fayette J, Guigay J, Colevas AD, Licitra L, et al. Nivolumab for recurrent squamous-cell carcinoma of the head and neck. N Engl J Med. 2016; 375 (19): 1856-67.

12. Burtness B, Harrington KJ, Greil R, Soulières D, Tahara M, de Castro G, et al. Pembrolizumab alone or with chemotherapy versus cetuximab with chemotherapy for recurrent or metastatic squamous cell carcinoma of the head and neck (KEYNOTE-048): a randomised, open-label, phase 3 study. Lancet. 2019; 394 (10212): 1915-28.

13. Alexander BM, Schoenfeld JD, Trippa L. Hazards of hazard ratios-deviations from model assumptions in immunotherapy. N Engl J Med. 2018; 378 (12): 1158-9.

14. Le DT, Uram JN, Wang H, Bartlett BR, Kemberling H, Eyring AD, et al. PD-1 blockade in tumors with mismatch-repair deficiency. N Engl J Med. 2015; 372 (26): 2509-20.

15. Marabelle A, Fakih MG, Lopez J, Shah M, ShapiraFrommer R, Nakagawa K, et al. Association of tumour mutational burden with outcomes in patients with select advanced solid tumours treated with pembrolizumab: prospective biomarker analysis of the multicohort, open-label, phase 2 KEYNOTE-158 study. Lancet Oncol. 2020; 21 (10): 1353-65.

16. Chen DS, Mellman I. Elements of cancer immunity and the cancer-immune set point. Nature. 2017; 541 (7637): 321-30.

17. Schoenfeld JD, Fell G, Haddad RI, Trippa L. Keynote 48: is it really for everyone? Oral Oncol. 2020; 105: 104762.

18. Ferris RL, Blumenschein G, Jr., Fayette J, Guigay J, Colevas AD, Licitra L, et al. Nivolumab vs investigator's choice in recurrent or metastatic squamous cell carcinoma of the head and neck: 2-year long-term survival update of CheckMate 141 with analyses by tumor PD-L1 expression. Oral Oncol. 2018; 81: 45-51.

19. Qian JM, Schoenfeld JD. Radiotherapy and immunotherapy for head and neck cancer: current evidence and challenges. Front Oncol. 2021; 10: 3307.

20. Stone HB, Peters LJ, Milas L. Effect of host immune capability on radiocurability and subsequent transplantability of a murine fibrosarcoma. J Natl Cancer Inst. 1979; 63 (5): 1229-35.

21. Galluzzi L, Vitale I, Warren S, Adjemian S, Agostinis P, Martinez AB, et al. Consensus guidelines for the definition, detection and interpretation of immunogenic cell death. J Immunother Cancer. 2020; 8 (1): e000337.

22. Golden EB, Frances D, Pellicciotta I, Demaria S, Helen Barcellos-Hoff M, Formenti SC. Radiation fosters dose-dependent and chemotherapy-induced immunogenic cell death. Onco Targets Ther. 2014; 3: e28518.

23. Weichselbaum RR, Liang H, Deng L, Fu YX. Radiotherapy and immunotherapy: a beneficial liaison? Nat Rev Clin Oncol. 2017; 14 (6): 365-79.

24. Deng L, Liang H, Xu u M, Yang X, Burnette B, Arina A, et al. STING-dependent cytosolic DNA sensing promotes radiation-induced type i interferon-dependent antitumor immunity in immunogenic tumors. Immunity. 2014; 41 (5): 843-52.

25. Vanpouille-Box C，Alard A，Aryankalayil MJ，Sarfraz Y，Diamond JM，Schneider RJ，et al. DNA exonuclease Trex1 regulates radiotherapy-induced tumour immunogenicity. Nat Commun. 2017；8：15618.

26. Reits EA，Hodge JW，Herberts CA，Groothuis TA，Chakraborty M，Wansley EK，et al. Radiation modulates the peptide repertoire，enhances MHC class I expression，and induces successful antitumor immunotherapy. J Exp Med. 2006；203（5）：1259-71.

27. Sharabi AB，Nirschl CJ，Kochel CM，Nirschl TR，Francica BJ，Velarde E，et al. Stereotactic radiation therapy augments antigen-specific PD-1-mediated antitumor immune responses via cross-presentation of tumor antigen. Cancer Immunol Res. 2015；3（4）：345-55.

28. Garnett CT，Palena C，Chakraborty M，Tsang K-Y，Schlom J，et al. Sublethal irradiation of human tumor cells modulates phenotype resulting in enhanced killing by cytotoxic T lymphocytes. Cancer Res. 2004；64（21）：7985-94.

29. Nakamura N，Kusunoki Y，Akiyama M. Radiosensitivity of CD4 or CD8 positive human T-lymphocytes by an in vitro colony formation assay. Radiat Res. 1990；123（2）：224-7.

30. Arina A，Beckett M，Fernandez C，Zheng W，Pitroda S，Chmura SJ，et al. Tumor-reprogrammed resident T cells resist radiation to control tumors. Nat Commun. 2019；10（1）：3959.

31. Grayson JM，Harrington LE，Lanier JG，Wherry EJ，Ahmed R. Differential sensitivity of naive and memory CD8+ T cells to apoptosis in vivo. J Immunol. 2002；169（7）：3760-70.

32. Pike LRG，Bang A，Mahal BA，Taylor A，Krishnan M，Spektor A，et al. The impact of radiation therapy on lymphocyte count and survival in metastatic cancer patients receiving PD-1 immune checkpoint inhibitors. Int J Radiat Oncol Biol Phys. 2019；103（1）：142-51.

33. Mandal R，Şenbabaoğlu Y，Desrichard A，Havel JJ，Dalin MG，Riaz N，et al. The head and neck cancer immune landscape and its immunotherapeutic implications. JCI Insight. 2016（17）；1：e89829.

34. Wang J，Sun H，Zeng Q，Guo X-J，Wang H，Liu H-H，et al. HPV-positive status associated with inflamed immune microenvironment and improved response to anti-PD-1 therapy in head and neck squamous cell carcinoma. Sci Rep. 2019；9（1）：13404.

35. Chen Y-P，Wang Y-Q，Lv J-W，Li Y-Q，Chua MLK，Le Q-T，et al. Identification and validation of novel microenvironment-based immune molecular subgroups of head and neck squamous cell carcinoma：implications for immunotherapy. Ann Oncol. 2019；30（1）：68-75.

36. Chakravarthy A，Henderson S，Thirdborough SM，Ottensmeier CH，Su X，Lechner M，et al. Human papillomavirus drives tumor development throughout the head and neck：improved prognosis is associated with an immune response largely restricted to the oropharynx. J Clin Oncol. 2016；34：4132-41.

37. Schoenfeld JD，Gjini E，Rodig SJ，Tishler RB，Rawal B，Catalano PJ，et al. Evaluating the PD-1 axis and immune effector cell infiltration in oropharyngeal squamous cell carcinoma. Int J Radiat Oncol Biol Phys. 2018；102（1）：137-45.

38. Spanos WC，Nowicki P，Lee DW，Hoover A，Hostager B，Gupta A，et al. Immune response during therapy with cisplatin or radiation for human papillomavirus-related head and neck cancer. Arch Otolaryngol Head Neck Surg. 2009；135（11）：1137-46.

39. Özcan-Wahlbrink M，Schifflers C，Riemer AB. Enhanced radiation sensitivity of human papillomavirus-driven head and neck cancer：focus on immunological aspects. Front Immunol. 2019；10：2831.

40. Shimasaki N，Jain A，Campana D. NK cells for cancer immunotherapy. Nat Rev Drug Discov. 2020；19（3）：200-18.

41. Oweida A，Lennon S，Calame D，Korpela S，Bhatia S，Sharma J，et al. Ionizing radiation sensitizes tumors to PD-L1 immune checkpoint blockade in orthotopic murine head and neck squamous cell carcinoma. Oncoimmunology. 2017；6（10）：e1356153.

42. Kim SS，Shen S，Miyauchi S，Sanders PD，FraniakPietryga I，Mell L，et al. B cells improve overall survival in HPV-associated squamous cell carcinomas and are activated by radiation and PD-1 blockade. Clin Cancer Res. 2020；26：3345-59.

43. Dillon MT，Bergerhoff KF，Pedersen M，Whittock H，Crespo-Rodriguez E，Patin EC，et al. ATR inhibition potentiates the radiation-induced inflammatory tumor microenvironment. Clin Cancer Res. 2019；25：3392-403.

44. Xiao R，Allen CT，Tran L，Patel P，Park S-J，Chen Z，et al. Antagonist of cIAP1/2 and XIAP enhances anti-tumor immunity when combined with radiation and PD-1 blockade in a syngeneic model of head and neck cancer. Onco Targets Ther. 2018；7（9）：e1471440.

45. Oweida A，Hararah MK，Phan A，Binder D，Bhatia S，Lennon S，et al. Resistance to radiotherapy and PD-l1 blockade is mediated by TIM-3 upregulation and regulatory T-cell infiltration. Clin Cancer Res. 2018；24（21）：5368-80.

46. Hanoteau A，Newton JM，Krupar R，Huang C，Liu H-C，Gaspero A，et al. Tumor microenvironment modulation enhances immunologic benefit of chemoradiotherapy. J Immunother Cancer. 2019；7（1）：10.

47. Newton JM，Hanoteau A，Liu H-C，Gaspero A，Parikh F，Gartrell-Corrado RD，et al. Immune microenvironment modulation unmasks therapeutic benefit of radiotherapy and checkpoint inhibition. J Immunother Cancer. 2019；7（1）：216.

48. Dewan MZ，Galloway AE，Kawashima N，Dewyngaert JK，Babb JS，Formenti SC，et al. Fractionated but not single-dose radiotherapy induces an immune-mediated abscopal effect when combined with anti-CTLA-4 antibody. Clin Cancer Res. 2009；15（17）：5379-88.

49. Morisada M，Clavijo PE，Moore E，Sun L，Chamberlin M，Van Waes C，et al. PD-1 blockade reverses adaptive immune resistance induced by high-dose hypofractionated but not low-dose daily fractionated radiation. Onco Targets Ther. 2018；7（3）：e1395996.

50. Morisada M，Moore EC，Hodge R，Friedman J，Cash HA，Hodge JW，et al. Dose-dependent enhancement of T-lymphocyte priming and CTL lysis following ionizing radiation in an engineered model of oral cancer. Oral Oncol. 2017；71：87-94.

51. Martins F，Sofiya L，Sykiotis GP，Lamine F，Maillard M，Fraga M，et al. Adverse effects of immune-checkpoint inhibitors：epidemiology，management and surveillance. Nat Rev Clin Oncol. 2019；16（9）：563-80.

52. Hwang WL，Pike LRG，Royce TJ，Mahal BA，Loeffer JS. Safety of combining radiotherapy with immune-checkpoint inhibition. Nat Rev Clin Oncol. 2018；15（8）：477-94.

53. Bang A，Wilhite TJ，Pike LRG，Cagney DN，Aizer AA，Taylor A，et al. Multicenter evaluation of the tolerability of combined treatment with PD-1 and CTLA-4 immune checkpoint inhibitors and palliative radiation therapy. Int J Radiat Oncol Biol Phys. 2017；98（2）：344-51.

54. Luke JJ，Lemons JM，Karrison TG，Pitroda SP，Melotek JM，Zha Y，et al. Safety and clinical activity of pembrolizumab and multisite stereotactic body radiotherapy in patients with advanced solid tumors. J Clin Oncol. 2018；36（16）：1611-8.

55. McBride S，Sherman E，Tsai CJ，Baxi S，Aghalar J，Eng J，et al. Randomized phase II trial of nivolumab with stereotactic body radiotherapy versus nivolumab alone in metastatic head and neck squamous cell carcinoma. J Clin Oncol. 2020；39（1）：30-7.

56. Azria D，Magné N，Zouhair A，Castadot P，Culine S，Ychou M，et al. Radiation recall：a well recognized but neglected phenomenon. Cancer Treat Rev. 2005；31（7）：555-70.

57. Shibaki R，Akamatsu H，Fujimoto M，Koh Y，Yamamoto N. Nivolumab induced radiation recall pneumonitis after two years of radiotherapy. Ann Oncol. 2017；28（6）：1404-5.

58. Schoenfeld JD，Nishino M，Severgnini M，Manos M，Mak RH，Hodi FS. Pneumonitis resulting from radiation and immune checkpoint blockade illustrates characteristic clinical，radiologic and circulating biomarker features. J Immunother Cancer. 2019；7（1）：112.

59. Antonia SJ，Villegas A，Daniel D，Vicente D，Murakami S，Hui R，et al. Durvalumab after chemoradiotherapy in stage III non-small-cell lung cancer. N Engl J Med. 2017；377（20）：1919-29.

60. Colaco RJ，Martin P，Kluger HM，Yu JB，Chiang VL. Does immunotherapy increase the rate of radiation necrosis after radiosurgical treatment of brain metastases? J Neurosurg. 2016；125（1）：17-23.

61. Martin AM，Cagney DN，Catalano PJ，Alexander BM，Redig AJ，Schoenfeld JD，et al. Immunotherapy and symptomatic radiation necrosis in patients with brain metastases treated with stereotactic radiation. JAMA Oncol. 2018；4（8）：1123-4.

62. Reynders K，Illidge T，Siva S，Chang JY，De Ruysscher D. The abscopal effect of local radiotherapy：using immunotherapy to make a rare event clinically relevant. Cancer Treat Rev. 2015；41（6）：503-10.

63. Theelen W，Peulen HMU，Lalezari F，van der Noort V，de Vries JF，Aerts JGJV，et al. Effect of pembrolizumab after stereotactic body radiotherapy vs pembrolizumab alone on tumor response in patients with advanced non-small cell lung cancer：results of the PEMBRO-RT phase 2 randomized clinical trial. JAMA Oncol. 2019；5（9）：1276-82.

64. Hellman S，Weichselbaum RR. Oligometastases. J Clin Oncol. 1995；13（1）：8-10.

65. Palma DA，Olson R，Harrow S，Gaede S，Louie AV，Haasbeek C，et al. Stereotactic ablative radiotherapy versus standard of care palliative treatment in patients with oligometastatic cancers（SABR-COMET）：a randomised，phase 2，open-label trial. Lancet. 2019；393（10185）：2051-8.

66. Gomez DR，Blumenschein GR，Jr.，Lee JJ，Hernandez M，Ye R，Camidge DR，et al. Local consolidative therapy versus maintenance therapy or observation for patients with oligometastatic non-small-cell lung cancer without progression after first-line systemic therapy：a multicentre，randomised，controlled，phase 2 study. Lancet Oncol. 2016；17（12）：1672-82.

67. Iyengar P，Wardak Z，Gerber DE，Tumati V，Ahn C，Hughes RS，et al. Consolidative radiotherapy for limited metastatic non-small-cell lung cancer：a phase 2 randomized clinical trial. JAMA Oncol. 2018；4（1）：e173501.

68. Ost P，Reynders D，Decaestecker K，Fonteyne V，Lumen N，De Bruycker A，et al. Surveillance or metastasis-directed therapy for oligometastatic prostate cancer recurrence：a prospective，randomized，multicenter phase II trial. J Clin Oncol. 2018；36（5）：446-53.

69. Phillips R，Shi WY，Deek M，Radwan N，Lim SJ，Antonarakis ES，et al. Outcomes of observation vs stereotactic ablative radiation for oligometastatic prostate cancer：the ORIOLE phase 2 randomized clinical trial. JAMA Oncol. 2020；6（5）：650-9.

70. Pitroda SP，Chmura SJ，Weichselbaum RR. Integration of radiotherapy and immunotherapy for treatment of oligometastases. Lancet Oncol. 2019；20（8）：e434-42.

71. Guckenberger M，Lievens Y，Bouma AB，Collette L，Dekker A，deSouza NM，et al. Characterisation and classification of oligometastatic disease：a European Society for Radiotherapy and Oncology and European Organisation for Research and Treatment of Cancer consensus recommendation. Lancet Oncol. 2020；21（1）：e18-28.

72. Pike LRG，Bang A，Ott P，Balboni T，Taylor A，Catalano P，et al. Radiation and PD-1 inhibition：favorable outcomes after brain-directed radiation. Radiother Oncol. 2017；124（1）：98-103.

73. Schoenfeld JD. We are all connected：modeling the tumor-immune ecosystem. Trends Cancer. 2018；4（10）：655-7.

74. Bang A，Schoenfeld JD. Immunotherapy and radiotherapy for metastatic cancers. Ann Palliat Med. 2019；8（3）：312-25.

75. Klemen ND，Wang M，Feingold PL，Cooper K，Pavri SN，Han D，et al. Patterns of failure after immunotherapy with checkpoint inhibitors predict durable progression-free survival after local therapy for metastatic melanoma. J Immunother Cancer. 2019；7（1）：196.

76. Basler L，Kroeze SG，Guckenberger M. SBRT for oligoprogressive oncogene addicted NSCLC. Lung Cancer. 2017；106：50-7.

77. Antonia SJ，Villegas A，Daniel D，Vicente D，Murakami S，Hui R，et al. Overall survival with durvalumab after chemoradiotherapy in stage III NSCLC. N Engl J Med. 2018；379（24）：2342-50.

78. Kelly RJ，Ajani JA，Kuzdzal J，Zander T，Van Cutsem E，Piessen G，et al. LBA9_PR adjuvant nivolumab in resected esophageal or gastroesophageal junction cancer（EC/GEJC）following neoadjuvant chemoradiation therapy（CRT）：frst results of the CheckMate 577 study. Ann Oncol. 2020；31：S1193-4.

79. Sacco AG，Sharabi A，Jing Z，Pittman E，Gold KA，Sumner W，et al. Radiotherapy with concurrent and adjuvant pembrolizumab in patients with P16-positive locoregionally advanced head and neck cancer：KEYCHAIN trial lead-in results. Int J Radiat Oncol. 2019；105（1，Suppl）：E363-4.

80. Weiss J，Bauman J，Deal AM，Sheth S，Chera BS，Shen C，et al. Preliminary toxicity data from the combination of pembrolizumab and definitive-dose radiotherapy for locally advanced head and neck cancer with contraindication to cisplatin therapy. Journal of Clinical Oncology. 2018；36（15_suppl）：6069.

81. Sun Xs，Sire C，Tao Y，Martin L，Alfonsi M，Prevost JB，et al. A phase II randomized trial of pembrolizumab versus cetuximab，concomitant with radiotherapy（RT）in locally advanced（LA）squamous cell carcinoma of the head and neck（SCCHN）：first results of the GORTEC 2015-01 "PembroRad" trial. Journal of Clinical Oncology. 2018；36（15_suppl）：6018.

82. Elbers JBW，Al-Mamgani A，Tesseslaar MET，van den Brekel MWM，Lange CAH，van der Wal JE，et al. Immuno-radiotherapy with cetuximab and avelumab for advanced stage head and neck squamous cell carcinoma：results from a phase-I trial. Radiother Oncol. 2020；142：79-84.

83. Tao Y，Aupérin A，Sun XS，Sire C，Martin L，Bera G，et al. Avelumab-cetuximab-radiotherapy versus standards of care（SoC）in locally advanced squamous-cell carcinoma of the head and neck：the safety phase of a randomised phase III trial GORTEC 2017-01（REACH）. J Clin Oncol. 2018；36（15_suppl）：6076.

84. Powell SF，Gold KA，Gitau MM，Sumey CJ，Lohr MM，McGraw SC，et al. Safety and efficacy of pembrolizumab with chemoradiotherapy in locally advanced head and neck squamous cell carcinoma：a phase IB study. J Clin Oncol. 2020；38（21）：2427-37.

85. Ferris R，Gillison M，Harris J，Colevas AD，Mell LK，Kong C，et al. Safety evaluation of nivolumab（Nivo）concomitant with cetuximab-radiotherapy for intermediate（IR）and high-risk（HR）local-regionally advanced head and neck squamous cell carcinoma（HNSCC）：RTOG 3504. Journal of Clinical Oncology. 2018；36（15_suppl）：6010.

86. Weiss J，Vincent B，Deal A，Grilley-Olson J，Patel S，Hackman T，et al. Progression-free survival，overall survival and immunophenotyping outcomes for patients with stage III-IV head and neck cancer and cisplatin contraindication treated with definitive radiotherapy plus pembrolizumab. International Journal of Radiation Oncology Biology Physics. 2020；106（5）：1221.

87. Bourhis J，Sire C，Tao Y，Martin L，Alfonsi M，Prevost JB，et al. LBA38 Pembrolizumab versus cetuximab，concomitant with radiotherapy（RT）in locally advanced head and neck squamous cell carcinoma（LA-HNSCC）：results of the GORTEC 2015-01 "PembroRad" randomized trial. Annals of Oncology. 2020；31：S1168.

88. Lee NY，Ferris RL，Psyrri A，Haddad RI，Tahara M，Bourhis J，et al. Avelumab plus standard-of-care chemoradiotherapy versus chemoradiotherapy alone in patients with locally advanced squamous cell carcinoma of the head and neck：a randomised，double-blind，placebo-controlled，multicentre，phase 3 trial. Lancet Oncol. 2021；22（4）：450-62.

89. Schoenfeld JD，Hanna GJ，Jo VY，Rawal B，Chen Y-H，Catalano PS，et al. Neoadjuvant nivolumab or nivolumab plus ipilimumab in untreated oral cavity squamous cell carcinoma：a phase 2 open-label randomized clinical trial. JAMA Oncol. 2020；6：1563-70.

90. Buchwald ZS，Wynne J，Nasti TH，Zhu S，Mourad WF，Yan W，et al. Radiation，immune checkpoint blockade and the abscopal effect：a critical review on timing，dose and fractionation. Front Oncol. 2018；8：612.

91. Marin-Acevedo JA，Dholaria B，Soyano AE，Knutson KL，Chumsri S，Lou Y. Next generation of immune checkpoint therapy in cancer：new developments and challenges. J Hematol Oncol. 2018；11（1）：39.

原文作者

J. M. Qian

Harvard Radiation Oncology Program，Massachusetts General Hospital/Brigham and Women's Hospital/Dana-Farber Cancer Institute，Boston，MA，USA
e-mail：Jack_Qian@dfci.harvard.edu

J. D. Schoenfeld（✉）

Department of Radiation Oncology，Dana-Farber/Brigham and Women's Cancer Center，Harvard Medical School，Boston，MA，USA
e-mail：Jonathan_Schoenfeld@dfci.harvard.edu

第8章　头颈部鳞状细胞癌的流行病学和基因组学

———————◉　刘大伟　译，王丹　审校

头颈癌的流行病学

概述

头颈癌是一组起源于多个部位的异质性肿瘤群体，原发部位包括鼻腔、鼻咽、鼻窦、口腔、咽、喉、唾液腺等。2020 年全球范围内超过 900 000 人被诊断为头颈癌，并导致 450 000 人死亡[1]。虽然有多种病理学类型，但 90% 的头颈癌为鳞状细胞癌（SCC）。2008—2017 年口腔癌 / 口咽癌的发病率每年增高 1%，据估计仅在 2021 年就有 54 010 例新增患者[2]。

危险因素

吸烟和饮酒是公认的罹患头颈部鳞状细胞癌（HNSCC）的危险因素。患癌风险与吸烟的数量和时长有关，很大程度上归因于常见的基因变异[3]。尽管饮酒被认为是 HNSCC 的独立危险因素，但大部分患者同时吸烟，特别是口咽鳞状细胞癌（OPSCC）患者[4]。槟榔也被认为是 HNSCC 的独立危险因素，且与吸烟和饮酒等危险因素具有协同作用[5]。

另外，尽管一些观察性研究认为大麻是 HNSCC 的潜在致病因素，但并没有证实大麻是致癌危险因素。有一些资料提示大麻吸食与某些肿瘤发生部位有关，特别是与非吸食者相比，大麻吸食者罹患口咽癌的比例更高[6, 7]，但是这个现象可能是人乳头瘤病毒（HPV）暴露所致，大麻吸食和口咽癌并不存在因果关系。

有越来越多的文献正在研究口腔微生物与 HNSCC 的关系。慢性牙周炎，一种由牙菌斑上的革兰氏阴性厌氧菌引起的炎性感染性疾病，被认为是 HNSCC 的独立危险因素[8]。人们进而发现肿瘤和非肿瘤性口腔黏膜组织含有不同的菌群。那么，这种差异表明这种细菌只在肿瘤微环境内滋生，还是参与了驱动肿瘤生长的机制？这个问题目前仍然不清楚[9-11]。需要更多的研究进一步阐明两者的关系。

人乳头瘤病毒

大约 100 年前，OPSCC 的发病率有明显的升高，特别是在小于 60 岁的男性人群[12]。尽管这种趋势在全球范围内都有观察到，但在北美洲和欧洲尤其显著[12-15]。在 2000 年之前，HPV 阳性的口咽癌总体患病率为 40.5%，而在 2000 年之后为 72.2%，大部分报道的病例来自西欧和北美洲[16]。高危型 HPV 被认为是宫颈癌和口咽癌的致癌因素[17]，HPV16 和较少见的 HPV18 是引起头颈部肿瘤的主要病毒亚型。

HPV 阳性 OPSCC 的高危因素与 HPV 阴性者不同，也说明两者的流行病学不同。口腔 HPV 感染主要通过性传播，是 HPV 阳性 OPSCC 的主要危险因素[18, 19]。性伴侣的数量和口腔性行为与口腔 HPV 感染（低危和高危 HPV 亚型）具有高度相关性[19, 20]。

HNSCC 的治疗进展

鉴于疾病的异质性，HNSCC 的治疗方式多种多样，常见方式为手术治疗加辅助放疗和化疗。即使应用这种综合治疗方案，其发病率和死亡率仍然居高不下[21]。

免疫治疗打开了 HNSCC 治疗的新局面，并常常应用于复发、不能完整切除和转移的患者[22]。肿瘤细胞既可以利用免疫系统提高自身的生长和存活性能，同时又可以通过多种机制（包括分泌肿瘤源性免疫抑制因子）逃避宿主免疫监视[23, 24]。肿瘤的免疫治疗是通过调节免疫系统达到治疗目的。在复发 / 转移性 HNSCC 中，研究免疫检查点抑制剂 [包括帕博利珠单抗和纳武利尤单抗，均属于抗程序性死亡受体 1（PD-1）的检查点阻断治疗] 效果的几个重要临床试验显示，只有 13 ～ 18% 的患者产生了反应，并延长了总生存期[25-27]。不仅是对复发 / 转移性 HNSCC，目前几个临床试验正在评估免疫治疗在其他肿瘤新辅助治疗中的意义，不过在哪些患者中应用和何时应用免疫治疗会受益还没有共识[28]。

在 HNSCC 治疗中出现的另一个问题是 HPV 阳性 OPSCC。与 HPV 阴性 OPSCC 不同，即使在相似的肿瘤负荷情况下，HPV 阳性癌也具有更好的预后和总生存期[29]。两者之间预后的差异非常明显，为此在第 8 版 TNM 分期系统中已经做了相关修正。对这类 HPV 阳性 OPSCC，应采用去强化治疗策略，目的是在不影响总生存期的情况下降低毒副作用[30]。多种治疗方案正在被采用，包括用西妥昔单抗或免疫治疗来替代铂类药物化疗，以降低辅助放化疗剂量。在部分患者选择性应用降低放疗剂量治疗的 II 期临床试验中，初步成果显示出类似的疗效[31]。但如果对 HPV 阳性 OPSCC 制定新的治疗规范，需要进一步的 III 期临床试验的相关研究。

头颈癌的基因学图谱

基因特征：概述

近年来基因组学研究的发展为 HNSCC 患者延长生存期和制定个体化治疗方案提供了可能。基因组学研究发现了头颈癌的一系列体细胞基因变异特征。癌症基因组图谱（The Cancer Genome Atlas，TCGA）囊括了 279 个来自 HNSCC 患者的样本[32]。大部分表现为与肺脏 SCC 相似的拷贝数变异，包括染色体区域性丢失和获得。通过这些尝试性研究，HPV 阳性和 HPV 阴性 HNSCC 的基因特征及两者的基因差异被发现（图 8.1）。

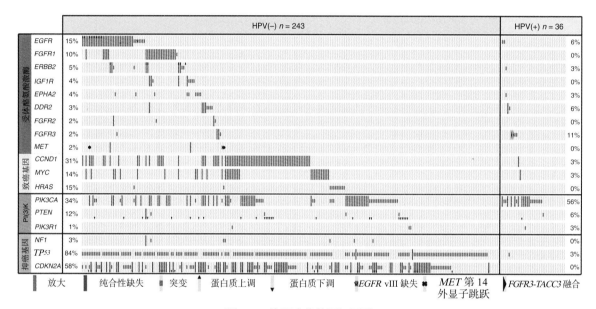

图 8.1　头颈癌的基因组图谱

[MS Lawrence et al，Nature 517，576–582（2015）https://doi.org/10.1038/nature14129. 本作品根据 Creative Commons Attribution-NonCommercial-ShareAlike 3.0 Unported 获得许可]

HPV 阴性 HNSCC 的基因学图谱

多项研究发现了 HPV 阴性肿瘤的基因构成。尽管并不全面，但是在大队列 HPV 阴性 HNSCC 研究中发现的常见基因包括 *TP53*、*CDKN2A* 和 *NOTCH* 基因变异[32-34]。在针对 HPV 阴性 HNSCC 的一些研究中，TCGA 研究报道了 11q13 染色体（*CCND1*）和 11q22（*BIRC2* 和 *YAP1*）的染色体片段共扩增，肿瘤抑制基因（*FAT1*、*NOTCH1*、*CDKN2A*）中的新型局部缺失，并进一步确定了一组 HPV 阴性肿瘤。这些肿瘤具有野生型 *TP53* 基因，同时伴有 *CASP8* 和 *HRAS* 的突变[32]。其中部分基因将在下面详述。

TP53 是 HNSCC 中最常见的变异基因，见于 85% 的 HPV 阴性肿瘤[32]，而 HPV 阳性肿瘤中较为罕见。*TP53* 的主要功能是引起细胞周期终止，促使 DNA 修复酶修复基因。如果细胞无法

修复，p53 将启动细胞凋亡。*TP53* 突变产生无功能性 p53，引起基因损伤的积累和细胞的持续性生长，最终导致癌症发生。*TP53* 变异大多数为错义突变，少数情况下为非活化突变，包括无义、插入、删除、剪切位点突变等[35]。

除了 *TP53*，*CDKN2A* 也与细胞周期和 DNA 修复路径有关。与 *TP53* 相似，几乎所有 HPV 阴性 HNSCC 都含有 9 号染色体断臂上编码 p16^{INK4A} 和 p14ARF 蛋白的 *CDKN2A* 基因的删除变异，并引起这些蛋白失活[32, 33, 35, 36]。P16^{INK4A} 的功能是抑制 cyclin D1-CDK4 和 cyclin D1-CDK6 复合体，介导细胞的衰老。抑制这些复合体可以阻止转录因子 E2F 启动 S 期细胞周期基因的转录。位于染色体 11q13 并编码 cyclin D1 蛋白的 *CCND1* 基因在约 30% 的 HNSCC 中出现扩增突变[32]。*CCND1* 基因扩增或 *CDKN2A* 基因的删除发生于约 60% 的 HNSCC[32] 和 95% 的口腔鳞状细胞癌（OSCC）中[37]。与这两个基因野生型的肿瘤相比较，伴有这两种基因突变的肿瘤常常表现为较差的临床预后[38]。

NOTCH 信号通路调节增殖、分化和凋亡等多个细胞过程。NOTCH 蛋白是跨膜受体，通过结合配体激活并释放 NOTCH 胞内段，后者移至细胞核内扮演转录因子的角色。*NOTCH1* 突变见于 10% ～ 15% 的病例[33, 35]，虽然突变类型各异，但最常见的是 *NOTCH1* 错义突变或造成蛋白产物不完整的无义突变，引起蛋白失活[35]。无义突变导致缺乏 C 末端锚蛋白重复域的蛋白质被截断，并阻断了下游靶蛋白的反向激活；其他发生于高保守区域的突变导致配体结合异常[33]。有意思的是，HNSCC 中 *NOTCH1* 突变谱相比发生于造血系统的肿瘤完全不同，表现为 *NOTCH1* 在 HNSCC 中具有抑癌作用而非白血病中的致癌作用，如 33% 的 *NOTCH1* 变异患者中出现杂合性缺失[35]。*NOTCH1* 作为生物标志仅是备选，但有临床前期研究数据表明 HNSCC 移植模型中 *NOTCH1* 功能丢失突变缩小了 PI3K/mTOR 抑制剂治疗过程中的总体肿瘤体积[39]。

在 HNSCC 中，*FAT1* 基因的失活突变表现为 8% ～ 12% 的患者出现突变或 6% 的患者出现删除突变[32, 33, 40]，HPV 阴性肿瘤拥有更高的 *FAT1* 失活突变发生率[32]。*FAT1* 作为抑癌基因编码钙黏着蛋白样蛋白，通过结合 β-catenin 阻止其进入细胞核。与 *TP53* 等抑癌基因相比，*FAT1* 的致癌机制尚不清楚。一般认为 *FAT1* 的功能丢失是由突变、删除或失活性重排导致，进而引起 β-catenin 转位，以及上调下游 Wnt 信号通路和癌基因转录，促进肿瘤进展[40]。*FAT1* 突变与几个细胞表面受体的过表达相关，如 VEGFR2、HER3 和程序性死亡受体配体 1（PD-L1），但现在未能阐述其具体机制[41]。

另外一个致瘤机制是凋亡逃逸。Caspase-8 在凋亡信号的启动和传播过程中扮演着关键角色。TCGA 曾报道 8% 的肿瘤或多或少伴有 *CASP8* 的失活突变，并见于 10% 的 OPSCC[32, 37]。大多突变属于错义突变，其他失活突变发生在第一个致死性内含子和 caspase 肽酶段[32]。据 TCGA 研究分析，大多数 *CASP8* 突变的肿瘤是口腔癌。这与曾发现 OPSCC 新分子亚型的一个研究是一致的，*CASP8* 突变是 OPSCC 的一个常见的分子特征[37, 42]。*CASP8* 和 *HRAS* 共突变也已经被观察到，并且似乎仅见于 HPV 阴性 HNSCC[32, 37]。此外，*TP53* 野生型、*CASP8* 突变和 *HRAS* 突变的三基因特征与好的临床预后相关，提示不依赖于 *TP53* 的另一种肿瘤发生机制[32]。

HPV 阳性 HNSCC 的基因学图谱

高危型 HPV 被认为是宫颈癌的致瘤因素。虽然 HNSCC 的发病机制仍在积极的研究中，但与宫颈癌大致相似[17]。HPV16 或少见的 HPV18，能够整合到人类基因组，从而表达出肿瘤蛋白 E6 和 E7，两者通过使抑癌蛋白失活促进肿瘤生长[43, 44]。E6 结合 p53 并使其降解，从而引起异常细胞周期持续状态并阻止细胞凋亡。另外，肿瘤蛋白 E7 的过表达将结合 pRb 并使其失活，引起下游基因产物的表达，从而使细胞周期从 G1 到 S 期转变，促进细胞增殖[45]。

之前的研究已经表明，癌基因 *PIK3CA* 是 HPV 阳性 HNSCC 中最常见的突变基因[32, 34, 46]。在大数据研究中，*PIK3CA* 变异见于 30% ～ 50% 的患者。简言之，*PIK3CA* 编码 p110α[磷酸肌醇 3- 激酶（phosphoinositol 3-kinase，PI3K）的一个催化亚基]。激酶家族在细胞生长、增殖和生存等几个细胞信号传导中扮演了整合性角色。大多数 HPV 阳性 HNSCC 中，*PIK3CA* 变异位于螺旋 / 激酶域，这与 HPV 阴性 HNSCC 的突变热点不同[32, 47]。当发生变异时，最常受影响的是 PI3K-PTEN-AKT 信号通路（图 8.2）。PI3K 通路活化激活了下游的转录、蛋白合成和细胞增殖，这些均促使了肿瘤的进展和生存。有意思的是，有文献[32] 提示在 HPV 阳性和阴性肿瘤中，下游信号机制不同。在 HPV 阳性肿瘤中，*PIK3CA* 突变与下游 mTOR 活化相关而与 AKT 无关，并导致信号通路的持续活化[48]。

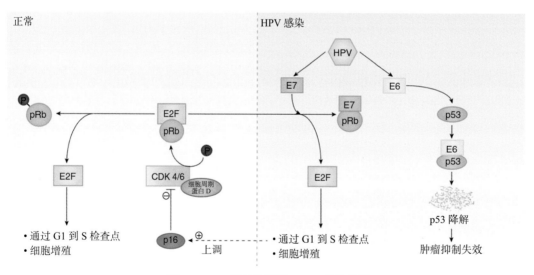

图 8.2　HPV 阴性和阳性 HNSCC 的生物学

一部分 HPV 阳性肿瘤还表现出肿瘤坏死因子（tumor necrosis factor，TNF）受体相关因子 3（TNF receptor-associated factor 3，TRAF3）的缺失[32]。*TRAF3* 拷贝丢失、突变和（或）表达减少均在 HPV 阳性肿瘤中观察到。通过 TRAF 蛋白发出信号的受体，包括 TNF、Toll 样受体、

RIG-1 样受体和白细胞介素 1 受体，最终导致先天免疫反应和核因子 κB（nuclear factor-κB，NF-κB）的激活，从而调节细胞凋亡和炎症。TRAF3 负向调节 NF-κB 通路，因此 *TRAF3* 的突变导致 NF-κB 的无对抗激活，这也可通过致癌物和致癌病毒诱导[49]。有趣的是，对 TCGA 数据库深入分析后发现 *TRAF3* 和圆柱瘤病赖氨酸 63 去泛素酶（cylindromatosis lysine 63 deubiquitinase，CYLD）（另一个参与 NF-κB 抑制的基因）的突变与缺乏 HPV 基因组整合和总生存率的提高有关[50]。这些数据表明未能整合到基因组中的附加型 HPV 拥有不同的基因表达谱，这些病例的致癌因素可能部分取决于 *TRAF3* 和（或）*CYLD* 的基因缺陷[50]。据报道 *CYLD* 突变在 HPV 阳性 HNSCC 中富集，并与肿瘤突变负荷较低和 *PIK3CA* 突变频率较低的独特表型特征相关[51]。

分子分型及治疗意义

受体酪氨酸激酶

受体酪氨酸激酶家族多种多样，包括多种细胞调节和生存所需的受体。它们在不同配体存在的情况下通过跨膜受体的二聚化被激活。这种相互作用导致激酶激活和自磷酸化，引起下游信号转导途径的激活，从而引发细胞生长和存活所需的基因转录（图 8.3）。

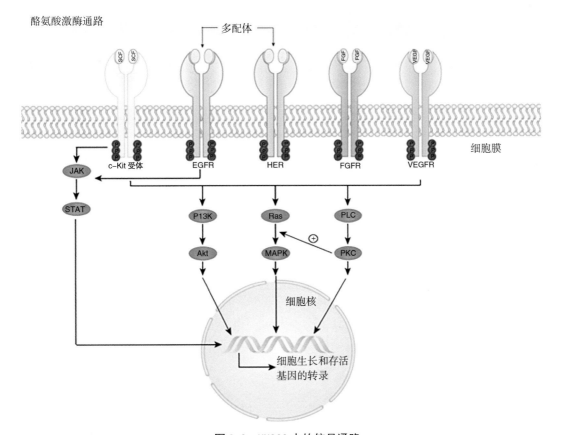

图 8.3　HNSCC 中的信号通路

表皮生长因子受体（EGFR）一直是人们感兴趣的治疗靶点，因为绝大多数（＞90%）HNSCC 中的 EGFR 过表达[52]。然而，通过免疫组织化学技术量化的 EGFR 表达尚未被证明可以预测 EGFR 靶向治疗（如针对 EGFR 的单克隆 IgG 抗体药物西妥昔单抗）反应[53]。此外，厄洛替尼（一种 EGFR 小分子抑制剂）的临床试验也显示出了最佳的中度缓解率[54, 55]。基因组测序已经开始重组 EGFR 的结构。TCGA 小组报道只有 15% 的 HPV 阴性 HNSCC 和 6% 的 HPV 阳性 HNSCC 有 EGFR 突变或扩增[32]。与其他癌症亚型相比，HNSCC 中的 EGFR 突变点在整个基因中更分散，而不是聚焦在特定的外显子内[56]。此外，虽然 HRAS 和 PIK3CA 在 HNSCC 中存在热点突变，但 EGFR 并未显示出常见的突变残基[57]。鉴于 EGFR 缺乏驱动突变而出现过表达，可以用与其他通路的共同活化来解释 EGFR 靶向治疗的治疗反应的可预测性。例如，在具有 KRAS 变异的 HNSCC 患者中，西妥昔单抗治疗和根治性放化疗显示出总生存期的改善，可能是因为西妥昔单抗增强了 KRAS 变异患者中原本受到抑制的抗肿瘤免疫力[58]。鉴于 KRAS 变异已被证明与顺铂和根治性放疗的较差预后相关[59]，该亚群反应的改善可能表明其可作为预测 EGFR 抑制反应的生物标志物。

人表皮生长因子受体 2（human epidermal growth factor receptor 2，HER2）是受体酪氨酸激酶 EGFR 家族的成员。与 EGFR 不同，很少有研究描述 HNSCC 中 HER2 的表达[60]。HER2 过表达范围为 0～47%[61]，在 TCGA 数据库中，只有 18 例 /426 例（4%）表现出 mRNA 上调，其中只有 8 例 /18 例（44%）存在 HER2 基因扩增[32, 60, 62]。HER2 表达增加与预后较差相关[61, 63]。因此，尽管 HNSCC 患者亚群相对较小，但人们正在积极研究 HER2 作为 HNSCC 治疗的分子靶点。曲妥珠单抗（一种针对 HER2 的单克隆抗体）与紫杉醇和顺铂联合治疗被进行评估，但并未提高缓解率[64]。一个Ⅲ期临床试验研究了阿法替尼，这是一种不可逆的 EGFR、HER2、HER3 和 HER4 抑制剂，试验对象是无法手术切除的、复发 / 转移性 HNSCC 患者，他们接受了铂类为基础的治疗，但病情出现进展。与接受氨甲蝶呤的患者相比，阿法替尼组的无进展生存期有所改善，但总生存期没有差异[65]。在另一项试验中，阿法替尼作为明确治疗后辅助药物，添加阿法替尼并没有改善无病生存期[66]。其他 HER 家族酪氨酸激酶抑制剂也出现了类似的令人失望的结果，包括拉帕替尼、吉非替尼和达可替尼[67-69]。这些结果应谨慎解释，因为大多数结果是在复发 / 转移性疾病中进行的。然而，未来生物标志物的鉴定可能会预测对 HER 家族阻断的临床反应。

HRAS

TCGA 研究报道称，大约 6% 的 HNSCC 含有 HRAS 突变，这种突变在口腔癌中甚至可能更为常见[32, 42]。Ras 蛋白是致癌基因（编者注：原文为"Ras proteins are oncogenes"），通常由 3 个基因（HRAS、KRAS 和 NRAS）编码。简而言之，Ras 蛋白是 GTP 酶，通过打开和关闭负责细胞增殖和生存的调节途径来发挥作用。有效的 Ras 信号传导需要 Ras 蛋白附着在质膜上。

RAS 的基因突变导致 Ras 功能的组成性激活，最终导致肿瘤生长和存活。Ras 抑制剂的治疗研究很少。替匹法尼是一种法尼基转移酶抑制剂，通过引起 H-Ras 异戊二烯化的复杂机制发挥作用，从而阻止 H-Ras 与质膜结合[70]。在体外，替匹法尼已被证明可以选择性抑制 *HRAS* 突变癌细胞的增殖和存活[71]。HNSCC 的异种移植模型的临床前期研究发现替匹法尼导致 *HRAS* 突变异种移植物中的肿瘤停滞或消退，但不会导致野生型异种移植物中的肿瘤停滞或消退，这可能是通过多种机制，包括抑制增殖、血管生成及诱导细胞凋亡[72]。一项针对 HNSCC 患者的早期Ⅱ期临床试验发现该药物通常具有良好的耐受性，此外，突变 *HRAS* 的高变异等位基因频率（variant allele frequency，VAF）患者的总缓解率为 55%[73]。一项关键研究正在进行，以进一步探索这种方法是否可作为可行的治疗选择（NCT03719690）。

TP53

TP53 是所有癌症中最常见的突变基因，常见于 HPV 阴性的 HNSCC，因此是一个引人注目的治疗靶点。然而，肿瘤抑制基因通常被认为很难作为靶标。协同致死性的概念，即 2 个或多个独立基因的突变组合导致细胞死亡，已开始引起人们的关注。因此，不同于传统的化学治疗策略，治疗方法还可以利用癌细胞中的不适应性遗传变化，这些变化在正常细胞中不存在。高风险的 *TP53* 突变可能导致对细胞毒性疗法的耐药性[74]。p53 功能丧失的肿瘤需要激活 S 和 G2 相检查点来介导生长停滞。通过使用高通量 RNA 干扰激酶组筛选，WEE1（一种 G2-M 细胞周期调节激酶）被确定为有前途的治疗靶点[75]。抑制 WEE1 通过协同致死性效应来阻止 *TP53* 突变型 HNSCC 的生长。无论在体外还是体内，WEE1 抑制剂 MK-1775 已被证明可使铂类药物耐药型 *TP53* 突变型 HNSCC 细胞对顺铂敏感[76]。另一种 WEE1 抑制剂 AZD1775 在 HPV 阳性 HNSCC 的体内和体外试验也均显示出相似的结果[77]。在一项Ⅰ期临床试验中，接受 AZD1775、顺铂和多西他赛三联疗法治疗的患者中，5/10 的患者出现部分缓解，并且所有患者均携带 *TP53* 突变或 p53 通路缺陷[78]。类似的方法可以应用于其他细胞周期调节蛋白，采用协同致死性的概念。例如，CHK1 是另一种 G2-M 细胞周期调节蛋白。使用 AZD7762（一种 Chk 抑制剂）也被证明可以使 *TP53* 突变的 HNSCC 细胞对顺铂敏感[79]。

PIK3CA

正如本章前面所讨论的，虽然 *PIK3CA* 突变在 HNSCC 中很常见，但与 HPV 阴性肿瘤相比，在 HPV 阳性肿瘤中更常见。鉴于 HPV 阳性肿瘤倾向于激活 PI3K-mTOR 信号通路的机制，因此抑制 PI3K 或 mTOR 可能具有治疗益处。临床前期研究表明具有 *PIK3CA* 激活突变的 HNSCC 可能对 PI3K/mTOR 双重抑制更敏感[47, 48]。已开展的多项Ⅰ期和Ⅱ期临床试验表明 PI3K 和 mTOR 小分子抑制剂无论是作为单一疗法还是与西妥昔单抗或细胞毒性疗法联合使用，临床获益微乎其微[80]。

STAT

信号转导及转录活化因子（signal transducer and activator of transcription，STAT）家族是一种受体酪氨酸激酶下游被激活的蛋白质。通过受体酪氨酸激酶的激活信号，STAT 蛋白被激活并移位到细胞核内，结合促进癌基因和抑癌基因转录的基因调控元件，从而在肿瘤发生中发挥多种作用[81]。在 HNSCC 中，与非癌症患者相比，STAT3 表达和激活水平更高，因此已成为可能的治疗靶点[82, 83]。一项 0 期临床试验表明注射 STAT3 诱饵蛋白可以下调肿瘤中的 *STAT3* 靶基因，表明该策略可能会带来临床获益[84]。早期临床试验（NCT03153982、NCT03195699）正在进行，目前尚不清楚 STAT 抑制剂在 HNSCC 治疗中的具体临床作用。

HNSCC 的免疫特征

癌症免疫疗法旨在启动和增强免疫反应。因此，HNSCC 患者的潜在免疫学特征可能决定免疫反应的类型和程度，最终决定了各种疗效和获益。新的研究开始聚焦于推动我们对新免疫治疗方法的理解和定义，并确定相应的生物标志物，特别是仅有小部分 HNSCC 患者对免疫检查点抑制剂（ICI）有反应[85]。

PD-L1 的肿瘤表达作为 ICI 治疗的生物标志物已得到广泛研究。尽管癌症免疫治疗学会一致认为肿瘤 PD-L1 表达通常与抗 PD-1/PD-L1 ICI 疗效的提高相关，但将肿瘤浸润免疫细胞 PD-L1 的表达纳入考虑时，对预测值的提高却各有不同[22]。然而，PD-L1 阳性表达的定义在不同肿瘤类型中尚未标准化。出于实用目的，综合阳性评分（CPS）的定义是 PD-L1 染色细胞（肿瘤细胞、淋巴细胞、巨噬细胞）的数量除以活肿瘤细胞总数再乘以 100，用于指导复发 / 转移性 HNSCC 患者的一线治疗。在一项大型Ⅲ期研究中，单药帕博利珠单抗已被证明在 CPS ≥ 1 患者的总生存获益[86]。

一些研究已经尝试描述肿瘤微环境（tumor microenvironment，TME）内的免疫学图谱特征，作为预测临床反应的策略。这些研究基于以下理解：不同的癌症类型中占主导地位的免疫细胞亚群各异，甚至在相同的癌症类型中，因患者不同，占主导地位的免疫细胞亚群也各异，这可能会影响到 ICI 的疗效[87]。芝加哥大学的 134 例 HNSCC 队列和 TCGA 数据库的 424 例 HNSCC 队列评价了代表浸润到 TME 的 CD8$^+$T 细胞水平高低的趋化因子基因特征。存在高 T 淋巴细胞炎症类型与包括 PD-L1 表达在内的多个免疫检查点水平升高相关，这个观点支持该趋化因子特征对抗 PD-1/PD-L1 疗法反应敏感的假设[88]。按照关于 TME 重要性的同一逻辑，与 IFN-γ 信号传导和激活相关的 T 淋巴细胞生物学免疫基因特征已被描述和建模。免疫基因表达谱由 18 个预示 T 淋巴细胞炎症性 TME 表型的基因组成，已被证明可以预测几种不同癌症类型（包括 HNSCC）对帕博利珠单抗的疗效反应[89, 90]。类似的发现也表明 6 个 IFN-γ 基因组与复发 / 转移性 HNSCC 总缓解率和无进展生存期改善相关[27]。

总结

HNSCC 的总体流行病学在过去几十年中发生了变化，越来越多 HPV 阳性肿瘤病例数量增加，HPV 阴性病例数量减少，后者通常与吸烟和饮酒有关。基因组技术的提高使得能够对数百个 HNSCC 基因特征进行全面分析，从而有助于更好地了解体细胞基因组改变的情况，并且对 HPV 阴性肿瘤（*TP53*、*CDKN2A*、*NOTCH1*、*CASP8*、*FAT1*）与 HPV 阳性肿瘤（*PIK3CA*、*TRAF3*）的基因变化进行对比。虽然其中许多基因改变尚未产生新的疗法，但基于一些已经进行或目前正在进行中的有针对性的临床试验，我们已经对 HNSCC 分子谱有了认识，有助于进行个性化、更有效的疗法。除基因组学之外，新型免疫治疗策略迫切需要鉴定生物标志物来预测临床获益。未来结合我们对 HNSCC 的分子和免疫学图谱的理解而进行的研究，对于优化和提供个性化治疗至关重要。

参考文献

1. Sung H，Ferlay J，Siegel RL，et al. Global Cancer Statistics 2020：GLOBOCAN estimates of incidence and mortality worldwide for 36 cancers in 185 countries. CA Cancer J Clin. 2021；71（3）：209-49. https://doi.org/10.3322/caac.21660.

2. American Cancer Society. Cancer facts and figures. Washington，DC：American Cancer Society；2021.

3. Brennan JA，Boyle JO，Koch WM，et al. Association between cigarette smoking and mutation of the p53 gene in squamous-cell carcinoma of the head and neck. N Engl J Med. 1995；332（11）：712-7. https://doi.org/10.1056/NEJM199503163321104.

4. Hashibe M，Brennan P，Chuang SC，et al. Interaction between tobacco and alcohol use and the risk of head and neck cancer：pooled analysis in the International Head and Neck Cancer Epidemiology Consortium. Cancer Epidemiol Biomark Prev. 2009；18（2）：541-50. https://doi.org/10.1158/1055-9965.EPI-08-0347.

5. Guha N，Warnakulasuriya S，Vlaanderen J，Straif K. Betel quid chewing and the risk of oral and oropharyngeal cancers：a meta-analysis with implications for cancer control. Int J Cancer. 2014；135（6）：1433-43. https://doi.org/10.1002/ijc.28643.

6. Marks MA，Chaturvedi AK，Kelsey K，et al. Association of marijuana smoking with oropharyngeal and oral tongue cancers：pooled analysis from the INHANCE consortium. Cancer Epidemiol Biomark Prev. 2014；23（1）：160-71. https://doi.org/10.1158/1055-9965.EPI-13-0181.

7. Xie M，Gupta MK，Archibald SD，Stanley Jackson B，Young JEM，Zhang H. Marijuana and head and neck cancer：an epidemiological review. J Otolaryngol Head Neck Surg. 2018；47（1）：73. https://doi.org/10.1186/s40463-018-0319-2.

8. Tezal M，Sullivan MA，Hyland A，et al. Chronic periodontitis and the incidence of head and neck squamous cell carcinoma. Cancer Epidemiol Biomark Prev. 2009；18（9）：2406-12. https://doi.org/10.1158/1055-9965.EPI-09-0334.

9. Pushalkar S，Ji X，Li Y，et al. Comparison of oral microbiota in tumor and non-tumor tissues of patients with oral squamous cell carcinoma. BMC Microbiol. 2012；12：144. https://doi.org/10.1186/1471-2180-12-144.

10. Schmidt BL, Kuczynski J, Bhattacharya A, et al. Changes in abundance of oral microbiota associated with oral cancer. PLoS One. 2014; 9（6）: e98741. https://doi.org/10.1371/journal.pone.0098741.

11. Hayes RB, Ahn J, Fan X, et al. Association of oral microbiome with risk for incident head and neck squamous cell cancer. JAMA Oncol. 2018; 4（3）: 358-65. https://doi.org/10.1001/jamaoncol.2017.4777.

12. Chaturvedi AK, Engels EA, Anderson WF, Gillison ML. Incidence trends for human papillomavirus-related and -unrelated oral squamous cell carcinomas in the United States. J Clin Oncol. 2008; 26（4）: 612-9. https://doi.org/10.1200/JCO.2007.14.1713.

13. Mork J, Moller B, Dahl T, Bray F. Time trends in pharyngeal cancer incidence in Norway 1981-2005: a subsite analysis based on a reabstraction and recoding of registered cases. Cancer Causes Control. 2010; 21（9）: 1397-405. https://doi.org/10.1007/s10552-010-9567-9.

14. Blomberg M, Nielsen A, Munk C, Kjaer SK. Trends in head and neck cancer incidence in Denmark, 1978-2007: focus on human papillomavirus associated sites. Int J Cancer. 2011; 129（3）: 733-41. https://doi.org/10.1002/ijc.25699.

15. Forte T, Niu J, Lockwood GA, Bryant HE. Incidence trends in head and neck cancers and human papillomavirus （HPV）-associated oropharyngeal cancer in Canada, 1992-2009. Cancer Causes Control. 2012; 23（8）: 1343-8. https://doi.org/10.1007/s10552-012-0013-z.

16. Mehanna H, Beech T, Nicholson T, et al. Prevalence of human papillomavirus in oropharyngeal and nonoropharyngeal head and neck cancer--systematic review and meta-analysis of trends by time and region. Head Neck. 2013; 35（5）: 747-55. https://doi.org/10.1002/hed.22015.

17. Nulton TJ, Olex AL, Dozmorov M, Morgan IM, Windle B. Analysis of The Cancer Genome Atlas sequencing data reveals novel properties of the human papillomavirus 16 genome in head and neck squamous cell carcinoma. Oncotarget. 2017; 8（11）: 17684-99. https://doi.org/10.18632/oncotarget.15179.

18. D'Souza G, Kreimer AR, Viscidi R, et al. Case-control study of human papillomavirus and oropharyngeal cancer. N Engl J Med. 2007; 356（19）: 1944-56. https://doi.org/10.1056/NEJMoa065497.

19. Gillison ML, Broutian T, Pickard RK, et al. Prevalence of oral HPV infection in the United States, 2009-2010. JAMA. 2012; 307（7）: 693-703. https://doi.org/10.1001/jama.2012.101.

20. Smith EM, Ritchie JM, Summersgill KF, et al. Age, sexual behavior and human papillomavirus infection in oral cavity and oropharyngeal cancers. Int J Cancer. 2004; 108（5）: 766-72. https://doi.org/10.1002/ijc.11633.

21. Cheraghlou S, Schettino A, Zogg CK, Judson BL. Changing prognosis of oral cancer: an analysis of survival and treatment between 1973 and 2014. Laryngoscope. 2018; 128（12）: 2762-9. https://doi.org/10.1002/lary.27315.

22. Cohen EEW, Bell RB, Bifulco CB, et al. The Society for Immunotherapy of Cancer consensus statement on immunotherapy for the treatment of squamous cell carcinoma of the head and neck（HNSCC）. J Immunother Cancer. 2019; 7（1）: 184. https://doi.org/10.1186/s40425-019-0662-5.

23. Ferris RL. Immunology and immunotherapy of head and neck cancer. J Clin Oncol. 2015; 33（29）: 3293-304. https://doi.org/10.1200/jco.2015.61.1509.

24. Horton JD, Knochelmann HM, Day TA, Paulos CM, Neskey DM. Immune evasion by head and neck cancer: foundations for combination therapy. Trends Cancer. 2019; 5（4）: 208-32. https://doi.org/10.1016/j.trecan.2019.02.007.

25. Le X, Ferrarotto R, Wise-Draper T, Gillison M. Evolving role of immunotherapy in recurrent metastatic head and neck cancer. J Natl Compr Cancer Netw. 2020; 18（7）: 899-906. https://doi.org/10.6004/jnccn.2020.7590.

26. Ferris RL，Blumenschein G Jr，Fayette J，et al. Nivolumab for recurrent squamous-cell carcinoma of the head and neck. N Engl J Med. 2016；375（19）：1856-67. https://doi.org/10.1056/NEJMoa1602252.

27. Seiwert TY，Burtness B，Mehra R，et al. Safety and clinical activity of pembrolizumab for treat ment of recurrent or metastatic squamous cell carcinoma of the head and neck（KEYNOTE-012）：an open-label，multicentre，phase 1b trial. Lancet Oncol. 2016；17（7）：956-65. https://doi.org/10.1016/S1470-2045（16）30066-3.

28. Farlow JL，Birkeland AC，Swiecicki PL，Brenner JC，Spector ME. Window of opportunity trials in head and neck cancer. J Cancer Metastasis Treat. 2019；5：18. https://doi.org/10.20517/2394-4722.2018.100.

29. Fakhry C，Westra WH，Li S，et al. Improved survival of patients with human papillomavirus-positive head and neck squamous cell carcinoma in a prospective clinical trial. J Natl Cancer Inst. 2008；100（4）：261-9. https://doi.org/10.1093/jnci/djn011.

30. Strohl MP，Wai KC，Ha PK. De-intensification strategies in HPV-related oropharyngeal squamous cell carcinoma-a narrative review. Ann Transl Med. 2020；8（23）：1601. https://doi.org/10.21037/atm-20-2984.

31. Bigelow EO，Seiwert TY，Fakhry C. Deintensification of treatment for human papillomavirus-related oropharyngeal cancer：current state and future directions. Oral Oncol. 2020；105：104652. https://doi.org/10.1016/j.oraloncology.2020.104652.

32. Cancer Genome Atlas N. Comprehensive genomic characterization of head and neck squamous cell carcinomas. Nature. 2015；517（7536）：576-82. https://doi.org/10.1038/nature14129.

33. Stransky N，Egloff AM，Tward AD，et al. The mutational landscape of head and neck squamous cell carcinoma. Science. 2011；333（6046）：1157-60. https://doi.org/10.1126/science.1208130.

34. Chung CH，Guthrie VB，Masica DL，et al. Genomic alterations in head and neck squamous cell carcinoma determined by cancer gene-targeted sequencing. Ann Oncol. 2015；26（6）：1216-23. https://doi.org/10.1093/annonc/mdv109.

35. Agrawal N，Frederick MJ，Pickering CR，et al. Exome sequencing of head and neck squamous cell carcinoma reveals inactivating mutations in NOTCH1. Science. 2011；333（6046）：1154-7. https://doi.org/10.1126/science.1206923.

36. Lechner M，Frampton GM，Fenton T，et al. Targeted next-generation sequencing of head and neck squamous cell carcinoma identifies novel genetic alterations in HPV+ and HPV- tumors. Genome Med. 2013；5（5）：49. https://doi.org/10.1186/gm453.

37. Pickering CR，Zhang J，Yoo SY，et al. Integrative genomic characterization of oral squamous cell carcinoma identifies frequent somatic drivers. Cancer Discov. 2013；3（7）：770-81. https://doi.org/10.1158/2159-8290.CD-12-0537.

38. Beck TN，Kaczmar J，Handorf E，et al. Phospho-T356RB1 predicts survival in HPV-negative squamous cell carcinoma of the head and neck. Oncotarget. 2015；6（22）：18863-74. https://doi.org/10.18632/oncotarget.4321.

39. Sambandam V，Frederick MJ，Shen L，et al. PDK1 mediates NOTCH1-mutated head and neck squamous carcinoma vulnerability to therapeutic PI3K/mTOR inhibition. Clin Cancer Res. 2019；25（11）：3329-40. https://doi.org/10.1158/1078-0432.CCR-18-3276.

40. Morris LG，Kaufman AM，Gong Y，et al. Recurrent somatic mutation of FAT1 in multiple human cancers leads to aberrant Wnt activation. Nat Genet. 2013；45（3）：253-61. https://doi.org/10.1038/ng.2538.

41. Chen Z，Zhang C，Chen J，et al. The proteomic landscape of growth factor signaling networks associated with FAT1 mutations in head and neck cancers. Cancer Res. 2021；81：4402. https://doi.org/10.1158/0008-5472.CAN-20-3659.

42. Su SC，Lin CW，Liu YF，et al. Exome sequencing of oral squamous cell carcinoma reveals molecular subgroups and novel therapeutic opportunities. Theranostics. 2017；7（5）：1088-99. https://doi.org/10.7150/thno.18551.

43. Werness BA，Levine AJ，Howley PM. Association of human papillomavirus types 16 and 18 E6 proteins with p53. Science. 1990；248（4951）：76-9. https://doi.org/10.1126/science.2157286.

44. Psyrri A，DeFilippis RA，Edwards AP，Yates KE，Manuelidis L，DiMaio D. Role of the retinoblastoma pathway in senescence triggered by repression of the human papillomavirus E7 protein in cervical carcinoma cells. Cancer Res. 2004；64（9）：3079-86. https://doi.org/10.1158/0008-5472.can-03-3739.

45. Serrano M，Hannon GJ，Beach D. A new regulatory motif in cell-cycle control causing specific inhibition of cyclin D/CDK4. Nature. 1993；366（6456）：704-7. https://doi.org/10.1038/366704a0.

46. Seiwert TY，Zuo Z，Keck MK，et al. Integrative and comparative genomic analysis of HPV-positive and HPV-negative head and neck squamous cell carcinomas. Clin Cancer Res. 2015；21（3）：632-41. https://doi.org/10.1158/1078-0432.CCR-13-3310.

47. Lui VW，Hedberg ML，Li H，et al. Frequent mutation of the PI3K pathway in head and neck cancer defines predictive biomarkers. Cancer Discov. 2013；3（7）：761-9. https://doi.org/10.1158/2159-8290.CD-13-0103.

48. Sewell A，Brown B，Biktasova A，et al. Reverse-phase protein array profiling of oropharyngeal cancer and significance of PIK3CA mutations in HPV-associated head and neck cancer. Clin Cancer Res. 2014；20（9）：2300-11. https://doi.org/10.1158/1078-0432.CCR-13-2585.

49. Zhang PL，Pellitteri PK，Law A，et al. Overexpression of phosphorylated nuclear factor-kappa B in tonsillar squamous cell carcinoma and high-grade dysplasia is associated with poor prognosis. Mod Pathol. 2005；18（7）：924-32. https://doi.org/10.1038/modpathol.3800372.

50. Hajek M，Sewell A，Kaech S，Burtness B，Yarbrough WG，Issaeva N. TRAF3/CYLD mutations identify a distinct subset of human papillomavirus-associated head and neck squamous cell carcinoma. Cancer. 2017；123（10）：1778-90. https://doi.org/10.1002/cncr.30570.

51. Williams EA，Montesion M，Alexander BM，et al. CYLD mutation characterizes a subset of HPV-positive head and neck squamous cell carcinomas with distinctive genomics and frequent cylindroma-like histologic features. Mod Pathol. 2021；34（2）：358-70. https://doi.org/10.1038/s41379-020-00672-y.

52. Dassonville O，Formento JL，Francoual M，et al. Expression of epidermal growth factor receptor and survival in upper aerodigestive tract cancer. J Clin Oncol. 1993；11（10）：1873-8. https://doi.org/10.1200/JCO.1993.11.10.1873.

53. Licitra L，Storkel S，Kerr KM，et al. Predictive value of epidermal growth factor receptor expression for first-line chemotherapy plus cetuximab in patients with head and neck and colorectal cancer：analysis of data from the EXTREME and CRYSTAL studies. Eur J Cancer. 2013；49（6）：1161-8. https://doi.org/10.1016/j.ejca.2012.11.018.

54. Soulieres D，Senzer NN，Vokes EE，Hidalgo M，Agarwala SS，Siu LL. Multicenter phase II study of erlotinib，an oral epidermal growth factor receptor tyrosine kinase inhibitor，in patients with recurrent or metastatic squamous cell cancer of the head and neck. J Clin Oncol. 2004；22（1）：77-85. https://doi.org/10.1200/JCO.2004.06.075.

55. William WN Jr，Tsao AS，Feng L，et al. Single arm，phase II study of cisplatin，docetaxel，and erlotinib in patients with recurrent and/or metastatic head and neck squamous cell carcinomas. Oncologist. 2018；23（5）：526-e49. https://doi.org/10.1634/theoncologist.2017-0661.

56. Lawrence MS，Stojanov P，Mermel CH，et al. Discovery and saturation analysis of cancer genes across 21 tumour types. Nature. 2014；505（7484）：495-501. https://doi.org/10.1038/nature12912.

57. Chang MT，Asthana S，Gao SP，et al. Identifying recurrent mutations in cancer reveals widespread lineage diversity and mutational specificity. Nat Biotechnol. 2016；34（2）：155-63. https://doi.org/10.1038/nbt.3391.

58. Weidhaas JB，Harris J，Schaue D，et al. The KRAS-variant and cetuximab response in head and neck squamous cell cancer：a secondary analysis of a randomized clinical trial. JAMA Oncol. 2017；3（4）：483-91. https://doi.org/10.1001/jamaoncol.2016.5478.

59. Chung CH，Lee JW，Slebos RJ，et al. A 3'-UTR KRAS-variant is associated with cisplatin resistance in patients with recurrent and/or metastatic head and neck squamous cell carcinoma. Ann Oncol. 2014；25（11）：2230-6. https://doi.org/10.1093/annonc/mdu367.

60. Pollock NI，Grandis JR. HER2 as a therapeutic target in head and neck squamous cell carcinoma. Clin Cancer Res. 2015；21（3）：526-33. https://doi.org/10.1158/1078-0432.CCR-14-1432.

61. Cavalot A，Martone T，Roggero N，Brondino G，Pagano M，Cortesina G. Prognostic impact of HER-2/neu expression on squamous head and neck carcinomas. Head Neck. 2007；29（7）：655-64. https://doi.org/10.1002/hed.20574.

62. Birkeland AC，Yanik M，Tillman BN，et al. Identification of targetable ERBB2 aberrations in head and neck squamous cell carcinoma. JAMA Otolaryngol Head Neck Surg. 2016；142（6）：559-67. https://doi.org/10.1001/jamaoto.2016.0335.

63. Xia W，Lau YK，Zhang HZ，et al. Strong correlation between c-erbB-2 overexpression and overall survival of patients with oral squamous cell carcinoma. Clin Cancer Res. 1997；3（1）：3-9.

64. Gillison ML，Glisson BS，O'Leary E，et al. Phase II trial of trastuzumab（T），paclitaxel（P）and cisplatin（C）in metastatic（M）or recurrent（R）head and neck squamous cell carcinoma（HNSCC）：response by tumor EGFR and HER2/neu status. J Clin Oncol. 2006；24（18 Suppl）：5511. https://doi.org/10.1200/jco.2006.24.18_suppl.5511.

65. Machiels JP，Haddad RI，Fayette J，et al. Afatinib versus methotrexate as second-line treatment in patients with recurrent or metastatic squamous-cell carcinoma of the head and neck progressing on or after platinum-based therapy（LUX-Head & Neck 1）：an open-label，randomised phase 3 trial. Lancet Oncol. 2015；16（5）：583-94. https://doi.org/10.1016/S1470-2045（15）70124-5.

66. Burtness B，Haddad R，Dinis J，et al. Afatinib vs placebo as adjuvant therapy after chemoradiotherapy in squamous cell carcinoma of the head and neck：a randomized clinical trial. JAMA Oncol. 2019；5（8）：1170-80. https://doi.org/10.1001/jamaoncol.2019.1146.

67. Stewart JS，Cohen EE，Licitra L，et al. Phase III study of gefitinib compared with intravenous methotrexate for recurrent squamous cell carcinoma of the head and neck [corrected]. J Clin Oncol. 2009；27（11）：1864-71. https://doi.org/10.1200/JCO.2008.17.0530.

68. Harrington K，Temam S，Mehanna H，et al. Postoperative adjuvant lapatinib and concurrent chemoradiotherapy followed by maintenance lapatinib monotherapy in high-risk patients with resected squamous cell carcinoma of the head and neck：a phase III，randomized，double-blind，placebo-controlled study. J Clin Oncol. 2015；33（35）：4202-9. https://doi.org/10.1200/JCO.2015.61.4370.

69. Prawira A，Brana-Garcia I，Spreafico A，et al. Phase I trial of dacomitinib，a pan-human epidermal growth factor receptor（HER）inhibitor，with concurrent radiotherapy and cisplatin in patients with locoregionally advanced squamous cell carcinoma of the head and neck（XDC-001）. Investig New Drugs. 2016；34（5）：575-83. https://doi.org/10.1007/s10637-016-0367-2.

70. Whyte DB，Kirschmeier P，Hockenberry TN，et al. K- and N-Ras are geranylgeranylated in cells treated with farnesyl protein transferase inhibitors. J Biol Chem. 1997；272（22）：14459-64. https://doi.org/10.1074/jbc.272.22.14459.

71. End DW，Smets G，Todd AV，et al. Characterization of the antitumor effects of the selective farnesyl protein transferase inhibitor R115777 in vivo and in vitro. Cancer Res. 2001；61（1）：131-7.

72. Gilardi M，Wang Z，Proietto M，et al. Tipifarnib as a precision therapy for HRAS-mutant head and neck squamous cell carcinomas. Mol Cancer Ther.2020；19（9）：1784-96. https://doi.org/10.1158/1535-7163.MCT-19-0958.

73. Ho AL，Brana I，Haddad R，et al. Tipifarnib in head and neck squamous cell carcinoma with HRAS mutations. J Clin Oncol. 2021；39（17）：1856-64. https://doi.org/10.1200/JCO.20.02903.

74. Hientz K，Mohr A，Bhakta-Guha D，Efferth T. The role of p53 in cancer drug resistance and targeted chemotherapy. Oncotarget. 2017；8（5）：8921-46. https://doi.org/10.18632/oncotarget.13475.

75. Moser R，Xu C，Kao M，et al. Functional kinomics identifies candidate therapeutic targets in head and neck cancer. Clin Cancer Res. 2014；20（16）：4274-88. https://doi.org/10.1158/1078-0432.CCR-13-2858.

76. Osman AA，Monroe MM，Ortega Alves MV，et al. Wee-1 kinase inhibition overcomes cisplatin resistance associated with high-risk TP53 mutations in head and neck cancer through mitotic arrest followed by senescence. Mol Cancer Ther. 2015；14（2）：608-19. https://doi.org/10.1158/1535-7163.MCT-14-0735-T.

77. Tanaka N，Patel AA，Wang J，et al. Wee-1 kinase inhibition sensitizes high-risk HPV+ HNSCC to apoptosis accompanied by downregulation of MCl-1 and XIAP antiapoptotic proteins. Clin Cancer Res. 2015；21（21）：4831-44. https://doi.org/10.1158/1078-0432.CCR-15-0279.

78. Mendez E，Rodriguez CP，Kao MC，et al. A phase I clinical trial of AZD1775 in combination with neoadjuvant weekly docetaxel and cisplatin before definitive therapy in head and neck squamous cell carcinoma. Clin Cancer Res. 2018；24（12）：2740-8. https://doi.org/10.1158/1078-0432.CCR-17-3796.

79. Gadhikar MA，Sciuto MR，Alves MV，et al. Chk1/2 inhibition overcomes the cisplatin resistance of head and neck cancer cells secondary to the loss of functional p53. Mol Cancer Ther. 2013；12（9）：1860-73. https://doi.org/10.1158/1535-7163.MCT-13-0157.

80. Marquard FE，Jucker M. PI3K/AKT/mTOR signaling as a molecular target in head and neck cancer. Biochem Pharmacol. 2020；172：113729. https://doi.org/10.1016/j.bcp.2019.113729.

81. Calo V，Migliavacca M，Bazan V，et al. STAT proteins：from normal control of cellular events to tumorigenesis. J Cell Physiol. 2003；197（2）：157-68. https://doi.org/10.1002/jcp.10364.

82. Grandis JR，Drenning SD，Chakraborty A，et al. Requirement of Stat3 but not Stat1 activation for epidermal growth factor receptor- mediated cell growth In vitro. J Clin Invest. 1998；102（7）：1385-92. https://doi.org/10.1172/JCI3785.

83. Grandis JR，Drenning SD，Zeng Q，et al. Constitutive activation of Stat3 signaling abrogates apoptosis in squamous cell carcinogenesis in vivo. Proc Natl Acad Sci U S A. 2000；97（8）：4227-32. https://doi.org/10.1073/pnas.97.8.4227.

84. Sen M，Thomas SM，Kim S，et al. First-in-human trial of a STAT3 decoy oligonucleotide in head and neck tumors：implications for cancer therapy. Cancer Discov. 2012；2（8）：694-705. https://doi.org/10.1158/2159-8290.CD-12-0191.

85. Ferris RL，Blumenschein G Jr，Fayette J，et al. Nivolumab vs investigator's choice in recurrent or metastatic squamous cell carcinoma of the head and neck：2-year long-term survival update of CheckMate 141 with analyses by tumor PD-L1 expression. Oral Oncol. 2018；81：45-51. https://doi.org/10.1016/j.oraloncology.2018.04.008.

86. Burtness B，Harrington KJ，Greil R，et al. Pembrolizumab alone or with chemotherapy versus cetuximab with chemotherapy for recurrent or metastatic squamous cell carcinoma of the head and neck（KEYNOTE-048）：a randomised，open-label，phase 3 study. Lancet. 2019；394（10212）：1915-28. https://doi.org/10.1016/S0140-6736（19）32591-7.

87. Mandal R，Senbabaoglu Y，Desrichard A，et al. The head and neck cancer immune landscape and its immunotherapeutic implications. JCI Insight. 2016；1（17）：e89829. https://doi.org/10.1172/jci.insight.89829.

88. Saloura V，Izumchenko E，Zuo Z，et al. Immune profiles in primary squamous cell carcinoma of the head and neck. Oral Oncol. 2019；96：77-88. https://doi.org/10.1016/j.oraloncology.2019.06.032.

89. Ayers M，Lunceford J，Nebozhyn M，et al. IFN-gamma-related mRNA profile predicts clinical response to PD-1 blockade. J Clin Invest. 2017；127（8）：2930-40. https://doi.org/10.1172/JCI91190.

90. Cristescu R，Mogg R，Ayers M，et al. Pan-tumor genomic biomarkers for PD-1 checkpoint blockade-based immunotherapy. Science. 2018；362（6411）：eaar3593. https://doi.org/10.1126/science.aar3593.

原文作者

K. Wai

Department of Otolaryngology and Head and Neck Surgery，University of California，San Francisco，CA，USA

H. Kang（✉）

Department of Medicine，University of California，San Francisco，CA，USA

e-mail：Hyunseok.kang@ucsf.edu

© The Author（s），under exclusive license to Springer Nature Switzerland AG 2022

R. A. Chandra，R. J. Li（eds.），*Multidisciplinary Management of Head and Neck Cancer*，

https://doi.org/10.1007/978-3-031-05973-5_8

第 9 章　头颈部鳞状细胞癌的生物标志物

———————————● 刘大伟　译，王丹　审校

引言

在将预测预后相关的生物标志物纳入临床决策之前，TNM 分期是患者预后的主要决定性因素，并指导治疗决策。在早期的生物标志物研究中，医师和研究人员需要大量肿瘤组织来评判生物标志物，包括 p53、人乳头瘤病毒（HPV）和增殖指数。这种方法的局限性在于需要大量组织进行分析，并且在某些情况下可能需要侵入性操作或手术切除以获得足够的肿瘤组织。随着二代测序和数字聚合酶链反应（polymerase chain reaction，PCR）等高灵敏度检测技术的出现，评估生物标志物所需的组织大大减少。头颈癌的基因组和转录组学分析 [例如：癌症基因组图谱（TCGA）] 已经得到了这类恶性疾病的一系列完整分子特征，并在此过程中揭示了生物标志物的新类型。针对某些特定头颈癌患者的生物标志物的微创检测也得到了发展，现在可以从这些患者的血液样本中分析循环肿瘤 DNA（circulating tumor DNA，ctDNA）水平，从而获得对治疗的反应情况，并且对复发的检测早于传统体检和放射学。

TP53

TP53 俗称"基因组守护者"，因其是调节细胞周期的关键抑癌基因，尤其是在细胞周期的 G1/S 转变时。*TP53* 的遗传改变在一般癌症中很常见，并且在头颈部鳞状细胞癌（HNSCC）中经常发生改变 [1, 2]。通过 PCR 和免疫组织化学等常用技术，头颈癌的早期生物标志物的研究是基于对活检组织或切除肿瘤组织的直接研究，包括 *TP53* 突变和表达水平、HPV 状态及浸润淋巴细胞类型 [3]。早期研究发现 p53 的过表达在每天吸烟至少 20 支的头颈部肿瘤患者中占 78%[2]。相反，在同一项研究中，7 名非吸烟者中只有 1 名出现 p53 过表达 [2]。有趣的是，在戒烟至少 5 年的肿瘤患者样本中，p53 水平仍然升高者占 90%[2]。TCGA 网络显示在吸烟相关的 HNSCC 中，84% 的病例存在 *TP53* 非

活化突变，而 HPV 阳性 HNSCC 患者中极少数（3%）存在 *TP53* 突变（图 9.1）[4]。在一项对 420 名接受手术治疗的 HNSCC 患者进行的研究中，53% 的患者存在 *TP53* 突变[1]。携带 *TP53* 突变患者的 5 年总生存率显著降低，为 40.7%，而野生型 *TP53* 患者的 5 年总生存率为 54.8%[1]。作者还根据突变类型及其在 *TP53* 基因中的位置分析了 *TP53* 突变是否会破坏其功能。他们发现与携带野生型 *TP53* 的患者相比，携带可能破坏 p53 功能的突变患者的总生存率明显较差，而携带"非破坏性"突变的患者的总生存率并没有明显变差[1]。因此，*TP53* 突变（更具体地说是破坏性突变）的存在预示着较差的预后。

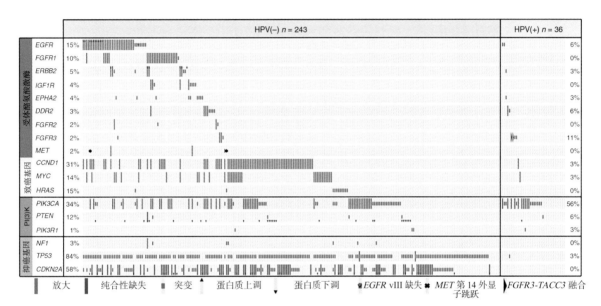

图 9.1　关键基因改变事件的样本展示（*n* = 279）

[经许可转载。MS Lawrence et al. Nature，517，576–582（2015）. https://doi.org/10.1038/nature14129]

一项局部区域复发性 HNSCC 的研究发现 45% 复发的患者存在 *TP53* 突变，*TP53* 突变可以预测哪些患者会复发，而 p53 的表达与复发的可能性无关[5]。在一项针对 HNSCC 初次或辅助放疗后局部区域复发的类似研究中，44% 的患者被发现有 *TP53* 突变，*TP53* 突变的出现与较高复发风险和较早复发相关[6]。对特定发病部位的癌种，如＞ 5% 的鼻咽癌细胞中 p53 表达与患者总生存率显著降低相关，而增殖标志物 Ki-67 和抗凋亡蛋白 bcl-2 与较差的总生存率无关[7]。在喉癌中，超过 75% 的肿瘤细胞表达突变型 *TP53* 的患者在 10 年内疾病复发的可能性较高（48%），而低 *TP53* 突变表达的患者 10 年无病生存率为 81%[8]。

尽管 p53 通常会发生改变并且具有预后意义，但其作为预测生物标志物的作用尚不清楚，正在进行的临床试验有望解决这个问题。值得注意的是，一项腺病毒 *TP53* 基因治疗的随机Ⅲ期试验表明，野生型 *TP53* 或低突变型 *TP53* 表达的患者比高表达突变型 *TP53* 的患者对基因治疗有更好的治疗反应[9]。由于 p53 是一种相对不稳定的蛋白质，其预测价值仅限于实验治疗，并且需要原发性肿瘤组织进行分析，因此其他生物标志物在临床上占据了主导地位。

DNA 损伤反应和凋亡

DNA 损伤应答（DNA damage response，DDR）是一个术语，描述了参与 DNA 损伤应答和修复的细胞内通路，或在细胞严重损伤的情况下，通过凋亡促进细胞死亡。正常条件下细胞中的 DDR 主要由 p53 介导。共济失调毛细血管扩张突变（ataxia telangiectasia mutated，ATM）是双链 DNA 断裂的传感器，通过稳定 p53 来阻止细胞周期从 G1 期进展到 S 期。共济失调毛细血管扩张和 Rad3 相关蛋白（ataxia telangiectasia and Rad3 related protein，ATR）是单链 DNA 断裂的传感器，调节细胞周期中的 G2/M 进程。在肿瘤细胞中，ATM 和 ATR 上调，有助于肿瘤细胞在复制应激环境下存活 [10]。因此，抑制 ATM 和 ATR 的靶向治疗已经成熟。如上所述，*TP53* 在 HNSCC 中通常发生突变，导致 G1/S 进展失调并导致更差的总生存率预后。因此，ATM 抑制可能对野生型 *TP53* 患者有益，但对突变型患者无效，因为 G1/S 检查点在 *TP53* 突变肿瘤中不受调节。相反，在 *TP53* 突变型 HNSCC 中，G1/S 期失调，ATR 的 G2/M 进展对于肿瘤细胞的存活至关重要 [10]。目前有多项临床试验研究多种 ATR 抑制剂（局部晚期 HNSCC 的 I 期试验：NCT02567422；复发性 HNSCC 的 I 期试验：NCT04576091；新诊断适合手术切除的 HNSCC 的 I 期生物标志物试验：NCT03022409）和 ATM 抑制剂（在局部晚期和转移性实体瘤患者中进行的 I 期试验：NCT02588105），但目前还没有一个可用于试验之外的临床应用。DDR 的另一个成员是 Wee1，其调节细胞周期中 G2/M 的进展。在 *TP53* 突变 HNSCC 中，Wee1 对 G2/M 转变的调节对于肿瘤生存至关重要。从机制上讲，在 DNA 损伤的情况下体外抑制 Wee1 会导致细胞凋亡增加 4 倍 [11]。与 ATR 和 ATM 抑制剂一样，有多项试验研究抑制 Wee1 联合化疗和放疗的作用 [原发性头颈癌中 Wee1 抑制的 I 期试验（WISTERIA 试验）：NCT03028766；Wee1 抑制联合放化疗治疗中 / 高危 HNSCC 的 I 期试验：NCT02585973；Ⅲ / Ⅳ b 期 HNSCC 中行新辅助 Wee1 抑制治疗的 I 期试验：NCT02508246]。总体而言，抑制 DDR 的目标是在无法进行正常 DNA 修复的情况下促进细胞周期的进展，从而导致有丝分裂失败和细胞凋亡导致的死亡。

即使在有丝分裂失败的情况下，一些肿瘤细胞也会过表达凋亡蛋白抑制剂（inhibitor of apoptosis proteins，IAP），有助于肿瘤细胞逃避死亡。在 HPV 阴性 HNSCC 中，IAP 被扩增，可能有助于通过细胞凋亡抑制细胞死亡 [4]。欧洲完成了一项针对接受放化疗的局部晚期 HNSCC 患者的泛 IAP 抑制剂 Debio 1143 的 Ⅱ 期双盲试验 [12]。值得注意的是，该试验中的大多数患者 HPV 呈阴性。实验组患者的局部区域控制率显著提高到 54%，而安慰剂组患者的局部区域控制率为 33% [12]。此外，接受 Debio 1143 治疗的患者 2 年无进展生存率为 72%，而安慰剂组仅为 41% [12]。在这项相对较小的研究中，总生存率没有显著差异 [12]。截至 2020 年 7 月 Debio 1143 的 Ⅲ 期试验正在招募患者，这可能能够更好地评估总生存率。

总体而言，在不同阶段的临床试验中，有多种针对 DDR 和细胞凋亡的有前景的药物将作为当前治疗方法的补充，并可能帮助那些预后较差的患者，如 p53 阴性 HNSCC 患者。

HPV

HPV 感染导致肛门生殖器癌、宫颈癌和 HNSCC 的患病风险。从机制上讲，HPV 感染继发癌变的分子机制是通过 E6 蛋白抑制 p53 活性，以及 E7 蛋白结合抑癌视网膜母细胞瘤（retinoblastoma，Rb）蛋白[13]。Rb 负责 G1/S 的细胞周期调节，因此，在 E7 和 Rb 结合（这会抑制正常的 Rb 功能并促进蛋白质水解）的情况下，细胞周期不受调节。除抑制 Rb 之外，E7 还结合 p21 和 p27 并抑制它们的正常功能，包括通过 CDK2 的负调节来抑制细胞周期[14-16]。在正常情况下，E7 抑制 Rb、p21 和 p27 引起的增殖活性将激活 p53 调节的细胞周期停滞和随后的细胞凋亡。由于 HPV 感染继发的 Rb 抑制和降解，p16（一种抑制 G1/S 相转变的肿瘤抑制因子）上调。HPV 感染中 p16 的上调使其成为检测 HPV 阳性 HNSCC 的有效替代物[17]。在细胞内，E6 蛋白招募 E6AP 蛋白，该蛋白泛素化并降解 p53。因此，增殖能力的增加和 p53 调节功能的丧失相结合导致了肿瘤的发生。有趣的是，并非所有 E6 蛋白对 E6AP 都具有相同的亲和力。HPV16 E6 对 E6AP 的亲和力最高，可有效降解 p53[13]。HPV18 E6 在 E6AP 招募方面相对较差，而 HPV11 对 E6AP 的招募非常低，对 p53 降解的影响很小[13]。因此，在肿瘤标本或外周血中检测 HPV16 E6 和 E7 DNA 可能是区分 HNSCC 亚型的有用生物标志物。

1983 年有研究使用来自乳头状瘤抗原免疫的豚鼠的血清衍生抗体，首次在口腔鳞状细胞癌（OSCC）中鉴定出 HPV 蛋白[18]。不久之后，在人类 HNSCC 肿瘤中检测到 HPV11 和 HPV16 病毒 DNA，从而确定 HPV 感染可能是头颈部肿瘤发生的潜在机制[19]。一项针对 HPV 阳性肿瘤的早期回顾性研究使用了免疫组织化学染色方法，结果发现 HPV 阳性 HNSCC 患者中有 10% 携带 *TP53* 突变，而 HPV 阴性 HNSCC 患者中则有 67% 携带 *TP53* 突变[20]。同一项研究表明 HPV 阳性 HNSCC 患者的生存率有所提高，HPV 阳性 HNSCC 与 HPV 阴性 HNSCC 的风险比为 0.57[20]。2000 年有研究在 HPV 阳性 HNSCC 患者的外周血中发现了 HPV E7 DNA，这被认为是肿瘤将 HPV DNA 排入血液的结果，因为 HPV 通常不会在外周血中发现，其完整生命周期一般是在上皮细胞内完成的[21]。

2005 年一项对 5000 多个 HNSCC 患者进行的 meta 分析发现这些肿瘤中有四分之一是 HPV 阳性，并且在查看特定部位的数据时，口咽 HPV 阳性癌症似乎较多（36%），口腔部的癌症比例为 24%，喉部的为 24%[22]。更有趣的是，不同的 HPV 亚型似乎分布在不同部位的 HNSCC 中。在 HPV 阳性 HNSCC 患者中，HPV16 是口咽的主要感染病毒（87%），而 HPV18 分别存在于 68% 的口腔和 69% 的喉部 HPV 阳性 SCC 中[22]。随着时间的推移，HPV 相关口咽部鳞状细胞癌（OPSCC）的患病率显著增加。例如，2000 年之前美国 HPV 阳性 OPSCC 的患病率为 51%，欧洲为 35%[23]；2005 年之后在美国和欧洲诊断的 HPV 阳性口咽癌患者患病率更高，比例分别为 70% 和 73%[23]。因此，随着 HPV 阳性 HNSCC 患病率的增加，HPV 相关生物标志物的作用随着时间的推移变得越来越重要。

临床上，识别 HPV 阳性 HNSCC 很重要，因为从预后角度看，其可以提高生存率并对放疗和化疗有更好的治疗反应。十多年前，对参加 ECOG 2399 的患者进行的一项前瞻性分析显示 HPV 阳性 HNSCC 患者对放化疗的临床反应明显更好（HPV 阳性 HNSCC 患者为 84%，而 HPV 阴性 HNSCC 患者为 57%），并且 2 年总生存率提高（HPV 阳性 HNSCC 患者为 95%，而 HPV 阴性 HNSCC 患者为 62%）[24]。同样，RTOG 0129 的事后分析发现 HPV 阳性 OPSCC 的 3 年总生存率为 82.4%，而 HPV 阴性者为 57.1%[25]。HPV 阳性组的 3 年无进展生存率（73.3%）显著改善，而 HPV 阴性组的 3 年无进展生存率仅为 43.4%[25]。TROG 02.02 试验研究了 Ⅲ 期和 Ⅳ 期 OPSCC 对用和不用替拉扎明的放化疗的反应，并使用 p16 作为 HPV 阳性的替代物[17]。作者发现 p16 阳性口咽癌患者的 2 年总生存率提高到 91%，而 p16 阴性 /HPV 阴性队列患者的 2 年总生存率仅为 74%[17]。RTOG 0129 的事后分析进一步支持了使用 p16 作为 HPV 的替代指标，该研究对 HPV 阳性肿瘤患者的固定组织进行 p16 免疫组织化学染色及 HPV DNA 检测，结果显示两者的 3 年总生存率和无进展生存率相似，两组间有高度的一致性，其 kappa 值达到 0.8[25]。一项单独使用 p16 状态作为 HPV 状态替代指标的综述发现 p16 免疫组织化学的敏感性范围为 46% ～ 98%，特异性范围为 50% ～ 97%[26]。当 p16 的免疫组织化学染色与 HPV DNA PCR 结合时，敏感性和特异性显著提高，分别为 97% ～ 100% 和 88% ～ 100%[26]。瑞典对 150 例 HNSCC 患者进行的一项研究发现 HPV 阳性也能带来更好的长期结果。HPV 阳性患者的 5 年无病生存率明显更高，为 81%，而 HPV 阴性患者的 5 年无病生存率为 36%[27]。相反，当通过病毒基因组拷贝数来测量肿瘤内的病毒载量时，发现病毒载量不会影响生存[27]。因此，影响患者治疗结果的是 HPV 的存在，而不是病毒载量。关于 p16 染色和 HPV 阳性，美国临床肿瘤学会和美国病理学家学会达成共识："当组织标本（即非细胞学）中至少有 70% 的细胞核和细胞质表达，且强度为中等至强时，病理学家应将 p16 免疫组织化学染色阳性报告为高危型 HPV 的替代标志物"。

即使在复发病例中，HPV 阳性与 HPV 阴性疾病相比也能带来更好的总生存。使用 p16 作为 HPV 阳性的替代指标，根据 p16 状态对 RTOG 0129 和 0522 中出现疾病进展的患者进行分层[29]。作者发现与 p16 阴性患者（27.6%）相比，p16 阳性患者的 2 年总生存率显著提高（54.6%），p16 阳性患者和 p16 阴性患者的中位生存期分别为 2.6 年和 0.8 年[29]。p16 阳性患者生存率改善的趋势是显著的，与复发部位或患者是否进行了挽救手术无关[29]。在临床上，鉴别 HPV 阳性 SCC 患者非常重要，因为有大量试验表明，这类患者肿瘤控制良好，治疗毒性也显著降低[30-32]。

循环 HPV DNA 是一种新兴的生物标志物，可用于预测治疗反应并检测 OPSCC 的早期复发[33-38]。在 2 项研究放化疗去强化治疗的 Ⅱ 期前瞻性试验中，对 p16 阳性 OPSCC 患者的治疗前、治疗期间（每周）和治疗后的循环 HPV DNA（ctHPVDNA）进行了分析[34, 35]。在 103 例 p16 阳性 OPSCC 患者中，对 HPV16 中的 E7 基因进行了定量 PCR，确定了 84 例治疗前血清中 HPV16 ctHPVDNA 呈阳性的患者[34]。在 19 例 HPV16 ctDNA 呈阴性的患者中，针对 HPV18、HPV31、HPV33 和 HPV35 的 ctHPVDNA 检测发现了另外 8 例 HPV 阳性病例。与健康对照的数据一致，确定 ctHPVDNA 对于检测非转移性口咽 SCC 的特异性为 97%，敏感性为 89%（图 9.2）[34]。有趣的是，较高 T 期和 N 期的肿瘤负荷与 ctHPVDNA 拷贝数不呈正相关（图 9.2）[34]。然而，远处转移肿瘤与 ctHPVDNA 载量之间存在显著的正相关性[33]。在使用去强化放化疗治疗这些患者期间，治疗 4 周时 ctHPVDNA 清除率＞ 95% 且具有有利临床因素（包括吸烟＜ 10 包 / 年和＜ T4 期肿瘤）的患者具有 100% 的区域无病生存率，而那些最初 ctHPVDNA 水平较低、T4 期肿瘤或吸烟＞ 10 包 / 年的患者在 18 个月时的区域无病生存率为 65%（图 9.3）[34]。在监测复发的随访期间，对 115 例患者进行了 ctHPVDNA 分析，其中 76% 在随访期间检测不到 ctHPVDNA 水平，并且这些患者中没有被诊断为复发，相应的 ctHPVDNA 的阴性预测值为 100%（图 9.4）[35]。相反，24% 的患者在完成治疗后检测到了 ctHPVDNA[35]。并非所有这些患者都出现了复发，进一步分析数据发现，在连续 2 次 ctHPVDNA 水平异常的患者中（本研究中有 16 例患者），15 例经活检证实了复发[35]。除 ctHPVDNA 的阴性预测值为 100% 外，连续 2 次阳性检测的阳性预测值为 94%，检测敏感性和特异性分别为 100% 和 99%（图 9.5）[35]。临床上，连续 2 次检测呈阳性的患者 2 年无复发生存率仅为 5%，而 ctHPVDNA 水平检测不到的患者 2 年无复发生存率为 100%（图 9.5）[35]。在大多数患者中，在通过活检诊断复发性疾病的前 6 个月即可检测到血清中的 ctHPVDNA[35]。更有趣的是，在复发并接受挽救治疗的患者中，许多人的 ctHPVDNA 水平在治疗后出现变化[35]。除检测 ctHPVDNA 外，还可以根据原发肿瘤和血浆 ctDNA 的突变分析来检测 ctDNA[39]。

有新的数据表明 HPV 整合到宿主基因组中会导致更糟糕的结果。HPV 感染后，HPV DNA 可能作为附加体独立于宿主，或整合到宿主 DNA 中。HPV 相关 HNSCC 的基因组研究表明，整合位点是随机的，但当整合发生时，其可放大局部基因，改变局部 DNA 甲基化，并增加 mRNA 转录物，包括促进肿瘤发生的癌基因的转录物[4, 40]。在一项研究中，71% 的 HPV 相关 HNSCC 表现出 HPV 整合，而在 TCGA 研究中，只有 28% 的 HPV 阳性患者表现出 HPV 整合[40]。TCGA 的二次分析显示带有附加型 HPV DNA 患者的 5 年总生存率为 72%，而 HPV 整合到宿主基因组中患者的 5 年总生存率为 30%[41]。有趣的是，整合后的 HPV 阳性 HNSCC 患者的 5 年总生存率与 HPV 阴性 HNSCC 相似[41]。相比之下，一项针对 35 例 HPV 相关 HNSCC 患者的研究显示，60% 的患者表现出 HPV 整合，这使得疾病特异性生存率显著改善[42]。由于这些相互矛盾的结果，目前尚不清楚 HPV 整合在 HNSCC 中真正发挥什么作用。

从癌症筛查的角度来看，HPV 感染和 E6 血清阳性可能成为识别高危人群的一种方法，但由于美国感染率较高，口咽癌发病率相对较低，正确识别癌症所需的筛查数量大约为 10 500 名成年人[43]。因此，目前 HPV 和 E6 检测不是可行的筛查检测，正在进行进一步的研究。

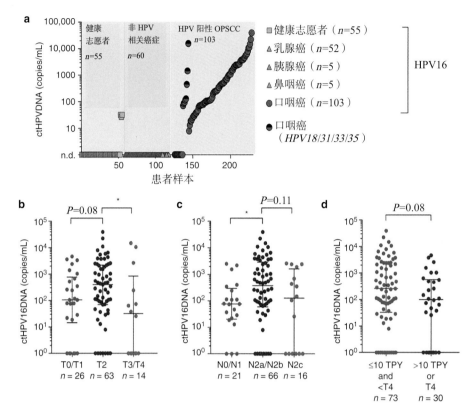

a. 测量 55 名健康志愿者、60 名非 HPV 相关癌症患者和 103 名 HPV 相关 OPSCC 患者每毫升血浆 ctHPVDNA 的拷贝数。双色（红黑）圆圈表示 ctHPV16DNA 阴性但来自另一种高危 HPV 毒株（HPV18/31/33/35）的 ctHPVDNA 阳性的患者。b ～ d. ctHPV16DNA 基线水平按肿瘤分期（b）、淋巴结分期（c）和临床危险因素分层（d）。每个图表均显示中位数和四分位数范围。*P < 0.05；P 值基于双边曼 - 惠特尼检验。TPY，（烟草）包 / 年。

图 9.2　HPV 相关口咽癌患者血浆 ctHPVDNA 检测

（经许可转载。BS Chera，et al. Clin Cancer Res，2019，25：4682-4690.）

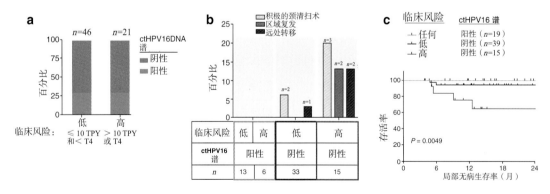

a. 具有良好 ctHPV16DNA 谱的临床低风险和临床高风险患者的百分比，良好 ctHPVDNA 谱定义为基线 ctHPV16DNA > 200 copies/mL 且到第 4 周清除率 > 95%。b. 每个亚组内经历阳性颈部淋巴结清扫、区域复发或远处转移的患者的百分比。c. 按临床风险和 ctHPV16DNA 谱分层的局部无病生存率的 Kaplan-Meier 分析。使用趋势的双尾对数秩检验计算 P 值。TPY，（烟草）包 / 年。

图 9.3　良好的 ctHPV16DNA 清除率与接受放化疗的 OPSCC 患者的疾病控制相关

（经许可转载。BS Chera，et al. Clin Cancer Res，2019，25：4682-4690.）

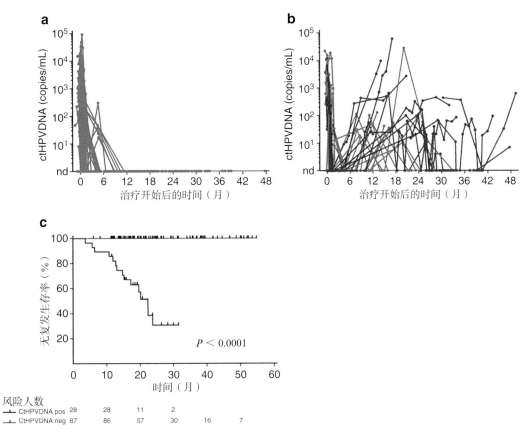

a. 115 名患者中的 87 名（76%）在所有治疗后监测时间点（从放化疗开始后 6 个月开始）的 ctHPVDNA 水平均无法检测到。
b. 28 名患者在治疗后监测期间 ctHPVDNA 检测结果呈阳性。红线表示已经活检证实疾病复发的患者。蓝色阴影区域表示放化疗初始治疗和 PET/CT 评估反应的间隔，不包括在治疗后监测期中。c. 在所有监测时间点 ctHPVDNA 均检测不到的患者与至少一项 ctHPVDNA 血液检测异常的患者的 Kaplan-Meier 无复发生存率。P 值使用双尾对数秩检验计算。neg，阴性；pos，阳性。

图 9.4 纵向 ctHPVDNA 监测可识别疾病复发高风险的患者

（经许可转载。BS Chera，et al. Journal of Clinical Oncology，2020，38：1050-1058.）

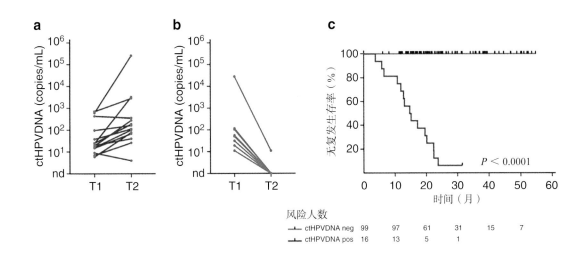

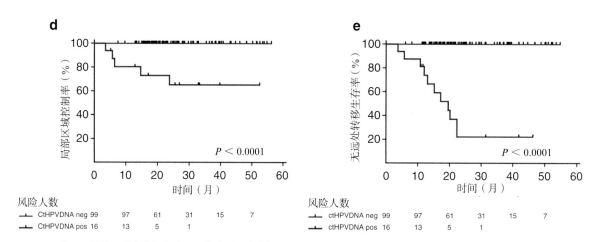

a、b. 对于 A 活检证明疾病复发或 B 无临床明显疾病复发的患者，在第一个异常监测时间点（T1）和随后时间点（T2）的 ctHPVDNA 水平。c～e. Kaplan-Meier 估计连续两次 ctHPVDNA 监测结果异常（ctHPVDNA 阳性）的患者与连续两次 ctHPVDNA 监测结果不异常的患者的无复发生存率（c）、局部区域控制率（d）和无远处转移生存率测试（e）（ctHPVDNA 阴性）。P 值使用双尾对数秩检验计算。neg，阴性；pos，阳性。

图 9.5　连续两次 ctHPVDNA 监测结果异常的患者疾病复发的风险较高

（经许可转载。BS Chera，et al. Journal of Clinical Oncology，2020，38：1050–1058.）

EGFR

表皮生长因子受体（EGFR）是一种跨膜受体酪氨酸激酶（receptor tyrosine kinase，RTK），属于结构相似的 RTK ErbB 家族，其中包括 Her2/neu、Her3 和 Her4。EGFR 激活促进下游 PI3K/Akt/mTOR、Jak-STAT 和 Ras/Raf/Mek/Erk 通路激活，从而促进细胞生长和分裂。在 EGFR 过表达或持续激活的情况下，下游生长信号过度激活，从而促进肿瘤发生。第一个分析 EGFR 的研究发现通过蛋白质印迹分析，19% 的 HNSCC 存在 EGFR 基因扩增，53% 的肿瘤存在 EGFR 过表达[44]。随后的一项研究发现与健康对照组的黏膜相比，超过 90% 的肿瘤组织中的 EGFR mRNA 水平增加了 69 倍[45]。研究还表明同一 HNSCC 患者正常组织中 EGFR 也升高，EGFR mRNA 表达增加了 29 倍[45]。

对 91 例因期望治愈而接受手术切除但无已知转移的 HNSCC 患者进行的回顾性分析表明，当通过免疫组织化学根据 EGFR 表达对患者进行分类时发现 EGFR 高表达的患者复发风险明显升高，为 84%，复发的中风险和低风险分别为 37% 和 17%[46]。EGFR 过表达还导致较高的死亡风险（71%），而中风险和低风险分别为 33% 和 0[46]。对 86 例 HNSCC 患者的 EGFR 基因扩增进行回顾性 FISH 分析发现至少 40% 的肿瘤细胞中基因拷贝数超过 4 个或 10% 的肿瘤细胞中基因拷贝数超过 15 个的患者的无进展生存期（EGFR 基因扩增患者的中位生存期为 18 个月，而无 EGFR 基因扩增的患者为 25 个月）和总生存期（EGFR 基因扩增患者的中位死亡时间为 20 个月，而无 EGFR 基因扩增的患者为 29 个月）明显更差[47]。有趣的是，这些肿瘤的突变分析对于激活突变呈阴性，因此拷贝数可能是患者结果中更重要的潜在因素，而不是突变负荷[47]。

英国头颈癌前瞻性连续超分割加速放射治疗（continuous hyperfractionated accelerated radiotherapy，CHART）试验对 EGFR 表达进行事后分析。在这项试验中，至少 T2N0 且无转移性肿瘤的患者被纳入，并随机接受每日 2 Gy、总剂量 66 Gy 的常规放射治疗或每日 3 次 1.5 Gy 剂量、总计 54 Gy 的放射治疗[48]。CHART 试验中 HNSCC 组织中的 EGFR 表达水平根据试验患者中 EGFR 表达高于或低于中值进行划分。EGFR 表达低于中位水平的患者在 3 年局部控制率上没有从超分割加速放射治疗中获益[49]。相反，在 EGFR 表达高于中位数的患者中，接受超分割加速放射治疗的患者局部控制率显著改善，因此 EGFR 表达本质上可能对一部分 HNSCC 患者具有预测作用[49]。RTOG 9005 的类似事后分析将 HNSCC 患者相对于中位组表达分为高 EGFR 表达或低 EGFR 表达，发现 EGFR 过表达与显著较差的总生存率、无病生存率和较高的局部复发可能性有关。作者没有明确说明这些指标在 2 年和 5 年的具体数值[50]。相反，RTOG 9005 中 EGFR 过表达与远处转移无关[50]。

EGFR 的预后价值也在未分化型鼻咽癌中进行了研究。在香港大学，一项研究对未分化型鼻咽癌患者采用顺铂和表柔比星诱导治疗，然后进行放射治疗，对 EGFR 表达及其与患者预后的关系进行了回顾性分析[51]。在本研究中，EGFR 表达根据表达 EGFR 的细胞数量进行分类，分为表达＜ 5%、＞ 5% 但低于 25% 表达和＞ 25% 表达的细胞。与 EGFR 低表达患者（5 年和 10 年疾病特异性生存率分别为 86% 和 78%）相比，EGFR 细胞表达＞ 25% 的患者的 5 年（48%）和 10 年（40%）疾病特异性生存率显著较差[51]。EGFR 表达＞ 25% 的患者的无复发生存率也明显较差，5 年和 10 年的无复发生存率分别为 36% 和 30%，EGFR 低表达患者的无复发生存率分别为 80% 和 73%[51]。有趣的是，在高或低 EGFR 表达肿瘤中，远处转移没有显著差异[51]。

在对 33 篇已发表论文中关于 EGFR 表达对总生存率的作用进行的 meta 分析中，33 项研究中只有 14 项证明总生存率与 EGFR 过表达呈正相关[52]。当汇总 33 项研究时，EGFR 过表达与较差的总生存预后显著相关，风险比为 1.694[52]。分析 EGFR 对肿瘤发病部位（包括口腔、喉和口咽）的影响时，EGFR 过表达者的总生存率始终较差[52]。EGFR 过表达与较差的总生存率之间的联系与发病位置无关[52]。

EGFR 一直被证明在 HPV 相关的 HNSCC 中表达不足[53-57]。RTOG 1016 结果进一步强调了 HPV 相关 HNSCC 和 EGFR 之间的负相关关系，以及为什么用西妥昔单抗（一种针对 EGFR 的抗体）靶向 EGFR 并不总能改善结果。RTOG 1016 被设计为一项非劣效性试验，专门招募 HPV 阳性 OPSCC 患者，并将 849 名患者随机进行西妥昔单抗或顺铂同期放射治疗，目标是显示西妥昔单抗组的毒性较小[58]。与顺铂组相比，西妥昔单抗组患者的 5 年总生存率、无进展生存率、局部区域失败率显著较差[58]。此外，两个研究组的不良事件之间没有显著差异[58]。这些结果的可能解释是 EGFR 在 HPV 相关的 HNSCC 中表达不足。因此，在这组患者中靶向 EGFR 治疗的获益可能很小，如果在治疗中省略顺铂，结果可能会更糟。进一步削弱 EGFR 抑制作用的是，20% ～ 30% 的 HPV 相关 HNSCC 患者存在位于 EGFR 下游的磷酸肌醇 3- 激酶（PI3K）突变，因此使得 EGFR 抑制在这些患者中毫无意义 [4]。

PI3K/PIK3CA

PI3K 的 α 亚基由 *PIK3CA* 基因编码，位于 EGFR 激活的下游。PI3K 是 PI3K/Akt/mTOR 通路中的一种激酶，参与转录、翻译、细胞生长和增殖的上调。在研究特定突变的早期研究中，仅在少数患者中发现 *PIK3CA* 突变，其中一项研究确定其在 HNSCC 的发生率＜ 3%[59]。另一项针对 37 例 OSCC 的研究发现只有 4 例存在 *PIK3CA* 突变，而来自越南和印度的 37 例 HNSCC 患者中只有 2 例含有 *PIK3CA* 突变 [60, 61]。一项研究显示 32% 的病例存在 *PIK3CA* 扩增 [59]。一般来说，*PIK3CA* 扩增对 2 年总生存率或无病生存率没有显著影响，但对淋巴结阴性疾病患者亚组的分析显示 *PIK3CA* 扩增与 31% 患者的 2 年无病生存率较差相关，与具有正常拷贝数的患者相比，其 2 年无病生存率为 90%[59]。因此，*PIK3CA* 扩增是预测淋巴结阴性 HNSCC 患者预后的有效工具。奇怪的是，德国一项针对 HNSCC 中 *PIK3CA* 拷贝数的研究发现 48% 的 HNSCC 具有＞ 2 个 *PIK3CA* 拷贝，这与淋巴结阳性的可能性显著相关 [62]。

除了作为 EGFR 下游，*PIK3CA* 也是 HPV 相关 OPSCC 中最常见的突变基因 [63]。如上所述，HNSCC 中 *PIK3CA* 的早期研究并未发现大量突变，因为这些研究将 HNSCC 作为同质组进行研究，并且没有根据 HPV 状态对患者进行分层。除上述研究之外，对 HNSCC 的更全面分析发现大约 8% 的肿瘤中存在 *PIK3CA* 突变 [64]。当测试密码子 542、545 和 1047 处的常见激活突变时，所有 HNSCC 患者中有 19.5% 有 *PIK3CA* 突变 [65]。当患者按 HPV 状态进行分层时，HPV 阳性队列中的 *PIK3CA* 突变（28% 阳性）增多，而 HPV 阴性队列中的 *PIK3CA* 突变为 10%[65]。一项针对 HPV 阳性 HNSCC 的桑格测序的早期研究发现 31% 的肿瘤有 *PIK3CA* 突变 [66]。一项通过 TCGA 网络鉴定 HNSCC 常见基因改变的研究发现尽管 HPV 阳性肿瘤的样本量相对较小，但 *PIK3CA* 基因改变（包括突变、扩增和缺失）出现在超过 50% 的 HPV 阳性 HNSCC 中。小型 HNSCC 肿瘤仅占本研究分析的所有 HNSCC 肿瘤的 13%（图 9.1）[4]。相反，只有 34% 的 HPV 阴性 HNSCC 具有 *PIK3CA* 基因改变 [4]。在 45% 的 HNSCC 中，*PIK3CA* 出现扩增 [4]。在对 TCGA 数据的进一步探索中发现 29.5% 的 HPV 阳性肿瘤含有 *PIK3CA* 错义突变 [67]。在一项使用 RNAseq 的独立研究中，近 30% 的 HPV 相关 OSCC 具有 *PIK3CA* 突变，其中 87% 是功能获得性突变，即促进 PI3K/Akt/mTOR 轴激活的突变 [63]。进一步支持这些发现的是在一组前瞻性收集的 OPSCC 组织中发现 8/33 HPV 相关 OPSCC 具有激活的 *PIK3CA* 突变，而 14 个 HPV 阴性肿瘤中没有发现 PIK3CA 突变 [68]。有趣的是，这些激活突变并没有增加 Akt

活性（通过磷酸化测量），而是增加了 mTOR 激活（通过 mTOR 靶标 S6 和 IRS1 的磷酸化增加来测量）[68]。针对 HPV 阳性患者进行去强化放化疗的 2 项独立 II 期试验的分析发现含有 *PIK3CA* 突变的肿瘤患者的 3 年无病生存率明显较差，为 68%，而 *PIK3CA* 野生型患者的 3 年无病生存率为 93.4%[34]。

EBV

EB 病毒（EBV）通常与鼻咽癌（nasopharyngeal cancer，NPC）相关。在 NPC 患者中可以检测到 EBV ctDNA，特别是通过检测 BamHI-W（EBV 基因组中的 3 kb 重复序列）和 EBNA-1（EBV 复制和基因组维护的调节因子）[69]。在第一项研究 NPC 治疗后 EBV 病毒载量的研究中，7 例临床肿瘤消退的患者中检测不到 EBV DNA[69]。来自马来西亚的一项相对较小的研究评估了未经治疗的 NPC 患者血浆中的无细胞 EBV DNA，其中位数为 2043 copies/mL，而健康对照和接受治疗的 NPC 患者的中位数为 0 copies[70]。值得注意的是，未经治疗的 NPC 患者的平均无细胞 EBV DNA 载量为 11 553 copies/mL，而健康对照的平均 EBV 载量为 133 copies/mL，接受治疗的鼻咽癌患者的平均 EBV DNA 载量为 2000 copies/mL[70]。在中国的一项由 150 例 NPC 患者和 75 名健康人组成的大型队列研究中，评估了原发肿瘤组织、外周血细胞和血浆（无细胞 DNA）中的 BamHI-W EBV DNA 水平。在治疗前，92% 的患者在血浆中检测到 EBV DNA，而健康对照组中只有 12% 可检测到 EBV DNA[71]。NPC 治疗后，血清中 EBV DNA 检出率显著降低至 19%[71]。在 EBV 感染过程中，EBV 可以进入 B 细胞和上皮细胞[72, 73]。有趣的是，24% 的 NPC 患者的外周血细胞具有可检测到的 EBV DNA，并且与治疗后 EBV DNA 水平或健康对照组相比没有显著差异，这可能表明从肿瘤脱落到血浆中的 EBV 可以作为检测 NPC 及治疗反应的相关生物标志物[71]。

从预后角度来看，血浆中的 EBV DNA 载量与 1992 年中国的 TNM 分期系统呈正相关[71, 74]。EBV 游离 DNA 水平也与之相关。在一项针对 139 例 NPC 患者的研究中，入组时血清 EBV DNA 水平高于 40 568 copies/mL 患者的生存率明显较差[75]。血清 EBV DNA 水平甚至有助于预测 III 期和 IV 期 NPC 患者较差的生存结果[75]。此外，血清 EBV DNA 载量每增加 10 倍，死亡的相对风险就会增加 1.6 倍[75]。遗憾的是，作者没有表明数据是如何支持 EBV DNA 40 568 copies/mL 的截止值的。来自香港同一小组的一项后续研究通过将治疗后血清 EBV DNA 水平纳入他们的模型，进一步支持使用血清 EBV DNA 水平来预测 NPC 复发[76]。将患者分组时，明确治疗后血清 EBV DNA > 500 copies/mL 的患者被认为属于高危组。血清 EBV DNA > 500 copies/mL 的患者的 1 年总生存率为 76%，显著低于 EBV DNA < 500 copies/mL 的患者（1 年生存率为 97%）[76]。当将治疗前血清 EBV DNA 水平纳入患者生存率时，治疗前和治疗后血清 EBV DNA 水平低的患

者 1 年总生存率高达 98%，而治疗前水平高且治疗后水平低的患者反映了良好的治疗反应，1 年总生存率为 95%[76]。相比之下，血清 EBV DNA 水平治疗前低和治疗后高的患者 1 年总生存率为 75%，治疗前和治疗后都高的患者 1 年总生存率为 61%，反映出治疗结果不佳[76]。同样，台湾的一项研究在治疗前使用了 1500 copies/mL EBV DNA 的临界值，发现治疗前 EBV DNA 水平低的患者的 2 年总生存率为 100%，显著高于治疗前 EBV DNA 水平高的患者（83.4%）[77]。这些研究面临的挑战是，每个组都使用不同的 EBV DNA 截止值来识别其高风险组和低风险组，这使得在将这些结果应用于预测个体患者的预后时具有挑战性。治疗后，血清 EBV DNA 检测不到似乎确实预示着总生存率的提高和无复发的情况。

同样与之前的研究相比，在一项对 99 例非转移性 Ⅲ 期或 Ⅳ 期 NPC 患者进行的研究中，治疗后血浆 EBV DNA 可检测到的患者 2 年总生存率为 56.3%，比治疗后检测不到患者的 2 年总生存率（96.7%）更差[77]。血浆 EBV DNA 也被用于 NPC 患者的长期监测，在临床检测到复发之前 6 个月即可发现 EBV DNA 升高[77]。当研究切除或活检的原发肿瘤组织中的 EBV 感染时，高达 100% 的组织可能呈 EBV DNA 阳性[71]。此研究中 EBV DNA 检测的敏感性为 100%，但对于识别 NPC 患者的特异性仅为 60%，因为同一系列中 40% 的鼻咽炎病例 EBV DNA 呈阳性[71]。对这一早期数据的另一种观点是，活检组织 EBV DNA 检测阴性的阴性预测值为 100%。由于特异性低，需要替代生物标志物来区分肿瘤和良性组织。利用原位杂交检测 EBV 编码 RNA 1（EBV encoded RNA 1，EBER1），发现 100% 的肿瘤 EBER1 阳性，而鼻咽炎 0 例阳性[71]。

高达 90% 的世界人口存在 EBV 感染，由于该病毒的高流行率，筛查是一项挑战[78]。一项来自中国南方的研究对 20 000 多名男性进行了血浆 EBV DNA 水平的 NPC 筛查。5.5% 的男性血清中可检测到 EBV DNA，4 周后重复进行血清学检查，其中 27.8%（309 名男性）仍呈阳性[79]。在这 309 名男性中，有 300 名接受了 MRI 或内镜检查的 NPC 筛查，其中 34 名被发现患 NPC[79]。目前还不清楚筛查在美国可能发挥什么作用，因为在美国，NPC 患者比东亚要少得多。

免疫检查点抑制剂

程序性死亡受体 1（PD-1）在活化的 T 细胞上表达，其配体程序性死亡受体配体 1 和 2（PD-L1 和 PD-L2）通常在巨噬细胞和树突状细胞上表达，通过促进 T 细胞凋亡下调免疫反应。一部分肿瘤表达 PD-L1，这使得肿瘤能够逃避免疫系统并随后实现肿瘤存活。因此，人们开发了 PD-1 抑制剂，包括帕博利珠单抗和纳武利尤单抗，以限制 PD-1 驱动的免疫抑制并促进宿主对肿瘤细胞的免疫反应。PD-L1 表达是用于预测患者是否会对免疫检查点抑制剂产生反应的临床指标。PD-L1 表达通常用综合阳性评分（CPS）来表示，即 PD-L1 染色呈阳性的细胞数量除以肿瘤细胞总数乘以100。临床上，KEYNOTE试验研究了PD-1抑制剂帕博利珠单抗对持续性、复发性和转移性头颈癌的抑制作用。

帕博利珠单抗治疗头颈癌的早期试验是Ⅰb期KEYNOTE-012。参加KEYNOTE-012试验的患者中有65%的肿瘤表达PD-L1[80, 81]。在初步分析中，PD-L1表达患者的总缓解率为22%，而无PD-L1表达患者的总缓解率为4%[80]。接下来，帕博利珠单抗治疗复发性和转移性头颈癌的Ⅱ期试验KEYNOTE-055显示了与KEYNOTE-012相似的结果，16%的患者对治疗显示出完全或部分反应[82]。KEYNOTE-055中82%的患者肿瘤CPS至少为1%，并且大多数患者（77%）为HPV阴性肿瘤[82]。在KEYNOTE-040试验 [一项评估帕博利珠单抗与标准治疗（氨甲蝶呤、多西他赛或西妥昔单抗）治疗复发性或转移性HNSCC的随机Ⅲ期试验] 意向治疗分析中，帕博利珠单抗组的死亡风险比为0.80[83]。虽然差异不显著，但帕博利珠单抗组的中位总生存期为8.4个月，而标准治疗组的中位总生存期为6.9个月[83]。与KEYNOTE-040类似，CheckMate 141试验研究了纳武利尤单抗与氨甲蝶呤、多西他赛或西妥昔单抗治疗复发性或转移性HNSCC的疗效[84]。与标准治疗相比，接受纳武利尤单抗治疗的患者死亡风险显著降低，风险比为0.70[84]。纳武利尤单抗组的中位总生存期较长，为7.5个月，而标准治疗组的中位总生存期为5.1个月[84]。KEYNOTE-048试验随后研究了在未经治疗的局部复发/转移性HNSCC患者中进行帕博利珠单抗联合或不联合化疗与西妥昔单抗联合化疗的比较。帕博利珠单抗单独或与化疗联合使用，在PD-L1表达水平至少为20%或至少为1%的患者中显著改善了总生存期[85]。

继PD-1抑制剂在复发和转移性肿瘤中取得积极结果后，在随机、双盲、安慰剂对照的JAVELIN Head and Neck 100试验中，PD-L1抑制剂阿维鲁单抗作为辅助治疗用于晚于Ⅲ期HNSCC患者，或患有T4、N2c或N3的HPV阳性且PD-L1未知的HNSCC患者[86]。在预先计划的中期分析中，未获得优异的无进展生存期的主要结果，试验因无效而终止。奇怪的是，阿维鲁单抗组的中位无进展生存期更差，为16.9个月，而安慰剂组为23.0个月[87]。在纳入的697例患者中，70%的CPS低于25%。该试验中PD-L1的表达普遍较低，这可以解释为什么免疫检查点抑制剂在辅助治疗时（而不是在复发或转移性疾病中）未能改善患者的预后。PD-L1抑制剂度伐利尤单抗已作为一线治疗（KESTREL试验、NCT02551159）和二线治疗药物（EAGLE、NCT02369874）用于复发或转移性疾病，这些试验均为阴性，因为度伐利尤单抗没有提供任何总生存获益[88, 89]。

PD-1抑制在复发性和转移性HNSCC中发挥重要作用，其在患者中的成功与高CPS评分呈正相关。鉴于CPS评分对于治疗反应的影响，未来在进行免疫检查点抑制剂相关试验时选择得分高的患者可能会获得更好的研究结果。

缺氧

　　头颈癌中的肿瘤缺氧对患者具有预后和预测价值。Eppendorf 对多个机构的 397 例未治疗的头颈部肿瘤（大部分是颈部淋巴结转移瘤）进行 pO_2 组织学检查，这些机构计划将放射治疗作为其治疗的一部分，发现肿瘤缺氧程度较高的患者的总生存率明显较差[90]。肿瘤缺氧测量的局限性在于其侵入性，并且不同机构之间似乎存在显著差异[90]。测量体内氧值的另一种方法是在活检中测量碳酸酐酶Ⅸ水平，其在缺氧环境下表达上调。碳酸酐酶Ⅸ水平高且肿瘤浸润淋巴细胞数量低的患者，2 年局部控制率为 14%，而碳酸酐酶Ⅸ水平低且肿瘤浸润淋巴细胞数量高的患者则具有 80% 的局部控制率[91]。缺氧诱导因子 1α（hypoxia inducible factor 1 alpha，HIF1α）在缺氧环境中也会上调，是缺氧肿瘤的替代标志物。相对于 HIF1α 高表达的患者，在 HIF1α 低表达的肿瘤患者（即含氧量正常的肿瘤）中，无进展生存期（0.64）、局部区域控制（0.61）和总生存期（0.63）的风险明显更高[92]。有趣的是，与单独放化疗相比，升高的 HIF1α 也预示着 EGFR 抑制剂尼妥珠单抗联合放化疗的反应会有所改善[92]。正电子发射体层成像（PET）技术也可用于评估肿瘤缺氧。^{18}F- 氟硝基咪唑（^{18}F-FMISO）和 ^{18}F- 氟阿霉素阿糖苷（^{18}F-FAZA）是专门针对肿瘤缺氧区域的放射性示踪剂。TROG02.02 试验中使用了 ^{18}F-FAZA-PET，发现缺氧肿瘤患者比常氧肿瘤患者的局部区域控制率、无失败生存率和总生存率更差[93]。同样，一项针对 HNSCC 的入组患者 Ⅰ 期试验使用了 ^{18}F-FMISO，结果显示 p16 阳性 OPSCC（74%）和 p16 阴性 HNSCC 肿瘤（80%）中缺氧肿瘤的发生率相似[94]。

　　由于肿瘤缺氧很常见，并且缺氧肿瘤患者似乎对确定性治疗有抵抗力，从而导致更差的结果，因此利用替拉扎明进行了试验。替拉扎明是一种选择性靶向缺氧细胞并导致 DNA 损伤和细胞死亡的小分子。16 例 HNSCC 患者接受了 Ⅰ 期 70 Gy 放射治疗联合顺铂和替拉扎明试验，显示出乐观的结果，3 年无进展生存率为 88%，3 年总生存率为 69%[95]。参加这一 Ⅰ 期试验的 15 例患者进行了 ^{18}F-FMISO-PET，其中有 14 例在开始治疗前患有缺氧肿瘤，到治疗结束时只有 1 例患者患有缺氧肿瘤[95]。鉴于这些令人振奋的 Ⅰ 期数据，一项随机 Ⅱ 期试验 TROG 98.02 入组了接受 70 Gy 联合顺铂加替拉扎明或顺铂联合输注氟尿嘧啶加强治疗的 Ⅲ / Ⅳ 期 HNSCC 患者[96]。替拉扎明组患者的 3 年无失败生存率和 3 年总生存率分别为 55% 和 60%，而氟尿嘧啶组患者分别为 45% 和 46%，无显著改善[96]。从毒性角度来看，氟尿嘧啶组的皮肤反应更严重，而替拉扎明组的 3 级和 4 级中性粒细胞减少症发生率显著增加，为 37%，而氟尿嘧啶组为 17%[96]。TROG 98.02 之后开展了随机 Ⅲ 期试验 TROG02.02，该试验研究了 861 例 Ⅲ 期或 Ⅳ 期 HNSCC 患者，这些患者接受同期顺铂或顺铂加替拉扎明的放射治疗[97]。遗憾的是，TROG02.02 研究结果是阴性的，并没有显示两组之间在 2 年总生存率、无失败生存率和局部区域失败时间方面存在显著差异[97]。对 TROG02.02 中 41 例 HPV 阴性 HNSCC 患者进行的事后分析（这些患者接受了

^{18}F-FAZA-PET，并随后按缺氧状态分层）显示，接受顺铂和替拉扎明的缺氧肿瘤患者在局部区域失败时间和无失败生存期方面有显著改善，而总生存期没有显著差异[93]。尽管提拉扎明早期前景广阔，但 TROG02.02 的结果限制了其临床应用。可能有一部分患有缺氧性肿瘤的 HPV 阴性 HNSCC 患者可以从将替拉扎明纳入其系统治疗方案中获益，但在更广泛应用之前还需要进行更多的试验工作。进一步限制替拉扎明使用的是目前 ^{18}F-FMISO 和 ^{18}F-FAZA PET 在临床使用中受到限制。

非鳞状组织学中的生物标志物

尽管呼吸消化道最常见的肿瘤起源于鳞状细胞，但还存在多种罕见肿瘤类型，并且具有独特的分子特征。鼻窦未分化癌（SNUC）是一个总称，以前指一组侵袭性鼻窦肿瘤。随着先进测序技术的出现，以前被描述为 SNUC 的肿瘤现在会根据基因发现进行分类，如睾丸核蛋白易位（nuclear protein in testis，NUT）导致的 NUT 中线癌、伴有腺样囊性样特征的 HPV 相关癌和 SMARCB1 缺陷鼻窦癌[98-101]。39 例 SMARCB1 缺陷型癌症患者的一系列研究突显了分子检测在鼻窦癌中的重要性，因为这些肿瘤表现出不同的组织学表现，可能导致误诊[101]。遗憾的是，SMARCB1 缺陷并不能带来更好的结果，上述病例系列中三分之二的患者在诊断后 2 年死亡[101]。HPV 相关的腺样囊性样特征的癌症也是最近描述的一种鼻窦疾病，不同于由 HPV16 感染驱动的 OPSCC，其似乎是由 HPV33 和 HPV35 感染引起的[102]。与 SMARCB1 缺陷型癌类似，这些鼻腔 HPV 相关癌在组织学和形态学上具有不同的外观[102]。与 SMARCB1 缺陷型癌症不同，HPV 相关鼻窦癌的患者预后较好，并且在平均 42 个月的随访中，49 例患者中并未发现任何与肿瘤相关的死亡[103]。

在唾液腺癌中，有一个亚型称为乳腺型分泌性癌（mammary analog secretory carcinoma，MASC），其组织病理学特征类似于乳腺的分泌性癌，通常出现在儿童期至青春期[104]。这些肿瘤中超过 90% 表现出 t（12；15）（p13；q25）ETV6-NTRK3 易位，并且乳房珠蛋白特异性染色呈阳性，而其他唾液肿瘤不表达乳房珠蛋白[105, 106]。鉴别 MASC 肿瘤非常重要，两种原肌球蛋白受体激酶（tropomyosin receptor kinase，TRK）抑制剂可用于靶向治疗，即恩曲替尼和拉罗替尼，可用于局部晚期和转移性 MASC，综合部分缓解率和完全缓解率分别为 57% ～ 79%[107-109]。

在非分泌性唾液腺癌中，某些肿瘤被发现表达 HER2 或雄激素受体[110, 111]。针对 HER2 的靶向治疗（曲妥珠单抗）通常用于 HER2 阳性乳腺癌。一项对局部晚期、复发性或转移性 HER2 阳性唾液腺癌患者进行多西他赛和曲妥珠单抗治疗的 II 期试验表明，总缓解率为 70.2%，无进展生存期为 8.9 个月[112]。大约五分之一的唾液腺癌中表达雄激素受体，常伴有较差的总生存率和无病生存率[113]。比卡鲁胺（一种雄激素受体拮抗剂）和亮丙瑞林（一种促性腺激素释放激素激动剂）在雄激素受体阳性局部晚期或转移性唾液腺癌患者中进行的一项 II 期试验显示总缓解率为 41.7%[114]。因此，就雄激素受体而言，识别唾液腺肿瘤中的雄激素受体和 HER2 表达具有预后意义，并且可以预测肿瘤对靶向治疗的反应。

分化型甲状腺癌的复发可以通过测量血清甲状腺球蛋白来监测。在一项研究中，52% 血清甲状腺球蛋白升高的患者出现复发，当与超声结合时，96% 的复发被识别出来[115]。在甲状腺切除术和碘消融后，重组人促甲状腺激素治疗后甲状腺球蛋白水平高于 2.0 ng/mL 的患者中有 80% 在消融术后 5 年出现疾病复发[116]。相比之下，在 68 例甲状腺球蛋白水平低于 0.5 ng/mL 的患者中，只有 1 例患者在 5 年后出现肿瘤复发[116]。

在乳头状甲状腺癌中，RET 的组成性激活常见于辐射暴露的儿童，77% 继发于切尔诺贝利核事故的乳头状甲状腺癌儿童显示 RET 重排，而散发性肿瘤中这一比例为 65%[117]。TRK 是另一种在乳头状甲状腺癌中持续激活的酪氨酸激酶，尽管激活率低于 RET，但 TRK 可能通过激活 PI3K 和 Ras/MAPK 通路促进肿瘤发生[118, 119]。BRAF 是一种丝氨酸 – 苏氨酸激酶，其突变见于 69% 的乳头状甲状腺癌[120]。乳头状甲状腺癌中存在 BRAF 突变预示着更差的预后，对 1849 例患者进行回顾性分析发现 BRAF 突变患者的死亡率增加了近 5 倍[121]。与野生型 BRAF 的肿瘤相比，BRAF 突变还与较大的原发肿瘤、转移和较短的无病生存期相关[122]。一些早期数据显示使用 BRAF 突变抑制剂达拉非尼治疗伴有 BRAF V600E 突变的转移性甲状腺癌具有良好的效果，其中 13/14 的患者对治疗表现出一定的治疗反应[123]。目前，BRAF 突变状态具有一定的预后价值，但针对这些突变的治疗尚未得到广泛评估。PIK3CA 的激活突变也在甲状腺癌中被发现，但在乳头状甲状腺癌中很少见，最常见于未分化甲状腺癌，一项系列研究发现高达 23% 的肿瘤具有 PIK3CA 激活突变[124]。目前，PIK3CA 突变与更具侵袭性的甲状腺癌相关，但尚不清楚分化程度更高的肿瘤中的 PIK3CA 突变是否会导致更差的预后。

结论

在过去的 40 年里，我们对头颈部肿瘤发生机制的了解越来越多，使得我们有更多机会认识生物标志物，以预测特定治疗的治疗效果（表 9.1）。与 HPV 阴性患者相比，当前 HPV 相关 OPSCC 发病率不断上升，总体预后较好，进一步强调了在对患者进行临床分期时使用生物标志物的重要性。最近，美国癌症联合委员会（AJCC）已将 HPV 阳性疾病单独分类，作为明确的独立肿瘤实体[125]。在肿瘤医学领域，PD-1 抑制剂已广泛用于治疗转移性 HNSCC 患者。展望未来，血液生物标志物的使用可能会变得更加普遍，因为其较低的测试成本和较高的可用性使它们更容易监测疾病复发和治疗反应。

表 9.1　HNSCC 的生物标志物总结

生物标志物	预后	预测	筛查	是否在临床环境中经常使用
HNSCC				
p53	是	不清楚	否	否
DDR	否	否	否	否
细胞凋亡	否	否	否	否
HPV	是	是	否	是
EGFR	是	是	否	否
PI3K/PIK3CA	是	否	否	否
EBV	是	是	是	是
PD-1/PD-L1	是	是	否	是
缺氧	是	是	否	否
非 HNSCC				
SMARCB1	是	否	否	是
HPV	是	否	否	是
ETV6-NTRK3 易位	否	是	否	是
乳房珠蛋白	否	是	否	是
Her2	是	否	否	是
雄激素受体	是	是	否	是
甲状腺球蛋白	是	否	否	是
RET	否	否	否	否
TRK	否	否	否	否
BRAF	是	不清楚	否	否
PI3K/PIK3CA	不清楚	否	否	否

Bhishamjit Chera 和 Gaurav Gupta 的利益冲突声明：关于测量血液样本中肿瘤衍生病毒核酸方法的专利申请，由北卡罗来纳大学教堂山分校拥有并授权给 Naveris（Natick，MA）。Naveris. 拥有所有权益。

参考文献

1.　Poeta ML，Manola J，Goldwasser MA，Forastiere A，Benoit N，Califano JA，et al. TP53 mutations and survival in squamous-cell carcinoma of the head and neck. N Engl J Med. 2007；357（25）：2552-61.

2.　Field JK，Spandidos DA，Malliri A，Gosney JR，Yiagnisis M，Stell PM. Elevated P53 expression correlates with a history of heavy smoking in squamous cell carcinoma of the head and neck. Br J Cancer. 1991；64（3）：573-7.

3.　Koch WM. Clinical implications of biomarkers in head and neck cancer. Curr Oncol Rep. 1999；1（2）：129-37.

4.　Cancer Genome Atlas Network. Comprehensive genomic characterization of head and neck squamous cell carcinomas. Nature. 2015；517（7536）：576-82.

5.　Ma L，Ronai A，Riede UN，Köhler G. Clinical implication of screening p53 gene mutations in head and neck squamous cell carcinomas. J Cancer Res Clin Oncol. 1998；124（7）：389-96.

6.　Koch WM，Brennan JA，Zahurak M，Goodman SN，Westra WH，Schwab D，et al. p53 mutation and locoregional treatment failure in head and neck squamous cell carcinoma. J Natl Cancer Inst. 1996；88（21）：1580-6.

7. Masuda M，Shinokuma A，Hirakawa N，Nakashima T，Komiyama S. Expression of bcl-2-，p53，and Ki-67 and outcome of patients with primary nasopharyngeal carcinomas following DNA-damaging treatment. Head Neck. 1998；20（7）：640-4.

8. Jin YT，Kayser S，Kemp BL，Ordonez NG，Tucker SL，Clayman GL，et al. The prognostic significance of the biomarkers p21WAF1/CIP1，p53，and bcl-2 in laryngeal squamous cell carcinoma. Cancer. 1998；82（11）：2159-65.

9. Nemunaitis J，Clayman G，Agarwala SS，Hrushesky W，Wells JR，Moore C，et al. Biomarkers predict p53 gene therapy efficacy in recurrent squamous cell carcinoma of the head and neck. Clin Cancer Res. 2009；15（24）：7719-25.

10. Carrassa L，Damia G. DNA damage response inhibitors：mechanisms and potential applications in cancer therapy. Cancer Treat Rev. 2017；60：139-51.

11. Wang F，Zhu Y，Huang Y，McAvoy S，Johnson WB，Cheung TH，et al. Transcriptional repression of WEE1 by Kruppel-like factor 2 is involved in DNA damage-induced apoptosis. Oncogene. 2005；24（24）：3875-85.

12. Sun XS，Tao Y，Le Tourneau C，Pointreau Y，Sire C，Kaminsky MC，et al. Debio 1143 and high-dose cisplatin chemoradiotherapy in high-risk locoregionally advanced squamous cell carcinoma of the head and neck：a double-blind，multicentre，randomised，phase 2 study. Lancet Oncol. 2020；21（9）：1173-87.

13. Mantovani F，Banks L. The human papillomavirus E6 protein and its contribution to malignant progression. Oncogene. 2001；20（54）：7874-87.

14. Helt AM，Funk JO，Galloway DA. Inactivation of both the retinoblastoma tumor suppressor and p21 by the human papillomavirus type 16 E7 oncoprotein is necessary to inhibit cell cycle arrest in human epithelial cells. J Virol. 2002；76（20）：10559-68.

15. Shin MK，Balsitis S，Brake T，Lambert PF. Human papillomavirus E7 oncoprotein overrides the tumor suppressor activity of p21Cip1 in cervical carcinogenesis. Cancer Res. 2009；69（14）：5656-63.

16. Zerfass-Thome K，Zwerschke W，Mannhardt B，Tindle R，Botz JW，Jansen-Dürr P. Inactivation of the cdk inhibitor p27KIP1 by the human papillomavirus type 16 E7 oncoprotein. Oncogene. 1996；13（11）：2323-30.

17. Rischin D，Young RJ，Fisher R，Fox SB，Le QT，Peters LJ，et al. Prognostic significance of p16INK4A and human papillomavirus in patients with oropharyngeal cancer treated on TROG 02.02 phase III trial. J Clin Oncol. 2010；28（27）：4142-8.

18. Syrjänen K，Syrjänen S，Lamberg M，Pyrhönen S，Nuutinen J. Morphological and immunohistochemical evidence suggesting human papillomavirus（HPV）involvement in oral squamous cell carcinogenesis. Int J Oral Surg. 1983；12（6）：418-24.

19. Löning T，Ikenberg H，Becker J，Gissmann L，Hoepfer I，zur Hausen H. Analysis of oral papillomas，leukoplakias，and invasive carcinomas for human papillomavirus type related DNA. J Invest Dermatol. 1985；84（5）：417-20.

20. Gillison ML，Koch WM，Capone RB，Spafford M，Westra WH，Wu L，et al. Evidence for a causal association between human papillomavirus and a subset of head and neck cancers. J Natl Cancer Inst. 2000；92（9）：709-20.

21. Capone RB，Pai SI，Koch WM，Gillison ML，Danish HN，Westra WH，et al. Detection and quantitation of human papillomavirus（HPV）DNA in the sera of patients with HPV-associated head and neck squamous cell carcinoma. Clin Cancer Res. 2000；6（11）：4171-5.

22. Kreimer AR，Clifford GM，Boyle P，Franceschi S. Human papillomavirus types in head and neck squamous cell carcinomas worldwide：a systematic review. Cancer Epidemiol Biomark Prev. 2005；14（2）：467-75.

23. Mehanna H，Beech T，Nicholson T，El-Hariry I，McConkey C，Paleri V，et al. Prevalence of human papillomavirus in oropharyngeal and nonoropharyngeal head and neck cancer--systematic review and meta-analysis of trends by time and region. Head Neck. 2013；35（5）：747-55.

24. Fakhry C，Westra WH，Li S，Cmelak A，Ridge JA，Pinto H，et al. Improved survival of patients with human papillomavirus-positive head and neck squamous cell carcinoma in a prospective clinical trial. J Natl Cancer Inst. 2008；100（4）：261-9.

25. Ang KK，Harris J，Wheeler R，Weber R，Rosenthal DI，Nguyen-Tân PF，et al. Human papillomavirus and survival of patients with oropharyngeal cancer. N Engl J Med. 2010；363（1）：24-35.

26. Wang H，Sun R，Lin H，Hu WH. P16INK4A as a surrogate biomarker for human papillomavirus-associated oropharyngeal carcinoma：consideration of some aspects. Cancer Sci. 2013；104（12）：1553-9.

27. Lindquist D，Romanitan M，Hammarstedt L，Näsman A，Dahlstrand H，Lindholm J，et al. Human papillomavirus is a favourable prognostic factor in tonsillar cancer and its oncogenic role is supported by the expression of E6 and E7. Mol Oncol. 2007；1（3）：350-5.

28. Fakhry C，Lacchetti C，Rooper LM，Jordan RC，Rischin D，Sturgis EM，et al. Human papillomavirus testing in head and neck carcinomas：ASCO clinical practice guideline endorsement of the College of American Pathologists guideline. J Clin Oncol. 2018；36（31）：3152-61.

29. Fakhry C，Zhang Q，Nguyen-Tan PF，Rosenthal D，El-Naggar A，Garden AS，et al. Human papillomavirus and overall survival after progression of oropharyngeal squamous cell carcinoma. J Clin Oncol. 2014；32（30）：3365-73.

30. Chera BS，Amdur RJ，Tepper J，Qaqish B，Green R，Aumer SL，et al. Phase 2 trial of de-intensified chemoradiation therapy for favorable-risk human papillomavirus-associated oropharyngeal squamous cell carcinoma. Int J Radiat Oncol Biol Phys. 2015；93（5）：976-85.

31. Chera BS，Amdur RJ，Tepper JE，Tan X，Weiss J，Grilley-Olson JE，et al. Mature results of a prospective study of deintensified chemoradiotherapy for low-risk human papillomavirus-associated oropharyngeal squamous cell carcinoma. Cancer. 2018；124（11）：2347-54.

32. Mehanna H，Robinson M，Hartley A，Kong A，Foran B，Fulton-Lieuw T，et al. Radiotherapy plus cisplatin or cetuximab in low-risk human papillomavirus-positive oropharyngeal cancer（De-ESCALaTE HPV）：an open-label randomised controlled phase 3 trial. Lancet. 2019；393（10166）：51-60.

33. Hanna GJ，Supplee JG，Kuang Y，Mahmood U，Lau CJ，Haddad RI，et al. Plasma HPV cell-free DNA monitoring in advanced HPV-associated oropharyngeal cancer. Ann Oncol. 2018；29（9）：1980-6.

34. Chera BS，Kumar S，Beaty BT，Marron D，Jefferys S，Green R，et al. Rapid clearance profile of plasma circulating tumor HPV type 16 DNA during chemoradiotherapy correlates with disease control in HPV-associated oropharyngeal cancer. Clin Cancer Res. 2019；25（15）：4682-90.

35. Chera BS，Kumar S，Shen C，Amdur R，Dagan R，Green R，et al. Plasma circulating tumor HPV DNA for the surveillance of cancer recurrence in HPV-associated oropharyngeal cancer. J Clin Oncol. 2020；38（10）：1050-8.

36. Cao H，Banh A，Kwok S，Shi X，Wu S，Krakow T，et al. Quantitation of human papillomavirus DNA in plasma of oropharyngeal carcinoma patients. Int J Radiat Oncol Biol Phys. 2012；82（3）：e351-8.

37. Dahlstrom KR，Li G，Hussey CS，Vo JT，Wei Q，Zhao C，et al. Circulating human papillomavirus DNA as a marker for disease extent and recurrence among patients with oropharyngeal cancer. Cancer. 2015；121（19）：3455-64.

38. Hilke FJ，Muyas F，Admard J，Kootz B，Nann D，Welz S，et al. Dynamics of cell-free tumour DNA correlate with treatment response of head and neck cancer patients receiving radiochemotherapy. Radiother Oncol. 2020；151：182-9.

39. Egyud M，Sridhar P，Devaiah A，Yamada E，Saunders S，Ståhlberg A，et al. Plasma circulating tumor DNA as a potential tool for disease monitoring in head and neck cancer. Head Neck. 2019；41（5）：1351-8.

40. Parfenov M，Pedamallu CS，Gehlenborg N，Freeman SS，Danilova L，Bristow CA，et al. Characterization of HPV and host genome interactions in primary head and neck cancers. Proc Natl Acad Sci U S A. 2014；111（43）：15544-9.

41. Nulton TJ，Kim NK，DiNardo LJ，Morgan IM，Windle B. Patients with integrated HPV16 in head and neck cancer show poor survival. Oral Oncol. 2018；80：52-5.

42. Pinatti LM，Sinha HN，Brummel CV，Goudsmit CM，Geddes TJ，Wilson GD，et al. Association of human papillomavirus integration with better patient outcomes in oropharyngeal squamous cell carcinoma. Head Neck. 2021；43（2）：544-57.

43. Gillison ML，Chaturvedi AK，Anderson WF，Fakhry C. Epidemiology of human papillomavirus-positive head and neck squamous cell carcinoma. J Clin Oncol. 2015；33（29）：3235-42.

44. Ishitoya J，Toriyama M，Oguchi N，Kitamura K，Ohshima M，Asano K，et al. Gene amplification and overexpression of EGF receptor in squamous cell carcinomas of the head and neck. Br J Cancer. 1989；59（4）：559-62.

45. Grandis JR，Tweardy DJ. Elevated levels of transforming growth factor alpha and epidermal growth factor receptor messenger RNA are early markers of carcinogenesis in head and neck cancer. Cancer Res. 1993；53（15）：3579-84.

46. Rubin Grandis J，Melhem MF，Gooding WE，Day R，Holst VA，Wagener MM，et al. Levels of TGF-alpha and EGFR protein in head and neck squamous cell carcinoma and patient survival. J Natl Cancer Inst. 1998；90（11）：824-32.

47. Chung CH，Ely K，McGavran L，Varella-Garcia M，Parker J，Parker N，et al. Increased epidermal growth factor receptor gene copy number is associated with poor prognosis in head and neck squamous cell carcinomas. J Clin Oncol. 2006；24（25）：4170-6.

48. Dische S，Saunders M，Barrett A，Harvey A，Gibson D，Parmar M. A randomised multicentre trial of CHART versus conventional radiotherapy in head and neck cancer. Radiother Oncol. 1997；44（2）：123-36.

49. Bentzen SM，Atasoy BM，Daley FM，Dische S，Richman PI，Saunders MI，et al. Epidermal growth factor receptor expression in pretreatment biopsies from head and neck squamous cell carcinoma as a predictive factor for a benefit from accelerated radiation therapy in a randomized controlled trial. J Clin Oncol. 2005；23（24）：5560-7.

50. Ang KK，Berkey BA，Tu X，Zhang HZ，Katz R，Hammond EH，et al. Impact of epidermal growth factor receptor expression on survival and pattern of relapse in patients with advanced head and neck carcinoma. Cancer Res. 2002；62（24）：7350-6.

51. Chua DT，Nicholls JM，Sham JS，Au GK. Prognostic value of epidermal growth factor receptor expression in patients with advanced stage nasopharyngeal carcinoma treated with induction chemotherapy and radiotherapy. Int J Radiat Oncol Biol Phys. 2004；59（1）：11-20.

52. Keren S，Shoude Z，Lu Z，Beibei Y. Role of EGFR as a prognostic factor for survival in head and neck cancer：a meta-analysis. Tumour Biol. 2014；35（3）：2285-95.

53. Won HS，Jung CK，Chun SH，Kang JH，Kim YS，Sun DI，et al. Difference in expression of EGFR，pAkt，and PTEN between oropharyngeal and oral cavity squamous cell carcinoma. Oral Oncol. 2012；48（10）：985-90.

54. Kumar B，Cordell KG，Lee JS，Worden FP，Prince ME，Tran HH，et al. EGFR，p16，HPV Titer，Bcl-xL and p53，sex，and smoking as indicators of response to therapy and survival in oropharyngeal cancer. J Clin Oncol. 2008；26（19）：3128-37.

55. Hong A，Dobbins T，Lee CS，Jones D，Jackson E，Clark J，et al. Relationships between epidermal growth factor receptor expression and human papillomavirus status as markers of prognosis in oropharyngeal cancer. Eur J Cancer. 2010；46（11）：2088-96.

56. Reimers N，Kasper HU，Weissenborn SJ，Stützer H，Preuss SF，Hoffmann TK，et al. Combined analysis of HPV-DNA，p16 and EGFR expression to predict prognosis in oropharyngeal cancer. Int J Cancer. 2007；120（8）：1731-8.

57. Kong CS，Narasimhan B，Cao H，Kwok S，Erickson JP，Koong A，et al. The relationship between human papillomavirus status and other molecular prognostic markers in head and neck squamous cell carcinomas. Int J Radiat Oncol Biol Phys. 2009；74（2）：553-61.

58. Gillison ML，Trotti AM，Harris J，Eisbruch A，Harari PM，Adelstein DJ，et al. Radiotherapy plus cetuximab or cisplatin in human papillomavirus-positive oropharyngeal cancer（NRG Oncology RTOG 1016）：a randomised，multicentre，non-inferiority trial. Lancet. 2019；393（10166）：40-50.

59. Suda T，Hama T，Kondo S，Yuza Y，Yoshikawa M，Urashima M，et al. Copy number amplification of the PIK3CA gene is associated with poor prognosis in non-lymph node metastatic head and neck squamous cell carcinoma. BMC Cancer. 2012；12：416.

60. Cohen Y，Goldenberg-Cohen N，Shalmon B，Shani T，Oren S，Amariglio N，et al. Mutational analysis of PTEN/PIK3CA/AKT pathway in oral squamous cell carcinoma. Oral Oncol. 2011；47（10）：946-50.

61. Murugan AK，Hong NT，Fukui Y，Munirajan AK，Tsuchida N. Oncogenic mutations of the PIK3CA gene in head and neck squamous cell carcinomas. Int J Oncol. 2008；32（1）：101-11.

62. Fenic I，Steger K，Gruber C，Arens C，Woenckhaus J. Analysis of PIK3CA and Akt/protein kinase B in head and neck squamous cell carcinoma. Oncol Rep. 2007；18（1）：253-9.

63. Gillison ML，Akagi K，Xiao W，Jiang B，Pickard RKL，Li J，et al. Human papillomavirus and the landscape of secondary genetic alterations in oral cancers. Genome Res. 2019；29（1）：1-17.

64. Stransky N，Egloff AM，Tward AD，Kostic AD，Cibulskis K，Sivachenko A，et al. The mutational landscape of head and neck squamous cell carcinoma. Science. 2011；333（6046）：1157-60.

65. Nichols AC，Palma DA，Chow W，Tan S，Rajakumar C，Rizzo G，et al. High frequency of activating PIK3CA mutations in human papillomavirus-positive oropharyngeal cancer. JAMA Otolaryngol Head Neck Surg. 2013；139（6）：617-22.

66. Chiosea SI，Grandis JR，Lui VW，Diergaarde B，Maxwell JH，Ferris RL，et al. PIK3CA，HRAS and PTEN in human papillomavirus positive oropharyngeal squamous cell carcinoma. BMC Cancer. 2013；13：602.

67. Bratman SV，Bruce JP，O'Sullivan B，Pugh TJ，Xu W，Yip KW，et al. Human papillomavirus genotype association with survival in head and neck squamous cell carcinoma. JAMA Oncol. 2016；2（6）：823-6.

68. Sewell A，Brown B，Biktasova A，Mills GB，Lu Y，Tyson DR，et al. Reverse-phase protein array profiling of oropharyngeal cancer and significance of PIK3CA mutations in HPV-associated head and neck cancer. Clin Cancer Res. 2014；20（9）：2300-11.

69. Lo YM，Chan LY，Lo KW，Leung SF，Zhang J，Chan AT，et al. Quantitative analysis of cell-free Epstein-Barr virus DNA in plasma of patients with nasopharyngeal carcinoma. Cancer Res. 1999；59（6）：1188-91.

70. Tan EL，Looi LM，Sam CK. Evaluation of plasma Epstein-Barr virus DNA load as a prognostic marker for nasopharyngeal carcinoma. Singap Med J. 2006；47（9）：803-7.

71. Shao JY，Zhang Y，Li YH，Gao HY，Feng HX，Wu QL，et al. Comparison of Epstein-Barr virus DNA level in plasma，peripheral blood cell and tumor tissue in nasopharyngeal carcinoma. Anticancer Res. 2004；24（6）：4059-66.

72. Nemerow GR，Wolfert R，McNaughton ME，Cooper NR. Identification and characterization of the Epstein-Barr virus receptor on human B lymphocytes and its relationship to the C3d complement receptor（CR2）. J Virol. 1985；55（2）：347-51.

73. Tsao SW，Tsang CM，Pang PS，Zhang G，Chen H，Lo KW. The biology of EBV infection in human epithelial cells. Semin Cancer Biol. 2012；22（2）：137-43.

74. Min H，Hong M，Ma J，Zhang E，Zheng Q，Zhang J，et al. A new staging system for nasopharyngeal carcinoma in China. Int J Radiat Oncol Biol Phys. 1994；30（5）：1037-42.

75. Lo YM，Chan AT，Chan LY，Leung SF，Lam CW，Huang DP，et al. Molecular prognostication of nasopharyngeal carcinoma by quantitative analysis of circulating Epstein-Barr virus DNA. Cancer Res. 2000；60（24）：6878-81.

76. Chan AT，Lo YM，Zee B，Chan LY，Ma BB，Leung SF，et al. Plasma Epstein-Barr virus DNA and residual disease after radiotherapy for undifferentiated nasopharyngeal carcinoma. J Natl Cancer Inst. 2002；94（21）：1614-9.

77. Lin JC，Wang WY，Chen KY，Wei YH，Liang WM，Jan JS，et al. Quantification of plasma Epstein-Barr virus DNA in patients with advanced nasopharyngeal carcinoma. N Engl J Med. 2004；350（24）：2461-70.

78. Tzellos S，Farrell PJ. Epstein-barr virus sequence variation-biology and disease. Pathogens. 2012；1（2）：156-74.

79. Chan KCA，Woo JKS，King A，Zee BCY，Lam WKJ，Chan SL，et al. Analysis of plasma Epstein-Barr virus DNA to screen for nasopharyngeal cancer. N Engl J Med. 2017；377（6）：513-22.

80. Chow LQM，Haddad R，Gupta S，Mahipal A，Mehra R，Tahara M，et al. Antitumor activity of pembrolizumab in biomarker-unselected patients with recurrent and/or metastatic head and neck squamous cell carcinoma：results from the phase Ib KEYNOTE-012 expansion cohort. J Clin Oncol. 2016；34（32）：3838-45.

81. Mehra R，Seiwert TY，Gupta S，Weiss J，Gluck I，Eder JP，et al. Efficacy and safety of pembrolizumab in recurrent/metastatic head and neck squamous cell carcinoma：pooled analyses after long-term follow-up in KEYNOTE-012. Br J Cancer. 2018；119（2）：153-9.

82. Bauml J，Seiwert TY，Pfister DG，Worden F，Liu SV，Gilbert J，et al. Pembrolizumab for platinum- and cetuximab-refractory head and neck cancer：results from a single-arm，phase II stu0dy. J Clin Oncol. 2017；35（14）：1542-9.

83. Cohen EEW，Soulières D，Le Tourneau C，Dinis J，Licitra L，Ahn MJ，et al. Pembrolizumab versus methotrexate，docetaxel，or cetuximab for recurrent or metastatic head-and-neck squamous cell carcinoma（KEYNOTE-040）：a randomised，open-label，phase 3 study. Lancet. 2019；393（10167）：156-67.

84. Ferris RL，Blumenschein G Jr，Fayette J，Guigay J，Colevas AD，Licitra L，et al. Nivolumab for recurrent squamous-cell carcinoma of the head and neck. N Engl J Med. 2016；375（19）：1856-67.

85. Burtness B，Harrington KJ，Greil R，Soulières D，Tahara M，de Castro G Jr，et al. Pembrolizumab alone or with chemotherapy versus cetuximab with chemotherapy for recurrent or metastatic squamous cell carcinoma of the head and neck（KEYNOTE-048）：a randomised，open-label，phase 3 study. Lancet. 2019；394（10212）：1915-28.

86. Cohen EE，Ferris RL，Psyrri A，Haddad R，Tahara M，Bourhis J，et al. 910O Primary results of the phase III JAVELIN head & neck 100 trial：avelumab plus chemoradiotherapy（CRT）followed by avelumab maintenance vs CRT in patients with locally advanced squamous cell carcinoma of the head and neck（LA SCCHN）. Ann Oncol. 2020；31：S658.

87. Lee NY，Ferris RL，Psyrri A，Haddad RI，Tahara M，Bourhis J，et al. Avelumab plus standard-of-care chemoradiotherapy versus chemoradiotherapy alone in patients with locally advanced squamous cell carcinoma of the head and neck：a randomised，double-blind，placebo-controlled，multicentre，phase 3 trial. Lancet Oncol. 2021；22（4）：450-62.

88. Ferris RL，Haddad R，Even C，Tahara M，Dvorkin M，Ciuleanu TE，et al. Durvalumab with or without tremelimumab in patients with recurrent or metastatic head and neck squamous cell carcinoma：EAGLE，a randomized，open-label phase III study. Ann Oncol. 2020；31（7）：942-50.

89. AstraZeneca. Update on KESTREL phase III trial of imfinzi with or without tremelimumab in the 1st-line treatment of recurrent or metastatic head and neck cancer [press release]. 2021. https://www.astrazeneca.com/content/astraz/media-centre/press-releases/2021/update-on-kestrel-phase-iii-trial-for-imfinzi.html.

90. Nordsmark M，Bentzen SM，Rudat V，Brizel D，Lartigau E，Stadler P，et al. Prognostic value of tumor oxygenation in 397 head and neck tumors after primary radiation therapy. An international multi-center study. Radiother Oncol. 2005；77（1）：18-24.

91. Ruhle A，Grosu AL，Wiedenmann N，Stoian R，Haehl E，Zamboglou C，et al. Immunohistochemistry-based hypoxia-immune prognostic classifier for head-and-neck cancer patients undergoing chemoradiation-post-hoc analysis from a prospective imaging trial. Radiother Oncol. 2021；159：75-81.

92. Patel U，Pandey M，Kannan S，Samant TA，Gera P，Mittal N，et al. Prognostic and predictive significance of nuclear HIF1α expression in locally advanced HNSCC patients treated with chemoradiation with or without nimotuzumab. Br J Cancer. 2020；123（12）：1757-66.

93. Graves EE，Hicks RJ，Binns D，Bressel M，Le QT，Peters L，et al. Quantitative and qualitative analysis of［（18）F］FDG and［（18）F］FAZA positron emission tomography of head and neck cancers and associations with HPV status and treatment outcome. Eur J Nucl Med Mol Imaging. 2016；43（4）：617-25.

94. Trinkaus ME，Hicks RJ，Young RJ，Peters LJ，Solomon B，Bressel M，et al. Correlation of p16 status, hypoxic imaging using [18F] -misonidazole positron emission tomography and outcome in patients with loco-regionally advanced head and neck cancer. J Med Imaging Radiat Oncol. 2014；58（1）：89-97.

95. Rischin D，Peters L，Hicks R，Hughes P，Fisher R，Hart R，et al. Phase I trial of concurrent tirapazamine，cisplatin，and radiotherapy in patients with advanced head and neck cancer. J Clin Oncol. 2001；19（2）：535-42.

96. Rischin D，Peters L，Fisher R，Macann A，Denham J，Poulsen M，et al. Tirapazamine，cisplatin，and radiation versus fluorouracil，cisplatin，and radiation in patients with locally advanced head and neck cancer：a randomized phase II trial of the Trans-Tasman Radiation Oncology Group（TROG 98.02）. J Clin Oncol. 2005；23（1）：79-87.

97. Rischin D，Peters LJ，O'Sullivan B，Giralt J，Fisher R，Yuen K，et al. Tirapazamine，cisplatin，and radiation versus cisplatin and radiation for advanced squamous cell carcinoma of the head and neck（TROG 02.02，HeadSTART）：a phase III trial of the Trans-Tasman Radiation Oncology Group. J Clin Oncol. 2010；28（18）：2989-95.

98. Stelow EB，Bellizzi AM，Taneja K，Mills SE，Legallo RD，Kutok JL，et al. NUT rearrangement in undifferentiated carcinomas of the upper aerodigestive tract. Am J Surg Pathol. 2008；32（6）：828-34.

99. Bishop JA，Ogawa T，Stelow EB，Moskaluk CA，Koch WM，Pai SI，et al. Human papillomavirus-related carcinoma with adenoid cystic-like features：a peculiar variant of head and neck cancer restricted to the sinonasal tract. Am J Surg Pathol. 2013；37（6）：836-44.

100. Bishop JA，Guo TW，Smith DF，Wang H，Ogawa T，Pai SI，et al. Human papillomavirus-related carcinomas of the sinonasal tract. Am J Surg Pathol. 2013；37（2）：185-92.

101. Agaimy A，Hartmann A，Antonescu CR，Chiosea SI，El-Mofty SK，Geddert H，et al. SMARCB1（INI-1）-deficient sinonasal carcinoma：a series of 39 cases expanding the morphologic and clinicopathologic spectrum of a recently described entity. Am J Surg Pathol. 2017；41（4）：458-71.

102. Chen CC，Yang SF. Human papillomavirus-related carcinoma with adenoid cystic-like features of the sinonasal tract（also known as human papillomavirus-related multiphenotypic sinonasal carcinoma）. Arch Pathol Lab Med. 2019；143（11）：1420-4.

103. Bishop JA, Andreasen S, Hang JF, Bullock MJ, Chen TY, Franchi A, et al. HPV-related multiphenotypic sinonasal carcinoma: an expanded series of 49 cases of the tumor formerly known as HPV-related carcinoma with adenoid cystic carcinoma-like features. Am J Surg Pathol. 2017; 41 (12): 1690-701.

104. Albert CM, Davis JL, Federman N, Casanova M, Laetsch TW. TRK fusion cancers in children: a clinical review and recommendations for screening. J Clin Oncol. 2019; 37 (6): 513-24.

105. Skálová A, Vanecek T, Sima R, Laco J, Weinreb I, Perez-Ordonez B, et al. Mammary analogue secretory carcinoma of salivary glands, containing the ETV6-NTRK3 fusion gene: a hitherto undescribed salivary gland tumor entity. Am J Surg Pathol. 2010; 34 (5): 599-608.

106. Bishop JA, Yonescu R, Batista D, Begum S, Eisele DW, Westra WH. Utility of mammaglobin immunohistochemistry as a proxy marker for the ETV6-NTRK3 translocation in the diagnosis of salivary mammary analogue secretory carcinoma. Hum Pathol. 2013; 44 (10): 1982-8.

107. Drilon A, Laetsch TW, Kummar S, DuBois SG, Lassen UN, Demetri GD, et al. Efficacy of larotrectinib in TRK fusion-positive cancers in adults and children. N Engl J Med. 2018; 378 (8): 731-9.

108. Doebele RC, Drilon A, Paz-Ares L, Siena S, Shaw AT, Farago AF, et al. Entrectinib in patients with advanced or metastatic NTRK fusion-positive solid tumours: integrated analysis of three phase 1-2 trials. Lancet Oncol. 2020; 21 (2): 271-82.

109. Hong DS, DuBois SG, Kummar S, Farago AF, Albert CM, Rohrberg KS, et al. Larotrectinib in patients with TRK fusion-positive solid tumours: a pooled analysis of three phase 1/2 clinical trials. Lancet Oncol. 2020; 21 (4): 531-40.

110. Nabili V, Tan JW, Bhuta S, Sercarz JA, Head CS. Salivary duct carcinoma: a clinical and histologic review with implications for trastuzumab therapy. Head Neck. 2007; 29 (10): 907-12.

111. Fan CY, Melhem MF, Hosal AS, Grandis JR, Barnes EL. Expression of androgen receptor, epidermal growth factor receptor, and transforming growth factor alpha in salivary duct carcinoma. Arch Otolaryngol Head Neck Surg. 2001; 127 (9): 1075-9.

112. Takahashi H, Tada Y, Saotome T, Akazawa K, Ojiri H, Fushimi C, et al. Phase II trial of trastuzumab and docetaxel in patients with human epidermal growth factor receptor 2-positive salivary duct carcinoma. J Clin Oncol. 2019; 37 (2): 125-34.

113. Szewczyk M, Marszałek A, Sygut J, Golusiński P, Golusiński W. Prognostic markers in salivary gland cancer and their impact on survival. Head Neck. 2019; 41 (9): 3338-47.

114. Fushimi C, Tada Y, Takahashi H, Nagao T, Ojiri H, Masubuchi T, et al. A prospective phase II study of combined androgen blockade in patients with androgen receptor-positive metastatic or locally advanced unresectable salivary gland carcinoma. Ann Oncol. 2018; 29 (4): 979-84.

115. Pelttari H, Laitinen K, Schalin-Jäntti C, Välimäki MJ. Long-term outcome of 495 TNM stage I or II patients with differentiated thyroid carcinoma followed up with neck ultrasonography and thyroglobulin measurements on T4 treatment. Clin Endocrinol. 2008; 69 (2): 323-31.

116. Kloos RT, Mazzaferri EL. A single recombinant human thyrotropin-stimulated serum thyroglobulin measurement predicts differentiated thyroid carcinoma metastases three to five years later. J Clin Endocrinol Metab. 2005; 90 (9): 5047-57.

117. Nikiforov YE, Rowland JM, Bove KE, Monforte-Munoz H, Fagin JA. Distinct pattern of ret oncogene rearrangements in morphological variants of radiation-induced and sporadic thyroid papillary carcinomas in children. Cancer Res. 1997; 57 (9): 1690-4.

118. Stoleru B，Popescu AM，Tache DE，Neamtu OM，Emami G，Tataranu LG，et al. Tropomyosin-receptor-kinases signaling in the nervous system. Maedica（Bucur）. 2013；8（1）：43-8.

119. Bongarzone I，Vigneri P，Mariani L，Collini P，Pilotti S，Pierotti MA. RET/NTRK1 rearrangements in thyroid gland tumors of the papillary carcinoma family：correlation with clinicopathological features. Clin Cancer Res. 1998；4（1）：223-8.

120. Cohen Y，Xing M，Mambo E，Guo Z，Wu G，Trink B，et al. BRAF mutation in papillary thyroid carcinoma. J Natl Cancer Inst. 2003；95（8）：625-7.

121. Xing M，Alzahrani AS，Carson KA，Viola D，Elisei R，Bendlova B，et al. Association between BRAF V600E mutation and mortality in patients with papillary thyroid cancer. JAMA. 2013；309（14）：1493-501.

122. Abubaker J，Jehan Z，Bavi P，Sultana M，Al-Harbi S，Ibrahim M，et al. Clinicopathological analysis of papillary thyroid cancer with PIK3CA alterations in a Middle Eastern population. J Clin Endocrinol Metab. 2008；93（2）：611-8.

123. Falchook GS，Millward M，Hong D，Naing A，Piha-Paul S，Waguespack SG，et al. BRAF inhibitor dabrafenib in patients with metastatic BRAF-mutant thyroid cancer. Thyroid. 2015；25（1）：71-7.

124. García-Rostán G，Costa AM，Pereira-Castro I，Salvatore G，Hernandez R，Hermsem MJ，et al. Mutation of the PIK3CA gene in anaplastic thyroid cancer. Cancer Res. 2005；65（22）：10199-207.

125. Amin MB，Greene FL，Edge SB，Compton CC，Gershenwald JE，Brookland RK，et al. The Eighth Edition AJCC cancer staging manual：continuing to build a bridge from a population-based to a more "personalized" approach to cancer staging. CA Cancer J Clin. 2017；67（2）：93-9.

原文作者

Z. A. Oaks · C. J. Shen · G. P. Gupta ·

B. S. Chera（✉）

Department of Radiation Oncology，University of North Carolina，Chapel Hill，NC，USA

e-mail：zachary.oaks@unchealth.unc.edu; colette_shen@med.unc.edu; gaorav_gupta@med.unc.edu; bchera@med.unc.edu

S. H. Sheth

Division of Oncology，Department of Medicine，University of North Carolina，Chapel Hill，NC，USA

e-mail：siddharth.sheth@med.unc.edu

第10章 头颈部鳞状细胞癌的再程放疗

●————— 王岩 译，王丹 审校

➲ 关键点

- 头颈部肿瘤患者局部区域失败率为 10% ~ 50%，第二原发性肿瘤是头颈癌患者死亡的第二大原因。鉴于首程治疗的差异性，对于局部区域失败率或第二原发性肿瘤的治疗指南并未达成共识。

- 考虑到严重的急性和晚期毒性反应，患者是否选择行再程放疗至关重要。一般来说，首程放疗后间隔时间较长、患者状态和器官功能良好、复发病变较小或早期第二原发性肿瘤是再程放疗的最佳适应证。但临床上完全符合这些标准的患者数量有限，我们必须对每个患者肿瘤进展造成的危害与再程放疗的毒性进行详细评估。

- 适合完整切除的患者应接受手术治疗，这是影响患者预后的主要因素。对于有高危因素的患者，尤其是切缘阳性或存在淋巴结外侵犯的患者，应考虑对肿瘤床进行再程放疗。术后再程放疗剂量通常推荐为 60 Gy，分割剂量 2 Gy。即使存在淋巴结转移，也不推荐行淋巴引流区预防照射。即使行术后再程放疗，原发部位第二次复发仍很常见。

- 大多数复发或第二原发性肿瘤患者无法行手术治疗，须考虑根治性的再程放疗。推荐采用调强适形放射治疗（IMRT）技术，等效剂量 ≥ 66 Gy，分割剂量 2 Gy[生物有效剂量（biologically effective dose，BED）79.2 Gy，$\alpha/\beta = 10$]。常规分割和超分割均可。通常不推荐行淋巴引流区预防照射。条件允许时尽量行同期放化疗，且优先选用患者之前没有接受过的药物。

- 对于体积小于 25 cm³、肿瘤包绕颈动脉小于 180°、无皮肤侵犯、非喉或喉咽原发肿瘤的患者，强烈推荐选择立体定向放射治疗进行再程放疗。对于体积小的肿瘤，一般推荐剂量为 40 Gy/5 fx，隔天执行；对于体积较大的肿瘤（> 25 cm³），推荐剂量为 44 Gy/5 fx，隔天执行。同期的系统治疗似乎耐受性良好，但这超出了本章节讨论的范围。

- 初步数据认为用粒子治疗（如质子治疗或碳离子治疗）进行再程放疗是值得期待的，但因数据有限，尚无法全面推广。当存在外照射禁忌证时，近距离放疗是可选的有效手段，但必须在有经验的治疗中心进行。

引言

尽管头颈癌的治疗取得了巨大进展，但仍有 10% ～ 50% 的患者发生局部区域失败（local-regional failure，LRF）[1-5]。康复者发生第二原发性肿瘤的风险也很高，这是头颈部鳞状细胞癌（HNSCC）患者死亡的第二大原因，约占所有死亡人数的 21%[6]。到目前为止，针对这类患者的治疗策略还没有达成共识。由于既往放疗对正常组织的影响、治疗敏感性的变化及复发肿瘤典型的弥漫浸润特征，放疗后野内复发或第二原发性肿瘤患者选择治疗方案尤为困难 [7, 8]，手术切除是该类患者最主要的治疗方式之一，遗憾的是多数患者常无法进行手术治疗 [9]。围手术期的最佳辅助治疗方案目前尚不明确。根治性再程放疗是另一个选择，但并发症的发生率和死亡率均较高。现代放疗技术的进步，如 IMRT 使得再程放疗的实施更加简便。立体定向消融放射治疗（SABR），重离子治疗和系统靶向治疗等新技术的临床数据不断积累，为头颈部肿瘤学家提供了新的武器。是否进行再程放疗应由专业的医师与患者充分沟通，考虑预后影响因素、治疗技术、治疗效果和毒性反应后综合决定。

预后影响因素和患者选择

因为再程放疗引起的急性和晚期毒性反应严重，做出治疗决策前首先需要确定相关的预后影响因素。与此同时我们也应考虑到，肿瘤进展可能造成与再程放疗相同甚至更严重的伤害。实际上，一项研究再程放疗晚期毒性反应和肿瘤进展之间竞争性风险关系的列线图显示患者疾病进展或死亡的风险是再程放疗相关严重晚期毒性反应风险的 4 倍[10]。

再程放疗协作组（multi-institution reirradiation，MIRI）的 Ward 等用递归分区分析法（recursive partitioning analysis，RPA）对来自 7 个医疗机构的 412 例 IMRT 再 a 程放疗患者（根治性或辅助性、中位剂量为 60 Gy）的数据进行分析，发布了再程放疗的风险分层模型[11]。他们发现 3 个因素与总生存率（OS）关系最密切：两程放疗间隔时间（＜ 2 年与≥ 2 年），病变是否切除（无论切缘是否阳性），以及有无器官功能障碍（鼻饲管营养或全喉切除气管造瘘口）。RPA 分为 3 个级别：首程放疗＞ 2 年、患者肿瘤已切除为 RPA Ⅰ级；首程放疗＞ 2 年、患者肿瘤不可切除，或首程放疗≤ 2 年、患者无器官功能障碍为 RPA Ⅱ级；首程放疗≤ 2 年，患者存在器官功能障碍为 RPA Ⅲ级。Ⅰ级、Ⅱ级和Ⅲ级患者 2 年 OS 分别为 61.9%（95% CI 为 51.9% ～ 73.9%）、40.0%（95% CI 为 33.9% ～ 47.2%）、16.8%（95% CI 为 10.0% ～ 28.1%）。值得注意的是，虽然有部分结果得到了其他研究团队的验证，但可能因为再程放疗人群的差异，有部分研究结果仍未得到验证 [12, 13]。

头颈癌再程放疗的最佳时间间隔尚不确定。与普遍认知一致，随着再程放疗时间间隔的增加，再程放疗严重毒性反应降低、局部控制率（local control，LC）上升[14]。RTOG 9610 研究中，再程放疗时间间隔＜ 1 年的患者的中位总生存期明显低于间隔＞ 1 年的患者（5.8 个月 *vs.* 9.8 个月；
$P = 0.036$）；而时间间隔＜ 3 年的患者中位总生存期也明显低于间隔＞ 3 年的患者（7.7 个月 *vs.*
9.8 个月；$P = 0.033$）[15]。目前大部分研究认为基于毒性和疗效方面的考虑，患者首程放疗与再
程放疗之间至少间隔 6 个月[16-19]。放疗后 6 个月内照射野内复发的患者很可能是肿瘤残留或对
放疗不敏感，应考虑选择放疗以外的治疗方法。

　　因第二原发性肿瘤行再程放疗的患者较复发行再程放疗的患者 OS 似乎更高[11, 15, 20]。对
100 例接受单纯再程放疗患者的回顾性分析发现第二原发性肿瘤组患者的 5 年 OS 和局部区域控
制率（LRC）分别为 37% 和 60%，而复发组患者的 5 年 OS 和 LRC 分别为 17% 和 27%[21]。这
种明显的差异可能与第二原发性肿瘤对再照射的反应性良好，而复发肿瘤则有明确的特征性辐
射抗性有关[7, 8]。

　　肿瘤大小或照射体积也是评估患者再程放疗的关键因素，肿瘤体积小的患者最可能受益于
积极的局部治疗[11-13, 16, 22-24]。Orlandi 等研究发现再程放疗靶区体积≤ 36 cm^3 的患者 OS 较好
（5 年 OS 为 48.8% *vs.* 37.8%）[13]。Takiar 等发现再程放疗的临床靶区体积≥ 50 cm^3 时，将增加 3
级以上放疗相关毒性反应的发生率（5 年 3 级及以上毒性为 61% *vs.* 31%）[24]。

　　复发的部位也很重要，鼻咽或喉部复发的患者预后始终比口腔或喉咽复发的患者要
好[11-13, 24, 25]。局部区域复发鼻咽癌患者再程放疗的临床数据尤其丰富（且有长期生存的数据），
但必须始终考虑到鼻咽坏死和出血致死的危险性[26-28]。基础生命器官功能障碍也与再程放疗的
不良预后相关[10, 13, 14, 16]。一般来说，既往放疗有严重后遗症的患者，如放射性骨坏死、软组织
坏死、颈动脉狭窄、咽瘘、放射性脊髓炎、放射性皮肤 / 黏膜溃疡等，因为严重毒性反应或致命
的风险高，不应再对该区域行根治性再程放疗[16, 29, 30]。

　　既往接受同期放化疗而非单纯放疗的患者，再程放疗预后更差，可能意味着肿瘤细胞对放
疗的抵抗更强[9, 31]。Goodwin 等在其前瞻性观察研究中发现既往曾接受过化疗的患者中位生存
期为 8.8 个月，而未接受过化疗的患者中位生存期为 26.9 个月（$P < 0.001$）[9]。

　　一般来说，复发的小肿瘤或第二原发性肿瘤、放疗间隔≥ 2 年、患者身体状况良好且无器
官功能障碍，是再程放疗的最佳适应证。然而完全符合标准的患者并不多，每个患者都有其特
点，必须进行个体化全面评估。此外，还必须考虑到患者接受再程放疗可能带来的毒性反应。
治疗前评估还应包括对首程放疗计划进行仔细核查，短期内的治疗失败也可能是因为遗漏靶区
边缘，而不是对放疗不敏感。

手术后再程放射治疗

　　局部区域复发的患者如能手术，应切除全部复发的、有辐射抗性的肿块。多项回顾性研究
表明接受挽救性手术的患者比单纯接受再程放疗的患者有更好的预后[23, 32-34]。手术切除复发肿

瘤的患者有 25% ～ 40% 的机会获得长期的疾病控制[20, 35]。32 项研究的 meta 分析结果显示可手术患者的 5 年总生存率约为 39%，其中早期喉癌患者的 5 年总生存率最高，为 83%[9]。然而即使行挽救性全喉切除术，复发的风险仍高达 59%，大多应考虑进行辅助性再程放疗[36]。

术后再程放疗的适应证是有争议的，需要综合考虑各方面因素，以最大限度减少毒性反应和增加获益。头颈肿瘤协作组和头颈肿瘤放疗协作组进行了一项前瞻性多中心随机对照临床试验，验证术后再程放疗令人期待的短期疗效统计结果[19]。患者被随机分为辅助放化疗组（60 Gy/12 W，同时给予羟基脲和氟尿嘧啶持续泵注）和手术 R0/R1 切除后观察组。放疗采用三维适形放疗技术执行 1 周休 1 周，分割剂量 2 Gy，每周 5 日，共 6 周。其中淋巴结外侵犯和阳性切缘的比例分别为 26% 和 29%。术后辅助再程放化疗既改善了患者 LRC（*HR* 为 2.73，95% *CI* 为 1.66 ～ 4.51）也改善了患者 DFS[1.68（95% *CI* 为 1.13 ～ 2.50）]，两组间无总生存期差异（$P = 0.50$），未进行淋巴结外侵犯和（或）切缘阳性患者的亚组分析。尽管再程放疗组与局部区域复发相关的死亡病例数较少，但与治疗相关的死亡病例数较多（5 ： 0）、远处转移和第二原发性肿瘤发生率也更高。再程放疗组有 28% 的患者出现 3 级或 4 级急性放化疗毒性反应，39% 的患者治疗 2 年后出现 3 级或 4 级晚期毒性反应，观察组仅为 10%（$P = 0.06$）。

一篇综合了 16 项关于术后再程放疗研究的 meta 分析结果显示 2 年 OS（24% ～ 48%，中位数为 28%）和 2 年 LRC（21% ～ 100%，中位数为 55%）的结果差异巨大[37]。同样，急性 3 级或 4 级黏膜炎和（或）吞咽困难 / 咽炎的发生率为 11% ～ 52%（中位数为 44%），3 级或 4 级纤维化的晚期毒性（2% ～ 44%）和饲管依赖或咽部狭窄（2% ～ 70%）等毒性反应发生率在各个研究中也有很大差异。晚期患者治疗死亡率为 3% ～ 5%。这些差异归因于术后再程放疗人群的差异性及治疗方法的不同。辅助再程放疗须评估与首程辅助放疗相似的高危因素，还必须仔细权衡增加的毒性与再照射的获益。

微创血管游离皮瓣技术的发展使复发患者能进行更大的手术，而在以前，这些手术由于缺乏对纤维化组织修复材料的选择而受到限制，这些技术扩大了可行挽救性手术的患者群体。此外，微创血管游离皮瓣手术通过将血供良好、未经放疗的组织和骨骼引入需再程放疗的区域，降低了术后再程放疗的并发症发生率[38-40]。有研究显示皮瓣修复患者的疾病预后和急性毒性发生率与直接缝合患者相似，但其 1 级或 2 级晚期毒性反应（81.4% *vs.* 54.1%，$P = 0.006$）和 3 级或 4 级晚期毒性反应（47.5% *vs.* 21.6%，$P = 0.02$）发生率明显降低。条件允许的情况下，应鼓励需要辅助再程放疗的患者进行游离皮瓣修复手术。

除缓解紧急症状外，减瘤手术的作用尚不明确。目前仅有少量的数据显示减瘤手术可减小辅助放疗剂量或照射范围。小规模的回顾性研究显示再程放疗前进行手术减瘤可使者临床获益[32, 41, 42]。然而，在一项非随机前瞻性 II 期临床研究中，35 例患者于新辅助化疗后、放化疗前行减瘤手术，没有发现临床获益[43]。MIRI 对 412 例患者进行回顾性分析，结果显示术后有明显残留的患者与接受根治性放疗的患者有相似的 2 年 LRF（47.4% vs. 46.3%），2 年 OS 比切缘阴性的患者差[11]。因此，除特殊情况外，不建议在无法完全切除的情况下行减瘤手术。

对于有高危因素的患者，尤其是切缘阳性或存在淋巴结外侵犯的患者，应考虑行瘤床范围再程放疗[19, 44]。考虑到急性和晚期毒性反应及治疗相关死亡的风险很高，对于没有高危因素的术后复发患者，常规不进行再程放疗。术后再程放疗推荐剂量通常为 60 Gy（分次剂量 2 Gy），但也可根据高危因素、首程放疗剂量和再程放疗时间间隔等因素适当调整。回顾性研究显示，当剂量达到 58～60 Gy 或以上时，LRC 甚至 OS 有改善[32, 45, 46]。与每日 1 次的常规分割放疗组患者相比，超分割放疗组患者似乎没有任何获益[45]。即使存在淋巴结转移，也不建议对淋巴引流区进行常规的预防照射。复发性头颈癌患者即使接受了术后再程放疗，也需要密切随访，仍有高达 26%～100% 的患者发生二次野内复发[44, 47, 48]。

根治性再程放射治疗

常规放射治疗

53%～62% 的复发或第二原发性肿瘤的患者由于身体状况欠佳、手术难度 / 创伤大或患者拒绝而不考虑手术[11-13]，根治性再程放疗可能是他们临床治愈的唯一选择。2 项随机临床试验 GORTEC 98-03 和 RTOG 04-21 比较了该患者群体行单独化疗和同期放化疗的差异，但均因获益差而提前结束[49]。然而，RTOG 已成功地完成了两项类似的多中心前瞻性 II 期临床试验 RTOG 9610 和 RTOG 9911。RTOG 9610 从 1996 年到 1999 年入组 86 例该类患者行 4 周放化疗，中间休息 1 周，每周放疗 5 日，每日 2 次，剂量为 1.5 Gy/fx，同期化疗使用羟基脲 /5-FU。结果显示 2 年 OS 为 15.2%，5 年 OS 为 3.8%；共有 19.4% 的患者出现 3 级或 4 级晚期毒性反应，6 例患者（7.6%）发生治疗相关死亡。RTOG 9911 从 2000 年到 2003 年入组 105 例该类患者，进行了与 RTOG 9610 类似的放化疗方案，化疗改为顺铂和紫杉醇[18]。2 年 OS 提升至 25.9%，2 年无进展生存率（PFS）为 15.8%，3 级或 4 级晚期毒性反应的发生率也增加到 33.8%，有 8 例患者（8%）发生了治疗相关的死亡。一方面，这些早期的 RTOG 试验和其他研究验证了根治性再程放疗的可行性；另一方面也强调了严酷的现状：获得长期生存的患者很少，3 级或 4 级晚期毒性发生率高达 39%，治疗相关死亡率高达 10%[19, 50]。随着放疗技术、化疗技术、患者选择（包括分期方式）和毒性反应预防等全面发展，最新的研究数据一致报道 2 年 OS 超过 40%，3 级或 4 级晚期毒性发生率低于 15%，治疗相关死亡很少[11-13, 51, 52]。一项包括早期和近期临床研究的 meta 分析数据显示，总的 2 年 LC、2 年 OS、≥ 3 级晚期毒性和 5 级晚期毒性分别为 52%、46%、26% 和 3.1%[53]。

剂量和分割次数

不同研究中放疗计划的差异性使再程放疗的最佳剂量和分割次数的判断难度加大。在 HNSCC 中，至少需要 50 Gy 的照射剂量才能起到确定的控制效果[22, 32]，大多研究者和团队的再程放疗剂量目标约为 60 Gy[15, 17, 31, 32, 49, 54]。一项研究显示与放疗剂量 < 58 Gy 的患者相比，剂量 ≥ 58 Gy 的患者 2 年 OS 从 8% 提升到 35%[32]；最新更大规模的临床研究却显示再程放疗需要 60 Gy 以上的剂量才能达到最大获益[24, 45, 48, 55, 56]。由于复发肿瘤具有辐射抗性，理论上需要达到或高于首程放疗剂量[7, 21]。对来自 8 个机构 244 例 IMRT 再程放疗患者的资料分析显示与 60 ~ 65.9 Gy 或 < 60 Gy 相比，≥ 66 Gy 的剂量能改善患者的 2 年 OS（分别为 34.2%、30.4%、49.3%；$P = 0.009$），这种优势在多变量 Cox 回归分析上同样显著[45]。当剂量 ≥ 66 Gy 时，LRC 也有所改善，同时，剂量的增加并未增加 ≥ 3 级晚期毒性的发生率，这也有可能是因为患者大多进行疗效较好和毒性预估较低的高剂量治疗，造成了试验数据的偏差。

有前瞻性再程放疗临床试验采用了每日 2 次 1.5 Gy 剂量的超分割照射和常规分割照射、隔周治疗的方案[15, 18, 19]。MIRI 用来自 8 个中心的回顾性数据分析了分割剂量的影响[45]，他们发现根治性再程放疗患者行超分割放疗（每日 2 次治疗）不能改善其 2 年 LRF（50.3% *vs.* 46.8%，$P = 0.412$）和 2 年 OS（42.5% *vs.* 37.9%，$P = 0.302$）。超分割放疗也不影响患者晚期毒性反应的发生率。尽管如此，出于改善晚期毒性反应的目的，在总剂量相等的情况下超分割放疗可能是再程放疗的首选方式。然而，考虑到患者的不便，以及超分割放疗联合同期化疗临床获益的前期数据不足，许多团队已逐渐改为每日 1 次不间断的放疗方式[57, 58]。

现代 IMRT 技术能达到更好的靶区覆盖和剂量均匀性，进而改善疾病控制和降低毒性反应。一项研究指出再程放疗采用 IMRT 技术可改善 2 年局部区域 PFS（52% *vs.* 20%，$P < 0.001$）；另一项研究也指出行三维适形放化疗（3DCRT）患者的晚期毒性比 IMRT 患者更常见（44% *vs.* 7%；$P < 0.05$）[52]。选用 IMRT 技术进行再程放疗应被视为"金标准"。

放射治疗范围和治疗失败模式

在再程放疗中，是否进行淋巴引流区预防照射（elective nodal irradiation，ENI）仍有争议。一部分人主张进行 ENI，特别是首程放疗未包括的颈部高危区域，而另外一部分人则认为在再程放疗时进行 ENI 的毒性反应太大。LRF 是再程放疗失败最常见的模式[59-61]，远处转移也很常见，但通常都伴有 LRF。一项研究结果显示再程放疗失败的患者中，55% 为单纯局部区域复发，28% 为局部区域复发合并远处转移，只有 18% 为单纯远处转移[61]。LRF 的患者中，48.6% 为野内复发，20% 为野外复发，14.3% 为野边缘复发，8.6% 为野内和野外复发，5.7% 为野边缘和野外复发，2.9% 为无法界定。另一项更大规模的研究也得出了类似的结果，42% 为野内复发，39% 为野外复发，只有 18% 的照射野边缘复发。由于 > 80% 的复发发生在照射野内或野外，意味着导致复发的主要原因为肿瘤生物特性，而不是照射范围不足。MIRI 的一项大型临床研究评估了 497 例患者颈部照射后的疗效，发现无论淋巴结阴性或阳性，行 ENI 似乎都不能提高患者的 2 年 LRF 或 OS[45]。即使根据术后辅助再程放疗或根治性再程放疗进行亚组分析，该结果也完全一致，因此强烈建议行侵犯野照射而非淋巴引流区预防照射。

系统治疗

与初诊 HNSCC 患者一样，复发患者也倾向于同期放化疗优于单纯放疗。一般来说，再程放疗配合药物的选择应避开患者曾经使用过的药物，但目前关于系统治疗的最佳方案并未达成共识。最近一项关于再程放疗的 meta 分析显示总计 67%（范围为 0 ～ 100%）头颈癌患者接受了同期化疗[53]，最常见的方案是以铂类为基础和（或）西妥昔单抗。部分回顾性研究显示，同期放化疗的患者预后更好[24, 56]。一项大型单中心回顾性研究显示，同期化疗组 5 年 LRC 为 59%，单纯放疗组为 40%（$P = 0.05$；MVA HR 为 0.44，95% CI 为 $0.24 \sim 0.79$）[24]；两组患者 5 年 OS 无统计学差异，同期放化组为 24%，单纯放疗组为 18%（$P = 0.62$）。需要注意的是，单纯放疗组患者可能有不适合化疗的因素，这些因素同样也可能是导致他们预后不良的原因。

羟基脲联合 FU 化疗是早期研究中最流行的方案之一[19, 32, 62]，RTOG 9610 研究类似该方案的疗效，但其 FU 用量低于常规，2 年和 5 年的 OS 分别为 15% 和 4%[15]。也有报道在该方案中增加了顺铂和紫杉醇[63, 64]。吉西他滨、紫杉醇和 5-FU 联用效果更好，5 年 OS 为 34.5%，LRC 为 54.5%，但这是以毒性增加为代价的，4 级或 5 级晚期毒性反应发生率高达 21.4%。再程放疗中最普遍的方法是使用铂类药物同期化疗。RTOG 9911 试验中使用顺铂和紫杉醇的组，结果优于 RTOG 9610 试验[18]，然而，即使使用了造血刺激因子，这种获益似乎也是以毒性增加为代价的。关于顺铂 /FU[65]、多西他赛 / 顺铂[66]、顺铂单药[67]、卡铂 / 紫杉醇[68]、卡铂 / 培美曲塞[43] 等其他方案的应用也有报道。

靶向药物的加入有助于克服复发肿瘤的辐射抗性。前瞻性研究数据显示西妥昔单抗联合常规再程放疗保证疗效的同时毒性反应也在可接受的范围内，其中一项研究的 1 年 OS 和 PFS 分别为 44% 和 33%[69-72]。也有报道采用顺铂联合西妥昔单抗行同期化疗，1 年 OS 和无复发生存率 RFS 分别为 60.4% 和 34.1%。德国一项单中心临床试验对比了同期化疗采用西妥昔单抗与顺铂进行回顾性研究，结果具有可比性，西妥昔单抗组的 1 年 OS 为 44.4%，顺铂组为 45.5%（$P = 0.352$），西妥昔单抗组的 1 年 LC 为 46.4%，顺铂组为 54.2%（$P = 0.625$）[73]。西妥昔单抗组≥ 3 级疼痛反应较多，顺铂组≥ 3 级血液学毒性较多。再程放疗同期 FU 和羟基脲方案中添加硼替佐米毒性太大，不是一种可行的选择[74]。免疫药物如纳武利尤单抗（NCT03317327）和帕博利珠单抗（NCT02289209）在再程放疗中的作用正在试验中。

新辅助化疗在复发性 HNSCC 中的作用尚不明确，但因其一线治疗临床试验的阴性结果而逐渐被淘汰[75-77]。一项 Ⅱ 期临床试验评估了 2 个周期的培美曲塞和吉西他滨新辅助化疗后进行手术（可根据情况行常规辅助放化疗或根治性放化疗）[43] 的疗效，1 年 OS 和 PFS 分别为 43% 和 20%，新辅助化疗肿瘤消退良好的患者生存率更高（$P = 0.019$）。一项大型单中心回顾性临床研究显示新辅助化疗与肿瘤 LRC 无关，而同期化疗可提高 LRC[24]。然而，新辅助化疗的疗效能反映患者的 LRC 和 OS，因此，新辅助化疗的作用在于协助判断患者的预后，并据此帮助患者选择更合适的治疗方法。

危及器官

由于 HNSCC 再程放疗的临床数据缺乏且长期生存患者很少，头颈各器官对再程放疗急性和晚期毒性反应的耐受剂量数据有限，从其他部位疾病资料来看，关于神经组织的数据最多 [78-83]。一般来说，影响危及器官放疗耐受的因素有很多，包括两程放疗之间的时间间隔、再程放疗的范围、剂量分割方案、放疗技术、是否配合系统治疗、有无器官功能障碍及患者本身状况等 [24, 30, 52, 84]。危及器官的剂量限制需要根据具体情况进行个体化调整，脊髓是应该优先考虑的最重要的危及器官之一。Nieder 等研究显示在间隔 ≥ 6 个月且每程剂量均 ≤ 98 Gy 的情况下，再程放疗 BED_2 在 135.5 Gy 以下时患脊髓病的风险较低 [82]。Wang 等建议接受等效剂量 D_{max} 40 Gy（2 Gy/fx）照射 12 个月后，脑干再程放疗 D_{max} 限制为 39 Gy[80]。Chan 等报道累积 $BED_{2.5}$ < 150 Gy 时无颞叶坏死 [85]，他们推断，经过 70 Gy 的放疗后，颞叶受照剂量 45.9 Gy /30 fx 是可耐受的。Chen 等发现，对比累积剂量 D_{max} < 95 Gy 和 > 95 Gy 的患者，1 年无臂丛神经病变的比例分别为 86% 和 67%（$P = 0.05$），所以建议臂丛神经的累积剂量限制 D_{max} 为 95 Gy。虽然有研究认为死于致命性出血的患者的中位累积剂量为 126 Gy，但对颈动脉尚无确定的剂量限制 [30]。由于鼻咽坏死风险很高，鼻咽再程放疗尤为困难，最新的 meta 分析报道再程放疗鼻咽坏死发生率高达 33%[27, 28, 86]。Yu 等研究显示女性、有鼻咽坏死病史、肿瘤累积剂量 ≥ 145.5 Gy、复发肿瘤体积 ≥ 25.38 cm³ 是发生致死性鼻咽坏死的独立危险因素，并建立了相应的预测模型 [26]。一般来说，重要危及器官的剂量尽可能保持最低，但必须充分权衡不良反应与疾病进展的风险 [10]。

常规放射治疗总结

根治性再程放疗建议首选 IMRT，如有可能等效剂量尽量 ≥ 66 Gy（2 Gy/fx），BED 79.2 Gy（$\alpha/\beta = 10$），常规分割和超分割均可。再程放疗通常不建议行淋巴引流区预防照射。条件允许尽量行同期化疗，且最好使用患者之前未用过的药物。

SABR

SABR 是一种高度适形的放疗技术，与传统放疗相比更具有放射生物学上的优势，然而在头颈肿瘤再程放疗领域，SABR 是否比常规放疗更具生物学优势仍是一个有待验证的问题。SABR 陡峭的边缘剂量梯度还有利于减少治疗体积。考虑到复发患者的不良预后，常规 5 次或更少分次的 SABR 方案更具有可行性。表 10.1 概括了 20 例患者以上 SABR 再程放疗的临床研究，并对其进行了筛选以避免数据重复[87-98]。此外，有证据显示 SABR 可能诱导患者的免疫反应、改善肿瘤控制，并与免疫治疗发生协同作用[99, 100]。在研的 II 期随机对照临床试验 NCT03546582，选择局部区域复发或第二原发头颈癌（KEYSTROKE）患者接受 SABR 再程放疗，同时接受 / 不接受帕博利珠单抗，以评估放射治疗与免疫治疗的协同作用。

表 10.1　已发表的 SABR 再程放疗文献

研究	机构	患者数	中位 FU（月）	剂量和分次	LC	OS	急性毒性	晚期毒性
Voynov 等（2006）[87]	University of Pittsburgh Cancer Institute，美国	22	19（幸存者）	10 ～ 36 Gy/ 1 ～ 8 fx	2 年 26%	1 年 47%；2 年 22%	≥ G3：4.5%	≥ G3：0
Roh 等（2009）[88]	The Catholic University of Korea，韩国	36	17.3	18 ～ 40 Gy/ 3 ～ 5 fx	2 年 52.2%	1 年 52%；2 年 30.9%	≥ G3：29.5%	≥ G3：8.3%
Siddiqui 等（2009）[89]	Henry Ford Health System，美国	21	7	14 ～ 48 Gy/ 1 ～ 8 fx	1 年 60.6%	2 年 14.3%	—	≥ G3：23.8%
Kawaguchi 等（2010）[90]	Tsurumi University，日本	22	24	20 ～ 42 Gy/ 2 ～ 5 fx	2 年 45.5%	2 年 78.6%（LN-）；12.5%（LN+）	≥ G3：22.7%	≥ G3：0
Rwigema 等（2011）[91]	University of Pittsburgh Cancer Institute，美国	96	14	20 ～ 42 Gy/ 2 ～ 5 fx	2 年 LRC（40 ～ 50 Gy）：57.8%；2 年 LRC（15 ～ 36 Gy）：31.7%	1 年 58.9%；2 年 28.4%	≥ G3：5.2%	≥ G3：3.1%
Lartigau 等（2013）[92]	多中心数据，法国	56	11.4	15 ～ 50 Gy/ 1 ～ 5 fx	—	1 年 47.5%；2 年 31%	—	≥ G3：32.1%
Yazici 等（2013）[93]	Hacettepe University，土耳其	75	—	30 Gy/5 fx	77.4%	1 年 42%（每日放疗）；84%（隔日放疗）2 年 23%（每日放疗）；36%（隔日放疗）	—	—
Kress 等（2015）[94]	Georgetown University，美国	85	17（幸存者）	16 ～ 41 Gy/ 3 ～ 5 fx	1 年 LRC 57.8% 2 年 LRC 28%	1 年 51.1% 2 年 24%	≥ G3：2.4%	≥ G3：5.9%
Vargo 等（2015）[95]	University of Pittsburgh Cancer Institute，美国	48	18（幸存者）	40 ～ 44 Gy 5 fx	1 年 LRPF 37%	1 年 40%	≥ G3：6.3%	≥ G3：6.3%
Yamazaki 等（2016）[96]	多中心数据，日本	107	15	15 ～ 39 Gy/ 3 ～ 8 fx	2 年 64%	1 年 55%；2 年 35%	—	≥ G3：20.6%（G5：8.4%）
Vargo 等（2018）[97]	多中心数据，美国，	197	7.1	16 ～ 50 Gy/ 1 ～ 8 fx	LRC 43%	2 年 16.3%	≥ G3：11.7%	≥ G3：11.6%
Gogineni 等（2019）[98]	Northwell Health，美国	60	9.3	35 ～ 45 Gy/ 5 fx	1 年 79%；2 年 79%	1 年 59%；2 年 45%	—	≥ G3：5%
Orlandi 等（2019）[13]	Fondazione IRCCS Istituto Nazionale dei Tumori，意大利	38	—	29 ～ 30 Gy/ 5 fx		2 年 64.1%；5 年 23.3%		

注：FU，随访时间；fx，分次；G，级；LC，局部控制率；LRC，局部区域控制率；LRPF，局部区域无进展生存率；OS，总生存率。

剂量和分割次数

匹兹堡大学癌症研究所的回顾性数据验证了 SABR 在头颈癌再程放疗中的可行性[87]。之后多项研究也探索了 SABR 在复发或第二原发头颈癌治疗中的应用，这些非随机临床试验处方剂量为 15 ~ 48 Gy，分割次数 1 ~ 8 次，其中 5 次照射的方案最普遍[88, 89, 94, 96, 101-103]。一项针对 HNSCC 患者行 SABR 再程放疗的 I 期剂量递增试验中，Heron 等发现患者最高可耐受 44 Gy/5 fx 的放疗（8.8 Gy/ fx），而没有任何 3 级或 4 级急性或剂量限制毒性反应[104]。匹兹堡大学的一项大范围回顾性分析显示 5 次照射最高剂量可达 50 Gy[91]。他们还建立了清晰的 SABR 剂量 – 肿瘤体积曲线，在 35 ~ 40 Gy 时曲线最陡峭显示肿瘤局部控制率得到改善。对于肿瘤体积 ≤ 25 cm^3 的患者，与 > 40 Gy（5 fx）的剂量相比，> 44 Gy（5 fx）的剂量并不能增加肿瘤的完全缓解率；对于肿瘤体积 > 25 cm^3 的患者，与 40 Gy 组相比，44 ~ 50 Gy 组患者的肿瘤完全缓解率随剂量的增加而持续增加，因此没有明确的最佳放疗剂量。美国医学物理学家协会的一个工作组在回顾性分析来自 8 个国家 300 名患者的最佳放疗剂量时，也发现 35 ~ 45 Gy（5 fx）区间剂量 – 肿瘤反应陡峭的关系[105]。尽管他们的模型中没有考虑肿瘤体积，但考虑到脂肪组织剂量 – 反应曲线高于这个水平，他们建议小肿瘤 SABR 放疗剂量为 45 Gy/5 fx。对于较大的肿瘤，推荐的剂量为 45 ~ 50 Gy（5 fx），但因这一治疗剂量缺乏临床数据而被限制了临床推广。

系统治疗

配合系统治疗可进一步提高 SABR 效果。出于对毒性叠加的担忧，最初的 SABR 再程放疗临床试验不进行系统治疗。之后多项研究均证实了西妥昔单抗的安全性和有效性。一项回顾性对照研究显示在 SABR 再程放疗的同时行西妥昔单抗治疗可显著增加肿瘤 LC（2 年 LC 33.6% *vs.* 49.2%）和 OS（2 年 OS 21.1% *vs.* 53.3%）[106]。值得注意的是，没有进行系统治疗的患者可能是由于某些因素不能使用西妥昔单抗，这些因素也可能是其不良预后的原因。两组患者 1 ~ 3 级毒性反应的发生率没有显著差异，且均未发生 4 级或 5 级毒性反应，放疗同期使用西妥昔单抗似乎并未影响患者生活质量[107]。其他系统治疗药物，如顺铂、5-FU、卡铂 / 紫杉醇的临床数据也已发表[90, 98, 108]。

SABR 与 IMRT

MIRI 的 3 号报告评估了 SABR 与 IMRT 再程放疗疗效的差异[97]。作者首先验证了 Ward 等发表的 RPA 分级标准。基线资料显示与 IMRT 组相比，SABR 组患者两程放疗时间间隔更短（1.2 年 *vs.* 3.1 年），接受过系统治疗患者的比例更高（64% *vs.* 35%），治疗前器官功能障碍更少（19% *vs.* 35%）[97]。原始数据的分析显示 IMRT 组的 2 年 OS 更好（35.4% *vs.* 16.3%；*P* < 0.001）。然而 RPA 分级后的数据分析显示 IMRT 组的 OS 优势不再具有统计学意义（*HR* 为 0.877；95% *CI* 为 0.702 ~ 1.097）。同样，在原始数据的分析中 IMRT 组的 LRF 优势（45.5% *vs.* 57%；

$P = 0.014$），在 RPA 分级分析中不再明显（ HR 为 1.154；95% CI 为 0.886～1.505 ）。通过 RPA 分级进行亚组分析，以进一步减少回顾性研究的偏差。在 RPA Ⅲ 级患者中，IMRT 组和 SABR 组的 2 年 OS 无显著差异（ $n = 61$；IMRT 为 16.2%，SABR 为 3.6%；$P = 0.42$ ）。在 RPA Ⅱ 级患者中（ $n = 353$ ），IMRT 组的 2 年 OS 显著高于后者（ 39.1% $vs.$ 18.6%；$P < 0.001$ ）。RPA Ⅱ 级患者的 OS 差异主要取决于肿瘤大小，在体积 $\leqslant$ 25 cm^3 或 rT0～T2 的肿瘤患者，IMRT 组的 2 年 OS 为 50%，SABR $\geqslant$ 35 Gy 组为 38.5%（ $P = 0.42$ ）；对于体积 > 25 cm^3 或 rT3～T4 的肿瘤，IMRT 组的 2 年 OS 为 28.2%，SABR 组的 2 年 OS 为 8.8%（ $P < 0.001$ ）。

术后 SABR

尽管与手术同样方便快捷，但术后行 SABR 再程放疗的临床数据相当少[98, 109]。Vargo 等发表了 28 例术后切缘阳性或存在淋巴结外侵犯的患者行 SABR 的回顾性研究[109]，中位 SABR 剂量为 40 Gy，分 5 次，中位靶区体积为 23.1 cm^3。随访时间很短，但这个研究报道，1 年 LRC 为 51%，DFS 为 90%，OS 为 64%；急性和 $\geqslant$ 3 级晚期毒副反应的发生率分别为 0 和 8%，结果令人满意。目前还缺乏更多的临床数据来进一步证明这种疗法的可行性。

危及器官

尽管目前的研究显示 SABR 的危及器官毒性反应发生率与传统放疗相似，但由于单次剂量非常高，人们仍担心会有严重毒性反应[97]，尤其是颈动脉破裂综合征（ carotid blowout syndrome，CBS ），早期报道显示其发生率高于常规再程放疗[101, 103, 110, 111]。早期一项研究显示 SABR 患者 CBS 发生率为 17.3%，尽管仅发生在肿瘤包绕颈动脉导致其接受全量放疗的患者中[101]。早期另一项更大规模的研究报道显示再程放疗后 5 个月的中位数 CBS 发生率为 8.4%[110]。多因素分析显示只有外膜受侵（而非颈动脉受照剂量不足）是 CBS 统计学上有显著意义的预后因素。最新系列研究结果也显示 CBS 的发生率很低，甚至与颈动脉的受照剂量无关[92, 95, 112]。这种差异可能与治疗方式不同有关，如每日照射与非连续照射[95, 113]。患者适应证的严格筛选也可以解释 SABR 再程放疗后 CBS 减少的原因，如避免选择肿块包绕颈动脉 > 180° 或肿瘤负荷过大的患者[93, 114]。一项对接受 5 次 SABR 再程放疗患者的剂量 – 反应模型研究显示颈动脉剂量限制为 $D_{0.1cc}$ 20 Gy 和 $D_{0.1cc}$ 50 Gy 时 CBS 的风险分别为 0.8% 和 5%[115]。当颈动脉剂量限制为 $D_{0.1cc} < 39.4$ Gy 或 $D_{0.1cc} < 47.6$ Gy 时，均无患者出现 SABR 相关的 CBS。更重要的是，CBS 的高危因素通常也是手术的禁忌证，肿瘤进展可能会使患者 CBS 的风险更高，甚至危及生命。喉或喉咽复发肿瘤的患者晚期毒性反应发生率更高，这可能与 SABR 再程放疗后器官功能障碍比例高有关[112, 116]。虽然缺乏长期的临床数据，但多份报道显示了 SABR 再程放疗后患者存在持续的长期毒性反应和生活质量严重下降，无论是由于治疗反应还是肿瘤复发，都需要更加严密的随访[112, 117]。

SABR 总结

对于非喉及喉咽部位、复发肿瘤体积＜ 25 cm³、颈动脉包绕＜ 180°、无外膜侵犯的患者，SABR 是一种可行且方便的治疗选择。虽然对照射剂量尚未达成共识，但一般建议肿瘤负荷小的患者 40 Gy/5 fx，非连续照射；肿瘤负荷大（＞ 25 cm³）的患者 44 Gy/5 fx，非连续照射。一项回顾性分析显示同期使用西妥昔单抗或其他系统治疗似乎具有良好的耐受性，且能改善患者生存获益。

粒子放射治疗

考虑到再程放疗的毒性反应，粒子放疗（质子，碳离子）以其 Bragg 峰的剂量优势而成为具有吸引力的治疗方法。ROCOCO 在计算机模拟试验中对比了调强适形质子治疗（IMPT）、调强适形碳离子治疗（intensity-modulated carbon-ion therapy，IMCIT）和容积弧形调强放射治疗（volumetric modulated arc therapy，VMAT）再程放疗计划，再程放疗剂量为 70 Gy[118]。与 VMAT 相比，IMCIT 和 IMPT 分别使 22 个危及器官的 D_{mean} 降低了 100% 和 68%（$P <$ 0.02），脑干和脊髓的 2% 体积受照剂量也有统计学意义上的显著降低，对侧器官、脊髓和脑干为主要受益器官。与 VMAT 相比，IMCIT 降低了 84% 的危及器官受照剂量，而 IMPT 降低了 60%。

质子

已发表的 IMPT 再程放疗的报道显示 1 年 OS 为 55% ～ 81.3%，2 年 LRF 为 23% ～ 50%（表 10.2）[119-123]。≥ 3 级急性和晚期毒性反应发生率分别为 9.9% ～ 31.4% 和 18.6% ～ 24.6%。一项比较立体定向放射治疗（SBRT）、IMRT 和质子再程放疗的研究显示，体积小于 60 cm³ 的颅底肿瘤，3 种治疗的 OS 或 LC 有所不同[124]，可能受剂量偏低的影响，SBRT 组的毒性反应较低。另一项关于 IMRT 和 IMPT 再程放疗的小型对照研究显示，IMPT 组整体 3 级急性毒性反应降低至 31%，而 IMRT 组则为 73%（$P =$ 0.01）[125]。2 个治疗组的 2 年 OS、LR 和 DFS 基本相同。IMPT 再程放疗的初步结果是令人期待的，随着越来越多的中心开始进行质子治疗，预计会有更多再程放疗的临床数据。目前，光子放疗价格更低，应用更广泛，任何关于 IMPT 再程放疗疗效优于光子放疗的结论还言之过早。目前的临床数据还受到选择偏倚、随访时间短的限制，IMPT 技术也随着时间不断改进和完善。此外，大多数再程照射的严重毒性反应是由野内高剂量区而不是因为周边低剂量区引起的，这就引出了一个问题，在大多数情况下高质量的 IMRT 是否真的不如 IMPT？

碳离子

与光子和质子治疗相比，碳离子治疗具有更高的生物效应，可以明显提高具有辐射抗性的复发肿瘤的控制率[126]。在撰写本文时，只有 5 个国家的 12 个中心在用碳离子进行临床治疗[127]。由于 IMCIT 资源的稀缺，已发表的数据多偏向少见和疑难的病例，结果或有所偏差。现有 IMCIT 数据显示，1 年 OS 为 72% ～ 95.9%，1 年 LC 为 70% ～ 84.9%（表 10.3）[128, 129, 132]，≥ 3 级急性和晚期毒性反应发生率分别为 0.7% ～ 10.4% 和 10.4% ～ 37.5%。对接受 IMCIT 的复发鼻咽癌患者进行的亚组分析报道其 2 年 OS 和 LC 分别为 83.7% 和 58%，16% 的患者出现鼻咽坏死，4.85% 的患者死于大出血[131]。需要注意的是，目前还没有重离子再程放疗危及器官耐受剂量限制的指南，需要对每个患者进行全面的风险 – 效益评估[130]。尽管 IMCIT 在有限的临床数据中显示出应用前景，但仍可能需要一段时间努力才能扩大其适应证范围。

表 10.2 已发表的 IMPT 再程放疗数据

研究	患者数	中位 FU（个月）	LRF	OS	急性毒性	晚期毒性
Lin 等（1999）[119]	16（仅 NPX）	23.7	2 年 50%	1 年 50% 2 年 50%	—	—
McDonald 等（2016）[120]	61	15.2	2 年 23%	1 年～ 55% 2 年 32.7%	G2 47.5%; G3 13.1%; G5 1.6%	G2 22.6%; G3 15.1%; G4 5.7%, G5 3.8%
Phan 等（2016）[121]	60	13.6	1 年 19.2% 2 年 27.2%	1 年 81.3% 2 年 69.0%	G3 30%	G3 20%; G5 3.3%
Romesser 等（2016）[122]	92	10.4	1 年 25.1% （2 年～ 48%）	1 年 65.2% 2 年～ 42%	G3 31.4%	G3 8.5%; G4 7.2%; G5 2.9%
Dionisi 等（2019）[123]	17（仅 NPX）	10	18 个月 59.3%	18 个月 LC 72.9%	G ≥ 3 0	G3 23.5%; G5 5.9%

注：由于患者群体、治疗技术、疾病和毒性评价方法不同，不应进行研究间比较。FU，随访时间；G，级；LRF，局部区域失败；NPX，鼻咽癌；OS，总生存率。

表 10.3 已发表的碳离子调强治疗再程放疗数据

研究	患者数	中位 FU（个月）	LRF	OS	急性毒性	晚期毒性
Gao 等（2019）[128]	141	14.7	1 年 84.9% （区域 97.7%）	1 年 95.9%	G ≥ 3 0.7%	G ≥ 3 10.6%
Hayashi 等（2019）[129]	48	27.1	1 年～ 70% 2 年 40.5%	1 年～ 80% 2 年 59.6%	G ≥ 3 10.4%	G ≥ 3 37.5%
Held 等（2019）[132]	229	28.5	1 年 60%	1 年 72%	G ≥ 3 3.1%	G ≥ 3 14.5%
Hu 等（2020）*[131]a	206（仅 NPX）	22.8	1 年～ 89% 2 年 58%	1 年～ 92% 2 年 83.7%	G ≥ 3 0	G ≥ 3 19.4%

注：由于患者群体、治疗技术、疾病和毒性评价方法不同，不应进行研究间比较。FU，随访时间；G，级；LC，局部控制率；NPX，鼻咽癌；OS，总生存率。

* Hu 等研究队列与 Gao 等研究队列有较大重叠，后者包括 78% 的 NPX 患者。

近距离放射治疗

像重离子治疗一样，近距离放射治疗是再程放疗有效的治疗选择之一，其通过从肿瘤内部释放辐射能量从而保护邻近的正常组织。近距离放射治疗用于复发头颈癌的治疗已有多年历史，但随着时间的推移，由于更适形的外照射技术的发展、操作中可参考的专业指导有限，以及临床适应证的局限性，近距离放射治疗的使用逐渐减少[133]。近距离放射治疗可植入施源器 [使用低剂量率近距离放射治疗（low-dose-rate brachytherapy，LDR）或高剂量率近距离放射治疗（high-dose-rate brachytherapy，HDR）] 或插植施源器，通过导管导入高活性放射性同位素 [使用 HDR 或脉冲剂量率近距离放射治疗（pulsed-dose-rate brachytherapy PDR）] 进行治疗。

权威近距离再程放疗研究报道显示 2 年 LC 和 OS 分别为 27.5% ～ 92.5% 和 18.2% ～ 55.6%[134-141]。与外照射数据类似，有证据显示手术切除后行近距离放射治疗可改善患者疾病预后[133, 142, 143]。Rudzianskas 等发现手术切除后行 HDR- 近距离放射治疗的患者 2 年 OS 为 62%，而单纯 HDR- 近距离放射治疗的患者 2 年 OS 为 35%（$P = 0.035$）。也有数据显示同时行化疗和近距离放射治疗可提高疾病控制率[144]。一项研究显示行同期放化疗患者的 10 年 LC 为 76%，而单纯行近距离放射治疗患者的 10 年 LC 仅为 39%（$P = 0.014$）。在拥有专业能力的中心，近距离放射治疗可以成为治疗复发或第二原发性头颈癌的有效工具，特别是对无法行再程外照射的患者。

总结

头颈肿瘤放射治疗技术在过去二十年中有了巨大的进步，这些进步已经逐步体现在局部区域复发患者经治疗后有着越来越好的预后。免疫治疗的加入显著提高了转移性 HNSCC 患者的生存率，但数据显示新的系统治疗方案对局部区域复发患者的预后影响很小[145]。因此，这种情况下生存率的提高将取决于局部治疗的获益与风险的持续优化。IMRT、自适应放疗、SABR 和粒子治疗的持续发展和进步有望提供更完美的剂量学方案，但要明显改善疗效可能还需要开拓新的放疗增敏剂或保护剂。在肿瘤治疗疗效与不良反应发生率和死亡率之间存在着微妙的平衡，要想形成积极的根治性治疗策略必须综合考虑疾病本身的预后、毒性的预期，当然还有患者本人的意愿。

病例分享

患者，女性，73 岁，右扁桃体鳞状细胞癌，美国癌症联合委员会（AJCC 第 7 版）分期Ⅳ a 期（T1N2aM0），p16 未知。2015 年 2 月完成根治性放化疗（70 Gy/35 fx，每周顺铂方案同期化疗），评估为完全缓解。

2020 年 1 月出现咽异物感并进行性加重出现咽痛和左耳痛。2020 年 11 月左侧舌根见直径 2.5 cm 溃疡性肿块，活检提示低分化非角化型鳞状细胞癌。增强 CT 显示左侧舌根溃疡性肿块，侵犯左侧舌扁桃体沟，舌肌受侵。正电子发射计算机体层成像（PET/CT）未见局部或远处转移病变。肿瘤靶区（gross target volume，GTV）和计划靶区（planning target volume，PTV）体积分别为 5.3 cm³ 和 12.2 cm³。患者参与了一项临床试验，接受左舌根肿块根治性 SABR+ 帕博利珠单抗免疫治疗（图 10.1）。放疗剂量 40 Gy/ 5 fx，覆盖 95% 的肿瘤靶区，隔日放疗 1 次，每周进行 1 次锥束计算机断层扫描影像引导。GTV 外扩 3 mm 形成 PTV。患者对治疗耐受良好，仅出现 1 级黏膜炎。末次随访未见肿瘤。

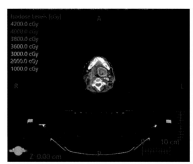 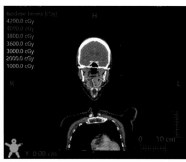 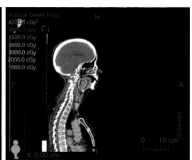

DVH	结构	结构状态	体积（cm³）	最小剂量（cGy）	最大剂量（cGy）	平均剂量（cGy）
	左眼	已批准	4.0	6.3	17.7	11.5
	食管 _S	已批准	5.1	2.5	11.9	5.7
	会厌	已批准	0.6	258.9	3331.6	1098.0
	口腔 –UTSW	已批准	159.8	27.4	4734.3	1033.7
	口腔	已批准	204.4	19.7	4791.4	734.1
	脑干 _03	已批准	42.4	5.0	55.4	12.8
	脑干	已批准	25.6	5.5	43.7	12.2
	下颌骨	已批准	56.3	10.3	3486.5	757.0
	右眼	已批准	3.9	3.5	15.8	10.2
	左颌下腺	已批准	5.8	40.1	4231.8	896.3
	喉	已批准	19.9	16.3	4594.6	242.6
	嘴唇	已批准	18.9	0.0	1195.4	324.5
	PACS	已批准	3.9	12.2	26.0	18.1
	左腮腺	已批准	21.9	23.4	1957.3	545.4
	右腮腺	已批准	23.3	14.6	921.1	301.6
	咽	已批准	46.2	23.0	4783.6	1142.7
	软腭	已批准	0.4	317.4	2473.4	1042.2
	脊髓	已批准	19.7	0.0	669.9	107.9
	计划靶区 +2– 身体	已批准	16946.0	0.0	1929.1	19.1
	肿瘤靶区 _4000	已批准	5.3	4055.7	4815.0	4422.4

图 10.1　临床试验

参考文献

1. Gillison ML，Trotti AM，Harris J et al. Radiotherapy plus cetuximab or cisplatin in human papillomavirus-positive oropharyngeal cancer（NRG Oncology RTOG 1016）：a randomised，multicentre，non-inferiority trial. Lancet. 2019；393（10166）：40-50.

2. Cooper JS，Zhang Q，Pajak TF et al. Long-term follow-up of the RTOG 9501/intergroup phase III trial：postoperative concurrent radiation therapy and chemotherapy in high-risk squamous cell carcinoma of the head and neck. Int J Radiat Oncol Biol Phys. 2012；84（5）：1198-205.

3. Argiris A，et al. Head and neck cancer. Lancet. 2008；371（9625）：1695-709.

4. Brockstein B，Haraf DJ，Rademaker AW et al. Patterns of failure，prognostic factors and survival in locoregionally advanced head and neck cancer treated with concomitant chemoradiotherapy：a 9-year，337-patient，multi-institutional experience. Ann Oncol. 2004；15（8）：1179-86.

5. Pignon JP，le Maître A，Maillard E，Bourhis J. Meta-analysis of chemotherapy in head and neck cancer（MACH-NC）：an update on 93 randomised trials and 17，346 patients. Radiother Oncol. 2009；92（1）：4-14.

6. Baxi SS，Pinheiro LC，Patil SM et al. Causes of death in long-term survivors of head and neck cancer. Cancer. 2014；120（10）：1507-13.

7. Weichselbaum RR，Beckett MA，Schwartz JL，Dritschilo A. Radioresistant tumor cells are present in head and neck carcinomas that recur after radiotherapy. Int J Radiat Oncol Biol Phys. 1988；15（3）：575-9.

8. Ho AS，Kraus DH，Ganly I et al. Decision making in the management of recurrent head and neck cancer. Head Neck. 2014；36（1）：144-51.

9. Goodwin WJ，Jr. Salvage surgery for patients with recurrent squamous cell carcinoma of the upper aerodigestive tract：when do the ends justify the means? Laryngoscope. 2000；110（3 Pt 2 Suppl 93）：1-18.

10. Ward MC，Lee NY，Caudell JJ et al. A competing risk nomogram to predict severe late toxicity after modern re-irradiation for squamous carcinoma of the head and neck. Oral Oncol. 2019；90：80-6.

11. Ward MC，Riaz N，Caudell JJ et al. Refining patient selection for reirradiation of head and neck squamous carcinoma in the IMRT era：a multi-institution cohort study by the miri collaborative. Int J Radiat Oncol Biol Phys. 2018；100（3）：586-94.

12. Lee J，Kim TH，Kim YS et al. intensity-modulated radiotherapy-based reirradiation for head and neck cancer：a multi-institutional study by Korean Radiation Oncology Group（KROG 1707）. Cancer Res Treat. 2020；52（4）：1031-40.

13. Orlandi E，Bonomo P，Ferella L et al. Long-term outcome of re-irradiation for recurrent or second primary head and neck cancer：a multi-institutional study of AIRO-Head and Neck working group. Head Neck. 2019；41（10）：3684-92.

14. Tanvetyanon T，Padhya T，McCaffrey J et al. Prognostic factors for survival after salvage reirradiation of head and neck cancer. J Clin Oncol. 2009；27（12）：1983-91.

15. Spencer SA，Harris J，Wheeler RH et al. Final report of RTOG 9610，a multi-institutional trial of reirradiation and chemotherapy for unresectable recurrent squamous cell carcinoma of the head and neck. Head Neck. 2008；30（3）：281-8.

16. Chen AM，Phillips TL，Lee NY. Practical considerations in the re-irradiation of recurrent and second primary head-and-neck cancer：who，why，how，and how much? Int J Radiat Oncol Biol Phys. 2011；81（5）：1211-9.

17. Buglione M，Maddalo M，Mazzeo E et al. Reirradiation in head and neck recurrent or second primary tumor：efficacy，safety，and prognostic factors. Tumori. 2015；101（5）：585-92.

18. Langer CJ，Harris J，Horwitz EM et al. Phase II study of low-dose paclitaxel and cisplatin in combination with split-course concomitant twice-daily reirradiation in recurrent squamous cell carcinoma of the head and neck：results of Radiation Therapy Oncology Group Protocol 9911. J Clin Oncol. 2007；25（30）：4800-5.

19. Janot F，de Raucourt D，Benhamou E et al. Randomized trial of postoperative reirradiation combined with chemotherapy after salvage surgery compared with salvage surgery alone in head and neck carcinoma. J Clin Oncol. 2008；26（34）：5518-23.

20. Bachar GY，Goh C，Goldstein DP et al. Long-term outcome analysis after surgical salvage for recurrent tonsil carcinoma following radical radiotherapy. Eur Arch Otorhinolaryngol. 2010；267（2）：295-301.

21. Stevens KR，Jr.，Britsch A，Moss WT. High-dose reirradiation of head and neck cancer with curative intent. Int J Radiat Oncol Biol Phys. 1994；29（4）：687-98.

22. Riaz N，Hong JC，Sherman EJ et al. A nomogram to predict loco-regional control after re-irradiation for head and neck cancer. Radiother Oncol. 2014；111（3）：382-7.

23. Embring A，Onjukka E，Mercke C et al. Overlapping volumes in re-irradiation for head and neck cancer-an important factor for patient selection. Radiat Oncol. 2020；15（1）：147.

24. Takiar V，Garden AS，Ma D et al. Reirradiation of head and neck cancers with intensity modulated radiation therapy：outcomes and analyses. Int J Radiat Oncol Biol Phys. 2016；95（4）：1117-31.

25. Ohizumi Y，Tamai Y，Imamiya S，Akiba T. Prognostic factors of reirradiation for recurrent head and neck cancer. Am J Clin Oncol. 2002；25：408-413.

26. Yu YH，Xia WX，Shi JL et al. A model to predict the risk of lethal nasopharyngeal necrosis after re-irradiation with intensity-modulated radiotherapy in nasopharyngeal carcinoma patients. Chin J Cancer. 2016；35（1）：59.

27. Leong YH，Soon YY，Lee KM et al. Long-term outcomes after reirradiation in nasopharyngeal carcinoma with intensity-modulated radiotherapy：a meta-analysis. Head Neck. 2018；40（3）：622-31.

28. Kong F，Zhou J，Du C et al. Long-term survival and late complications of intensity-modulated radiotherapy for recurrent nasopharyngeal carcinoma. BMC Cancer. 2018；18（1）：1139.

29. McDonald MW，Lawson J，Garg MK et al. ACR appropriateness criteria retreatment of recurrent head and neck cancer after prior definitive radiation expert panel on radiation oncology-head and neck cancer. Int J Radiat Oncol Biol Phys. 2011；80（5）：1292-8.

30. Dionisi F，Fiorica F，D'Angelo E et al. Organs at risk's tolerance and dose limits for head and neck cancer re-irradiation：a literature review. Oral Oncol. 2019；98：35-47.

31. Choe KS，Haraf DJ，Solanki A et al. Prior chemoradiotherapy adversely impacts outcomes of recurrent and second primary head and neck cancer treated with concurrent chemotherapy and reirradiation. Cancer. 2011；117（20）：4671-8.

32. Salama JK，Vokes EE，Chmura SJ et al. Long-term outcome of concurrent chemotherapy and reirradiation for recurrent and second primary head-and-neck squamous cell carcinoma. Int J Radiat Oncol Biol Phys. 2006；64（2）：382-91.

33. Lee N，Chan K，Bekelman JE et al. Salvage re-irradiation for recurrent head and neck cancer. Int J Radiat Oncol Biol Phys. 2007；68（3）：731-40.

34. Ahlawat P，Rawat S，Kakria A et al. Reirradiation with IMRT for recurrent head and neck cancer：a single-institutional report on disease control，survival，and toxicity. Rep Pract Oncol Radiother. 2017；22（4）：331-9.

35. Parsons JT，Mendenhall WM，Stringer SP et al. Salvage surgery following radiation failure in squamous cell carcinoma of the supraglottic larynx. Int J Radiat Oncol Biol Phys. 1995；32（3）：605-9.

36. Duprez F，Madani I，Bonte K et al. Intensity-modulated radiotherapy for recurrent and second primary head and neck cancer in previously irradiated territory. Radiother Oncol. 2009；93（3）：563-9.

37. Merlotti A，Mazzola R，Alterio D et al. What is the role of postoperative re-irradiation in recurrent and second primary squamous cell cancer of head and neck? A literature review according to PICO criteria. Crit Rev Oncol Hematol. 2017；111：20-30.

38. Kim AJ，Suh JD，Sercarz JA et al. Salvage surgery with free flap reconstruction：factors affecting outcome after treatment of recurrent head and neck squamous carcinoma. Laryngoscope. 2007；117（6）：1019-23.

39. Suh JD，Kim BP，Abemayor E et al. Reirradiation after salvage surgery and microvascular free flap reconstruction for recurrent head and neck carcinoma. Otolaryngol Head Neck Surg. 2008；139（6）：781-6.

40. Ho AS，Zumsteg ZS，Meyer A et al. Impact of flap reconstruction on radiotoxicity after salvage surgery and reirradiation for recurrent head and neck cancer. Ann Surg Oncol. 2016；23（Suppl 5）：850-7.

41. Milano MT，Vokes EE，Salama JK et al. Twice-daily reirradiation for recurrent and second primary head-and-neck cancer with gemcitabine，paclitaxel，and 5-fluorouracil chemotherapy. Int J Radiat Oncol Biol Phys. 2005；61（4）：1096-106.

42. Biagioli MC，Harvey M，Roman E et al. Intensity-modulated radiotherapy with concurrent chemotherapy for previously irradiated，recurrent head and neck cancer. Int J Radiat Oncol Biol Phys. 2007；69（4）：1067-73.

43. Villaflor VM，Haraf D，Salama JK et al. Phase II trial of pemetrexed-based induction chemotherapy followed by concomitant chemoradiotherapy in previously irradiated patients with squamous cell carcinoma of the head and neck. Ann Oncol. 2011；22（11）：2501-7.

44. Kasperts N，Slotman BJ，Leemans CR et al. Results of postoperative reirradiation for recurrent or second primary head and neck carcinoma. Cancer. 2006；106（7）：1536-47.

45. Caudell JJ，Ward MC，Riaz N et al. Volume，dose，and fractionation considerations for imrt-based reirradiation in head and neck cancer：a multi-institution Analysis. Int J Radiat Oncol Biol Phys. 2018；100（3）：606-17.

46. Rühle A，Sprave T，Kalckreuth T et al. The value of moderate dose escalation for re-irradiation of recurrent or second primary head-and-neck cancer. Radiat Oncol. 2020；15（1）：81.

47. Benchalal M，Bachaud JM，François P et al. Hyperfractionation in the reirradiation of head and neck cancers. Result of a pilot study. Radiother Oncol. 1995；36（3）：203-10.

48. Curtis KK，Ross HJ，Garrett AL et al. Outcomes of patients with loco-regionally recurrent or new primary squamous cell carcinomas of the head and neck treated with curative intent reirradiation at Mayo Clinic. Radiat Oncol. 2016；11：55.

49. Tortochaux J，Tao Y，Tournay E et al. Randomized phase III trial（GORTEC 98-03）comparing re-irradiation plus chemotherapy versus methotrexate in patients with recurrent or a second primary head and neck squamous cell carcinoma，treated with a palliative intent. Radiother Oncol. 2011；100（1）：70-5.

50. Strojan P，Corry J，Eisbruch A et al. Recurrent and second primary squamous cell carcinoma of the head and neck：when and how to reirradiate. Head Neck. 2015；37（1）：134-50.

51. Awan MJ，Nedzi L，Wang D et al. Final results of a multi-institutional phase II trial of reirradiation with concurrent weekly cisplatin and cetuximab for recurrent or second primary squamous cell carcinoma of the head and neck. Ann Oncol. 2018；29（4）：998-1003.

52. Kharofa J，Choong N，Wang D et al. Continuous-course reirradiation with concurrent carboplatin and paclitaxel for locally recurrent，nonmetastatic squamous cell carcinoma of the head-and-neck. Int J Radiat Oncol Biol Phys. 2012；83（2）：690-5.

53. Lee J，Shin IS，Kim WC et al. Reirradiation with intensity-modulated radiation therapy for recurrent or secondary head and neck cancer：meta-analysis and systematic review. Head Neck. 2020；42（9）：2473-85.

54. Sher DJ，Haddad RI，Norris CM，Jr. et al. Efficacy and toxicity of reirradiation using intensity-modulated radiotherapy for recurrent or second primary head and neck cancer. Cancer. 2010；116（20）：4761-8.

55. Duprez F，Berwouts D，Madani I et al. High-dose reirradiation with intensity-modulated radiotherapy for recurrent head-and-neck cancer：disease control，survival and toxicity. Radiother Oncol. 2014；111（3）：388-92.

56. Choi SH，Chang JS，Choi J et al. Re-irradiation using intensity-modulated radiotherapy for recurrent and second primary head and neck cancer. Anticancer Res. 2018；38（5）：3165-73.

57. Nguyen-Tan PF，Zhang Q，Ang KK et al. Randomized phase III trial to test accelerated versus standard fractionation in combination with concurrent cisplatin for head and neck carcinomas in the Radiation Therapy Oncology Group 0129 trial：long-term report of efficacy and toxicity. J Clin Oncol. 2014；32（34）：3858-66.

58. Bourhis J，Sire C，Graff P et al. Concomitant chemoradiotherapy versus acceleration of radiotherapy with or without concomitant chemotherapy in locally advanced head and neck carcinoma（GORTEC 99-02）：an open-label phase 3 randomised trial. Lancet Oncol. 2012；13（2）：145-53.

59. Ng SP，et al. Patterns of failure after defnitive reirradiation for patients with head and neck cancer. Int J Radiat Oncol Biol Phys. 2019；105：E380-1.

60. Popovtzer A，Gluck I，Chepeha DB et al. The pattern of failure after reirradiation of recurrent squamous cell head and neck cancer：implications for defining the targets. Int J Radiat Oncol Biol Phys. 2009；74（5）：1342-7.

61. Margalit DN，Rawal B，Catalano PJ et al. Patterns of failure after reirradiation with intensity-modulated radiation therapy and the competing risk of out-of-field recurrences. Oral Oncol. 2016；61：19-26.

62. Spencer SA，Wheeler RH，Peters GE et al. Concomitant chemotherapy and reirradiation as management for recurrent cancer of the head and neck. Am J Clin Oncol. 1999；22（1）：1-5.

63. Haraf DJ，Weichselbaum RR，Vokes EE. Re-irradiation with concomitant chemotherapy of unresectable recurrent head and neck cancer：a potentially curable disease. Ann Oncol. 1996；7（9）：913-8.

64. Chmura SJ，Vokes E，Garofalo M et al. Long-term outcome of re-irradiation with concomitant chemotherapy for locally recurrent squamous cell carcinoma of the head and neck. International Journal of Radiation Oncology Biology Physics. 2003；57（2）：S409-10.

65. Machtay M，Rosenthal DI，Chalian AA et al. Pilot study of postoperative reirradiation，chemotherapy，and amifostine after surgical salvage for recurrent head-and-neck cancer. Int J Radiat Oncol Biol Phys. 2004；59（1）：72-7.

66. Hehr T，Classen J，Belka C et al. Reirradiation alternating with docetaxel and cisplatin in inoperable recurrence of head-and-neck cancer：a prospective phase I/II trial. Int J Radiat Oncol Biol Phys. 2005；61（5）：1423-31.

67. Mabanta SR，Mendenhall WM，Stringer SP，Cassisi NJ. Salvage treatment for neck recurrence after irradiation alone for head and neck squamous cell carcinoma with clinically positive neck nodes. Head Neck. 1999；21（7）：591-4.

68. Marwaha A，Choong N，Firat S et al. Clinical efficacy and tolerability of continuous course reirradiation with concurrent weekly carboplatin-paclitaxel for locally recurrent，nonmetastatic squamous cell carcinoma of the head and neck（SCCHN）. Journal of Clinical Oncology. 2010；28（15 Suppl）：5518.

69. Balermpas P，Keller C，Hambek M et al. Reirradiation with cetuximab in locoregional recurrent and inoperable squamous cell carcinoma of the head and neck：feasibility and first efficacy results. Int J Radiat Oncol Biol Phys. 2012；83（3）：e377-83.

70. Tao Y，Faivre L，Laprie A et al. Randomized trial comparing two methods of re-irradiation after salvage surgery in head and neck squamous cell carcinoma：once daily split-course radiotherapy with concomitant chemotherapy or twice daily radiotherapy with cetuximab. Radiother Oncol. 2018；128（3）：467-71.

71. Zwicker F，Roeder F，Thieke C et al. IMRT reirradiation with concurrent cetuximab immunotherapy in recurrent head and neck cancer. Strahlenther Onkol. 2011；187：32-8.

72. Milanović D，Jeremić B，Grosu AL et al. Reirradiation plus EGFR inhibition in locally recurrent and unresectable head and neck cancer：final results from a single institution. Strahlenther Onkol. 2013；189：842-8.

73. Dornoff N，Weiß C，Rödel F et al. Re-irradiation with cetuximab or cisplatin-based chemotherapy for recurrent squamous cell carcinoma of the head and neck. Strahlenther Onkol. 2015；191（8）：656-64.

74. Van Waes C，Chang AA，Lebowitz PF et al. Inhibition of nuclear factor-kappaB and target genes during combined therapy with proteasome inhibitor bortezomib and reirradiation in patients with recurrent head-and-neck squamous cell carcinoma. Int J Radiat Oncol Biol Phys. 2005；63（5）：1400-12.

75. Hitt R，Grau JJ，López-Pousa A et al. A randomized phase III trial comparing induction chemotherapy followed by chemoradiotherapy versus chemoradiotherapy alone as treatment of unresectable head and neck cancer. Ann Oncol. 2014；25（1）：216-25.

76. Cohen EE，Karrison TG，Kocherginsky M et al. Phase III randomized trial of induction chemotherapy in patients with N2 or N3 locally advanced head and neck cancer. J Clin Oncol. 2014；32（5）：2735-43.

77. Geoffrois L，Martin L，De Raucourt D et al. Induction chemotherapy followed by cetuximab radiotherapy is not superior to concurrent chemoradiotherapy for head and neck carcinomas：results of the GORTEC 2007-02 phase iii randomized trial. J Clin Oncol. 2018；36（31）：3077-83.

78. Maranzano E，Trippa F，Pacchiarini D et al. Re-irradiation of brain metastases and metastatic spinal cord compression：clinical practice suggestions. Tumori. 2005；91（4）：325-30.

79. Mayer R，Sminia P. Reirradiation tolerance of the human brain. Int J Radiat Oncol Biol Phys. 2008；70（5）：1350-60.

80. Wang HZ，Luo JW，Yi J-L et al. The tolerance of brainstem in reirradiation with intensity modulated radiation therapy in recurrent nasopharyngeal carcinoma. International journal of radiation oncology biology physics. 2016；96（2）：E340.

81. Grosu AL，Andratschke N，Nieder C，Molls M. Retreatment of the spinal cord with palliative radiotherapy. Int J Radiat Oncol Biol Phys. 2002；52（5）：1288-92.

82. Nieder C，Grosu AL，Andratschke NH，Molls M. Update of human spinal cord reirradiation tolerance based on additional data from 38 patients. Int J Radiat Oncol Biol Phys. 2006；66（5）：1446-9.

83. Sminia P，Oldenburger F，Slotman BJ et al. Re-irradiation of the human spinal cord. Strahlenther Onkol. 2002；178（8）：453-6.

84. Lee JY，Suresh K，Nguyen R et al. Predictors of severe long-term toxicity after re-irradiation for head and neck cancer. Oral Oncol. 2016；60：32-40.

85. Chan OS，Sze HC，Lee MC et al. Reirradiation with intensity-modulated radiotherapy for locally recurrent T3 to T4 nasopharyngeal carcinoma. Head Neck. 2017；39（3）：533-40.

86. Agas RAF，Yu KKL，Sogono PG et al. Reirradiation for recurrent nasopharyngeal carcinomas：experience from an academic tertiary center in a low- to middle-income country. J Glob Oncol. 2019；5：1-14.

87. Voynov G，Heron DE，Burton S et al. Frameless stereotactic radiosurgery for recurrent head and neck carcinoma. Technol Cancer Res Treat. 2006；5（5）：529-35.

88. Roh KW，Jang JS，Kim MS et al. Fractionated stereotactic radiotherapy as reirradiation for locally recurrent head and neck cancer. Int J Radiat Oncol Biol Phys. 2009；74（5）：1348-55.

89. Siddiqui F，Patel M，Khan M et al. Stereotactic body radiation therapy for primary，recurrent，and metastatic tumors in the head-and-neck region. Int J Radiat Oncol Biol Phys. 2009；74（4）：1047-53.

90. Kawaguchi K，Sato K，Horie A et al. Stereotactic radiosurgery may contribute to overall survival for patients with recurrent head and neck carcinoma. Radiat Oncol. 2010；5：51.

91. Rwigema JC，Heron DE，Ferris RL et al. The impact of tumor volume and radiotherapy dose on outcome in previously irradiated recurrent squamous cell carcinoma of the head and neck treated with stereotactic body radiation therapy. Am J Clin Oncol. 2011；34（4）：372-9.

92. Lartigau EF，Tresch E，Thariat J et al. Multi institutional phase II study of concomitant stereotactic reirradiation and cetuximab for recurrent head and neck cancer. Radiother Oncol. 2013；109（2）：281-5.

93. Yazici G，Sanlı TY，Cengiz M et al. A simple strategy to decrease fatal carotid blowout syndrome after stereotactic body reirradiaton for recurrent head and neck cancers. Radiat Oncol. 2013；8：242.

94. Kress MA，Sen N，Unger KR et al. Safety and efficacy of hypofractionated stereotactic body reirradiation in head and neck cancer：long-term follow-up of a large series. Head Neck. 2015；37（10）：1403-9.

95. Vargo JA，Ferris RL，Ohr J et al. A prospective phase 2 trial of reirradiation with stereotactic body radiation therapy plus cetuximab in patients with previously irradiated recurrent squamous cell carcinoma of the head and neck. Int J Radiat Oncol Biol Phys. 2015；91（3）：480-8.

96. Yamazaki H，Ogita M，Himei K et al. Reirradiation using robotic image-guided stereotactic radiotherapy of recurrent head and neck cancer. J Radiat Res. 2016；57（3）：288-93.

97. Vargo JA，Ward MC，Caudell JJ et al. A multi-institutional comparison of sbrt and imrt for definitive reirradiation of recurrent or second primary head and neck cancer. Int J Radiat Oncol Biol Phys. 2018；100（3）：595-605.

98. Gogineni E，Zhang I，Rana Z et al. Quality of life outcomes following organ-sparing sbrt in previously irradiated recurrent head and neck cancer. Front Oncol. 2019；9：836.

99. Walle T，Martinez Monge R，Cerwenka A et al. Radiation effects on antitumor immune responses：current perspectives and challenges. Ther Adv Med Oncol. 2018；10：1758834017742575.

100. Ho AY，Wright JL，Blitzblau RC et al. Optimizing radiation therapy to boost systemic immune responses in breast cancer：a critical review for breast radiation oncologists. Int J Radiat Oncol Biol Phys. 2020；108（1）：227-41.

101. Cengiz M，Özyiğit G，Yazici G et al. Salvage reirradiaton with stereotactic body radiotherapy for locally recurrent head-and-neck tumors. Int J Radiat Oncol Biol Phys. 2011；81（1）：104-9.

102. Rwigema JC，Heron DE，Ferris RL et al. Fractionated stereotactic body radiation therapy in the treatment of previously-irradiated recurrent head and neck carcinoma：updated report of the University of Pittsburgh experience. Am J Clin Oncol. 2010；33（3）：286-93.

103. Kodani N，Yamazaki H，Tsubokura T et al. Stereotactic body radiation therapy for head and neck tumor：disease control and morbidity outcomes. J Radiat Res. 2011；52（1）：24-31.

104. Heron DE，Ferris RL，Karamouzis M et al. Stereotactic body radiotherapy for recurrent squamous cell carcinoma of the head and neck：results of a phase I dose-escalation trial. Int J Radiat Oncol Biol Phys. 2009；75（5）：1493-500.

105. Vargo JA，Moiseenko V，Grimm J et al. Head and Neck Tumor Control Probability：Radiation Dose-Volume Effects in Stereotactic Body Radiation Therapy for Locally Recurrent Previously-Irradiated Head and neck cancer：report of the AAPM working group. Int J Radiat Oncol Biol Phys. 2021；110：137-146.

106. Heron DE，Rwigema JC，Gibson MK et al. Concurrent cetuximab with stereotactic body radiotherapy for recurrent squamous cell carcinoma of the head and neck：a single institution matched case-control study. Am J Clin Oncol. 2011；34（2）：165-72.

107. Vargo JA，Heron DE，Ferris RL et al. Prospective evaluation of patient-reported quality-of-life outcomes following SBRT $\pm$ cetuximab for locally-recurrent，previously-irradiated head and neck cancer. Radiother Oncol. 2012；104（1）：91-5.

108. Echevarria MI，Chung CH，Kirtane KS et al. Phase I dose escalation of stereotactic body radiation therapy and concurrent cisplatin for re-irradiation of unresectable，recurrent head and neck squamous cell carcinoma. Journal of Clinical Oncology. 2020；38（15 Suppl）：6543.

109. Vargo JA，Kubicek GJ，Ferris RL et al. Adjuvant stereotactic body radiotherapy $\pm$ cetuximab following salvage surgery in previously irradiated head and neck cancer. Laryngoscope. 2014；124（7）：1579-84.

110. Yamazaki H，Ogita M，Kodani N et al. Frequency，outcome and prognostic factors of carotid blowout syndrome after hypofractionated re-irradiation of head and neck cancer using CyberKnife：a multi-institutional study. Radiother Oncol. 2013；107（3）：305-9.

111. McDonald MW，Moore MG，Johnstone PA. Risk of carotid blowout after reirradiation of the head and neck：a systematic review. Int J Radiat Oncol Biol Phys. 2012；82（3）：1083-9.

112. Ling DC，Vargo JA，Ferris RL et al. Risk of severe toxicity according to site of recurrence in patients treated with stereotactic body radiation therapy for recurrent head and neck cancer. Int J Radiat Oncol Biol Phys. 2016；95（3）：973-80.

113. Vargo JA，Heron DE，Ferris RL et al. Examining tumor control and toxicity after stereotactic body radiotherapy in locally recurrent previously irradiated head and neck cancers：implications of treatment duration and tumor volume. Head Neck. 2014；36（9）：1349-55.

114. Yamazaki H，Ogita M，Himei K et al. Carotid blowout syndrome in pharyngeal cancer patients treated by hypofractionated stereotactic re-irradiation using CyberKnife：a multi-institutional matched-cohort analysis. Radiother Oncol. 2015；115（1）：67-71.

115. Ling DC，Vargo JA，Gebhardt BJ et al. Dose-response modeling the risk of carotid bleeding events after stereotactic body radiation therapy for previously irradiated head and neck cancer. J Radiosurg SBRT. 2019；6（2）：83-9.

116. Ling DC，Vargo JA，Grimm RJ et al. Dose-response model for severe late laryngeal toxicity after stereotactic body radiation therapy for previously-irradiated head and neck cancer. J Radiosurg SBRT. 2020；7（2）：89-94.

117. Thomas J，Wang H，Clump DA et al. Long-term patient-reported quality of life after stereotactic body radiation therapy for recurrent，previously-irradiated head and neck cancer. Front Oncol. 2020；10：83.

118. Eekers DBP，Roelofs E，Jelen U et al. Benefit of particle therapy in re-irradiation of head and neck patients. Results of a multicentric in silico ROCOCO trial. Radiother Oncol. 2016；121（3）：387-94.

119. Lin R，Slater JD，Yonemoto LT et al. Nasopharyngeal carcinoma：repeat treatment with conformal proton therapy-dose-volume histogram analysis. Radiology. 1999；213（2）：489-94.

120. McDonald MW，Zolali-Meybodi O，Lehnert SJ et al. Reirradiation of recurrent and second primary head and neck cancer with proton therapy. Int J Radiat Oncol Biol Phys. 2016；96（4）：808-19.

121. Phan J，Sio TT，Nguyen TP et al. Reirradiation of head and neck cancers with proton therapy：outcomes and analyses. Int J Radiat Oncol Biol Phys. 2016；96（1）：30-41.

122. Romesser PB，Cahlon O，Scher ED et al. Proton beam reirradiation for recurrent head and neck cancer：multi-institutional report on feasibility and early outcomes. Int J Radiat Oncol Biol Phys. 2016；95（1）：386-95.

123. Dionisi F，Croci S，Giacomelli I et al. Clinical results of proton therapy reirradiation for recurrent nasopharyngeal carcinoma. Acta Oncol. 2019；58（9）：1238-45.

124. Ng SP，Wang H，Pollard C，3rd et al. Patient outcomes after reirradiation of small skull base tumors using stereotactic body radiotherapy，intensity modulated radiotherapy，or proton therapy. J Neurol Surg B Skull Base. 2020；81（6）：638-44.

125. Shuja M，Routman DM，Foote R et al. Clinical outcomes after re-irradiation in recurrent head and neck cancers treated with intensity modulated proton and photon therapies. International Journal of Radiation Oncology Biology Physics. 2019；105（1）：E382-3.

126. Jones B. A simpler energy transfer efficiency model to predict relative biological effect for protons and heavier ions. Front Oncol. 2015；5：184.

127. Particle Therapy Co-Operative Group. Particle therapy facilities in clinical operation. Villigen：Particle Therapy Co-Operative Group；2020. https://www.ptcog.ch/index.php/facilities-in-operation. Accessed 11 Feb 2021.

128. Gao J，Hu J，Guan X et al. Salvage carbon-ion radiation therapy for locoregionally recurrent head and neck malignancies. Sci Rep. 2019；9（1）：4259.

129. Hayashi K，Koto M，Ikawa H et al. Feasibility of Re-irradiation using carbon ions for recurrent head and neck malignancies after carbon-ion radiotherapy. Radiother Oncol. 2019；136：148-53.

130. Held T，et al. Dose-limiting organs at risk in carbon ion re-irradiation of head and neck malignancies：an individual risk-beneft tradeoff. Cancers（Basel）. 2019；11（12）：2016.

131. Hu J，Huang Q，Gao J et al. Clinical outcomes of carbon-ion radiotherapy for patients with locoregionally recurrent nasopharyngeal carcinoma. Cancer. 2020；126（23）：5173-83.

132. Held T，et al. Carbon ion reirradiation for recurrent head and neck cancer：a single-institutional experience. Int J Radiat Oncol Biol Phys. 2019；105（4）：803-11.

133. Rodin J，Bar-Ad V，Cognetti D et al. A systematic review of treating recurrent head and neck cancer：a reintroduction of brachytherapy with or without surgery. J Contemp Brachytherapy. 2018；10（5）：454-62.

134. Hepel JT，Syed AM，Puthawala A et al. Salvage high-dose-rate（HDR）brachytherapy for recurrent head-and-neck cancer. Int J Radiat Oncol Biol Phys. 2005；62（5）：1444-50.

135. Grimard L，Esche B，Lamothe A et al. Interstitial low-dose-rate brachytherapy in the treatment of recurrent head and neck malignancies. Head Neck. 2006；28（10）：888-95.

136. Meng N，Jiang YL，Wang JJ et al. Permanent implantation of iodine-125 seeds as a salvage therapy for recurrent head and neck carcinoma after radiotherapy. Cancer Investig. 2012；30（3）：236-42.

137. Wiegand S，Sesterhenn AM，Zimmermann AP et al. Interstitial HDR brachytherapy for advanced recurrent squamous cell carcinoma of the head and neck. Anticancer Res. 2013；33（11）：249-52.

138. Zhu L，Jiang Y，Wang J et al. An investigation of 125I seed permanent implantation for recurrent carcinoma in the head and neck after surgery and external beam radiotherapy. World J Surg Oncol. 2013；11：60.

139. Strnad V，Lotter M，Kreppner S，Fietkau R. Re-irradiation with interstitial pulsed-dose-rate brachytherapy for unresectable recurrent head and neck carcinoma. Brachytherapy. 2014；13（2）：187-95.

140. Hegde JV，Demanes DJ，Veruttipong D et al. Head and neck cancer reirradiation with interstitial high-dose-rate brachytherapy. Head Neck. 2018；40（7）：1524-33.

141. Jiang P，Wang J，Ran W et al. Five-year outcome of ultrasound-guided interstitial permanent（125）I seeds implantation for local head and neck recurrent tumors：a single center retrospective study. J Contemp Brachytherapy. 2019；11（1）：28-34.

142. Narayana A，Cohen GN，Zaider M et al. High-dose-rate interstitial brachytherapy in recurrent and previously irradiated head and neck cancers--preliminary results. Brachytherapy. 2007；6（2）：157-63.

143. Rudzianskas V，Inciura A，Juozaityte E et al. Reirradiation of recurrent head and neck cancer using high-dose-rate brachytherapy. Acta Otorhinolaryngol Ital. 2012；32（5）：297-303.

144. Strnad V，Lotter M，Kreppner S，Fietkau R. Reirradiation for recurrent head and neck cancer with salvage interstitial pulsed-dose-rate brachytherapy：Long-term results. Strahlenther Onkol. 2015；191（6）：495-500.

145. Burtness B，Harrington KJ，Greil R et al. Pembrolizumab alone or with chemotherapy versus cetuximab with chemotherapy for recurrent or metastatic squamous cell carcinoma of the head and neck（KEYNOTE-048）：a randomised，open-label，phase 3 study. Lancet. 2019；394（10212）：1915-28.

原文作者

V. Avkshtol · D. J. Sher（✉）

Department of Radiation Oncology，University of Texas Southwestern Medical Center，Dallas，TX，USA

e-mail：david.sher@utsw.edu

© The Author（s），under exclusive license to Springer Nature Switzerland AG 2022

R. A. Chandra，R. J. Li（eds.），*Multidisciplinary Management of Head and Neck Cancer*，

https://doi.org/10.1007/978-3-031-05973-5_10

第11章　临床牙科学

————●　陈宇　译，吴杏梅　审校

⤳ 关键点

- 临床牙科学是牙科学在医疗／住院环境中的整合和实践，作为一种辅助的住院服务，能消除口腔护理的障碍，是头颈癌多学科团队管理的理想选择。
- 在头颈癌治疗前，需要有头颈癌管理经验的资深牙医对患者及时进行口腔优化处理。
- 医院牙医在医院的诊室工作，非常适合为基于头颈癌团队的护理提供及时的口腔优化处理和多学科管理。
- 通过密切评估和管理口腔感染、下后磨牙、下颌隆突和牙周病，可减轻口腔并发症和减少不良预后的风险。
- 克服头颈癌患者护理的诸多障碍：可持续的临床实践、人员的支持、易获性和最大限度的长期口腔护理。

引言

医院牙科虽然是众所周知的概念，但并不是所有卫生系统都有牙科 [1-3]。将牙科医师融入医疗中心、医院和多学科医学中心团队，对于为许多病情复杂的患者取得最佳的临床结果是至关重要的 [4]。现在癌症患者存活的时间更长了，也需要更长时间的术后护理，如头颈癌（HNC）患者有了积极的医疗和牙科随访后也获得了更长的生存时间 [5, 6]。一些以社区为基础的初级保健牙医（primary care dentists，PCD）可能没有接受过针对 HNC 患者的管理培训。尽管如此，当地的 PCD 在肿瘤治疗过程中仍然进行了大量且长期的口腔护理和治疗工作 [7-12]。为了优化口腔护理，在某些情况下有必要将 HNC 患者转诊给经验丰富的牙科医师 [8, 13]。在以肿瘤学为中心的牙科护理受到限制的时候，癌症治疗面临被延误的风险 [4, 14]。

临床牙科学是牙科在医疗／医院环境下牙科与医学的整合与实践。临床牙科学团队是为了照顾复杂患者组成的多学科团队。重点关注的患者包括有特殊需要的患者、癌症患者、免疫力不足的患者、患不治之症的患者、实体器官移植的患者、唇和腭裂的患者、颅面畸形的患者、血友病患者和其他出血性疾病的患者。在传统的牙科护理机构中，许多患者无法获得口腔护理。在一些机构中，临床牙科已经很好地融入了 HNC 的多学科管理中。HNC 患者通常需要比现有指南中概述的更有针对性的牙科护理，其目标是在癌症治疗之前优化口腔状态[6, 8, 15, 16]。大多数 HNC 口腔优化和维持指南都采用类似的格式：治疗前、治疗中和治疗后，解决整个护理期间的口腔并发症[7, 8, 16-29]。每个指南往往有相似的组成部分和建议，但要做到最佳的口腔护理，仍然需要有经验的临床判断。本章将确定口腔护理的重点，并强调减少或消除障碍的实际原则。本章将把目前的 HNC 的口腔评估和管理指南提炼为一个简化的指南，并强调临床要点和应用[6, 15]。最后，本章将强调临床牙科医师在 HNC 护理的多学科管理中的作用。

头颈癌的多学科管理

据估计，2021 年将有 54 010 例口腔癌和咽癌新增病例，占所有新增癌症病例的 2.8%，其中将有 10 850 例死亡病例[30]。与 2010 年的数据[7] 相比，发病率和死亡人数都有所增加。随着 HNC 发病率和生存率的增加，对长期口腔护理[18] 的需求也在增加。美国国家综合癌症网络（NCCN）为 HNC 的管理提供了全面的指南和建议[27]，该指南包括了对 HNC 患者的牙科评估和管理的原则。2015 年，跨国癌症支持性护理协会 / 国际口腔肿瘤学会联合工作组制定了基本口腔护理指南[8, 16]。另一个关于 HNC 患者的口腔 / 牙科管理的可靠指南则是考虑全方位继续引用 NCCN[18, 27] 的 HNC 治疗方案。

指南通常将 HNC 的管理简化为治疗前的口腔护理、治疗期间的口腔护理、治疗后的口腔护理和并发症的治疗等。

这些关于 HNC 患者牙科管理的指南也许不能完全解决目前口腔护理的困难。口腔护理不到位对 HNC 患者的预后构成了风险[4, 31]。有人建议邀请社区牙医到多学科头颈部肿瘤委员会来协助患者护理口腔，然而这建议的实用性是有限的[4]。患者应尽可能地转诊给有经验的 HNC 牙科医师进行口腔护理[8, 13]。

初级保健牙医的个人实践中，对 HNC 患者的护理可能并不常见[7-11]。一些口腔 / 牙科医师提高了对 HNC 特有牙科问题的认识水平，努力优化护理质量[6]。区域放射癌症中心已经确定需要配备牙科医师[32, 33]。NCCN 2021 年虚拟年会强调了口腔护理不足对生活质量[34] 的负面影响。一些组织为多学科护理团队[5] 的组成制定了正式的指导方针。在加拿大安大略省，核心团队至少包括 1 名外科肿瘤学家、放射肿瘤学家、医学肿瘤学家、病理学家、牙医、临床护士专家、影像医师、言语治疗师、注册营养师、社会工作者和初级保健医师（图 11.1）。具有牙科肿瘤学专业知识的牙医必须完成 1 年的住院实习，包括 HNC 管理培训，或口腔病理学 / 口腔医学住院医师培训项目。该指南建议设立一个多学科的门诊护理诊所，配备曲面体层摄影仪和锥形线束CT，其他仪器、用品，以及工作人员，为 HNC 患者[35] 提供有效的口腔护理。

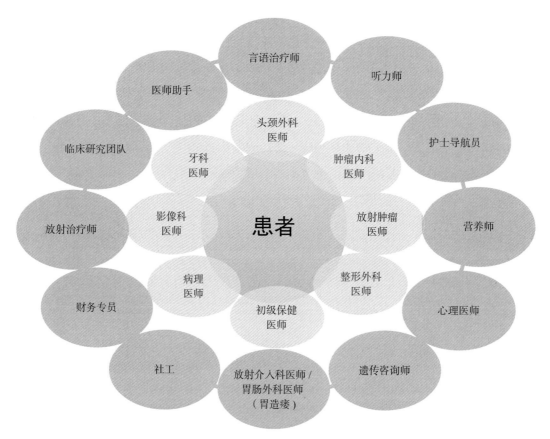

图 11.1　多学科头颈癌护理团队模式的修正版本

临床牙科是牙科在医疗 / 医院环境中的整合和实践。临床牙科包括多学科管理，以团队为基础的护理模式，以医院为基础的牙科实践，并且是在相同的环境下，连同其他临床外科专科和综合专业医师来共同管理患者。在美国的唇腭裂和颅面畸形（American Cleft and Craniofacial Anomalies，ACPA）组织中可以看到口腔 / 牙科整合到多学科患者护理中的类似例子。ACPA 团队认证机构声明牙科医师和牙科专科（正畸学、儿科牙医）必须根据美国和加拿大的护理参数，根据"腭裂和腭裂批准标准"来认证成为 ACPA 团队[36]。根据 ACPA 委员会的批准，在团队中，ACPA 团队批准是非排他性和自愿性的，ACPA 不使用团队认证或认可[36]。这种牙科医师整合模式的各个方面可以用作一种基于多学科团队的 HNC 护理的架构化方案。

口腔优化措施：及时协调护理

如果患者病情复杂，很难获得及时的口腔护理。对于 HNC 患者，及时协调的口腔护理开始于紧急转诊。这得益于已建立的转诊网络、医师之间的合作关系，以及标准化的转诊流程。牙科转诊的接待团队必须认识到情况的紧迫性并加快日程安排。标准化的系统方案应包括紧急程度（常规、紧急、危急），以帮助转诊分流。一个有用的方法是确定 HNC 治疗的开始日期，其次是确定愈合所需的最小天数，从而估计口腔手术可以进行的最晚日期。这通常是在 HNC 治疗开始前 7 ～ 14 天[27]。理想的情况下，牙科口腔评估可以在转诊后 7 天内进行，口腔优化在 14 ～ 21 天进行[4, 8]。转诊提供者必须选择与 HNC 治疗时间表相一致的牙科服务。

将 HNC 患者转诊给牙医进行口腔优化的过程似乎很简单，但在实践中，许多 HNC 治疗提供者很难完成治疗前的这一部分护理[4, 37]。在临床牙科中，考虑到癌症治疗的时间表，HNC 患者通常具有优先权。以医院为基础的临床牙科实践和临床通常有很大的优势，能够随时准备以有效且高效的工作流程管理患者。HNC 患者的标准口腔护理可为这一过程提供良好的基础。

头颈癌患者转诊进行口腔管理和优化：标准工作流程[38]

1. 确定 HNC 患者的口腔健康状况和一般需求

　　1.1　口腔状况：良好、一般或差

　　1.2　牙齿：是否存在（有完整的牙齿，有部分牙齿，完全无牙齿）

　　　　1.2.1　感染的迹象

2. HNC 患者被转诊到临床牙科进行会诊和评估

　　2.1　确定 HNC 患者的治疗方式（如果已知）

　　　　2.1.1　手术治疗

　　　　2.1.2　非手术治疗

　　　　2.1.3　手术和非手术联合治疗

　　2.2　HNC 患者治疗开始，日期：＿＿＿＿＿＿＿＿＿＿

　　　　2.2.1　HNC 患者口腔优化，日期：＿＿＿＿＿＿＿＿＿＿（允许在 HNC 患者放疗
　　　　　　　前 7 ～ 14 天进行牙科手术）

　　2.3　HNC 患者推荐联系方式：＿＿＿＿＿＿＿＿＿＿＿＿

　　　　2.3.1　确定根管治疗 RT 完成时间，日期：＿＿＿＿＿＿＿＿

3. 接受转诊并转诊到临床牙科

4. 接受转诊并正式转诊到临床牙科手术室会诊和治疗

　　4.1　如果有需要，联系团队以确定紧急情况和计划好的护理时间表

5. 给 HNC 患者的目标是在 1 周内（有时是同日）进行咨询

　　5.1　咨询工作

　　　　5.1.1　制订了治疗计划和护理时间表

　　　　　　5.1.1.1　口腔优化：确定护理环境

5.1.1.1.1 本地门诊（1～4 例常规拔牙）

5.1.1.1.2 一氧化二氮和（或）局部麻醉下的门诊（1～6 例常规拔牙）

5.1.1.1.3 全身麻醉下的手术室（operating room，OR）：日间手术中心或高级 OR（困难拔牙）

5.1.1.1.4 OR：与 HNC 患者外科医师协调（困难拔牙，在同一次会诊中可能同时进行 HNC 手术）

5.1.1.2 获得同意

5.1.1.3 向患者提供手术包

5.1.1.3.1 术前门诊（preoperative medicine clinic，PMC）病史和体检情况

5.1.1.4 参看 PMC 宣教文件引导

5.1.2 预计日期范围

5.1.3 扫描同意书并上传到电子病历系统中

5.1.4 手术病例请求

5.1.4.1 手术、紧急情况、地点、编码、PMC 访问

6. 如果病例在流动门诊处理，则在 1～10 天或适当的时间间隔内安排

7. 如果病例在 OR 处理，则在 1～10 天安排（如果可能，与 HNC 患者外科医师协调）

7.1 模块调度（第一优先级）或备用案例请求（第二优先级）

7.2 案件的事先授权

7.2.1 与代码专家一起审查代码

7.2.2 发送医疗代码给医疗保险公司；发送牙科代码给牙科保险公司

7.3 患者沟通

7.3.1 估计该案例的所有部分是否在保险范围内

7.3.2 未覆盖的表格 – 确定如何及何时签署它

7.3.3 手术日期，日期：＿＿＿＿＿＿＿＿＿＿

7.3.4 H&P/PMC 提醒

7.3.5 术后预约安排

7.4 患者随访准备

7.4.1 H&P 回访表，同意（术前 1 周）

7.4.2 患者电话（OR 安排小组，术前 1 夜）

7.4.3 取消

7.4.3.1 如果手术取消，机构 / 住院医师通过电话提醒医师

7.5　紧急，附加案例

　　7.5.1　与医院的牙医核实

8.与转诊的 HNC 患者团队进行沟通

8.1　时间表

　　8.1.1　重新评估和加强预防方案（6 ～ 12 周），日期：_____

　　8.1.2　确定个体化口腔卫生回访 / 随访时间间隔（第 3、第 6、第 9、第 12 个月），间隔：_____

8.2　计划

　　8.2.1　氟化物托盘（如果需要）

　　　　8.2.1.1　诊断牙印

　　　　8.2.1.2　制作氟化物托盘和插入装置

　　8.2.2　口腔定位装置（如有需要）

　　　　8.2.2.1　诊断牙印

　　　　8.2.2.2　制作口腔定位装置和插入装置

　　8.2.3　观测器（如有需要）

　　　　8.2.3.1　确定类型，制造

　　8.2.4　随访（口腔卫生召回）：第 3、第 6、第 9、第 12 个月，日期：_____

　　某些情况下，在时间和（或）环境安排上，尽可能让 HNC 外科医师进行最有效的口腔检查和干预。这种治疗方式与患者在诊所进行常规会诊方式相同，但在同一天进行会诊和手术治疗。首先，这一过程通常需要 HNC 外科医师更积极更努力，根据经验和医院牙科团队的口头意见来确定口腔健康需求。这个工作流程类似于标准的工作流程，但有几点修改。

头颈癌患者转诊进行口腔管理和优化：紧要工作 [38]

1.确定 HNC 患者的口腔健康状况和总体需求

1.1　口腔状况：良好、正常或差

1.2　牙齿：是否存在（有完整的牙齿，有部分牙齿，完全无牙齿）

　　1.2.1　感染的迹象

　　1.2.2　困难拔牙

2.外科医师在 HNC 患者放疗前转诊以进行口腔检查及优化

2.1　HNC 患者的外科医师在特殊情况下要求 OR 协调

　　2.1.1　HNC 患者治疗发生延迟时，需要进行口腔优化

　　2.1.2　从医院外转移 HNC 患者导致了 HNC 患者治疗的显著延迟

2.1.3 明显不可修复的牙列、困难的系列拔牙，需要进行牙槽骨修整术

2.1.4 由于连续的修复和（或）拔牙，PCD 不能在 HNC 患者最后的治疗期限前完成

2.1.5 患者被告知需要拔除的牙齿和（或）修复的牙齿，无法在当地加快处理

2.1.6 患者距离地区医院超过 2 ～ 3 小时，协调当日进行处理是减少交通负担和延误风险的最佳选择

3. HNC 患者的外科医师直接联系医院牙医（电子邮件、电话、寻呼机），讨论病例并确定协调 OR 病例的可行性

3.1 确定可能的日期

3.2 计划手术时间，日期：＿＿＿＿＿＿＿＿＿

3.2.1 确定手术顺序，与麻醉人员和手术团队进行沟通

3.2.1.1 大多数时候，这取决于手术团队的时间表

4. 接受转诊并正式转诊到临床牙科手术室会诊和治疗

4.1 建议与临床牙科诊所的工作团队进行沟通

4.2 建议与手术计划员进行沟通

5. 医院牙医在 OR 场景下针对 HNC 患者的目标

5.1 咨询工作

5.1.1 在术前获得同意

5.1.2 患者从术前病房转到牙科诊所进行 X 线片检查

5.1.2.1 4 张牙片（后齿，近端）

5.1.2.1.1 读取和解释 X 线片

5.1.2.2 完整的口腔内系列：18 张 X 线片

5.1.2.2.1 大多数情况下，口腔内 X 线片是全身麻醉的患者在手术室内获得的，这取决于病例需要

5.1.2.2.2 读取和解释 X 线片

5.1.2.3 获得的照片

5.1.2.3.1 口腔外的

5.1.2.3.2 口腔内的

5.1.3 在全身麻醉下完成综合口腔检查

5.1.3.1 口腔图（更新的牙科图）和治疗计划

5.1.3.1.1 完成牙科预防或清创术后

5.1.3.1.2 牙科修复工作已完成

5.1.3.1.3 完成拔牙及牙槽骨修整术（如果必要的话）

5.1.4　制订治疗计划和护理时间表

　　5.1.4.1　口腔优化：确定护理环境

　　　　5.1.4.1.1　OR：配合 HNC 患者的外科医师（困难拔牙）

6. 与推荐的 HNC 患者团队进行沟通

6.1　口腔优化完成，日期：＿＿＿＿＿＿＿＿＿＿

6.2　进度表

　　6.2.1　重新评估和加强预防方案（6 ～ 12 周），日期：＿＿＿＿＿＿＿＿＿＿

　　6.2.2　确定个体化口腔卫生回访 / 随访时间间隔（第 3、第 6、第 9、第 12 个月），
　　　　　 间隔：＿＿＿＿＿＿＿＿＿＿

6.3　计划

　　6.3.1　氟化物托盘（如果有需要）

　　　　6.3.1.1　诊断牙印

　　　　6.3.1.2　制作氟化物托盘和插入装置

　　6.3.2　口腔定位装置（如有需要）

　　　　6.3.2.1　诊断牙印

　　　　6.3.2.2　制作口腔定位装置和插入装置

　　6.3.3　填充体（如有需要）

　　　　6.3.3.1　确定类型，制造

　　6.3.4　随访（口腔卫生回访）：第 3、第 6、第 9、第 12 个月，日期：＿＿＿＿＿＿＿

　　医院牙科医师完成对患者的每日住院查房，直到出院。团队高效沟通，完成主要工作并最大限度地加快和协调口腔护理工作；在手术前、住院期间和术后经常与患者、其他人和（或）家属进行沟通。协调治疗和护理，与患者、患者支持群体和 HNC 团队建立良好而融洽的关系。这一过程通常受到各方的赞赏，并非常适合于放射医学和肿瘤学的综合护理。患者往往没意识到医院牙医的存在并（最终）发现临床牙科是所有 HNC 护理阶段的宝贵资源。

头颈癌：口腔护理分期管理

头颈癌治疗前：口腔护理和优化

　　全面的口腔检查包括一系列的口腔 X 线片、曲面断层摄影片，以及完整的硬组织和软组织检查。在 HNC 放疗前，应完成或取得牙预防、牙修复、牙印模和牙托盘的制作。通过识别和消除急性和慢性的牙源性和非牙源性感染，去除不可修复的磨牙和（或）预后不良的牙齿来保护下颌骨后部骨质（下颌骨体），识别和消除牙周疾病，识别诸如下颌隆突、阻生第三磨牙（M3）

等潜在的危险因素，并保持唾液腺的活力和功能，这几个积极主动的 HNC 治疗前措施可以减轻术后并发症。抓住时机，最大限度地增加修复前手术的机会（即牙槽成形术、下颌环切除、腭环切除、上颌和下颌外生骨疣缩小术）以减少 HNC 治疗后的风险和并发症。在 HNC 放疗 [8] 之前，必须完成必要的拔牙，包括残留牙成分（残根、残冠）、松动的牙、与口腔相通的阻生牙、部分萌出牙、有牙周病的牙 [＞ 5 mm 附着牙 / 骨丢失和（或）牙周袋]。局部口腔软组织刺激物（尖锐、粗糙的牙釉质、舌环、唇环、牙石）可引起严重的创伤性病变，也必须完全切除。在口腔和牙列稳定后，对于抵抗未来的疾病发展、家庭口腔护理和维护是至关重要的。

牙周组织包含了将牙齿固定到上颌骨和下颌骨的牙槽嵴上的结构，由牙槽骨、牙龈和牙龈与牙的附着结构、牙骨质和牙周韧带 [39] 组成。牙周病可分为牙龈炎或牙周炎。牙周炎是牙周组织的炎症，会导致牙周袋、牙齿附着物丢失、牙槽骨丢失 [8]，可引起牙齿松动、感染、龋齿、牙根龋齿、牙周组织和牙齿的丧失 [39]。

放射性骨坏死（osteoradionecrosis，ORN）是指由于暴露于治疗性辐射剂量中而导致的与肿瘤复发无关的骨死亡。ORN 是渐进性的，通常表现不明显，下颌骨可发生溶解性骨变化。ORN 的体征和症状包括骨硬化和死骨。ORN 是归咎于辐射诱导的低血管现象和特有的致密骨结构 [40, 41]。下颌骨后部（下颌骨体）受影响最常见，其与上颌骨的受影响频率比为 24 ：1[42]。

下颌单侧隆突或双侧隆突（下颌隆突）是骨小梁和皮质骨的良性外生性扩张性骨病变，位于下颌骨舌侧的前磨牙部位附近。下颌隆突有不同的大小、形状和轮廓。它们通常无症状，但由于其外生性而且仅由一个薄而紧绷的黏膜覆盖，很容易受伤。下颌隆突的存在作为一个局部因素，可能增加放疗后 [42] 放射性骨坏死的风险。在口腔假体（可移动的上颌或下颌义齿）的常规准备中，需要去除隆突。

HNC 治疗对口腔的影响是复杂而动态的。口腔可以被描述为一个孔洞，其中上颌骨固定于颅骨，下颌骨由悬吊肌群固定在颞下颌关节的旋转和平移点上。上颌骨的血液供应充足，而下颌骨的血液供应有限。许多 HNC 口腔并发症可归因于在正常活动（如咀嚼、生理协调和上下颌之间的关节活动）中，血液供应不足的下颌骨和致密的牙槽骨必须承担持续生理作用力以维持牙列完整性。下颌骨后部需要承受一个复杂和动态的负荷，以承受由口腔产生的最折磨人的巨大力量。密质骨必须支撑和保持下颌磨牙咬合位置及咬合平面的健全，允许产生轻微的变形运动来抵消咀嚼过程中产生的力量，防止骨折。下颌骨最易出问题和相对血管密度低的部分是下颌骨后部。在放疗后，如果后下颌骨受伤或进一步受损（如拔牙），其愈合会延迟。下颌隆突具有更多密质骨，血液供应更不足，这将进一步增加 HNC 放疗后拔牙伤口愈合不良的机会。

HNC 治疗严重影响口腔和周围结构，其对唾液腺的损伤可能是不可逆的，并损害口腔环境和细微结构 [43]。唾液的分布对保护牙釉质十分关键，牙釉质是人体中最坚硬的结构，非常耐用，能承受日常巨大的咬合力。牙釉质会因唾液分泌量的减少而受损。

头颈癌治疗期间：口腔护理保养

在积极治疗 HNC 的整个过程中，患口腔黏膜炎的风险升高，口腔和牙科护理在此刻是相对禁忌；牙科团队需保持待命状态 [8]。如果出现牙科急症，可能需要立即治疗 [44]。其角色作用相当简单：管理和加强口腔卫生，控制症状，保持与多学科 HNC 团队的沟通，并以非手术方式继续管理口腔并发症 [8]。

头颈癌治疗后：口腔护理——头颈癌的风险、影响和并发症

尽管医院牙医尽了最大努力来降低 HNC 治疗后并发症的发生风险，但会有一些患者因拔牙后出现并发症而复诊。管理并发症的关键在于 HNC 口腔护理团队的经验和提高对 HNC 的认识，尽早减少不良反应。提高认知水平，让肿瘤团队参与进来，对于优化患者的感染管理是至关重要的。大多数情况下，口腔手术部位的感染可以通过清创、清洁和应用抗生素来治疗。

HNC 治疗的并发症有很多，如吞咽困难、误吸、牙关紧闭、食管狭窄、口炎、中性粒细胞减少症、厌食和恶病质、淋巴水肿、放射性龋齿、牙周并发症、骨疏松症、口干燥症、念珠菌感染和黏膜炎等 [9, 45]。

要降低放射性骨坏死的风险，预防是关键：

- 有指征的牙在 HNC 治疗前拔除；同时，尽可能避免放疗后拔牙。
- 在 HNC 治疗前完成修复前手术。
- 去除外生骨瘤。
- 如有必要，行腭隆突（上颌腭隆突）去除（双侧）。
- 下颌隆突去除术。
- 完成所需的牙槽骨成形术。

在 HNC 治疗期间和之后，日常的家庭口腔护理习惯被打乱了。我们的经验表明即使患者在治疗前的家庭口腔护理是好的，在 HNC 治疗期间和之后，家庭口腔护理也会存在不同程度的下降。要考虑的关键因素包括原发肿瘤的位置、软组织硬化的数量、黏液和唾液腺功能，以及上颌和（或）下颌骨的辐射体积和剂量等。有趣的是，如果肿瘤位于下颌骨的下缘或以下，且不累及舌头，那么患者的口腔卫生会保持在癌症治疗前的水平；如果肿瘤位于或高于下颌骨的下缘，那么患者的口腔护理方案往往会受更大的影响。这通常取决于骨和软组织切除程度和术后硬化程度。

克服头颈癌多学科管理的障碍：口腔护理

在 HNC 中，要获得可靠、高效、稳定的口腔护理和优化，存在多种障碍。一些最显著的障碍是医师数量不足、获得口腔护理的机会少，缺乏充足和可持续的资金，以及口腔护理不足持

续性差。护理协调员对于提供和协调多学科团队的护理工作[46]至关重要。这一角色通过跟踪实时动态和与人员联系，提高了分配医疗服务及整合其他服务的功效和时效。护理协调员减少了医师的行政和后勤负担，让医师专注于患者的临床诊治。HNC急诊转诊的管理是繁重的，但对于快速护理模式是必要的。在我们的实践中，患者会诊需要的时间可能从1天到7天不等。这种类型的护理是我们的临床牙科队伍，包括临床护理协调员、手术调度员、医院牙科助理和医院牙医等人员努力协调的结果。

一个经验丰富的手术室调度员在处理手术病例请求、安排患者进行手术、获得预先授权、与PMC协调护理及与HNC外科医师等方面至关重要。如果这个角色做得好，会对已经计划好的和紧急的工作安排产生深远的影响。经验丰富的医院牙医可以为他们的团队在现场培训牙科助理。牙科助理还可以在牙科和牙科专业的许多领域进行交叉培训。一个经过口腔颌面外科手术培训的牙科助理也为医院的牙科项目带来了巨大的价值。医院牙科助理在手术室工作，管理器械和器械的准备工作，协助管理口腔面部创伤治疗、HNC手术护理、医院里的儿科牙科手术及多学科的颅面畸形和唇腭裂团队护理等。

一个可持续的、资金充足的临床牙科项目和装备精良的医院牙科医师教员，对临床牙科成功融入HNC护理的多部门管理是至关重要的。研究型和教学医院更有可能支持这种可能需要大量资金支持的项目。医院领导者需要认识到HNC患者的口腔护理是跟其他重症患者的口腔护理一样重要的[37]。不管患者是有部分服务覆盖的牙科保险还是没有牙科福利，在对他们进行必要的医疗治疗之前，一些医疗中心已经承诺提供资金，以支持进行牙科评估、放射成像、牙科修复、拔牙、牙槽成形术和隆突切除术等处理。这是留住医院牙科工作人员，并在HNC治疗前快速接受、评估和治疗患者的主要驱动力。

口腔护理的连续性：许多患者表示即使曾经看过牙医，但现在也很多年没有再看牙医了。医院内的牙科诊室对HNC患者的护理极具优势。医院牙医在医院环境中（包括住院部、急诊部和流动场所）为患者进行院内常规护理。有3种方法可以完成我们的护理：①医院牙科诊室/手术室；②使用抗焦虑药物和（或）静脉镇静的医院牙科诊室；③门诊日间手术中心或住院手术的手术室。医院牙科维持全天候随叫随到的服务。我们的医疗实践范围包括口腔的管理，特别是牙槽复合体。医院的牙科项目也可以为社区肿瘤实践提供护理[13]。

结论

HNC最好由多学科团队来管理。在学术性的或大规模的社区医院中，经验丰富的医院牙医能完美且有效地完成项目。他们致力于在基于团队的护理中管理医疗上的复杂病例，这通常包括HNC患者。将临床牙科纳入HNC的多学科管理，是改善术后生活质量的关键。

参考文献

1. Turner JA. The dentist in the hospital. J Natl Med Assoc. 1930；22（3）：157-8. PMID：20892402；PMCID：PMC2625241.

2. Kunkel GH，Roberts GK. Hospital dentistry：the swiss-army knife of dental medicine. J Dent Educ. 2021；85：112-5. https://doi.org/10.1002/jdd.12476.

3. Bellissimo-Rodrigues WT，et al. Is it necessary to have a dentist within an intensive care unit team? Report of a randomized clinical trial. Int Dent J. 2018；68（6）：420-7.

4. Beeram M，Kennedy A，Hales N. Barriers to comprehensive multidisciplinary head and neck care in a community oncology practice. Am Soc Clin Oncol Educ Book. 2021；41：e236-45.

5. Selby P，Popescu R，Lawler M，Butcher H，Costa A. The value and future developments of multidisciplinary team cancer care. Am Soc Clin Oncol Educ Book. 2019；39：332-40.

6. Samim F，Epstein JB，Zumsteg ZS，et al. Oral and dental health in head and neck cancer survivors. Cancers Head Neck. 2016；1：14. https://doi.org/10.1186/ s41199-016-0015-8.

7. Murdoch-Kinch CA，Zwetchkenbaoum S. Dental management of the head and neck cancer patient treated with radiation therapy. J Michigan Dent Assoc. 2011；93：28-37.

8. Epstein JB，Barasch A. Oral and dental health in head and neck cancer patients. In：Maghami E，Ho A，editors. Multidisciplinary care of the head and neck cancer patient. Cancer treatment and research，vol. 174. Cham：Springer；2018. https://doi. org/10.1007/978-3-319-65421-8_4.

9. Dixon HG，Thomson WM，Ting GS. Dentists' knowledge and experiences of treating patients with head and neck cancer. N Z Dent J. 2021；117（1）：15-21. 7 p.

10. Barker GJ，Epstein JB，Williams KB，Gorsky M，Rober-Dulacher JE. Current practice and knowledge of oral care for cancer patients：a survey of supportive health care providers. Support Care Cancer. 2005；13：32-41.

11. Epstein JB，Parker IR，Epstein MS，Gupta A，Kutis S，Witkowski DM. A survey of National Cancer Institute-designated comprehensive cancer centers' oral health supportive care practices and resources in the USA. Support Care Concern. 2007；15：357-62.

12. Epstein JB，Parker IR，Epstein MS，Stevenson-Moore P. Cancer-related oral health care services and resources：a survey of oral and dental care in Canadian cancer centers. J Can Dent Assoc. 2004；70：302-4.

13. Maghami E，Ho AS. Multidisciplinary care of head and neck cancer patient. New York，NY：Springer；2018. https://doi.org/10.1007/978-3-319-65421-8.

14. Neal RD，Tharmanathan P，France B，et al. Is increased time to diagnosis and treatment in symptomatic cancer associated with poorer outcomes? Systematic review. Br J Cancer. 2015；112（suppl 1）：S92-S107.

15. National Cancer Institute. Oral complications of chemotherapy and head/neck radiation. Bethesda，MD：National Cancer Institute；2021. https://www.cancer.gov/about-cancer/treatment/side-effects/mouth-throat/oral-complications-hp-pdq. Accessed 3 Sept 2021.

16. Elad S，Raber-Durlacher JE，Brennan MT. Basic oral care for hematology-oncology patients and hematopoietic stem cell transplantation recipients：a position paper from the joint task force of the Multinational Association of Supportive Care in Cancer/International Society of Oral Oncology（MASCC/ ISOO）and European Society for Blood and Marrow Transplantation（EBMT）. Support Care Cancer. 2015；23（1）：223-36.

17. Studer G，Glanzmann C，Studer SP，et al. Risk-adapted dental care prior to intensity-modulated radiotherapy（IMRT）. Schweiz Monatsschr Zahnmed. 2011；121：216-29.

18. Epstein JB，Thariat J，Bensadoun RJ，et al. Oral complications of cancer and cancer therapy：from cancer treatment to survivorship. CA Cancer J Clin. 2012；62：400-22.

19. National Comprehensive Cancer Network. Principles of dental evaluation and management. National Comprehensive Cancer Network guidelines version 3.2021. Plymouth Meeting，PA：National Comprehensive Cancer Network；2021.

20. Farah CS，Balasubramaniam R，McCullough MJ. Contemporary oral medicine. Cham：Springer；2019.

21. Kuriakose MA. Contemporary oral oncology. Cham：Springer；2017. ISBN 978-3-319-43854-2.

22. Nowak AJ，Caramassimo PS. The handbook of pediatric dentistry，vol. 18. 4th ed. Chicago，IL：American Academy of Pediatric Dentistry；2011. p. 225-31.

23. Little JW，Falace DA，Miller CS，Rhodus NL. Dental management of the medically compromised patient，vol. 26. 7th ed. St. Louis，MO：Elsevier；2008. p. 433-60.

24. Hupp JR，Ellis E III，Tucker MR. Comtempory oral and maxillofacial surgery，vol. 18. 5th ed. Amsterdam：Elsevier；2008. p. 363-79.

25. Jawad H，Hodson N，Nixon P. A review of dental treatment of head and neck cancer patients，before，during and after radiotherapy：Part 1. Br Dent J. 2015；218：65- 8. https://doi.org/10.1038/sj.bdj.2015.28.

26. American Association of Oral and Maxillofacial Surgeons. Head and neck cancer screening and prevention. Rosemont，IL：American Association of Oral and Maxillofacial Surgeons；2020. p. 1-2.

27. National Comprehensive Cancer Network（NCCN）. Clinical practice guidelines in oncology head and neck cancers version 3.2021. Plymouth Meeting，PA：National Comprehensive Cancer Network；2021. https://www.nccn.org/professionals/physician_gls/ pdf/head-and-neck_blocks.pdf. Accessed 29 Aug 2021.

28. Hancock PJ，Epstein JB，Sadler GR. Oral and dental management related to radiation therapy for head and neck cancer. J Can Dent Assoc. 2003；69（9）：585-90.

29. Sroussi HY，Jessri M，Epstein J. Oral assessment and management of the patient with head and neck cancer. Oral Maxillofac Surg Clin North Am. 2018；30（4）：445-58. https://doi.org/10.1016/j. coms.2018.06.006. PMID：30173900.

30. National Cancer Institute. Surveillance，epidemiology，and end results program. Cancer stat facts：cancer of the oral cavity and pharynx. Bethesda，MD：National Cancer Institute；n.d. https://seer.cancer.gov/statfacts/ html/ oralcav.html. Accessed 3 Sept 2021.

31. Prades J，Remue E，van Hoof E，et al. Is it worth reorganising cancer services on the basis of multidisciplinary teams（MDTs）?A systematic review of the objectives and organisation of MDTs and their impact on patient outcomes. Health Policy. 2015；119：464-74.

32. Lizi E. A case for a dental surgeon at regional radiotherapy centres. Br Dent J. 1992；173（1）：24-6.

33. De Felice F. Multidisciplinary team in head and neck cancer：a management model. Med Oncol. 2018；36：2.

34. Caudell JJ，Pfster DG，Weber RS. Supportive care in head and neck cancers：multidisciplinary management. J Natl Compr Cancer Netw. 2021；19：625-8. https://doi.org/10.6004/jnccn.2021.5010.

35. Irish J，Kim J，Waldron J，Wei AC，Winquist E，Yoo J，Boasie A，Brouwers M，Meertens E，McNair S，Walker-Dilks C，Expert Panel on Organizational Guidance for the Care of Patients with Head and Neck Cancer in Ontario. Organizational guidance for the care of patients with head-and-neck cancer in Ontario. Curr Oncol. 2020；27（2）：e115-22. https://doi. org/10.3747/co.27.5873. PMID：32489261；PMCID：PMC7253750.

36. The American Cleft Palate-Craniofacial Association（ACPA）. Standards for approval of cleft palate and

craniofacial teams. Chapel Hill，NC：The American Cleft Palate-Craniofacial Association（ACPA）；n.d.. https://acpa-cpf.org/wp-content/uploads/2019/04/ Standards-2019-Update.pdf. Accessed 3 Sept 2021.

37. Ward M，Carpenter MD，et al. Oncologists'perspective on dental care around the treatment of head and neck cancer：a pattern of practice survey. J Oncol Pract. 2021；18：e28. https://doi.org/10.1200/ OP.20.00913.

38. Long K，Dienberg MJ. Surgery scheduling workflow - HDS standard work. Portland，OR：OHSU Hospital Dental Services；2019.

39. Rose LF，Mealey BL，Genco RJ，Cohen DW. Periodontics：medicine，surgery，and implants. Amsterdam：Elsevier；2004.

40. Gomez DR，Estilo CL，Wolden SL，et al. Correlation of osteoradionecrosis and dental events with dosimetric parameters in intensity-modulated radiation therapy for head-and-neck cancer. Int J Radiat Oncol Biol Phys. 2011；81：3207-e213.

41. Lee IJ，Koom WS，Lee CG，et al. Risk factors and dose-effect relationship for mandibular osteoradionecrosis in oral and oropharyngeal cancer patients. Int J Radiat Oncol Biol Phys. 2009；75：1084-91.

42. Koenig LJ，Tamimi D，Petrikowski CG，Perschbacher SE. Diagnostic imaging oral and maxillofacial，vol. Section III. 2nd ed；2017. p. 342-7.

43. Jensen SB，Pedersen AM，Vissink A，et al. A systematic review of salivary gland hypofunction and xerostomia induced by cancer therapies：management strategies and economic impact. Support Care Cancer. 2010；18：1061-79.

44. Chandra RA. Instructions for dentists evaluating patients undergoing head and neck cancer therapy. Dental practitioner handout. Boston，MA：Division of Oral Medicine and Dentistry；n.d.

45. The Oral Cancer Foundation. n.d.. https://oralcancerfoundation.org/complications/. Accessed 3 Sep 2021.

46. Patio C，et al. Physician assistants and nurse practitioners in head and neck surgery. In：Maghami E，Ho A，editors. Multidisciplinary care of the head and neck cancer patient. Cancer treatment and research，vol. 174. Cham：Springer；2018. https://doi. org/10.1007/978-3-319-65421-8_2

原文作者

M. J. Dienberg（✉）
Oregon Health & Science University，Portland，OR，USA
e-mail：dienberg@ohsu.edu

第12章 支持治疗、合并症和生存期

——————⦿ 王丹 译，吴杏梅 审校

➔ 关键点

- 支持治疗通过改善患者的生活质量、提高患者治疗的依从性和减少晚期毒性来影响患者的预后。
- 头颈癌患者患有合并症的概率很高，评估这些合并症对于准确确定患者的预后和选择最合适的治疗方案非常重要。
- 生存期是一个复杂的过渡期，在此期间患者可能会遇到各种各样的挑战，最好通过多学科方法来应对。
- 医疗保健提供者应在治疗期间和治疗后都让患者的护理人员参与其中，以最大限度地提高患者的依从性和改善预后。

头颈癌的支持治疗

头颈癌的治疗，包括手术、化疗和放疗，可能引起明显的急性和迟发性毒副作用。这些毒副作用可导致患者发病率和死亡率增加，以及生活质量受损。减轻此类毒性的措施对于改善患者预后至关重要。支持治疗包括广泛的干预措施，旨在预防、减少和管理与疾病和癌症导向治疗相关的毒性[1]。

头颈癌治疗中，高质量支持治疗的益处常常被患者和医疗专业人员等低估[2, 3]。除了改善生活质量，症状管理还可以提高患者的依从性和治疗完成度，从而改善癌症患者预后。支持治疗还可以减少晚期效应，从而提高总生存率。在更大范围内，支持治疗可以通过在治疗期间预防住院和降低代价高昂的晚期并发症的发生风险来减少医疗保健成本。

头颈癌的合并症评估

头颈癌患者由于与其患病无关的合并症而增加了发病率和死亡率。36% ~ 75% 的头颈肿瘤患者在基线时存在合并症，其中多达一半的患者有中度或重度的合并症[4]。这类患者群体也有很高的烟草和酒精滥用率，这些本身就与心血管和呼吸系统疾病较高的发病率有关。此外，高龄也是头颈癌和许多合并症的常见风险因素。

合并症有多种定义和测量方法。例如，成人合并症评估 27 项（Adult Comorbidity Evaluation 27，ACE-27）和查尔森指数（Charlson Index，CI）等工具在临床上被广泛使用，并且都已经在头颈癌中得到验证，许多评估头颈癌特定合并症的指标也已经被开发出来，包括头颈癌指数（Head and Neck Cancer Index，HNCA）和华盛顿大学头颈合并症指数（Washington University Head and Neck Comorbidity Index，WUHNCI），他们在某些情况下可能更具预测性[5, 6]。无论如何检测合并症，其都已被反复证明具有预后和预测价值，基线合并症增加的患者预后更差，包括增加的严重急性毒性[7]和更差的生存率[8, 9]。

除了考虑基线医学合并症，还应评估患者的社会经济合并症，如教育程度低和收入低，这也会对治疗结果产生不利影响[10]。此外，疾病本身可继发导致营养不良、免疫状态受损、慢性误吸和其他可能导致患者虚弱程度增加、完成治疗能力受损及死亡风险显著升高的情况。年龄经常用于评估患者是否适合治疗，但合并症仍然是衡量患者耐受特定治疗干预能力的更具信息量的指标[11]。合并症的评估也有助于确定个体患者在治疗期间和治疗后的支持性护理需求。

治疗前支持治疗

除了评估患者的合并症状态和耐受特定治疗的能力，在开始针对癌症的治疗之前，临床医师还必须采取措施以最大限度地提高患者的功能状态。如果患者要接受放疗作为治疗的一部分，强烈建议在进行治疗前先行牙科评估[12]。患者应完成所有必需的牙科手术，包括在开始放疗之前拔除患病牙齿，因为放疗后拔牙会增加晚期并发症（包括放射性骨坏死）的风险。如果患者需要在治疗前拔牙，创面最好在开始放疗前至少 2 周能完全愈合。患者接受正确的口腔卫生教育也很重要，建议使用软毛牙刷、含氟牙膏及每天使用含氟漱口水或使用氟化物托盘涂抹氟化物凝胶。

在放疗准备过程中，专门的营养筛查、评估和咨询对于识别营养不良的患者至关重要，可最大限度地改善其营养状况并帮助其维持治疗期间的热量摄入[13]。随机研究表明个性化的营养咨询和使用口服补充剂可以最大限度地减少体重减轻，最大限度地改善营养状况，并改善患者的生活质量[14, 15]。在手术治疗中，应为严重营养不良的患者提供术前营养支持，以帮助降低围手术期死亡率。

在开始头颈癌放疗之前，患者通常还会被转诊给言语和吞咽专家进行评估。基线时的吞咽评估为未来的研究提供了参考点，包括治疗前吞咽练习在内的吞咽咨询已被证明可以改善患者吞咽功能和与吞咽困难相关的放疗后生活质量[16, 17]。

对于接受手术治疗的患者，需要进行术前咨询，以帮助患者及其家属为手术可能带来的身体、精神和心理挑战做好准备。如果手术会影响言语或声音，特别是在喉切除或舌切除的情况下，对患者短期和长期功能结果的预期需要切合实际。强烈推荐让护理人员参与这些讨论，因为这有助于最大限度地提高患者对治疗和支持性干预措施的依从性。

癌症治疗期间的急性症状控制

接受头颈癌治疗的患者会出现一系列可预测的毒副作用，每种都需要特定的管理策略。正确管理治疗相关的急性毒副作用对于实现患者的治疗效果最大化至关重要。下面讨论了与放化疗治疗相关的最常见的急性毒副作用。

黏膜炎和吞咽痛

口腔黏膜炎几乎是头部和颈部区域放疗的普遍不良反应[18]。患者通常在放疗的第 2 周出现黏膜红斑，随后出现黏膜溃疡和疼痛。大约到了放疗的第 5 周，患者常会出现影响经口进食的融合性溃疡。严重的黏膜炎会持续到放疗完成后 2 ～ 4 周。在此期间，大多数患者需要增加阿片类止痛药的剂量，并进行彻底的饮食调整，减少摄入固体甚至软食，改用流质食物。在许多情况下，患有严重黏膜炎的患者无法通过经口进食维持足够的营养，需要放置经皮内镜胃造瘘管以进行肠内营养。这在需要同期化疗的患者中尤为常见，其口腔黏膜炎通常更为严重。口腔黏膜炎的并发症很多，包括疼痛、营养不良、脱水、感染和社会心理困扰。

管理黏膜炎首先应关注旨在减轻黏膜炎或相关疼痛严重程度的预防措施。虽然大多数预防性干预措施缺乏高水平证据，但指南支持使用多种方法来预防黏膜炎，包括苄达明漱口液、谷氨酰胺（口服）和外用蜂蜜[19]。还有越来越多的证据表明一种被称为光生物调节的低能量光疗法可能有效[20]。尽管这种疗法依赖于使用特殊设备的特定方案，并且长期风险（包括潜在致癌作用）尚未得到充分阐明，但光生物调节仍然是预防口腔黏膜炎的一种引人注目且可能非常有效的方法。

除了这些预防措施，添加神经调节药物可以减轻与黏膜炎相关的疼痛。加巴喷丁已在多个单一机构的随机对照试验中得到证实，在放疗期间给予加巴喷丁可减轻黏膜炎相关疼痛，现在被认为是标准治疗[21]。益生菌在减轻口腔黏膜炎的严重程度方面也有一定潜力，虽然关于其有效性的数据仍然有限，但可进行使用且毒性风险很小[22]。

皮炎

放射引起的皮炎在头颈部治疗期间很常见[23]。放射会产生类似晒伤的反应，其程度从轻度到重度不等，具体取决于对皮肤的放射剂量、同期化疗的使用及患者固有的放射敏感性。通常建议患者通过每日清洗保持皮肤清洁和干燥，避免在治疗期间直接暴露在阳光下，并在治疗期间每天使用水基保湿剂。传统上，皮质类固醇外用可控制放疗期间的瘙痒症状，但也证实了其在预防头颈癌严重放射性皮炎方面的用途[24]。随着患者通过放疗取得进展，一部分患者会出现湿性脱屑。在这些情况下，可以使用额外的外用剂（如磺胺嘧啶银或含银敷料）来促进愈合。

近年来，EGFR 抑制剂西妥昔单抗也被用于治疗头颈癌。这种药物可引起炎症性皮炎，伴随放疗一起使用会加重这种皮炎。这种皮炎的治疗与放射性皮炎不同，通常需要多西环素、米诺环素或异维 A 酸等药物[25]。

唾液功能障碍

头颈癌患者经常出现黏稠分泌物、黏液过多或唾液分泌减少，从而导致口干燥症[26]。头颈部放疗可导致唾液黏度急剧增加。这可以通过经常补水、使用碳酸氢钠漱口水和黏液溶解剂（如愈创甘油醚）来控制。对于黏液分泌过多的患者，可能需要使用格隆溴铵或东莨菪碱等抗胆碱能药物进行治疗，但需要注意的是，这些疗法可能会导致过度干燥，这对某些患者来说可能是难以接受的。对于治疗期间出现早期口干燥症的患者，经常补水、使用冷雾加湿器和用碳酸氢钠漱口可能会有帮助。

癌症监测

临床医师应定期仔细筛查患者有无癌症复发，并应就癌症复发的体征和症状对患者进行教育。尽管常规随访的频率应因人而异，但一般而言，患者应由医师进行评估，第 1 年每 1～3 个月 1 次，第 2 年每 2～6 个月 1 次，第 3～5 年每 4～8 个月 1 次，之后每年 1 次。应对目前或既往有吸烟史的患者进行评估，以确定他们是否适合每年进行低剂量 CT 扫描以便筛查肺癌。

幸存者的健康促进

除了常规的癌症监测，还应就维持健康的必要性向患者提供咨询，重点是与头颈癌幸存者相关的关键问题。即使是轻微的残留味觉改变、唾液分泌不足和吞咽困难，也会导致饮食适应性问题及相关的饮食缺乏。因此，患者必须意识到保持均衡饮食的必要性，同时注意大量和微量营养素的摄入。患者通常会因治疗而出现明显的体能下降和肌肉量减少，再加上疲劳，这可能导致活动显著下降。应向患者普及系统的体育锻炼方法的重要性，包括力量训练和有氧运动。必须对所有头颈癌幸存者进行教育，让他们了解良好口腔卫生习惯的重要性及经常看牙医的必要性。如果幸存者继续使用烟草制品，则应在必要时转诊，进行咨询或戒烟治疗。在癌症治疗期间，一般医疗护理通常会被搁置。治疗完成后，还必须鼓励患者与他们的主治医师进行随访，以管理先前存在的医疗状况。

幸存者生存和后遗症管理

随着头颈癌治疗的改进，以及与 HPV 相关癌症的发病率增加有关的人口统计学变化，头颈癌治疗后的长期生存变得越来越普遍。因此，幸存者护理已经发展成为癌症护理的重要组成部分，包括努力减轻和管理晚期治疗毒性。美国癌症协会发布了幸存者护理指南，详细介绍了头颈癌患者的护理建议 [27]。治疗相关的毒性会随着时间的推移而演变。随着时间的推移，一些急性期效应（如味觉改变）的强度可能会缓慢降低，其他晚期效应可能进展缓慢，在治疗完成后数周至数年出现。例如，患者在完成治疗时可能会出现颈部和肩部轻度僵硬，随着时间的推移可能会发展为伴有挛缩的明显纤维化。因此，应让患者意识到必须根据临床情况的发展来评估和调整支持性治疗方案。头颈癌患者应该在适合他们症状负担和功能缺陷的时间间隔内进行全面评估，包括治疗毒性和特定需求（包括信息、心理社会或健康问题），提供者还应确保鼓励护理者参与关于幸存者护理的谈话，因为这可能有助于患者护理和支持。以下是头颈癌治疗中最常见的毒性反应及建议的一般管理策略。

淋巴水肿

头颈部区域包含广泛的淋巴网络。这在癌症患者中经常被肿瘤本身或手术和放射治疗所破坏 [28]。淋巴功能障碍导致头部和颈部组织内淋巴液积聚，这本身会促进炎症和硬化。患者可能会出现累及面部和颏下组织的外部淋巴水肿，这会影响颜面部外观或导致运动功能受损。患者还会出现影响会厌等结构的内部淋巴水肿，这会加剧吞咽困难和发声障碍等功能障碍 [29]。临床医师应通过视觉检查监测淋巴水肿，其中可能包括对内部水肿的内镜评估。然后可以将患者转诊给专科医师，评估是否进行手法淋巴引流和加压包扎 [30]。

吞咽困难

头颈癌治疗后的吞咽困难与患者的生活质量密切相关 [31]。手术和放疗都可能导致吞咽功能的急性变化。治疗干预对吞咽的影响在一定程度上取决于它们对吞咽 – 误吸相关结构（dysphagia-aspiration related structures，DARS）的影响范围，包括咽缩肌和声门上区。头颈癌幸存者应密切监测吞咽困难和误吸症状，包括咳嗽、呼吸困难或肺炎，并在适当情况下被转诊到言语治疗师处进行吞咽评估。吞咽治疗旨在通过锻炼以提高力量和灵活性、吞咽技巧和感觉反应来改善吞咽。虽然支持这些干预措施能够改善吞咽功能的证据有限 [32]，但这些努力至少可以帮助控制治疗引起的纤维化和淋巴水肿所导致的晚期效应的进展，这些影响可能会随着时间的推移而恶化。即使在最佳治疗下，长期吞咽困难仍可能持续存在，成为晚期发病和生活质量受损的重要原因。新颖和个性化的治疗干预对于帮助改善该人群的吞咽功能非常重要。

吞咽困难也可能由食管狭窄引起，食管狭窄通常在喉切除术或喉咽部和颈段食管放疗后发生[33, 34]。对于疑似食管狭窄的患者，应行上消化道内镜评估，并考虑行食管扩张术[35]。虽然头颈癌患者因该手术而出现并发症的风险较高，但扩张术已被证明可有效改善患者吞咽困难症状[36]。需要注意的是，食管扩张的效果通常是短暂的，患者通常需要在数月至数年的过程中多次重复手术。

味觉障碍

味觉改变是一种常见的毒性反应，在头颈部放疗期间开始出现并持续存在[37]。味觉障碍的严重程度被认为与舌头和口腔的放射剂量有关，因为较高的剂量会导致味蕾萎缩。唾液功能受损也会导致味觉改变。味觉障碍通常会在数月至数年内得到改善，但这种改善可能是缓慢且不完全的。由于没有可用的药物治疗，味觉障碍会对患者生活质量和营养状况造成长期的负面影响。味觉持续或严重改变的患者可能会被转诊，以接受专门的饮食咨询，协助制订营养计划，最大限度地摄入有营养的食物，同时尽量减少摄入令人不愉悦的食物和调味料。

耳毒性

接触顺铂等耳毒性药物或对耳蜗进行高剂量放疗可导致感音神经性听力损失[38]。听力损失最初可能会影响较高的频率范围，但随着时间的推移，症状会逐渐加重。此外，放疗会导致咽鼓管功能障碍，从而导致听力低沉、耳鸣、不平衡和耳朵饱胀感[39]。如果这种情况持续存在，可能需要行鼓膜置管术。任何在头颈癌治疗后出现听力损失的患者都应转诊给听力学家进行进一步测试，包括鼓室压力测试、纯音测试和语音接收阈值测试。根据听力损伤的情况可以考虑包括助听器在内的听觉康复手段，如使用助听器，或者对患有严重感音神经性听力损失的患者植入人工耳蜗。

发声障碍

发声障碍是指发声能力受损，这是由空气通过喉部时发声受损（声音）或无法将声音转化为可理解的单词（言语）引起的。头颈癌的治疗会对声音和言语产生负面影响，通常是由手术切除或损伤喉、口腔或口咽的组织引起的。虽然发声障碍在这些患者中很常见，但应充分评估幸存者中新发或恶化的声音变化，以排除新发或复发的恶性肿瘤。

全喉切除术后声音的恢复可以通过使用电子喉（一种引起声道振动的电子换能器）或行气管食管瘘手术（一种涉及在气管造口和颈部食管之间放置单向阀的外科手术来允许呼出的空气

进入新咽部并在新咽部产生振动[40]）来实现。即使在较小范围的喉部手术后，声门功能不全也会进展，导致发声障碍。在这种情况下，可以进行喉成形术等手术来缩小声门间隙并改善声音[41]。患者也可能受益于间接声音疗法，其中包括鼓励适当的声音保健，如适当饮水和阻止过度用声。这些技术也可用于改善放疗后的语音质量。总之，治疗后出现发声或言语障碍的患者应转诊给经验丰富的言语治疗师，因为后者可以采用多种干预措施来改善患者发声功能。

肌肉骨骼损伤

头颈癌治疗可导致下颌、颈部和肩部肌肉组织功能受损，导致功能受限和生活质量下降[42]。牙关紧闭或无法完全张开嘴巴是一种常见的治疗相关并发症，可导致进食和说话困难[43]。虽然IMRT 等现代放疗技术可能会降低牙关紧闭症的患病率，但其在幸存者中很常见，尤其是在基线时患有晚期肿瘤的患者中。物理治疗包括下颌伸展运动，建议使用或不使用牙科矫治器进行伸展或固定。

头颈癌治疗后，颈肩功能障碍也很普遍[42]。随着现代手术技术的出现，脊髓副神经麻痹现在不太常见了，但即使保留了脊髓副神经，患者也会因手术和放射而出现纤维化、挛缩、组织萎缩和轻微神经损伤，进而出现肌张力障碍性痉挛、疼痛和运动无力。常规建议进行颈部和肩部伸展运动，以帮助患者保持活动能力并最大限度地减少纤维化的发展。对于出现神经性疼痛和（或）肌肉痉挛的患者，可以使用普瑞巴林、加巴喷丁、度洛西汀或 A 型肉毒杆菌毒素注射剂[44]。除了纤维化和肌张力障碍，肿瘤综合疗法还可能导致姿势性无力，增加疼痛、误吸和肺功能受损的风险。有任何肌肉骨骼损伤症状的患者都可以从物理和职业治疗中获益，如果难以治愈，可以转诊给理疗师和康复师。

口腔和牙齿并发症

口干燥症或口腔干燥是与唾液分泌减少相关的头颈部放疗常见后遗症。即便使用 IMRT 保留唾液腺，仍有近 90% 的患者会出现一定程度的口干燥症，许多人报告说由于吞咽、睡眠和言语障碍导致生活质量下降[45]。此外，口干燥症导致口腔 pH 降低及口腔内钙和磷酸盐水平降低，导致牙釉质脱矿和龋齿发展[46]。头颈癌幸存者应密切进行牙科随访，以便继续进行强化的预防护理。患者还应实行日常牙齿卫生方案，包括经常用含有重矿物质的牙膏进行频繁刷牙、每天使用牙线、使用氟化物及调整为低蔗糖饮食。通常可以使用非处方唾液替代品对症治疗口干燥症。一些具有残余唾液功能的患者可能受益于使用无糖糖果或口香糖等唾液兴奋剂。还可以开具促唾液药，如毛果芸香碱（一种毒蕈碱激动剂），以努力增加唾液流量[47]。

放射性骨坏死是放射治疗的晚期后遗症，表现为暴露的骨骼区域（最典型的是下颌骨）不能愈合[48]。临床上该过程可表现为疼痛、面部畸形、骨折和口腔皮肤瘘的形成。放射性骨坏死通常在放射治疗后几个月到几年之间发生。治疗方法包括使用广谱抗生素和在疾病早期每天使用盐水或氯己定冲洗。在后期阶段，患者可能会转诊接受高压氧治疗或转诊给头颈外科医师进行坏死组织清创术。在严重的情况下，患者可能需要广泛的骨切除术和游离皮瓣重建。

身体形象

多达 1/5 的头颈癌患者对身体形象不满意，最常见于年轻患者和接受过大手术或有伤口愈合问题的患者[49]。与身体形象相关的痛苦会增加患抑郁症的风险，并会显著影响患者的应对能力、日常功能，导致患者焦虑[50]。身体形象改变的患者可能会感到"失去自我"，这会影响他们恢复癌前身份的能力。此外，患者可能会寻求社交回避作为一种策略，以减少与身体形象的任何感知变化相关的尴尬，这一情况会进一步加剧已经在头颈癌人群中普遍存在的社会孤立感[51]。应筛查患者的身体形象困扰，并应在适当时转诊以进行专业咨询。

慢性全身症状

头颈癌及其治疗等身体应激原，会导致神经激素激活和强烈的炎症反应。虽然这些过程的生理目的是达到康复和恢复体内平衡，但当它们过度强化或持续存在时，可能会导致不利于机体适应的永久性生理变化。这些变化从长远来看是有害的，包括出现一些慢性症状，如疲劳、疼痛、睡眠障碍、神经认知功能障碍、情绪障碍、导致恶病质和肌肉减少症的代谢改变。这些症状被认为部分是由外周促炎细胞因子介导的，包括 IL-1、IL-6 和 TNF-α，这些细胞因子在头颈癌治疗期间和治疗后升高[52]。这种促炎环境会引起神经炎症，再加上心理压力，会导致神经功能的长期改变。虽然每种症状都将独立讨论，但应该注意的是，它们通常以症状群的形式出现[53]。

疲劳

慢性疲劳是复杂生理过程的结果，导致能量下降和身体疲惫。疲劳在头颈癌幸存者中极为普遍，并已被证明会导致严重的残疾和生活质量下降[53]。这些患者的疲劳与患病年龄较小、放射治疗、序贯治疗时间更接近，以及抑郁症状有关[54]。在疲劳的广义分类中，有多种不同的临床综合征，表现为不同的症状[55]。例如，中枢疲劳的特征是行为改变，包括抑郁和缺乏动力，而外周疲劳的典型特征是肌肉疲劳和疲惫[56]。此外，与癌症治疗相关的激素或血液异常也可能导致疲劳。

有疲劳症状的患者应接受实验室检查，以评估其他潜在的可调整的疲劳原因，包括甲状腺功能减退症和贫血。鉴于头颈部放射治疗后发生甲状腺功能减退症的可能性很高，幸存者应每 6～12 个月定期进行甲状腺功能减退症筛查，并进行 TSH 检测。用于控制其他情况的药物也可能会加剧疲劳，因此应仔细调整药物。还应评估患者是否存在可能导致疲劳的情绪或睡眠障碍。应考虑疲劳的身体原因，如阻塞性睡眠呼吸暂停综合征，如果发现应进行治疗。

慢性疼痛

将近一半的头颈癌幸存者患有慢性疼痛[57, 58]，其原因可能是局灶性肌肉骨骼损伤、周围神经病变、黏膜敏感性增强或患中枢性疼痛综合征导致更广泛的肌肉骨骼疼痛[59]。这些患者的疼痛与包括抑郁和焦虑在内的情绪障碍有关，并已被证明会导致生活质量受损[58]。患者通常需要使用阿片类止痛药或神经调节剂（如加巴喷丁、普瑞巴林或度洛西汀）进行长期治疗。治疗潜在的情绪障碍很重要，因为这些可能会导致异常的疼痛。

睡眠和神经认知障碍

头颈癌患者的基线神经认知功能（包括注意力、思维和记忆）经常受损[60]。这些功能在癌症治疗后可能会进一步受损。有学者对鼻咽和颅底肿瘤患者进行了大量研究，发现这些患者的大脑经常接受大量放射剂量。此类患者被发现在广泛的神经认知领域（包括注意力、语言回忆、视觉回忆、记忆和视觉空间能力）显示出基线和治疗后缺陷[61]。即使在没有定向脑部放射治疗的患者中，也可能出现类似的神经认知缺陷[60]。很大一部分头颈癌患者也可能出现易怒、注意力分散和烦躁不安等神经精神症状，并且可能会长期存在[53]。

许多头颈癌幸存者患有睡眠障碍，包括失眠、嗜睡和与睡眠相关的呼吸障碍。如果有睡眠呼吸暂停的证据，应将有此类睡眠问题的患者转诊给睡眠专家并让患者接受多导睡眠图检查。可以根据特定患者的特定症状群推荐其他睡眠保健措施，比如使用冷雾加湿器帮助缓解气道干燥、使用鼻贴和采取更直立的姿势以帮助减少打鼾，以及摘除假牙以避免夜间刺激。

情绪障碍

情绪障碍，尤其是抑郁和焦虑，在头颈癌人群中极为常见[62]。头颈癌的危险因素包括尼古丁依赖和酒精依赖，它们本身与基线时较高的情绪障碍患病率有关。还有证据表明基因多态性可能选择性地使头颈疾病患者易患抑郁症[63]。对于已经存在情绪障碍高风险的患者，癌症治疗的情绪压力本身可能会引发焦虑和抑郁。还有新的证据表明在头颈癌中升高的促炎细胞因子与抑郁症的发病机制有关[64]。情绪困扰也可能与无法应对治疗的长期后遗症、经济负担或照顾者负担有关。医师应至少每年使用经过验证的筛查工具评估患者的情绪困扰、抑郁和焦虑情况，并应考虑转诊以进行适当的心理健康治疗，包括精神病学咨询和药物治疗。

代谢改变

与头颈癌和癌症治疗相关的促炎细胞因子导致肌肉分解代谢增加和合成代谢减少[65]。这些过程可导致恶病质（一种表现为非意愿性体重减轻的病症）和肌肉减少症（定义为骨骼肌质量减少）。许多头颈癌患者在治疗前就存在恶病质[66]，治疗导致的促炎状态会加剧体重减轻和肌肉流失。在基线时，很大一部分头颈癌患者也存在肌肉减少症，并且高达80%的患者在完成放射治疗后出现肌肉减少症。肌肉减少症患者的总生存期往往较差[67]，表明肌肉萎缩对患者长期预后具有重要意义。应告知患者进行适当的营养和饮食调整，以达到和保持健康的体重。

参考文献

1. Bonomo P，et al. Quality assessment in supportive care in head and neck cancer. Front Oncol. 2019；9：926.

2. Berman R，et al. Supportive care：an indispensable component of modern oncology. Clin Oncol（R Coll Radiol）. 2020；32（11）：781-8.

3. Monnery D，et al. Multi-professional-delivered enhanced supportive care improves quality of life for patients with incurable cancer. Int J Palliat Nurs. 2018；24（10）：510-4.

4. Paleri V，et al. Comorbidity in head and neck cancer：a critical appraisal and recommendations for practice. Oral Oncol. 2010；46（10）：712-9.

5. Piccirillo JF，et al. Development of a new head and neck cancer-specific comorbidity index. Arch Otolaryngol Head Neck Surg. 2002；128（10）：1172-9.

6. Piccirillo JF，et al. Comparison of comorbidity indices for patients with head and neck cancer. Med Care. 2004；42（5）：482-6.

7. Monteiro AR，et al. ACE-27 as a prognostic tool of severe acute toxicities in patients with head and neck cancer treated with chemoradiotherapy: a real-world，prospective，observational study. Support Care Cancer. 2021；29(4）：1863-71.

8. Gollnitz I，et al. Role of comorbidity on outcome of head and neck cancer：a population-based study in Thuringia，Germany. Cancer Med. 2016；5（11）：3260-71.

9. Stordeur S，et al. Comorbidity in head and neck cancer：is it associated with therapeutic delay，post-treatment mortality and survival in a population-based study? Oral Oncol. 2020；102：104561.

10. Choi SH，et al. Socioeconomic and other demographic disparities predicting survival among head and neck cancer patients. PLoS One. 2016；11（3）：e0149886.

11. Derks W，de Leeuw RJ，Hordijk GJ. Elderly patients with head and neck cancer：the influence of comorbidity on choice of therapy，complication rate，and survival. Curr Opin Otolaryngol Head Neck Surg. 2005；13（2）：92-6.

12. Buglione M，et al. Oral toxicity management in head and neck cancer patients treated with chemotherapy and radiation：dental pathologies and osteoradionecrosis（Part 1）literature review and consensus statement. Crit Rev Oncol Hematol. 2016；97：131-42.

13. Talwar B，et al. Nutritional management in head and neck cancer：United Kingdom National multidisciplinary guidelines. J Laryngol Otol. 2016；130（S2）：S32-40.

14. Isenring EA，Bauer JD，Capra S. Nutrition support using the American Dietetic Association medical nutrition therapy protocol for radiation oncology patients improves dietary intake compared with standard practice. J Am Diet Assoc. 2007；107（3）：404-12.

15. Ravasco P，et al. Impact of nutrition on outcome：a prospective randomized controlled trial in patients with head and neck cancer undergoing radiotherapy. Head Neck. 2005；27（8）：659-68.

16. Carroll WR，et al. Pretreatment swallowing exercises improve swallow function after chemoradiation.

Laryngoscope. 2008；118（1）：39-43.

17. Kulbersh BD，et al. Pretreatment，preoperative swallowing exercises may improve dysphagia quality of life. Laryngoscope. 2006；116（6）：883-6.

18. Maria OM，Eliopoulos N，Muanza T. Radiation-induced oral mucositis. Front Oncol. 2017；7：89.

19. Elad S，et al. MASCC/ISOO clinical practice guidelines for the management of mucositis secondary to cancer therapy. Cancer. 2020；126（19）：4423-31.

20. Campos TM，et al. Photobiomodulation in oral mucositis in patients with head and neck cancer：a systematic review and meta-analysis followed by a cost-effectiveness analysis. Support Care Cancer. 2020；28（12）：5649-59.

21. Smith DK，et al. Preventive use of gabapentin to decrease pain and systemic symptoms in patients with head and neck cancer undergoing chemoradiation. Head Neck. 2020；42（12）：3497-505.

22. Shu Z，et al. The effectiveness of probiotics in prevention and treatment of cancer therapy-induced oral mucositis：a systematic review and meta-analysis. Oral Oncol. 2020；102：104559.

23. Rosenthal A，Israilevich R，Moy R. Management of acute radiation dermatitis：a review of the literature and proposal for treatment algorithm. J Am Acad Dermatol. 2019；81（2）：558-67.

24. Yokota T，et al. Phase 3 randomized trial of topical steroid versus placebo for prevention of radiation dermatitis in patients with head and neck cancer receiving chemoradiation. Int J Radiat Oncol Biol Phys. 2021；111：794.

25. Pinto C，et al. Management of skin reactions during cetuximab treatment in association with chemotherapy or radiotherapy：update of the Italian expert recommendations. Am J Clin Oncol. 2016；39（4）：407-15.

26. Bomeli SR，et al. Management of salivary flow in head and neck cancer patients--a systematic review. Oral Oncol. 2008；44（11）：1000-8.

27. Nekhlyudov L，et al. Head and neck cancer survivorship care guideline：American Society of Clinical Oncology clinical practice guideline endorsement of the American Cancer Society Guideline. J Clin Oncol. 2017；35（14）：1606-21.

28. Deng J，et al. Prevalence of secondary lymphedema in patients with head and neck cancer. J Pain Symptom Manag. 2012；43（2）：244-52.

29. Deng J，Ridner SH，Murphy BA. Lymphedema in patients with head and neck cancer. Oncol Nurs Forum. 2011；38（1）：E1-E10.

30. Deng J，Sinard RJ，Murphy B. Patient experience of head and neck lymphedema therapy：a qualitative study. Support Care Cancer. 2019；27（5）：1811-23.

31. Hunter KU，et al. Toxicities affecting quality of life after chemo-IMRT of oropharyngeal cancer：prospective study of patient-reported，observer-rated，and objective outcomes. Int J Radiat Oncol Biol Phys. 2013；85（4）：935-40.

32. Perry A，et al. Therapeutic exercises for affecting post-treatment swallowing in people treated for advanced stage head and neck cancers. Cochrane Database Syst Rev. 2016；8：CD011112.

33. Laurell G，et al. Stricture of the proximal esophagus in head and neck carcinoma patients after radiotherapy. Cancer. 2003；97（7）：1693-700.

34. Sweeny L，et al. Incidence and outcomes of stricture formation postlaryngectomy. Otolaryngol Head Neck Surg. 2012；146（3）：395-402.

35. Prisman E，Miles BA，Genden EM. Prevention and management of treatment-induced pharyngo-oesophageal stricture. Lancet Oncol. 2013；14（9）：e380-6.

36. Moss WJ, et al. Esophageal dilation in head and neck cancer patients: a systematic review and meta-analysis. Laryngoscope. 2018; 128 (1): 111-7.

37. Deshpande TS, et al. Radiation-related alterations of taste function in patients with head and neck cancer: a systematic review. Curr Treat Options in Oncol. 2018; 19 (12): 72.

38. Theunissen EA, et al. Sensorineural hearing loss in patients with head and neck cancer after chemoradiotherapy and radiotherapy: a systematic review of the literature. Head Neck. 2015; 37 (2): 281-92.

39. Christensen JG, et al. Otitis media with effusion after radiotherapy of the head and neck: a systematic review. Acta Oncol. 2018; 57 (8): 1011-6.

40. Tang CG, Sinclair CF. Voice restoration after total laryngectomy. Otolaryngol Clin N Am. 2015; 48 (4): 687-702.

41. Bertelsen C, Reder L. Efficacy of type I thyro-plasty after endoscopic cordectomy for early-stage glottic cancer: literature review. Laryngoscope. 2018; 128 (3): 690-6.

42. Ghiam MK, et al. Assessment of musculoskeletal impairment in head and neck cancer patients. Support Care Cancer. 2017; 25 (7): 2085-92.

43. Bensadoun RJ, et al. A systematic review of trismus induced by cancer therapies in head and neck cancer patients. Support Care Cancer. 2010; 18 (8): 1033-8.

44. Cohen EE, et al. American Cancer Society head and neck cancer survivorship care guideline. CA Cancer J Clin. 2016; 66 (3): 203-39.

45. Cooperstein E, et al. Vanderbilt head and neck symptom survey version 2.0: report of the development and initial testing of a subscale for assessment of oral health. Head Neck. 2012; 34 (6): 797-804.

46. Pinna R, et al. Xerostomia induced by radiotherapy: an overview of the physiopathology, clinical evidence, and management of the oral damage. Ther Clin Risk Manag. 2015; 11: 171-88.

47. LeVeque FG, et al. A multicenter, randomized, double-blind, placebo-controlled, dose-titration study of oral pilocarpine for treatment of radiation-induced xerostomia in head and neck cancer patients. J Clin Oncol. 1993; 11 (6): 1124-31.

48. Frankart AJ, et al. Osteoradionecrosis: exposing the evidence not the bone. Int J Radiat Oncol Biol Phys. 2021; 109 (5): 1206-18.

49. Melissant HC, et al. Body image distress in head and neck cancer patients: what are we looking at? Support Care Cancer. 2021; 29 (4): 2161-9.

50. Manier KK, et al. The impact and incidence of altered body image in patients with head and neck tumors: a systematic review. Neurooncol Pract. 2018; 5 (4): 204-13.

51. van Deudekom FJ, et al. Functional and cognitive impairment, social environment, frailty and adverse health outcomes in older patients with head and neck cancer, a systematic review. Oral Oncol. 2017; 64: 27-36.

52. Akmansu M, et al. Influence of locoregional radiation treatment on tumor necrosis factor-alpha and interleukin-6 in the serum of patients with head and neck cancer. Cytokine. 2005; 31 (1): 41-5.

53. Wulff-Burchfeld E, et al. Late systemic symptoms in head and neck cancer survivors. Support Care Cancer. 2019; 27 (8): 2893-902.

54. Rogers LQ, et al. Factors associated with fatigue, sleep, and cognitive function among patients with head and neck cancer. Head Neck. 2008; 30 (10): 1310-7.

55. Maes M, Twisk FN, Johnson C. Myalgic Encephalomyelitis (ME), Chronic Fatigue Syndrome (CFS), and Chronic Fatigue (CF) are distinguished accurately: results of supervised learning techniques applied on clinical

and inflammatory data. Psychiatry Res. 2012；200（2-3）：754-60.

56.　Dantzer R，et al. The neuroimmune basis of fatigue. Trends Neurosci. 2014；37（1）：39-46.

57.　Macfarlane TV，et al. Head and neck cancer pain：systematic review of prevalence and associated factors. J Oral Maxillofac Res. 2012；3（1）：e1.

58.　Cramer JD，Johnson JT，Nilsen ML. Pain in head and neck cancer survivors：prevalence，predictors，and quality-of-life impact. Otolaryngol Head Neck Surg. 2018；159（5）：853-8.

59.　Borsook D，Erpelding N，Becerra L. Losses and gains：chronic pain and altered brain morphology. Expert Rev Neurother. 2013；13（11）：1221-34.

60.　Bond SM，Dietrich MS，Murphy BA. Neurocognitive function in head and neck cancer patients prior to treatment. Support Care Cancer. 2012；20（1）：149-57.

61.　Meyers CA，et al. Neurocognitive effects of therapeutic irradiation for base of skull tumors. Int J Radiat Oncol Biol Phys. 2000；46（1）：51-5.

62.　Haisfeld-Wolfe ME，et al. Prevalence and correlates of depression among patients with head and neck cancer：a systematic review of implications for research. Oncol Nurs Forum. 2009；36（3）：E107-25.

63.　Gilbert J，et al. Depression in patients with head and neck cancer and a functional genetic polymorphism of the serotonin transporter gene. Head Neck. 2012；34（3）：359-64.

64.　Felger JC，Lotrich FE. Inflammatory cytokines in depression：neurobiological mechanisms and therapeutic implications. Neuroscience. 2013；246：199-229.

65.　Argiles JM，et al. The role of cytokines in cancer cachexia. Curr Opin Support Palliat Care. 2009；3（4）：263-8.

66.　Jager-Wittenaar H，et al. High prevalence of cachexia in newly diagnosed head and neck cancer patients：an exploratory study. Nutrition. 2017；35：114-8.

67.　Grossberg AJ，et al. Association of body composition with survival and locoregional control of radiotherapy-treated head and neck squamous cell carcinoma. JAMA Oncol. 2016；2（6）：782-9.

原文作者

Z. A. Kohutek（✉）
Department of Radiation Oncology，Vanderbilt University Medical Center，Nashville，TN，USA
e-mail：zachary.a.kohutek@vumc.org

B. A. Murphy
Ingram Cancer Center，Vanderbilt University Medical Center，Nashville，TN，USA

© The Author（s），under exclusive license to Springer Nature Switzerland AG 2022
R. A. Chandra，R. J. Li（eds.），*Multidisciplinary Management of Head and Neck Cancer*，
https://doi.org/10.1007/978-3-031-05973-5_12

第 13 章　罕见头颈癌

───────────◉ 吴杏梅　译，王丹　审校

➲ 关键点

- 罕见的头颈癌可以分为上皮源性（如鼻腔神经胶质瘤、黏膜黑色素瘤）、神经源性（如恶性神经鞘瘤），以及软组织和结缔组织源性（如肉瘤）。
- 这些罕见的恶性肿瘤绝大部分影响的是老年人群；横纹肌肉瘤和尤因肉瘤主要是儿童恶性肿瘤；鼻腔神经胶质瘤可以影响所有年龄的人群。
- 其病理学有不同的自然史：黏膜黑色素瘤、神经内分泌癌及某些肉瘤呈现侵袭性，患者生存预后往往较差；而软骨肉瘤和尤因肉瘤预后通常较好。
- 许多这类肿瘤的首选治疗手段是确保切缘阴性的手术切除，术后伴或不伴辅助治疗。但是，对于肿瘤广泛侵及重要组织结构或存在远处转移的患者，通常采用非手术治疗。
- 欠缺这些罕见病例的大规模数据对标准化罕见恶性肿瘤的分期系统和治疗原则提出了一大挑战，特别是免疫治疗、靶向治疗和立体定向放射手术等创伤小、有潜在治疗前景的治疗选择越来越多地引入临床实践之中。

标准案例

　　患者，男性，19 岁，1.5 包 / 年吸烟史，出现进行性加重的右下颌不适。约 6 个月前发现右侧面部皮下有 1 个 5 cm 大小的、固定的、有轻微压痛的肿块。活检病理提示滑膜细胞肉瘤。双侧面神经功能正常。CT、MRI 及全身 PET 扫描提示右侧颜面部有一巨大占位，侵犯下颌骨、咀嚼肌间隙、咽旁间隙、上颌骨、颞下窝和翼状间隙。

　　医学肿瘤学和放射肿瘤学建议术前行新辅助放化疗。患者耐受了新辅助治疗并随后进行了手术治疗，包括下颌骨节段切除，右侧咬肌间隙、咽旁间隙、颞下窝、颅底及腮腺切除，切除右侧面神经，右侧择区颈部淋巴结清扫、游离腓骨肌皮瓣重建修复。为了游离肿瘤，需要对面神经分支进行精细解剖分离，最终面神经所有分支结构是完整的。术后病理切缘是阳性的。

　　患者随后进行术后辅助放化疗，术后其右侧颜面部分面部运动能力得以恢复，尽管如预期所料仍有 V3 分布区麻木感。

初次诊断大约 3.5 年后，患者在进行胸部影像学随访时发现肺部有一新发结节。该结节随后被切除并经病理证实为转移的滑膜细胞肉瘤。患者没有进一步的其他转移证据，故继续接受常规的随访复查。

引言

头颈部特殊的组织赋予了其一系列的机械运动和感觉功能。但是，细胞的多样性也使得潜在恶性肿瘤性质广泛。头颈部恶性肿瘤多为上皮源性，尤其是气道和消化道鳞状细胞黏膜[1]。其他特殊上皮源性、结缔组织、肌肉、神经及内分泌组织源性恶性肿瘤较为少见。

在本章节中，我们根据细胞类型来源来介绍这些罕见的头颈部恶性肿瘤。鉴于广泛软组织来源的肉瘤非特异性分化，形成肌肉和结缔组织源性恶性肿瘤，除了儿童耳鼻咽喉科医师，头颈外科医师可能也会参与儿童肿瘤的诊治。我们主要关注自然病史、诊断，以及这些病理学评估，并纳入相应的流行病学数据，管理策略汇总如表 13.1 所示。鉴于精准医学理念及基于放疗的微创治疗逐渐深入头颈癌治疗中，我们对本领域新近报道的有潜在更好治疗效果及更少并发症的治疗相关文献给予特殊关注。由于头颈部罕见恶性肿瘤非常广泛，本章仅介绍其中较多发的病理类型，而不是涵盖所有。

表 13.1　基于病理类型的治疗策略

病理类型	治疗策略
嗅神经母细胞瘤	早期：单纯放疗
	晚期：手术切除 ± 辅助放疗
黏膜黑色素瘤	手术切除 + 辅助放疗
神经内分泌癌	手术切除 ± 辅助化疗和（或）放疗 vs. 单纯放化疗
软骨肉瘤	手术切除或减瘤手术
骨肉瘤	手术切除 ± 辅助放疗（伴或不伴化疗）
滑膜细胞肉瘤	手术切除 + 辅助化疗和（或）放疗
尤因肉瘤	手术切除 ± 辅助放疗
横纹肌肉瘤	化疗 + 手术切除或单纯放化疗（如果不可切）
平滑肌肉瘤	手术切除 ± 辅助放疗
血管肉瘤	手术切除 + 放化疗或单纯化疗（如果不可切）
脂肪肉瘤	手术切除 ± 辅助放疗和（或）化疗
卡波西肉瘤	抗反转录病毒治疗 + 化疗；对局限或缓慢进展的出现症状者可考虑手术切除
畸胎癌肉瘤	手术切除 ± 辅助放疗和（或）化疗
恶性神经鞘瘤	手术切除 ± 辅助放疗或化疗
恶性副神经节瘤	手术切除 ± 辅助放疗

注：由于这些病理类型并不多见，缺少标准化治疗规范，表格中列出的是目前最高级别证据支持的和文献最常报道使用的治疗策略。"±"表示辅助治疗效果是否对部分患者有效（如阳性手术切缘的患者）及辅助治疗的获益总体是否明确。

上皮组织

目前最常见的头颈部恶性肿瘤病理来源为上皮细胞株，其中以鳞状细胞癌最为多见[1]。头颈部的上皮组织常年暴露接触潜在有害物质，这些毒素有些源自外环境（如吸入性的刺激物、人乳头瘤病毒），有些产自人体自身（如反流的胃酸、牙创伤）。不仅如此，在创伤或慢性炎症刺激下，如果阻止异常生长的细胞机制受干扰，上皮组织重生的过程为不受控制的生长提供机会。感觉器官和神经元、内分泌腺体等进一步增加了头颈区域上皮层的复杂性。

嗅神经母细胞瘤

嗅神经母细胞瘤起源于嗅神经上皮，发生率为1/250万，好发年龄呈现双峰模式，多为20岁及60岁左右，儿童病例亦见文献报道[2]。肿瘤可长满鼻腔并向临近眼眶及颅内等结构侵犯[3]（图13.1），最常见的症状是鼻腔肿块堵塞引起头痛、鼻塞、出血等，患者在出现症状之时往往可能已有颈部转移性肿块。肿瘤组织病理学检查可发现高核质比、细胞质少的典型病理学特征，伴有神经分泌颗粒、神经丝、微管结构[4]。嗅神经母细胞瘤通常采用与其预后、无病生存率相关的 Hyams 病理分级系统进行评估[5]。

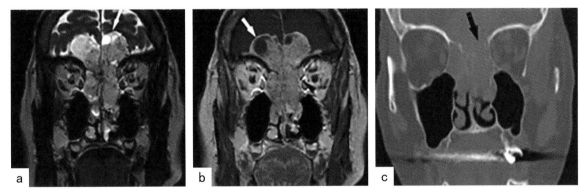

患者，女性，70 岁，鼻塞。a. 冠状位 T_2 加权 MRI 显示双侧鼻腔内一粗大分叶状中等 T_2 信号团块并向颅内延伸。注意囊肿位于颅内成分的前缘（箭头），这是嗅神经母细胞瘤向颅内延伸时的一个特征性表现。b. 冠状位增强 T_1 加权 MRI 显示除囊肿前缘（白色箭头）外，肿块呈均匀强化。注意肿块向左眼眶延伸并紧邻左上斜肌（黑色三角箭头），提示眶骨膜受侵。c. 冠状位 CT 图像骨窗显示筛骨分隔和筛顶骨质受侵（箭头）。

图 13.1　嗅神经母细胞瘤

鉴于这些肿瘤对放化疗敏感且可能进行手术切除[6-8]，多重 meta 分析及系统回顾主要聚焦于治疗选择。现有数据表明早期肿瘤可以行单纯放疗，而更为广泛的肿瘤则需要手术治疗。就手术控制效果而言，许多治疗中心越来越倾向以内镜下肿瘤次全切除及术后辅助放疗来替代尝试性全切除手术，如经鼻内镜手术因并发症发生率低被推荐用于低级别肿瘤。其他创伤更大的方法也可用于切除，包括双额开颅术联合腰大池引流的经颅径路，或 Draf Ⅲ 额窦径路处理越过中线的侵犯范围广泛的肿瘤。术前和术后放疗有利于提高手术预后，但目前尚没有标准化的控制法则阐明不同治疗模式的最佳时机。对于合并颈部转移的病例，行上颈部淋巴结清扫及辅助放疗可使其获益，虽然辅助化疗也可能对预防术后淋巴结复发有所帮助。立体定向放射手术、质子治疗等作为新的治疗模式，具有应用前景。新近研究发现肿瘤组织中表达生长激素抑制素受体 2a，这提示未来或可通过放射受体技术进行诊断或采用生长激素抑制素类似物进行治疗[4]。

根据文献报道，肿瘤复发率差别较大，为 0 ～ 86%，与肿瘤初始分期和治疗方式有关[4]。尽管有些病例在治疗结束 19 年后才复发[9]，通常来说，其术后平均复发年限为 2 ～ 6 年。结合肿瘤复发年限特点，应当进行连续 MRI 扫描[3] 及每年 1 次的胸部影像学检查[10] 以监测有无转移。生存情况同样取决于肿瘤分期及治疗方式。采用单纯的联合放化疗和单纯的手术治疗，其 5 年总生存率相当，前者为 51%[6]，后者为 48% ～ 78%[4]。术后联合辅助治疗可能使生存率得以进一步提高，有报道指出手术切除联合辅助放疗患者的 5 年生存率为 65% ～ 75%[4]。

黏膜黑色素瘤

黏膜黑色素瘤（mucosal melanoma，MM），起源于黑色素细胞，多发于鼻腔、鼻窦和口腔[11]，是一种极其罕见且侵袭性强的肿瘤，在欧洲人群中的发病率为 1/660 000[12]。可能的危险因素[13, 14] 包括吸烟、福尔马林暴露史、高龄、男性[12]。临床表现与肿瘤首发位置有关，症状上出现鼻塞、鼻出血、面部疼痛等，体征上发现外观呈现息肉样、鱼肉样、色素沉着的病变（图 13.2），且可能在围绕主体肿瘤病变的旁边出现卫星病变。与本章节讲述的其他病理学类型相似，黏膜黑色素瘤暂无专门的分期系统[15]。

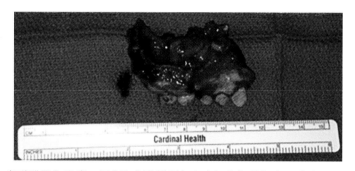

图 13.2　鼻黏膜黑色素瘤：标本取自黏膜黑色素瘤行上颌骨部分切除术的右上颌窦底壁

多重 meta 分析结果表明手术联合辅助放疗是局部区域控制的最优治疗手段，因为术后辅助放疗降低了局部复发率，可使患者有一定的生存获益[16-18]。放疗推荐用于治疗无法切除的肿瘤，免疫治疗可能有利于控制肿瘤远处转移[17]。靶向治疗被广泛应用于皮肤黑色素瘤的治疗中，然而与此不同，黏膜黑色素瘤的病理生理学并不十分清楚。在针对皮肤黑色素瘤的许多临床试验中，MM 被排除在外，因此对于分子靶向治疗在 MM 中的应用数据十分有限。除此以外，MM 对于伊匹木单抗等免疫治疗制剂的应答情况如何仍不清楚[15]。黏膜黑色素瘤预后极差，其 1 年、3 年、5 年生存率分别只有 63%、30% 和 20%[12]。

神经内分泌癌

神经内分泌肿瘤具有双重组织起源，在历史上一度被划分为上皮源性和神经源性肿瘤（如副神经节瘤或嗅神经母细胞瘤等）[19]，我们将在本章节中讨论前者。根据国际癌症研究机构（International Agency for Research on Cancer，IARC）和世界卫生组织（World Health Organization，WHO）的建议，这些上皮来源的肿瘤分为高分化（典型类癌）、中分化（非典型类癌）或低分化肿瘤。这些肿瘤统称为神经内分泌癌（neuroendocrine carcinoma，NEC），组织学上可进一步分为小细胞肿瘤和大细胞肿瘤[20]。用免疫组织化学标志物分析作为诊断依据[21]。由于头颈部 NEC 的罕见性，可用于描述其表现和结果的数据通常来自小病例系列，这些病例要么将小细胞肿瘤和大细胞肿瘤加以区分，要么将所有 NEC 合并一起分析。

根据报道，小细胞性 NEC 可出现在头颈部包括口腔、鼻咽、口咽、喉咽和鼻窦[22, 23]等处，从而出现相应的表现。大细胞性 NEC 同样发病部位广泛，在口咽、鼻窦和喉部均有报道[24]。

由于目前尚无针对 NEC 的整体标准化治疗方案，且某些部位的 NEC 不一定能被完全切除，这些研究中的患者接受了一系列的治疗，包括手术切除加或不加辅助治疗、单纯放疗和化疗。即使在肿瘤部位相同的患者中，其治疗模式在研究与研究之间和研究内部也存在差别。然而，越来越多的证据表明低级别类癌、典型类癌和非典型类癌通常采用单纯手术治疗，相比之下，NEC 的治疗必须更积极，并包含放化疗[25]。事实上，最近的一项 meta 分析显示对于喉小细胞性 NEC 患者，联合放化疗比单纯手术、放疗或化疗，其疾病特异性生存率最高[26]。相比之下，另一项 meta 分析则认为化疗似乎并不影响生存，建议鼻窦 NEC 患者进行单纯手术治疗，其中低分化者进行补充放疗[27]。

头颈部的小细胞癌和大细胞癌都是侵袭性癌症，容易出现广泛转移[22, 24]。事实上，一项 meta 分析发现大约 70% 的喉小细胞癌和大细胞癌患者在就诊时肿瘤已发生转移[26]。据文献报道，小细胞性 NEC 1 年和 3 年生存率分别为 56% 和 36%[22]，5 年生存率仅有 10%[23]；而大细胞癌 5 年无病生存率为 15%[28]。

虽然目前这些肿瘤患者的生存率很低，但对其病理生理学和治疗的理解正在发展——有趣的是，有证据表明人乳头瘤病毒感染的肿瘤在一个小的研究中被证明与一组分化差的头颈部 NEC 患者的预后较好相关[29]。此外，程序性死亡受体 1（PD-1）在这些病理中的表达及免疫疗法作为潜在治疗手段的可能性也越来越受到关注[30]。

结缔组织和肌肉组织

由结缔组织和肌肉组织（肉瘤）引起的恶性肿瘤较为罕见，其侵袭性强、生存率低，需要由专门治疗肉瘤的肿瘤学家进行评估。

软骨肉瘤

软骨肉瘤起源于软骨、软组织或骨骼中的软骨样基质，占头颈部肿瘤的 0.1%[31]。最常见的原发部位包括下颌骨、喉、鼻腔、鼻窦、上颌骨[31, 32]。源自软骨或软组织的病例多见于 50 岁以上的男性和 50 岁以下的女性。患者可能表现出与其原发部位相关的一系列症状，如以眼部症状为表现的鼻窦原发肿瘤患者，或以面部肿胀为表现的颈静脉孔原发肿瘤患者。侵袭周围的神经结构可能会在发病时被观察到症状，如来自乳突的肿瘤可能会使患者出现同侧面瘫。喉部受累的患者可能仅表现为颈部肿块[33]或嗓音改变（图 13.3）。在组织学评估上，软骨肉瘤可能很难诊断，因为它们可能呈现出从良性软骨样肿瘤到未分化肿瘤之间的不同组织学表现[34]。可采用 Evans 等开发的组织学分级系统，其被证实可能与复发率相关[33]。

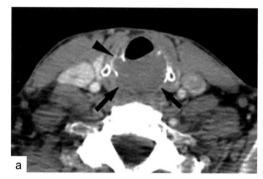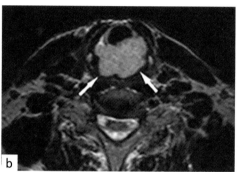

患者，男性，64 岁，声音嘶哑。a. 轴位增强 CT 图像软组织窗表现为累及并破坏环状软骨后环的膨胀性稍低密度病变（箭头）。注意锐利清晰呈扇贝状的边界（三角箭头）和正常的环状软骨。b. 轴位 T_2 加权 MRI 显示肿块高 T_2 信号，为软骨样病变的特征。手术病理显示为 1 级软骨肉瘤。

图 13.3 环状软骨肉瘤

虽然没有高级别证据来总体比较头颈部软骨肉瘤的治疗方案，但 2000 年美国外科医生学会的国家癌症数据库的一篇综述描述了手术是治疗这种恶性肿瘤的主要方法，一些患者还接受辅助放疗[31]。手术切除采用的技术方式取决于原发肿瘤的部位和大小，如激光和机器人手术可能适用于处理会厌病变。由于软骨肉瘤生长缓慢，与大多数癌症相比不容易转移，因此可以考虑次全切除，特别是在喉部等发病率较高的部位。事实上，一项关于喉软骨肉瘤的系统回顾结果发现其中只有不到 1% 的患者接受了放疗或化疗，验证了手术治疗的重要作用[35]。头颈部软骨肉瘤的生存率普遍较好，文献引用的生存率为 70% ～ 87.5%（随访时长不等）[32, 33]。

骨肉瘤

骨源性肉瘤既包括来源于产生骨样和未成熟骨的间充质细胞的骨肉瘤，也包括来源于成纤维细胞的纤维肉瘤[36]。这些肿瘤既可以自发，也可能在头颈部放疗后出现，据报道这种放疗诱导的头颈部肉瘤发生率为 0.15%，从放疗到肿瘤出现的平均时间间隔为 11 年。最常见的放射性肉瘤是鼻咽部的骨肉瘤[37]。骨肉瘤约占所有头颈部恶性肿瘤的 1%，一般病变部位涉及患者的上颌骨或下颌骨，年龄介于 40 ～ 50 岁。

骨和纤维肉瘤的最佳治疗方法是完全切除，其中切缘接近阳性或阳性的患者建议行辅助放疗。虽然在之前的 meat 分析中，辅助化疗在头颈部骨肉瘤中的作用尚不清楚[38]，但一项研究表明对于上颌骨肿瘤、切缘阳性或高级别肿瘤的患者，辅助化疗可能使患者获益[39]。5 年疾病特异性生存率和总生存率为 60% ～ 70%，如果患者确实有复发，大多数也是发生在 5 年内[40]。尽管数据有限，但纤维肉瘤似乎具有与骨肉瘤类似的复发率和生存率[36]。

滑膜细胞肉瘤

滑膜肉瘤（synovial sarcomas，SS）也起源于间叶细胞，因其组织学与滑膜相似而得名，一般发生在四肢，而头颈部滑膜肉瘤约占头颈部肉瘤的 3%[41]。这些头颈部 SS 最常见于中年男性，可出现于面部、口腔、咽部、喉部和颈部其他软组织等多个部位，可表现为声音嘶哑、吞咽困难、咽痛和出血[42]，也有眼眶受累的罕见报道[43]。这些肿瘤根据除梭形细胞成分外是否同时存在上皮细胞成分（相对于单一的梭形细胞组分）分为单相和双相肿瘤，几乎所有（90%）的肿瘤都存在染色体易位 t（X；18），导致两个基因之间出现融合，产生融合基因。这两个基因包括突触结合蛋白 1 基因（*SYT1*），和 *SSX* 家族成员 1 或 2 基因（即 *SSX1* 或 *SSX2* 基因）[41]。

这些肿瘤均采用手术切除，辅以放疗或化疗[42, 44]。为了明确哪些患者可能从辅助治疗中获益，需要开展更多的研究和获取更高级别的证据支持。一项研究表明鉴于这些肿瘤对化疗敏感，化疗是高危手术患者的一种治疗选择[41]。滑膜细胞肉瘤肺转移率较高，10 年生存率低于 50%[45]，尽管头颈部滑膜细胞肉瘤生存率可能高达 82%[46]。

横纹肌肉瘤

横纹肌肉瘤（rhabdomyosarcoma，RMS）是儿童最常见的软组织肉瘤，来源于尚未分化为骨骼肌的间叶细胞，约 40% 的 RMS 存在于头颈部[47]。这些肿瘤一般分为位于脑膜旁的（鼻咽、鼻腔、鼻窦、颞下窝及翼腭窝、中耳）和非脑膜旁的（所有其他部位），并伴有多种症状。鉴于脑膜旁肿瘤可沿硬脑膜和包绕血管蔓延，许多患者会出现颅神经功能障碍、颅底侵犯及眼眶受累表现（图 13.4）。MRI 有助于判断这些肿瘤是否有硬脑膜受累、眼眶结构受累和周围神经侵犯，FDG PET 可以阐明疾病的全身转移情况[48]。

治疗包括联合化疗及手术或放疗的局部控制[49]。非脑膜旁肿瘤或可完全被切除，但由于肿瘤侵及范围广，许多脑膜旁肿瘤可能无法切除[48]。虽然目前还没有关于头颈部 RMS 最佳治疗方案的 meta 分析，但一项在非脑膜旁 RMS 中的汇总分析指出，以放疗作为初始治疗方案的一部分患者在治疗过程中的早期 5 年和 10 年的生存率优于未接受放疗的患者[50]。疾病的预后因肿瘤的组织学、遗传和解剖因素，以及疾病的症状严重程度而异。例如，无转移的非脑膜旁疾病患者的 3 年生存率高达 100%[48]，而有转移患者的总生存率为 39%[51]。

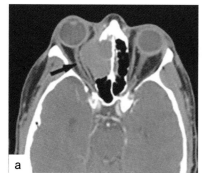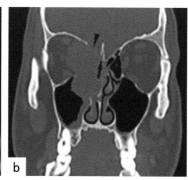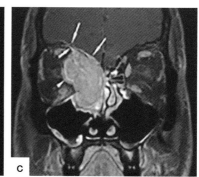

患者，男性，34 岁，因右眼前突伴鼻塞就诊于急诊科。a.轴位增强 CT 图像软组织窗显示右侧筛窦区一粗大分叶状肿块向右侧眶内膨出，内直肌和视神经向外侧移位（箭头），右侧眼球突出。b.冠状位 CT 图像骨窗显示肿块边缘骨质破坏，包括右侧纸样板、右侧眶骨、右侧前颅窝骨（三角箭头）、鸡冠突右侧（箭头）。c.冠状位增强 T_1 加权 MRI 显示肿块均匀强化。肿瘤侵犯右眼眶，沿眶顶延伸（白色短箭头），推压内直肌向外侧移位（白色三角箭头）。肿块越过中线向左，局部硬脑膜增厚强化（白色长箭头），提示颅内受累。

图 13.4　鼻腔鼻窦横纹肌肉瘤

尤因肉瘤

与骨肉瘤不同，尤因肉瘤是一种起源于软组织的小圆细胞肿瘤，最常发生于儿童和青少年，可发生于颅骨、下颌骨和上颌骨。虽然它是这些年龄组中第二常见的原发性骨恶性肿瘤[52]，但只有 1% ～ 15% 的尤因肉瘤发生在头颈部[53]。治疗一般包括辅助化疗后局部治疗、手术切除或放疗联合巩固或维持化疗。虽然有关头颈部尤因瘤的数据有限，但一项关于所有部位尤因肉瘤患者的 meta 分析（所有患者均行新辅助化疗）显示与单纯放疗患者相比，单纯手术和手术加辅助放疗患者的局部复发和生存率均有所改善[54]。复发的危险因素包括诊断时已发生转移、对治疗的组织学反应差，以及肿瘤体积大。与骨肉瘤相比，头颈部尤因肉瘤的 5 年生存率高达 90%。然而，治疗的长期后遗症常见（高达 88%），包括功能缺陷、面部不对称的生长异常、美观缺陷、心理社会损伤及内分泌和神经系统疾病[55]。

平滑肌肉瘤

与前两种（译者注：横纹肌肉瘤和尤因肉瘤）儿童病理学类型不同，平滑肌肉瘤是一种平滑肌来源的恶性肿瘤，通常在患者 60 ～ 70 岁时发病。这些肿瘤一般表现为单发结节，根据其发生部位可分为皮肤（产生于毛囊的竖毛肌）和非皮肤（产生于血管中膜）的肿瘤[56]。非皮肤的肿瘤在多个头颈部位均有报道，包括口腔、鼻咽、鼻腔鼻窦、喉及喉咽，少见的还有腮腺及甲状腺。回顾 2018 年美国国家癌症数据库数据，尽管放疗在手术切缘阳性患者的辅助和新辅助治疗中都有应用，但手术切除肿瘤是大多数患者采用的最常见的治疗方式[57]。化疗可能在治疗中发挥作用，报道指出在其他治疗方式之前接受辅助化疗的患者其局部和远端复发情况有所改善[58]。尽管颈部转移在这种疾病中很罕见，但总体预后仍然很差，大约一半的患者在诊断后存活 5 年[56]。

血管肉瘤

血管肉瘤起源于血管内皮细胞，是一种罕见的肿瘤，通常发生在 60 岁以上的老年患者中 [59, 60]。在头颈部区域，这些肿瘤虽然在喉部、喉咽部和鼻窦也有报道，但较多见于头皮或面部 [61]。这些肿瘤表现为淤伤样斑疹，可能有溃疡和可触及的结节 [60]。虽然没有高级别的证据对比头颈部血管肉瘤的不同治疗方式，但这类肿瘤患者通常接受切缘阴性的广泛手术切除，考虑到这些肿瘤有微小皮下扩散的可能，切缘阴性也许是不现实的。化疗、放疗或联合放化疗的辅助治疗均有报道 [62]，并有研究数据明确指出辅助放疗有助于提高生存率 [63]。对于不可切除的肿瘤患者一般进行放化疗 [62]。据报道，术后局部复发率高达 90% ～ 94%[60, 64]，且通常发生在治疗后的 1 年内，即使切缘阴性的患者可能也会出现复发 [61]。此类患者生存率较差，2 年和 5 年总生存率均为 20% ～ 30% [61, 64]。

脂肪肉瘤

脂肪肉瘤是来源于脂肪组织的恶性肿瘤，包括高分化、未分化、黏液样和多形性脂肪肉瘤 [65]。如前所述，尽管辅助放疗和系统化疗已被证明可以改善切缘阳性、高级别、深在和较大肿瘤等高危患者的总生存期，并被 2018 年欧洲医学肿瘤学会和欧洲罕见癌症实践指南推荐用于这些患者，但是切缘阴性的手术切除才是理想的治疗方法 [66]。与身体其他部位的脂肪瘤相比，头颈部的脂肪肉瘤更多为早期、低级别病理，多采用单纯手术治疗，并且具有更好的总生存率（5 年总生存率分别为 70%、80%）[67]。

卡波西肉瘤

卡波西肉瘤是另一种发生于成年人的恶性肿瘤，起源于淋巴管或血管的间叶细胞，与人类疱疹病毒 8 型感染有关。虽然大多数患者都是人类免疫缺陷病毒（human immunodeficiency virus，HIV）感染者，但在 HIV 阴性病例中也有报道 [68]。肿瘤可发生于多个部位，包括皮肤、口腔和口咽黏膜、鼻腔鼻窦、颈部淋巴结、耳部（耳郭和外耳道）。而鼻腔内肿瘤患者可表现为继发于堵塞的症状，颈部疾病患者可表现为伴皮肤颜色改变的无痛性颈部肿块。黏膜和皮肤病变可表现为轻微隆起的色斑或小的紫色、棕色或红色肿块 [69]。现有研究数据仅限于病例报告和系列研究，HIV 状态可能与肿瘤位置有关，其中 HIV 阴性患者可能更容易发生扁桃体或耳部肿瘤，而 HIV 阳性患者的肿瘤可能更多地出现在口腔、鼻窦或颈部 [70]。许多患者还可能出现非头颈部的多灶性病变 [68]。诊断应与杆菌性血管瘤病进行鉴别，后者与合并汉赛巴尔通体感染的 HIV 阳性患者呈现出类似的血管增生性病变，免疫组织化学、Warthin–Starry 银染色和（或）分子检测可以帮助鉴别诊断。虽然卡波西样血管内皮瘤通常发生于没有免疫缺陷或未感染人类疱疹病毒 8 型的患者中，但也可能存在类似的临床表现。

正如两篇 Cochrane 综述所描述的那样，HIV 感染者的化疗联合抗反转录病毒药物的系统治疗是成人和儿童的治疗标准方案。手术切除、冷冻、放疗等局部治疗仅针对有症状的局限性或侵袭性小的病例[71, 72]。尽管在过去的使用经验中患者对干扰素（interferon，IFN）等免疫调节剂表现出的耐受性并不相同[73]，但目前关于免疫检查点抑制剂如纳武利尤单抗和帕博利珠单抗的使用数据越来越多，它们或许可使部分患者获益[74]。此类肿瘤的预后很难从现有的数据中进行辨别，因为这些研究中的许多患者在诊断肿瘤之前就已经患有艾滋病，生存率很低[69]。

畸胎癌肉瘤

畸胎癌肉瘤是一种罕见的侵袭性肿瘤，主要发生在鼻腔鼻窦。这些肿瘤在形态学上呈现异质性，组织学检查上有多种成分，包括良性呼吸型上皮、类似腺癌的恶性腺体、鳞状分化（包括胎儿型）、原始神经上皮、间质组分[75]。虽然畸胎癌肉瘤也被报道为一种先天性肿瘤，最常见于中年男性的鼻腔鼻窦区域，症状伴有鼻塞和鼻出血[75, 76]，也可发生于先天性同侧咽鼓管缺如的婴儿鼻咽部[77]。

关于这种恶性肿瘤的大部分数据来自小病例系列和报告，治疗上最常用手术和放疗相结合的方式，尽管成功率不高[75, 76, 78]。一项 meta 分析发现高达 67% 的接受手术治疗的患者出现复发、转移或对治疗无反应，最初接受放疗的患者中有 80% 出现类似情况[79]。然而，该研究发现在确诊后存活至 1 年的患者中，大多数（70%）患者接受了手术和辅助治疗的联合治疗，这一数据支持积极治疗的干预理念。一项小型研究探讨了新辅助化疗在巨大且不可切除的肿瘤患者中的应用[80]，虽然研究中描述的 2 例患者治疗后均无症状，但随访时间仅为 2～3 个月，因此需要更多更长期随访的研究来证实其疗效。鉴于这些肿瘤具有颅内快速扩散的能力和高复发率，即使经过积极的治疗，仍只有不到一半的患者能存活到 3 年[81]。

神经组织

头颈部的神经组织由自主神经纤维和感觉、运动神经及其周围的支持细胞组成。我们在第一部分中介绍了神经内分泌和神经上皮恶性肿瘤，下文中我们将讲述来源于这些组织的恶性肿瘤。

恶性神经鞘瘤

恶性神经鞘瘤虽然被认为是软组织肉瘤的一种，但其实际上来源于周围神经系统。它们最常与 1 型神经纤维瘤病（50%～60% 的患者）相关，在既往有辐射暴露史的患者中较少发生或零星发生[82]，患者通常为 30～70 岁。传统上这些肿瘤一直采用手术切除治疗，而辅助放疗和化疗的作用尚不清楚[83, 84]。最近一项研究恶性外周神经鞘瘤预后因素的 meta 分析发现单独的化疗和放疗与患者更好的生存相关[85]；然而，需要更多的研究来明确这种获益，并明确这些肿瘤患者的哪些亚群可能从辅助治疗中获益。这类肿瘤的总生存率很低，5 年生存率为 35% ～ 65%。目前的分期系统可能不足以评估预后。有趣的是，年龄极端的患者（年龄小于 40 岁或大于 60 岁的患者）和肿瘤体积较大的患者预后更差的风险更高[86]。

副神经节瘤

副神经节瘤起源于全身副神经节系统的神经节，大部分是良性的，多发生在肾上腺副神经节。然而，3% 的肿瘤发生在头颈部[87]，其最常来自颈动脉体、颈静脉孔（图 13.5）和迷走神经，尽管它们也可以发生在喉、鼻腔、眼眶、气管、主动脉体和纵隔[88]。有 9% ～ 19% 的头颈部副神经节瘤为恶性[89, 90]，因为编码琥珀酸脱氢酶基因的某些突变可能与肿瘤恶变的风险较高有关[91]。我们在本节后面重点讨论了良性和恶性副神经节瘤之间的这一重要区别。

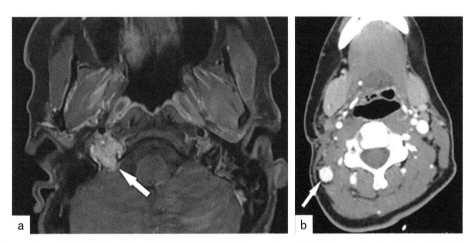

患者，女性，33 岁，右侧颈静脉孔区副神经节瘤（颈静脉球瘤）。a. 轴位对比增强 T_1 加权 MRI 显示右侧颈静脉孔（箭头）内有一明显强化的肿块，此为副神经节瘤。b. 轴位增强 CT 图像软组织窗显示明显强化的软组织结节（箭头）。对该结节进行手术切除，病理显示副神经节瘤累及淋巴结，高度提示为转移瘤。

图 13.5　转移性副神经节瘤

副神经节瘤患者，无论良性还是恶性，根据肿瘤的位置不同，可表现为颈部肿块或颅神经症状——迷走神经肿瘤可表现为言语或吞咽困难，而颈静脉孔区肿瘤可表现为听力下降、肩部无力 / 疼痛或面瘫。这些肿瘤的检查包括详细询问病史和进行体格检查，行喉镜检查以评估声带运动，以及通过 CT、MRI 或 MRA 成像来评估肿瘤与周围血管的关系。患者还可以通过检测血浆或尿液儿茶酚胺、间羟甲肾上腺素类物质、嗜铬粒蛋白 A 和香草扁桃酸来评估肿瘤的功能状态，因为多达 1/3 的良性和恶性副神经节瘤都可以分泌儿茶酚胺[89, 92]。嗜铬粒蛋白 A 通常与儿茶酚胺一起分泌，可以在患者的整个病程中作为分泌功能的标志物进行监测[93]。恶性副神经节瘤患者也可能出现区域或远处转移的证据。

恶性和分泌性副神经节瘤的治疗都是手术切除[89]。然而，考虑到这些肿瘤的广泛血管分布和与脑神经之间的复杂毗邻关系，且术中出血量和术后患者生活质量之间往往显著相关，因此可能需要重视一些特殊的术前考虑，例如，如果考虑颈动脉切除或重建，术前可行颈动脉球囊阻断试验与单光子发射断层扫描术来评估脑灌注[91]。在切除颈静脉孔和高迷走神经肿瘤之前，推荐进行术前栓塞——已被证明可以减少术中失血、卒中和脑神经疾病[94]。

重要的是，良性和恶性副神经节瘤在术前无法根据细胞学、组织学、免疫组织化学或分子学标准进行鉴别，因为它们在这些检测中无法区分；而术中获得的淋巴结组织可以帮助诊断[89]。因此，传统的选择性颈部淋巴结清扫术已被推荐用于有转移证据的患者[95]。然而，一篇综述建议在所有患者中进行择区性颈部淋巴结清扫术，以避免患有恶性肿瘤的患者延误治疗[89, 96]。在这些恶性副神经节瘤患者中[97, 98]，辅助放疗可能有额外的益处，化疗在转移性或不可切除的肿瘤患者中可能也有潜在作用[99]。

对于恶性副神经节瘤患者，文献报道行单纯手术切除的患者 5 年生存率为 88.1%，辅助放疗患者 5 年生存率为 66.5%（本研究差异无统计学意义）。与其他原发部位肿瘤患者和高龄患者相比，颈动脉体瘤患者和年轻患者（年龄小于 50 岁）分别更具有生存优势[90]。

结论

上文讨论了起源于头颈部的几种罕见癌症的独特和特殊组织类型，其流行病学表现出显著的差异。鉴于其罕见性，通过随机临床试验为每个个体确定最佳治疗方案并不现实。最佳水平的证据倾向于来自回顾性队列研究的结果，所有这些研究都有其固有的局限性。多学科协作对于成功管理这些罕见的癌症至关重要，特别是在靶向治疗和免疫治疗飞速创新的背景下。机构间合作及全国和国际数据库有助于更好地确定疾病最佳治疗模式、自然病史和长期预后。

参考文献

1.   Vigneswaran N，Williams MD. Epidemiologic trends in head and neck cancer and aids in diagnosis. Oral Maxillofac Surg Clin North Am. 2014；26（2）：123-41.

2.   Papacharalampous GX，Vlastarakos PV，Chrysovergis A，Saravakos PK，Kotsis GP，Davilis DI. Olfactory neuroblastoma（esthesioneuroblastoma）：towards minimally invasive surgery and multi-modality treatment strategies-an updated critical review of the current literature. JBUON. 2013；18（3）：557-63.

3.   Dublin AB，Bobinski M. Imaging characteristics of olfactory neuroblastoma（esthesioneuroblastoma）. J Neurol Surg B Skull Base. 2016；77（1）：1-5.

4.   Fiani B，Quadri SA，Cathel A，Farooqui M，Ramachandran A，Siddiqi I，et al. Esthesioneuroblastoma：a comprehensive review of diagnosis，management，and current treatment options. World Neurosurg. 2019；126：194-211.

5.   Van Gompel JJ，Giannini C，Olsen KD，Moore E，Piccirilli M，Foote RL，et al. Long-term outcome of esthesioneuroblastoma：hyams grade predicts patient survival. J Neurol Surg B Skull Base. 2012；73（5）：331-6.

6. Dulguerov P，Allal AS，Calcaterra TC. Esthesioneuroblastoma：a meta-analysis and review. Lancet Oncol. 2001；2（11）：683-90.

7. Marinelli JP，Janus JR，Van Gompel JJ，Link MJ，Foote RL，Lohse CM，et al. Esthesioneuroblastoma with distant metastases：systematic review & meta-analysis. Head Neck. 2018；40（10）：2295-303.

8. Gore MR，Zanation AM. Salvage treatment of local recurrence in esthesioneuroblastoma：a meta-analysis. Skull Base. 2011；21（1）：1-6.

9. Sheehan J，Payne R. Esthesioneuroblastomas. Youmans and Winn neurological surgery. New York，NY：Elsevier Health Sciences；2016. p. 1284-92.

10. Slevin NJ，Irwin CJ，Banerjee SS，Gupta NK，Farrington WT. Olfactory neural tumours--the role of external beam radiotherapy. J Laryngol Otol. 1996；110（11）：1012-6.

11. Mikkelsen LH，Larsen AC，von Buchwald C，Drzewiecki KT，Prause JU，Heegaard S. Mucosal malignant melanoma-a clinical，oncological，pathological and genetic survey. APMIS. 2016；124（6）：475-86.

12. RARECARENet：Information Network on Rare Cancers. Executive agency for health and consumers of the European Commission. n.d.. www.Rarecarenet.istitutotumori.mi.it.

13. Axéll T，Hedin CA. Epidemiologic study of excessive oral melanin pigmentation with special reference to the influence of tobacco habits. Scand J Dent Res. 1982；90（6）：434-42.

14. Holmstrom M，Lund VJ. Malignant melanomas of the nasal cavity after occupational exposure to formaldehyde. Br J Ind Med. 1991；48（1）：9-11.

15. Ascierto PA，Accorona R，Botti G，Farina D，Fossati P，Gatta G，et al. Mucosal melanoma of the head and neck. Crit Rev Oncol Hematol. 2017；112：136-52.

16. Jarrom D，Paleri V，Kerawala C，Roques T，Bhide S，Newman L，et al. Mucosal melanoma of the upper airways tract mucosal melanoma：a systematic review with meta-analyses of treatment. Head Neck. 2017；39（4）：819-25.

17. Li W，Yu Y，Wang H，Yan A，Jiang X. Evaluation of the prognostic impact of postoperative adjuvant radio-therapy on head and neck mucosal melanoma：a metaanalysis. BMC Cancer. 2015；15：758.

18. Grant-Freemantle MC，Lane O'Neill B，Clover AJP. The effectiveness of radiotherapy in the treatment of head and neck mucosal melanoma：systematic review and meta-analysis. Head Neck. 2021；43（1）：323-33.

19. Subedi N，Prestwich R，Chowdhury F，Patel C，Scarsbrook A. Neuroendocrine tumours of the head and neck：anatomical，functional and molecular imaging and contemporary management. Cancer Imaging. 2013；13（3）：407-22.

20. Rindi G，Klimstra D，Abedo-Ardekani B，Asa SL，Bosman FT，Brambilla EA，et al. A common classification framework for neuroendocrine neoplasms：an International Agency for Research on Cancer and World Health Organization expert consensus proposal. Mod Pathol. 2018；31：1770-86.

21. Lewis JS Jr，Chernock RD，Bishop JA. Squamous and neuroendocrine specific immunohistochemical markers in head and neck squamous cell carcinoma：a tissue microarray study. Head Neck Pathol. 2018；12（1）：62-70.

22. Wakasaki T，Yasumatsu R，Masuda M，Matsuo M，Tamae A，Kubo K，et al. Small cell carcinoma in the head and neck. Ann Otol Rhinol Laryngol. 2019；128（11）：1006-12.

23. Hosokawa S，Takahashi G，Baba S，Mineta H. Small cell neuroendocrine carcinomas arising in the head and neck region. J Oral Maxillofac Surg. 2016；74（5）：1091-5.

24. Thompson ED，Stelow EB，Mills SE，Westra WH，Bishop JA. Large cell neuroendocrine carcinoma of the head and neck：a clinicopathologic series of 10 cases with an emphasis on HPV status. Am J Surg Pathol. 2016；40（4）：471-8.

25. López F，Hunt JL，Nixon IJ，Rinaldo A，Williams MD，Cardesa A，Ferlito A. How phenotype guides management of the neuroendocrine carcinomas of the larynx. J Laryngol Otol. 2018；132（7）：568-74.

26. van der Laan TP，Plaat BE，van der Laan BF，Halmos GB. Clinical recommendations on the treatment of neuroendocrine carcinoma of the larynx：a meta-analysis of 436 reported cases. Head Neck. 2015；37（5）：707-15.

27. van der Laan TP，Iepsma R，Witjes MJ，van der Laan BF，Plaat BE，Halmos GB. Meta-analysis of 701 published cases of sinonasal neuroendocrine carcinoma：the importance of differentiation grade in determining treatment strategy. Oral Oncol. 2016；63：1-9.

28. Halmos GB，van der Laan TP，van Hemel BM，et al. Is human papillomavirus involved in laryngeal neuroendocrine carcinoma? Eur Arch Otorhinolaryngol. 2013；270：719-25.

29. Benzerdjeb N，Traverse-Glehen A，Philouze P，Bishop J，Devouassoux-Shisheboran M. Poorly differentiated neuroendocrine carcinoma of the head and neck：human papillomavirus tumour status/p16 status and impact on overall survival. Histopathology. 2020；76（4）：581-91.

30. Bahr K，Zimmer S，Springer E，Fottner C，Becker S，Ernst BP，et al. High-grade neuroendocrine carcinoma of the head and neck：human papillomavirus status and PD-L1 expression. ORL J Otorhinolaryngol Relat Spec. 2019；81（5-6）：309-16.

31. Koch BB，Karnell LH，Hoffman HT，Apostolakis LW，Robinson RA，Zhen W，et al. National cancer database report on chondrosarcoma of the head and neck. Head Neck. 2000；22（4）：408-25.

32. Burkey BB，Hoffman HT，Baker SR，Thornton AF，McClatchey KD. Chondrosarcoma of the head and neck. Laryngoscope. 1990；100：1301-5.

33. Lee SY，Lim YC，Song MH，Seok JY，Lee WS，Choi EC. Chondrosarcoma of the head and neck. Yonsei Med J. 2005；46（2）：228-32.

34. Batsakis JG，Solomon AR，Rice DH. The pathology of head and neck tumors：neoplasm of cartilage，bone，and the notochord，part 7. Head Neck Surg. 1980；3：43-57.

35. Chin OY，Dubal PM，Sheikh AB，Unsal AA，Park RC，Baredes S，et al. Laryngeal chondrosarcoma：a systematic review of 592 cases. Laryngoscope. 2017；127（2）：430-9.

36. Han S，Yin X，Xu W，Wang Y，Han W. The management of head and neck sarcoma. J Craniofac Surg. 2020；31（2）：e189-92.

37. Coca-Pelaz A，Mäkitie AA，Strojan P，Corry J，Eisbruch A，Beitler JJ，et al. Radiation-induced sarcomas of the head and neck：a systematic review. Adv Ther. 2021；38（1）：90-108.

38. Kassir RR，Rassekh CH，Kinsella JB，Segas J，Carrau RL，Hokanson JA. Osteosarcoma of the head and neck：meta-analysis of nonrandomized studies. Laryngoscope. 1997；107（1）：56-61.

39. Liang L，Zhang T，You Y，He Q，Fan Y，Liao G. An individual patient data meta-analysis on the effect of chemotherapy on survival in patients with craniofacial osteosarcoma. Head Neck. 2019；41（6）：2016-23.

40. Mendenhall WM，Fernandes R，Werning JW，Vaysberg M，Malyapa RS，Mendenhall NP. Head and neck osteosarcoma. Am J Otolaryngol. 2011；32（6）：597-600.

41. Harb WJ，Luna MA，Patel SR，Ballo MT，Roberts DB，Sturgis EM. Survival in patients with synovial sarcoma of the head and neck：association with tumor location，size，and extension. Head Neck. 2007；29（8）：731-40.

42. Gopalakrishnan V，Amini B，Wagner MJ，Nowell EN，Lazar AJ，Lin PP，et al. Synovial sarcoma of the head and neck：a single institution review. Sarcoma. 2017；2017：2016752.

43. Kusuma S，Skarupa DJ，Ely KA，Cmelak AJ，Burkey BB. Synovial sarcoma of the head and neck：a review of its diagnosis and management and a report of a rare case of orbital involvement. Ear Nose Throat J. 2010；89（6）：280-3.

44. Stanbouly D，Litman E，Lee KC，Philipone E. Synovial sarcoma of the head & neck：a review of reported cases in the literature. J Stomatol Oral Maxillofac Surg. 2021；122：505.

45. Oda Y，Hashimoto H，Tsuneyoshi M，Takeshita S. Survival in synovial sarcoma：a multivariate study of prognostic factors with special emphasis on the comparison between early death and long-term survival. Am J Surg Pathol. 1993；17（1）：35-44.

46. Mallen-St Clair J，Arshi A，Abemayor E，St John M. Factors associated with survival in patients with synovial cell sarcoma of the head and neck：an analysis of 167 cases using the SEER（Surveillance，Epidemiology，and End Results）database. JAMA Otolaryngol Head Neck Surg. 2016；142（6）：576-83.

47. Huh WW，Skapek SX. Childhood rhabdomyosarcoma：new insight on biology and treatment. Curr Oncol Rep. 2010；12（6）：402-10.

48. Reilly BK，Kim A，Peña MT，Dong TA，Rossi C，Murnick JG，Choi SS. Rhabdomyosarcoma of the head and neck in children：review and update. Int J Pediatr Otorhinolaryngol. 2015；79（9）：1477-83.

49. Malempati S，Hawkins DS. Rhabdomyosarcoma：review of the Children's Oncology Group（COG）Soft-Tissue Sarcoma Committee experience and rationale for current COG studies. Pediatr Blood Cancer. 2012；59（1）：5-10.

50. Merks JH，De Salvo GL，Bergeron C，Bisogno G，De Paoli A，Ferrari A，et al. Parameningeal rhabdomyosarcoma in pediatric age：results of a pooled analysis from North American and European cooperative groups. Ann Oncol. 2014；25（1）：231-6. https://doi.org/10.1093/annonc/mdt426. Erratum in：Ann Oncol. 2014；25（3）：756. Erratum in：Ann Oncol. 2014；25（3）：756. Erratum in：Ann Oncol. 2014；25（3）：756.

51. Breneman JC，Lyden E，Pappo AS，Link MP，Anderson JR，Parham DM，et al. Prognostic factors and clinical outcomes in children and adolescents with metastatic rhabdomyosarcoma--a report from the Intergroup Rhabdomyosarcoma Study IV. J Clin Oncol. 2003；21（1）：78-84.

52. Gatta G，Botta L，Rossi S，Aareleid T，Bielska-Lasota M，Clavel J，et al. Childhood cancer survival in Europe 1999-2007：results of EUROCARE-5-a population- based study. Lancet Oncol. 2014；15（1）：35-47.

53. Daw NC，Mahmoud HH，Meyer WH，Jenkins JJ，Kaste SC，Poquette CA，et al. Bone sarcomas of the head and neck in children：the St Jude Children's Research Hospital experience. Cancer. 2000；88（9）：2172-80.

54. Zhu H，Li Y，Xie X，Zhang S，Xue Y，Fan T. Efficacy of local control strategies for Ewing sarcoma after neoadjuvant chemotherapy：a network meta-analysis. Indian Pediatr. 2020；57（6）：527-32.

55. Bouaoud J，Temam S，Cozic N，Galmiche-Rolland L，Belhous K，Kolb F，et al. Ewing's sarcoma of the head and neck：margins are not just for surgeons. Cancer Med. 2018；7（12）：5879-88.

56. Ozturk K，Keleş B，Arbag H，Yöndemlı F，Avunduk MC. Postauricular subcutaneous leiomyosarcoma. Auris Nasus Larynx. 2004；31（3）：323-8.

57. Workman AD，Farquhar DR，Brody RM，Parasher AK，Carey RM，Purkey MT，et al. Leiomyosarcoma of the head and neck：a 17-year single institution experience and review of the National Cancer Data Base. Head Neck. 2018；40（4）：756-62. https://doi.org/10.1002/hed.25054.

58. Pervaiz N，Colterjohn N，Farrokhyar F，Tozer R，Figueredo A，Ghert M. A systematic meta-analysis of randomized controlled trials of adjuvant chemotherapy for localized resectable softttissue sarcoma. Cancer. 2008；113：573-81.

59. Fury MG，Antonescu CR，Van Zee KJ，Brennan MF，Maki RG. A 14- year retrospective review of angiosarcoma：clinical characteristics，prognostic factors，and treatment outcomes with surgery and chemotherapy. Cancer J. 2005；11（3）：241-7.

60. Ogawa K，Takahashi K，Asato Y，Yamamoto Y，Taira K，Matori S，et al. Treatment and prognosis of angiosarcoma of the scalp and face：a retrospective analysis of 48 patients. Br J Radiol. 2012；85（1019）：e1127-33.

61. Mullins B，Hackman T. Angiosarcoma of the head and neck. Int Arch Otorhinolaryngol. 2015；19（3）：191-5.

62. Shin JY，Roh SG，Lee NH，Yang KM. Predisposing factors for poor prognosis of angiosarcoma of the scalp and face：systematic review and meta-analysis. Head Neck. 2017；39（2）：380-6.

63. Bi S，Chen S，Wu B，Cen Y，Chen J. The effectiveness of different treatment modalities of cutaneous angiosarcoma：results from meta-analysis and observational data from SEER database. Front Oncol. 2021；11：627113.

64. Mark RJ，Tran LM，Sercarz J，Fu YS，Calcaterra TC，Juillard GF. Angiosarcoma of the head and neck. The UCLA experience 1955 through 1990. Arch Otolaryngol Head Neck Surg. 1993；119（9）：973-8.

65. Barisella M，Giannini L，Piazza C. From head and neck lipoma to liposarcoma：a wide spectrum of differential diagnoses and their therapeutic implications. Curr Opin Otolaryngol Head Neck Surg. 2020；28（2）：136-43.

66. Casali PG，Abecassis N，Aro HT，Bauer S，Biagini R，Bielack S，et al. ESMO Guidelines Committee and EURACAN. Soft tissue and visceral sarcomas：ESMO-EURACAN clinical practice guidelines for diagnosis，treatment and follow-up. Ann Oncol. 2018；29（Suppl 4）：iv51-67.

67. Gerry D，Fox NF，Spruill LS，Lentsch EJ. Liposarcoma of the head and neck：analysis of 318 cases with comparison to non-head and neck sites. Head Neck. 2014；36（3）：393-400.

68. Agaimy A，Mueller SK，Harrer T，Bauer S，Thompson LDR. Head and neck kaposi sarcoma：clinicopathological analysis of 11 cases. Head Neck Pathol. 2018；12（4）：511-6.

69. Yu DX，Pi SJ，Zhang WS. Clinical manifestation of Kaposi sarcoma in otorhinolaryngology head and neck surgery. Zhonghua Er Bi Yan Hou Tou Jing Wai Ke Za Zhi. 2013；48（3）：241-3.

70. Sethia R，Hari-Raj A，Koenigs M，Ozer E. Non-HIV oral kaposi sarcoma：a case report and review of the literature. Ear Nose Throat J. 2021；100：NP214.

71. Gbabe OF，Okwundu CI，Dedicoat M，Freeman EE. Treatment of severe or progressive Kaposi's sarcoma in HIV-infected adults. Cochrane Database Syst Rev. 2014；（9）：CD003256.

72. Anglemyer A，Agrawal AK，Rutherford GW. Treatment of Kaposi sarcoma in children with HIV-1 infection. Cochrane Database Syst Rev. 2014；（1）：CD009826.

73. Dupin N. Update on oncogenesis and therapy for Kaposi sarcoma. Curr Opin Oncol. 2020；32（2）：122-8.

74. Galanina N，Goodman AM，Cohen PR，Frampton GM，Kurzrock R. Successful treatment of HIV-associated kaposi sarcoma with immune checkpoint blockade. Cancer Immunol Res. 2018；6（10）：1129-35.

75. Miller M，Newberry CI，Witt B，Oakley GM. Sinonasal teratocarcinosarcoma-a rare and highly aggressive neoplasm. JAMA Otolaryngol Head Neck Surg. 2021；147：106.

76. Smith SL，Hessel AC，Luna MA，Malpica A，Rosenthal DI，El-Naggar AK. Sinonasal teratocarcinosarcoma of the head and neck：a report of 10 patients treated at a single institution and comparison with reported series. Arch Otolaryngol Head Neck Surg. 2008；134（6）：592-5.

77. Rotenberg B，El-Hakim H，Lodha A，MacCormick A，Ngan BY，Forte V. Nasopharyngeal teratocarcinosarcoma. Int J Pediatr Otorhinolaryngol. 2002；62（2）：159-64.

78. Wahid FI，Javaid M，Khan Q，Khan IA. Sinonasal teratocarcinosarcoma. J Coll Physicians Surg Pak. 2012；22（5）：335-7.

79. Wei S，Carroll W，Lazenby A，Bell W，Lopez R，Said-Al-Naief N. Sinonasal teratocarcinosarcoma：report of a case with review of literature and treatment outcome. Ann Diagn Pathol. 2008；12（6）：415-25.

80. Joshi A，Noronha V，Sharma M，Dhumal S，Juvekar S，Patil VM，et al. Neoadjuvant chemotherapy in advanced sinonasal teratocarcinosarcoma with intracranial extension：report of two cases with literature review. J Cancer Res Ther. 2015；11（4）：1003-5.

81. Pai SA，Naresh KN，Masih K，Ramarao C，Borges AM. Teratocarcinosarcoma of the paranasal sinuses：a clinicopathologic and immunohistochemical study. Hum Pathol. 1998；29（7）：718-22.

82. Wanebo JE，Malik JM，VandenBerg SR，Wanebo HJ，Driesen N，Persing JA. Malignant peripheral nerve sheath tumors. A clinicopathologic study of 28 cases. Cancer. 1993；71（4）：1247-53.

83. Kolberg M，Høland M，Agesen TH，Brekke HR，Liestøl K，Hall KS，et al. Survival meta-analyses for ＞ 1800 malignant peripheral nerve sheath tumor patients with and without neurofibromatosis type 1. Neuro-Oncology. 2013；15（2）：135-47.

84. Perrin RG，Guha A. Malignant peripheral nerve sheath tumors. Neurosurg Clin N Am. 2004；15（2）：203-16.

85. Cai Z，Tang X，Liang H，Yang R，Yan T，Guo W. Prognosis and risk factors for malignant peripheral nerve sheath tumor：a systematic review and meta-analysis. World J Surg Oncol. 2020；18（1）：257.

86. Mowery A，Clayburgh D. Malignant peripheral nerve sheath tumors：analysis of the national cancer database. Oral Oncol. 2019；98：13-9.

87. Wasserman PG，Savargaonkar P. Paragangliomas：classification，pathology，and differential diagnosis. Otolaryngol Clin N Am. 2001；34：845-62.

88. Myssiorek D. Head and neck paragangliomas：an overview. Otolaryngol Clin N Am. 2001；34：829-36.

89. McCrary HC，Babajanian E，Calquin M，Carpenter P，Casazza G，Naumer A，et al. Characterization of malignant head and neck paragangliomas at a single institution across multiple decades. JAMA Otolaryngol Head Neck Surg. 2019；145（7）：641-6.

90. Sethi RV，Sethi RK，Herr MW，Deschler DG. Malignant head and neck paragangliomas：treatment efficacy and prognostic indicators. Am J Otolaryngol. 2013；34（5）：431-8.

91. Moore MG，Netterville JL，Mendenhall WM，Isaacson B，Nussenbaum B. Head and neck paragangliomas：an update on evaluation and management. Otolaryngol Head Neck Surg. 2016；154（4）：597-605.

92. van Duinen N，Corssmit EP，de Jong WH，Brookman D，Kema IP，Romijn JA. Plasma levels of free metanephrines and 3-methoxytyramine indicate a higher number of biochemically active HNPGL than 24-h urinary excretion rates of catecholamines and metabolites. Eur J Endocrinol. 2013；169（3）：377-82.

93. Martucci VL，Pacak K. Pheochromocytoma and paraganglioma：diagnosis，genetics，management，and treatment. Curr Probl Cancer. 2014；38（1）：7-41.

94. Gaynor BG，Elhammady MS，Jethanamest D，Angeli SI，AzizSultan MA. Incidence of cranial nerve palsy after preoperative embolization of glomus jugulare tumors using Onyx. J Neurosurg. 2014；120：377-81.

95. American College of Surgeons Commission on Cancer；American Cancer Society. National Cancer Data Base report on malignant paragangliomas of the head and neck. Cancer. 2002；94（3）：730-7.

96. Taïeb D，Kaliski A，Boedeker CC，Martucci V，Fojo T，Adler JR Jr，Pacak K. Current approaches and recent developments in the management of head and neck paragangliomas. Endocr Rev. 2014；35（5）：795-819.

97. Hinerman RW，Amdur RJ，Morris CG，Kirwan J，Mendenhall WM. Definitive radiotherapy in the management of paragangliomas arising in the head and neck：a 35-year experience. Head Neck. 2008；30（11）：1431-8.

98. Moskovic DJ，Smolarz JR，Stanley D，Jimenez C，Williams MD，Hanna EY，Kupferman ME. Malignant head and neck paragangliomas：is there an optimal treatment strategy? Head Neck Oncol. 2010；2：23.

99. Patel SR，Winchester DJ，Benjamin RS. A 15-year experience with chemotherapy of patients with paraganglioma. Cancer. 1995；76（8）：1476-80.

原文作者

M. B. Mitchell · J. Richmon（✉）

Department of Otolaryngology-Head & Neck Surgery，Harvard Medical School/Massachusetts Eye and Ear，Boston，MA，USA

e-mail：Margaret_Mitchell@meei.harvard.edu; Jeremy_Richmon@meei.harvard.edu

A. Juliano

Department of Radiology，Harvard Medical School/Massachusetts Eye and Ear，Boston，MA，USA

e-mail：Amy_Juliano@meei.harvard.edu

© The Author（s），under exclusive license to Springer Nature Switzerland AG 2022

R. A. Chandra，R. J. Li（eds.），*Multidisciplinary Management of Head and Neck Cancer*，

https://doi.org/10.1007/978-3-031-05973-5_13

第 14 章　头颈部鳞状细胞癌患者的言语、嗓音和吞咽康复

———————⬤　吴杏梅　译，王丹　审校

➲ 关键点

● 言语治疗师在头颈部肿瘤患者发声和吞咽功能的管理中发挥着至关重要的作用。

● 术前言语和吞咽功能的评估可让患者对治疗后功能有现实预期，为肿瘤治疗团队提供可能影响治疗决策的信息。

● 手术和非手术治疗前的宣教有助于提高患者满意度，减轻患者焦虑情绪。

● 沟通和吞咽障碍是头颈部肿瘤患者治疗后常面临的困难，其程度往往取决于发病部位、疾病分期和选择的治疗方式。

● 应尽可能采取积极主动的康复方法，特别是在接受放射治疗的患者中。

引言

头颈部恶性肿瘤患者通常在肿瘤治疗前、治疗中或治疗后面临着言语、嗓音和（或）吞咽功能的问题。言语和吞咽是人体功能的重要方面，这些功能的退化将对生活质量产生明显影响。能够正常吞咽被患者评为接受肿瘤治疗后最高优先级考虑的问题之一 [1, 2]。此外，一个人在生理水平上的能力变化（即言语、嗓音、吞咽功能）往往会对其正常社交活动产生干扰。由于头颈部恶性肿瘤诊治带来的相关痛苦导致患者原本健全的生理功能发生退化，有些患者甚至可能已经因此受到侮辱 [3]。

言语治疗师（speech-language pathologist，SLP）在多学科团队中发挥着举足轻重的作用，为此类功能障碍者提供专业的评估和治疗。从临床诊疗开始便让 SLP 参与其中可能有助于帮助治疗团队了解患者功能状态，以协助拟定最适当的肿瘤治疗模式，减轻与癌症治疗相关的功能损害，并在整个治疗过程中为患者及其照顾者提供对功能恢复的恰当现实期望。在本章中，我们将概述不同的治疗方法如何影响言语、嗓音和吞咽功能，以及 SLP 在评估和解决这些问题方面发挥的作用。

基线评估的价值

　　头颈部肿瘤治疗前的吞咽功能障碍受多方面因素的影响，包括疾病部位（多见于喉咽和喉部原发性肿瘤）、肿瘤分期（多见于 T3～T4 期肿瘤）、既往手术治疗，以及其他患者因素（如疼痛）等[4, 5]。由于肿瘤生长缓慢，患者往往适应了与肿瘤相关的功能变化，从而低估吞咽困难的存在和严重程度。患者报告和临床医师印象 [如通过患者访谈或使用头颈部绩效状态量表（performance status scale head and neck，PSS-HN）[6] 和常见不良事件术语标准（common terminology criteria for adverse events，CTCAE）等工具获得] 与客观的仪器化吞咽测量 [如电视透视吞咽检查（videofluoroscopic swallow studies，VFSS）或可弯曲内镜吞咽评估（flexible endoscopic evaluation of swallowing，FEES）][7, 8] 相比，通常会较少报告吞咽困难。考虑到接受放化疗的患者在治疗过程中往往预期出现功能恶化及潜在的免疫功能低下，在治疗前评估基线吞咽功能对减轻治疗期间吞咽困难的负面影响具有重要价值。此外，由于基线功能可能与长期功能相关，治疗前评估可使治疗团队得以充分准备并告知患者治疗后的恰当现实期望[9]。

　　患者在治疗前报告的变化可能包括咽喉部有吞咽梗阻感、进食和饮酒时咳嗽 / 呛咳、吞咽困难、需要改变饮食、进食时间延长等[10]。基线吞咽困难的存在已被证实与放疗期间需要放置胃管有关[11, 12]。随着越来越多的人了解到预防性胃管置入可能导致治疗后吞咽困难，对患者进行风险分层以评估哪些患者可能真正需要胃管显得至关重要。放疗期间增加胃管使用的其他因素包括晚期 T 分期（风险增加）[13]、晚期 / Ⅱ级淋巴结分期（风险增加）[13]、喉咽后壁肿瘤（风险增加）[14]、基线营养不良（风险增加）[13]、预防性使用加巴喷丁（风险降低）[15]。因此，基线吞咽评估在判断主动胃管置入的必要性方面起重要作用[16]。

　　基线吞咽评估应包括患者对功能障碍的感知和生理功能的测量，这被各国际机构推荐纳入头颈部肿瘤患者的护理标准内容中[7, 9]。常见的患者报告结局工具包括 MD 安德森吞咽困难量表（MDADI）[17]、进食评估工具（eating assessment tool，EAT-10）[18]、悉尼吞咽问卷（Sydney swallow questionnaire，SSQ）[19] 等。临床评估量表如 PSS-HN[6]、功能性经口进食量表（functional oral intake scale，FOIS）[20]、CTCAE 吞咽困难评级等可能会对患者提供的信息有额外补充作用。此外，正式的颅神经检查、最大张口度（maximal mouth opening，MMO）的测量、使用标准化量表测量的舌头活动度[21] 及使用艾奥瓦口腔行为仪（Iowa oral performance instrument，IOPI）等设备测量的舌头强度或可提供附加有价值的信息。最后，鉴于患者存在潜在无症状吞咽功能障碍的可能性，需要对其吞咽功能进行工具性评估。VFSS 和 FEES 检查都是合适的可选择的评估工具，可以提供补充的临床信息。吞咽毒性的动态影像学分级（dynamic imaging grade of swallowing toxicity，DIGEST）[22] 和 DIGEST-FEES[23] 在使用 CTCAE 的命名法进行仪器吞咽评估时提供了安全性、有效性和整体吞咽障碍的总体评级。

除了治疗前的吞咽问题，许多患者还可能经历言语或嗓音的基线变化。与吞咽一样，沟通功能的改变与肿瘤部位和分期密切相关，口腔癌更容易引起言语功能的改变，喉癌更容易引起嗓音的改变[24, 25]。这些困难与沟通互动减少、总体生活质量下降和抑郁有关[26]。与吞咽一样，存在基线沟通障碍的患者应进行正式的功能评估，包括全面的颅神经检查，完成患者报告的结果测量 [如嗓音障碍指数（voice handicap index，VHI）[27]、言语评估量表（speech handicap index，SHI）[28]、交流参与元素库（communication participation item bank，CPIB）][29]；言语或嗓音的正式测量 [如嗓音声学和空气动力学测量]；嗓音等级量表 [如 GRBAS 量表[30] 和嗓音的听觉知觉评估共识][31]；语音精度和可懂度的正式评估 [如戈德曼 – 弗里斯托发音测验[32] 和 Tikofsky 的 50 字可懂度测试][33]。

对于那些正在接受挽救性治疗或治疗后头颈部肿瘤复发的患者，完成全面的基线评估尤为关键。由于这些患者曾接受过治疗，并可能因治疗而产生慢性后遗症，因此了解他们目前的功能水平对于提供现实的预后及治疗决策至关重要，如患者是否需要胃造瘘管或鼻胃管。

术前评估及咨询

SLP 在肿瘤治疗全程及肿瘤治疗前评估中，可以帮助患者最大限度地恢复言语和吞咽功能，而提供咨询是为康复之旅取得成效打好基础的关键[34]。虽然会谈的具体内容取决于肿瘤特征和手术方案，但一些普遍性的主题适用于所有患者。

为术后预期的言语和吞咽功能变化提供术前咨询，已被证实可支持后期的 QOL 结果[35]。对治疗后功能的现实预期使患者和家人开始思考如何调整自己的生活，为改变做好准备。SLP 作为沟通专家，可以监测患者 / 家属对信息的理解，并提供关于正常和改变的解剖和生理学的额外辅导，以最大限度地提高其对信息的理解。对其肿瘤学护理有良好了解的患者更有可能依照治疗建议进行随访。术前咨询对于发展稳固的医患共同体关系也很重要，这是提高患者依从性和确保患者接受治疗的关键。

通常首先完成对患者沟通和吞咽的基线评估（如上所述），并与患者一起回顾结果。从 VFSS 或 FEES 记录的图像可用于辅助有关正常和改变的解剖和生理学的宣教。术前咨询的关键部分是回顾整体手术计划和可能出现的沟通和吞咽功能的变化，以及恢复的时间表。首先让患者分享他们对手术计划的理解，这可能对患者的言语 / 嗓音 / 吞咽功能产生有益影响，使咨询更具有针对性，最大限度地提高患者的理解。讨论和仔细倾听有助于帮助患者走出认识误区，患者以为通常手术可以"修复"存在的言语或吞咽障碍，在这一点上，应对沟通和吞咽功能的总体预后进行讨论。这将有助于勾勒出患者术后短期（术后至出院）、中短期（术后 2 周至 2～3 个月）和长期（术后 3 个月以上）言语和吞咽功能的预期状态，并概述用于最大限度发挥功能的关键策略和治疗方法。中短期的恢复时间受是否需要辅助放化疗的影响。在继续审视可能的长期、慢性功能改变之前，简要概述放疗期间和之后的功能性言语和吞咽变化是有帮助的。

对许多患者来说，术后在住院期间的咨询可以帮助他们做好应对主要改变的准备，如患者可能因为气管切开术后套管或带胃管的情况而短期内无法发音。向患者介绍住院 SLP 服务的作用，以评估和治疗吞咽和沟通功能障碍，并在可能或很可能进行气管切开术的情况下，使用可视化模型介绍气管造口语音阀的原理，以显示气管套管如何放置及相应的气流改变和对呼吸和发声的影响。其他的替代沟通方式也将被评估，通常被称为增强和替代沟通（augmentative and alternative communication，AAC）工具，如使用白板或平板电脑来编写或使用文本语音应用程序。如果存在言语障碍或患者存在阅读 / 书写困难，在手术前开发其他沟通工具是有益的，如具有图片支持的低技术 AAC 板。此外，SLP 引入了术后正常水肿的概念，以及康复过程如何与肿胀消退和恢复过程相吻合。接受游离皮瓣重建的患者需要做好由于皮瓣导致口腔分泌物难以管理及术后言语障碍加重的预期。

住院 SLP 服务的通用时间表、出院时的可能饮食状况、可能使用的吞咽策略和言语功能状况等信息将被提供给患者，其中包含了术后评估和治疗的基本原理，以及预期的治疗频率和治疗目标概述。

确定相关因素的状况：健康素养、社会支持、资源

术前评估对于确定可能影响患者实现最大恢复能力的因素的状态也很重要。SLP 可能会发现可能导致患者不遵医嘱的记忆或推理缺陷的情况。此外，患者的理解困难可能与健康素养较低有关。作为沟通专家，SLP 可以调整教育材料和（或）参考其他团队成员意见或安排额外的会议以最大限度地帮助患者理解。SLP 还可能提醒更多的治疗团队注意目前患者对额外支持的需求。患者转诊到注册营养师处治疗的情况是常见的，因为营养不良可能发生在基线或治疗过程中。患者和家属还可就康复过程中需要的额外用品和资源及获得这些用品和资源的选择进行咨询。例如，如果进行喉切除术，患者可能需要加湿器和电子喉等用品。通过对话，可以开始解决参与治疗的障碍，无论是交通问题还是获取远程治疗设备的问题，并可以向多学科团队提出社会工作转诊的建议。最后，同样重要的是，在整个康复过程中纳入患者的照顾者应被强调，通过支持性癌症护理项目、社会工作和（或）肿瘤心理学，支持或满足患者及其家属 / 照顾者的精神和情感需求，并为他们提供额外的支持转诊。

对具体手术方式的考虑

在接下来的部分中，我们将概述关于各种解剖结构和区域的吞咽和言语功能管理。手术后

的言语和吞咽结果将取决于手术切除的位置、大小[36]和重建的性质[37]。了解呼吸消化道解剖部位的生理相关性使 SLP 能够大体预测手术后的言语和吞咽变化。重要的是，每个病例都需要仔细考虑，因为手术切除往往是复杂的，特别是当肿瘤扩散到多个部位时。除了消融和重建导致的解剖改变，手术中的神经操作或神经损伤也可能改变该区域的运动和（或）感觉功能，并导致言语和吞咽困难。在亚急性期，瘢痕形成和淋巴水肿也可能发生进展，导致活动范围和灵活性降低，这需要特定的管理。

舌切除术

　　舌切除术可能对言语沟通和进食功能均有影响。在吞咽方面，舌在食物停留于口腔和咽部时都起着重要的作用。舌的主要功能区包括舌尖、舌体和舌根。累及舌尖的切除可能导致食团在口腔停留时间缩短、咀嚼不充分，并且难以正常向后推送。累及舌体的手术则影响口腔食团的收集和向咽部推进，而舌侧切除往往导致偏侧化咀嚼功能受损，切除侧的食团清除减少。如果控制食团运动的正常机制受损，食团过早进入咽部，而此时气道还处于开放状态，则可能影响吞咽安全。对于更大和更后方的肿瘤，由于推进力减少，咽部吞咽功能受损，食团容易淤积于咽腔。进一步来说，如果口底肌肉被切除，则可能出现舌骨喉的复合体上抬减少，导致喉前庭关闭不全、环咽肌开放不充分[38, 39]。患者还可能受到感知觉协调障碍的困扰，容易出现咬舌、对食团的运动控制和大小监测能力减弱，以及由于无法从龈沟提取食物颗粒而舔嘴唇进而损害口腔卫生。大部分患者可以耐受舌部分切除术后的口腔饮食，包括那些进行口腔舌大部切除而口底和舌根肌层保持完整的患者。再有，根据切除的位置和范围，患者可能需要常规使用替代策略，调整进食食物性状。

　　更大范围的手术切除，如次全切除（＞50% 但＜90%），会导致严重的吞咽和言语障碍。由于肿瘤较大，基线吞咽往往已受到影响，而由于手术去除舌骨上肌群，导致舌骨喉复合体的运动受损，加上对食团的清除能力减弱，这些患者通常术后会出现较高的误吸率[40]。当舌骨上肌群无法保留时，外科医师可以尝试通过将舌骨固定在下颌骨上，将喉头悬吊抬高，以改善气道保护[41]。Dziegielewski 等的一项系统综述[42]发现约 24% 的患者在全舌切除游离皮瓣重建后12 个月仍依赖胃造口管。

　　舌结构和功能的完整性是产生不同语音的关键，而语音精度和可懂度的降低是舌头切除后常见的后果。如果病变和随后的手术切除部位涉及舌尖，吐字发音会受到很大的影响，因为这部分舌头是表达许多声音的关键，包括牙齿（TH）、牙槽（T、D、S、Z、N、L）和牙槽后的声音（SH、CH、J、R）。舌侧病变的切除往往会损害舌体的抬高，导致 S、Z、SH、CH 和 J 的发音不清。涉及舌后部的舌切除会影响舌根辅音 K 和 G 的发音。元音的产生受舌体在口腔内的垂直和水平定位的影响，手术后元音发音畸变较为常见。

手术入路和重建类型对术后功能预期和康复计划的设计非常重要，而这又受到多个因素的影响，包括肿瘤的类型和范围、是否涉及多个部位、患者一般健康情况及既往是否接受放射治疗等因素[43]。一般认为肿瘤越小，手术造成的破坏越小，对功能的影响越小。手术入路可能对吞咽困难的类型产生影响。Bhattacharya 等发现使用口外手术入路进行舌切除术（如下颌骨切开术）与 VFSS 更差的吞咽结局相关[36]。对于舌部小病变的患者通常可以采用经口入路切除并进行一期缝合。这与需要进行皮瓣重建的较大肿瘤患者相比，预计会受到更轻微的构音和口腔食团运动障碍的干扰。然而，如果一个小型舌部病变的一期修复缝合导致部分舌体运动障碍，构音也可能会受到显著影响。

较大的舌切除术可能需要使用皮肤移植物（包含皮肤和皮下组织）或包含肌肉的肌皮瓣来修复较大的缺损。舌切除术后重建的目的是提供足够的体积，使得皮瓣和腭之间能够接触，以协助语音和吞咽功能，同时尽量减少对正常舌体运动的任何影响。组织移植可采用保留蒂至原部位的局部皮瓣（如面动脉肌黏膜瓣）或胸大肌皮瓣修复较大缺损。对于舌重建，如果缺损面积小于口腔舌的 1/3，通常使用局部皮瓣[43]。游离皮瓣涉及从远处转移组织，并使用微血管手术来完成血供吻合。使用游离皮瓣，如前臂桡侧游离皮瓣或股前外侧游离皮瓣，使医师在设计皮瓣尺寸时更有选择空间，以获得最优的言语和吞咽结局，避免皮瓣体积不足或过度的情况。通过将皮瓣中的神经与区域神经进行吻合，游离皮瓣可能具有感觉或不具有感觉。许多研究已经探讨了使用有感觉的游离皮瓣是否可以得到更好的语音和（或）吞咽功能。研究结果表明舌半切和次全切重建时，使用受神经支配的游离皮瓣可获得更有利的言语和吞咽结局[44]。

口底复合切除术

接受口腔复合切除术的患者由于口腔内多个结构被切除，将出现言语和吞咽方面的变化，因此需要根据肿瘤位置和手术计划的具体情况进行相应的功能变化准备。口底切除术可能导致舌的前部受到束缚，导致食团的停留及口腔清除困难，患者发 T、D、L、R 和 N 音出现困难。包括牙槽嵴在内的手术切除通常涉及牙列的去除，从而影响咀嚼和发音。因此，记录当前的MMO 并审查手术后长期张口困难的风险十分重要，特别是包含了咬肌、翼外肌和（或）翼内肌在内的手术范围。

下颌骨切除术

下颌骨切除术常导致咀嚼、张口困难（特别是颞下颌关节切除者）和咬合受损。此外，颌骨整体稳定性降低可能会对吞咽效率、口腔容纳度和喉抬高产生负面影响[45]。骨皮瓣重建已被证明可以改善言语、咀嚼和吞咽情况[46]。患者应准备应对张口困难和咀嚼食物困难。通常来说，外科医师建议进行了下颌骨重建的患者终身限制食用坚果等坚硬食物。由于牙列的去除，前牙手术可能会引起言语改变，术后唇部无力也可能导致语音失真和口腔功能不全。如上所述，患者可能需做好使用临时胃管和（或）气管套管的准备。

上颌骨切除术

上颌骨的切除可能涉及硬腭和软腭的切除，导致口腔和鼻腔之间相通。根据重建的类型和分期，患者可以在手术切除时一期使用终身假体重建缺损，或者在某些情况下进行二期游离皮瓣重建。除非已经出现口鼻瘘，否则上颌骨肿瘤患者通常不会出现言语或吞咽障碍。患者被告知关于吞咽的变化，其中可能包括经口鼻瘘鼻反流、鼻音亢进和言语清晰度降低。如果切除涉及牙列，咀嚼和言语也可能受到影响。对于未进行一期重建的患者，颌面部假牙修复学家与SLP协作优化腭填充器将改善患者的言语和吞咽结局。或者，对于那些接受游离皮瓣重建的患者，他们应准备好体验到一个笨重皮瓣的存在，后者在口腔内形成一个较低的"天花板"，导致食团容纳度减少和语音改变。

口咽切除

经口机器人辅助手术（TORS）越来越多地应用于口咽肿瘤的切除，相比需要劈开下颌骨的传统手术方式，TORS显著降低了吞咽相关的并发症发生率。但是，TORS术后患者仍会出现吞咽困难。研究表明手术3~6个月后吞咽功能可以得到改善[47, 48]，但通常至术后1年仍存在一定程度的吞咽困难[49]。与其他手术部位一样，肿瘤和切除范围越大，吞咽功能受到的影响越大。Hutcheson和同事[48]发现TORS术后VFSS中重度吞咽困难与T分期和基线原发肿瘤体积显著相关。

患者可能在口咽切除术后1~2周出现与疼痛相关的吞咽困难。咽部吞咽的延迟启动可能发生在预期疼痛的情况下。扁桃体区域的瘢痕/挛缩也可能导致咽侧壁收缩减弱。如果切除范围扩大到软腭，腭咽闭合功能受损，将对言语和吞咽结果产生负面影响。言语鼻音亢进和腭咽闭合功能不全都会对言语清晰度产生负面影响，并经常导致通过鼻道的动力丧失而使言语的响度降低，也可能出现鼻反流。腭咽闭合受损可能导致口内/咽部压力减小，从而对食团的驱动压力降低，最终导致咽部残留增加。舌根切除术可能导致食团推进力降低和通过咽部的食团清除减少。大多数患者表现出功能性吞咽，并能够在术后1日内开始进食流食和软食。小口进食、非手术侧咀嚼（如果适用）和使用液体冲洗往往是有益的。除了回顾可能的术后吞咽变化，接受口咽肿瘤TORS的患者被告知，在手术后的几周内，疼痛的管理非常重要，以防止因为疼痛而影响吞咽功能康复。如果软腭需要被广泛切除，使用腭提升假体可以改善腭咽闭合，特别是当侧壁和咽壁得以保留以协助关闭腭咽的情况下[50]。

甲状腺切除术

甲状腺手术后的吞咽和声音障碍最常见的原因是喉返神经或喉上神经的损伤。喉返神经损伤可能导致声带麻痹和吞咽时声门闭合不全。喉上神经的外支负责喉上感觉，损伤可能导致患者对渗透/误吸的敏感度降低，以及发音范围受到一定限制。需要注意的是如果甲状腺肿瘤已经影响喉部神经功能，一些患者可能在基线时出现吞咽困难和（或）发声障碍。较大的肿瘤也可能通过挤压食管而导致吞咽困难。

喉切除术

接受部分或全喉切除手术的患者将受益于全面了解手术对嗓音和吞咽的影响。声门上和环状软骨上喉部分切除术都会影响气道保护，因此在这一人群中进行基线仪器性吞咽评估具有特殊价值，包括在康复期间使用补偿性方法训练。应讨论恢复的实际时间表和 SLP 在康复中的作用[51]。还应审查沟通的短期和长期变化。

对于接受全喉切除手术的患者，全面的术前咨询十分必要，这与住院时间的缩短和再次入院率的降低有关[52-54]。喉的切除会导致发声功能丧失，因此需要寻找替代的发声或沟通方式。患者应该了解到有不同的选择，包括电子喉、气管食管发音重建和食管言语。SLP 应该评估每种方式的利弊。通常让患者看到和听到每种方法的使用示例是有帮助的，这样他们就能确定哪种方式最符合他们的沟通需求。除了沟通变化，由于味觉和嗅觉减弱，患者的吞咽效率和经口进食的乐趣也可能出现减弱[55, 56]。患者应该准备好在急性愈合期间禁食，并根据手术和重建的程度，制订一个真实可行的经口进食恢复时间表。上呼吸道的改道会对呼吸功能产生影响，患者应该为其呼吸解剖结构的永久性变化和额外的安全考虑做好准备。与全喉切除术相关的变化会导致患者感知的生活质量、生活方式和人际关系发生巨大变化，患者从坦诚的谈话中受益，应尽可能地帮助其做好准备[57]。

术后管理

手术后的管理将取决于手术类型和范围。对于 SLP 来说，为了全面了解切除的范围和对颅神经的影响，在评估患者之前对手术报告进行评估并与手术团队进行信息核对十分重要。手术后康复的目标是最大限度地帮助患者恢复沟通和吞咽功能。

　　手术后住院康复的主要目标是患者教育，与患者建立有效沟通，通过为患者提供安全和有效的吞咽策略来帮助其尝试经口进食。根据需要完成临床和（或）仪器性吞咽评估（VFSS，FEES），在许多情况下临床吞咽评估通常是在住院期间进行的，而不是 VFSS 或 FEES，因为吞咽困难是一个预期的结果，通常可以通过补偿性策略有效管理。通常仪器评估被推迟到急性疼痛和水肿较少混淆的门诊环境，其中的一个例外是接受了喉部分切除术的患者，由于该患者人群中误吸的发生率较高，在过渡到完全经口进食[58, 59]之前需要进行工具性吞咽评估。在早期恢复过程中，SLP 应与患者一起合作，习惯性地使用补偿策略，以改善气道闭合，并使吞咽肌肉参与其中，以防止失用性萎缩。

　　尽管已经开始进口进食，患者可能仍需要继续采用替代性的营养方法来促进愈合。对于那些由于广泛切除导致明显吞咽困难的患者，无论是使用鼻胃管还是胃造瘘管，SLP 干预可能主要集中于分泌物的管理。关于吞咽，开始进行吞咽训练的时间将取决于手术切除的程度。

　　对于使用气管套管的患者，SLP 将对其使用气管造口语音阀进行评估并给予治疗应用，以最大限度地恢复患者喉和上气道的气流通过。除了帮助恢复言语沟通（下面进一步阐述），使用语音阀还可以增加声门下压力，以增加咳嗽强度，用于管理分泌物和制定术后吞咽策略。多项研究表明语音阀可以改善误吸状态[60-62]。此外，随着对语音阀的耐受度提高，患者分泌物管理得以改善，后续可及时拔管，最终有利于恢复上气道呼吸功能，在没有声带活动障碍（如声带麻痹）的前提下缓解声门下压力。值得注意的是，即使患者无法耐受语音阀的延长使用，在交流、吞咽或排痰时使用短暂的数字化咬合治疗可能仍然是有用的。

　　术后早期沟通评估的重点在于确定功能沟通的最佳方法。口腔或口咽切除术后的言语评估通常是非正式的，因为术后肿胀将持续数周，这段时间内患者无法进行详细的言语评估，直到肿胀基本消退。教会患者吞食和吞咽分泌物，以减少因分泌物聚集而加重言语含糊的情况。住院患者的 SLP 支持在于强调 AAC 工具的使用，如书写、口型和手势交流。AAC 还可能包括图片或文字板等低技术支持，或智能手机、平板电脑上的文本语音应用程序等高科技选项。补偿性沟通策略也会介绍给患者，可能包括过度发音，讲话前先吸引听者的注意力，以及明确地向听者说明话题。家庭成员和工作人员也可以学习一些支持性的沟通方法，如重复他们听到的信息让患者确认和（或）澄清。患者在长时间的交谈中可能会感到疲劳和疼痛加剧，因此每天可能还需要使用书写或者其他首选的 AAC 工具。

　　无论气管切开状态如何，如果意料外的发声障碍得到重视，那么可以通过对声带运动功能障碍进行进一步评估并制订治疗计划，如喉注射成形术，从而改善发音质量。

　　住院期间是全喉切除术后建立功能性交流的最佳时机。SLP 将为患者介绍电子喉，并使用设备进行训练。这将包括培训患者如何正确使用和维护设备、告知患者设备辅助发声的最佳放置位置及过度发音和减慢语速以方便理解的重要性。在可行的情况下，每天应提供结构化的言语实践，并让家属 / 照料者参与这一过程。除了电子喉训练，SLP 还应该审查在术前咨询期间最初介绍的关于喉切除术后呼吸系统变化和安全考虑的信息[53]。虽然吞咽试验通常被推迟到出院后，特别是在挽救性喉切除术的情况下，SLP 仍可以围绕吞咽变化和预期加强教学。

除了针对特定的言语、发声和吞咽障碍（详见下文）启动评估和治疗，住院 SLP 持续为患者提供关于预期恢复时间表的咨询和教育，并强调持续门诊康复的重要性。

门诊康复

密集的门诊言语和吞咽康复通常在术后 2 周左右开始，因为大多数术后肿胀通常在此时已缓解[63]。术后吞咽评估通常从 VFSS 或 FEES 等工具性评估开始，重点评估吞咽的安全性和有效性。目标包括确定患者是否可以安全地进食任何东西，患者是否可以进食足够的营养 / 水合，并进一步对吞咽生理进行概述以制订治疗计划。即使吞咽的安全性和有效性显著受损，SLP 将努力寻找最佳策略供患者使用，使他们可以开始吞咽，以达到康复（即治疗性口服试验）的目的，同时最大限度地减少误吸风险。

VFSS 和 FEES 在评估吞咽困难方面互为补充，均有其独特价值。VFSS 可以在吞咽的所有阶段动态地观察食团的流动和吞咽结构的生理学变化，而 FEES 则对吞咽在口腔或颈段食管阶段不做评估。相反地，FEES 可以对术后解剖的变化（包括水肿）进行直接可视化观察、分泌物管理和对喉功能进行评估。此外，FEES 还可应用于完成扩展的治疗试验和生物反馈评估，并且不会使患者暴露于辐射。评估类型的选择受多种因素影响，包括肿瘤位置、术后时间和吞咽困难的严重程度。例如，VFSS 适用于喉咽或颈段食管手术治疗后评估，而 FEES 可能有助于在严重吞咽困难的情况下进行术后初步评估，以评估分泌物管理，并允许进行扩展的治疗试验。此外，每个机构可能有自己的实践模式，受相应检测设备和人员配备情况的影响。

手术后吞咽困难的管理通常采用补偿策略、饮食调整及一系列不同强度的运动和强化练习。治疗的目标是以饮食结构限制最小化和补偿策略最少化来完成安全有效的吞咽。康复可能包括促进气道闭合和咽部清理的运动、食团驱动的治疗及使用呼气式肌力训练器（expiratory muscle strength trainer，EMST）等提高咳嗽强度 / 效率[64]。应根据工具性吞咽评估的结果制订具体的护理计划。

表 14.1 列出了不同手术部位的常见功能障碍、应对方式、治疗策略和锻炼方法。锻炼方法的选择应关注对完整肌肉运动能力的强化，伸展运动一般用于促进吞咽结构的最大范围运动。使用生物反馈设备（如 IOPI 或颏下肌电图设备）可能有助于优化治疗结果。

表 14.1　不同手术部位吞咽困难的常见功能障碍、应对方式、策略和锻炼方法

部位	功能障碍	应对方式和治疗策略	锻炼方法
舌切除	食团控制减弱（打包/汇集） 食团处理障碍 食团转运至口咽障碍 过早溢入咽 流口水	将食团置于相对健侧 非术侧使用吸管 头偏向非术侧或后方 [a] 啜食吞咽 [a] 液体清洗 管饲 [a] 腭下垂假体 [a] 食团控制受损时使用更厚黏度的食物 食团推进力减弱时使用更薄黏度的食物 [a] 声门上吞咽 [a]	手术区域舌体运动伸展和手法治疗 舌体强化训练
口底切除	结舌 食团处理障碍 食团容纳障碍 牙关紧闭 由于舌骨与喉体相对距离缩短引发的误吸	将食团置于相对健侧 头偏向非术侧 使用吸管 液体清洗 门德尔松吞咽法	手术区域舌体和颌骨运动伸展和手法治疗 舌体强化训练
下颌骨切除	牙列缺失 咀嚼功能障碍 牙关紧闭 喉体上抬减少	食团置入非术侧 液体清洗 软稠度食物 门德尔松吞咽法	颌骨运动伸展练习 牙关紧闭手法治疗
上颌骨切除	鼻反流	头偏向非术侧或后方 充填器	不适用
软腭切除	鼻反流 食团推进障碍	头部向后方倾斜 人工鼻遮盖 努力吞咽 充填器	利用生物反馈改善 VP 闭合的练习 EMST
扁桃体切除	过早溢出	如为单侧手术，将头转向术侧 头偏向非术侧 低头吞咽	不适用
舌底切除	食团推进障碍 谷状淤积 喉体上抬减少	头部向后方倾斜 如为单侧手术，将头转向术侧 转头并低头 努力吞咽 多次吞咽 液体清洗	Masako 训练法 门德尔松吞咽法 努力吞咽
喉部分切除	喉前庭闭合减少 喉部渗透/误吸 感觉减弱	声门上吞咽 超级声门上吞咽 低头吞咽 头转向损伤更重侧 黏稠饮食	声门上吞咽 Bio-FEES-back 气道保护性吞咽
全喉切除	咽部清除能力减弱 假会厌 食管上括约肌开放减少	液体清洗 直立定位 稀薄食物/液体	努力吞咽

注：[a] 表示经常用于次全/全舌切除者。

术后的前 3 个月完成活动范围的伸展可改善远期疗效[65]。手法治疗，包括主动牵伸和软组织动员，有助于提高组织的延展性，防止瘢痕挛缩。对于术后严重慢性吞咽困难的患者，为了更好解决分泌物管理及口腔、咽部和喉部卫生问题，吞咽干预仍然十分重要。无论是从卫生还是生活质量角度考虑，干预都一定程度上帮助患者改善了经口进食。

在全喉切除术后的吞咽康复方面，许多导致吞咽困难的原因较少适用于行为干预。在有吞咽主诉的患者中，应进行改良的吞钡检查，以确定吞咽困难的原因。其原因可能包括上食管括约肌开放减少、存在假会厌 / 假会厌谷，以及由于潜在的吞咽生理变化导致的新咽清除能力降低[66]。当吞咽困难的原因为上食管括约肌开放减少或存在假会厌时，应将患者转回手术团队并考虑行手术干预。在不存在上述问题的情况下，当吞咽困难与咽部清除不良有关时，应提供以舌强化为目标的吞咽治疗，使用代偿策略，并探索适当的食物选择。在试图建立上食管括约肌处流出道梗阻对比降低的咽部推进力[67, 68]的相对贡献时，咽部测压可能提供有益的信息。

言语和嗓音评估可能在初次门诊评估时完成。根据术后肿胀的具体情况和程度，这些交流特征最初可能会经过非正式的评估和治疗，以便在正式评估完成之前有更多的时间让肿胀消退。既往在术前评估部分讨论的正式言语评估可以在术后不同的时间间隔重复。干预措施包括最大化保留残存功能和（或）教会患者进行替代发声来接近目标声音。如前所述，补偿性策略的使用及家庭教育也被用作支持性沟通策略。对正在使用的 AAC 的评估和支持也在不同时期进行，以确保工具调整满足当前的沟通需求。

全喉切除术后的康复将取决于所选择的无喉言语模式。对于已经选择电子喉作为主要交流工具的患者，门诊 SLP 将继续提供结构化的言语练习，并逐步增加任务的复杂性和挑战性。对于接受气管食管穿刺的患者，SLP 将向患者及其照顾者提供关于如何护理该设备及如何管理可能出现的任何紧急问题的培训。患者需要了解不同的吻合造口渗漏模式及如何处理。如果情况允许，SLP 通常会在术后约 2 周内启动 TE 发音试验。言语治疗可能包括促进适当的造口闭合，改善呼吸和发声的协调，避免张力。当患者出现发声困难或假体相关并发症时，进行改良吞钡检查可以帮助评估患者有无结构和功能问题[69]。如果患者选择了在家中而不是在临床上管理非留置假体，SLP 将需要培训患者如何使用安全和适当的技术来更换假体，并确保患者具有独立管理假体的能力。SLP 将为患者提供使用喉管和按钮的造口管理和使用湿热交换器的肺康复的额外干预措施。一旦患者可发出流利的 TE 语音，并且临床医师已经确定了免提阀的最佳接合部位，免提语音的启动一般保留在康复的后期。对于选择使用食管言语的患者，SLP 将提供不同方法进行食管吹气训练，并帮助患者确定哪种方法有助于发出最流利的食管言语。与电子喉训练一样，随着言语训练的发展，食管言语练习重点将逐渐增加挑战难度。

全面的言语病理服务还有助于解决交流和（或）吞咽问题对个人参与社会事件和个人感受的影响。部分患者仅在独自一人或在直系亲属陪伴下进食时感觉舒适。其他患者可能因言语改变而在处理琐事的同时避免与陌生人进行电话交流及避免社会交往。这些个人因素和其他因素，再加上言语和吞咽障碍，对患者生活质量会有很大的影响。因此，干预可能包括鼓励患者寻求头颈癌支持小组的帮助和进行咨询服务。正在进行的干预还解决了患者在参与不同事件 [包括进食和（或）交流] 时不断变化的需求。

淋巴水肿

淋巴水肿是头颈部手术的常见后果，富含蛋白质的淋巴液在组织间隙富集。预计术后早期恢复时会出现急性水肿，最早可能在术后 4 ～ 6 周出现。淋巴水肿与较差的功能结果相关，因此淋巴水肿的管理是头颈部康复的重要组成部分 [70]。头颈部淋巴水肿的管理可能是 SLP、物理治疗师和接受过头颈部淋巴水肿专门培训的职业治疗师的责任。由哪位康复专业人员治疗患者头颈部淋巴水肿，往往是看护中心 / 医院根据受训人员的可获得性而确定。

手术案例展示：T 先生

患者 T 先生，男性，59 岁，诊断为左侧下颌骨疣状癌，累及左侧口底、左侧咀嚼肌间隙。患者既往有慢性过敏性肺炎，活动后需要吸氧。患者术前与 SLP 会面并进行吞咽评估和术前咨询。在此期间，SLP 了解到 T 先生患有颈段食管蹼，在 2 个月前进行了最后一次扩张术。患者随后进行了临床吞咽功能评估。术后患者进食普食，虽然因为中重度的牙关紧闭导致 MMO 在术后前 2 个月内仅有 5 ～ 15 mm，需要小口咬食，但无吞咽困难症状。该日 MMO 记录为 15 mm。患者颅神经检查无明显异常，发音清晰，交流正常。患者 MDADI 总体得分为 74/100，提示存在轻度的自感吞咽困难。

回顾手术方案：下颌骨 L 型复合切除＋腓骨游离瓣重建、左颈淋巴结清扫术、气管切开、鼻胃管置入。我们回顾了预期的术后言语和吞咽改变，并告知 T 先生。由于气管切开术，他将暂时无法发声。我们鼓励患者在术后使用记号板 / 笔记本和（或）电脑辅助交流，直至术后肿胀消退、允许封堵气切口来发声。我们引入了病房 SLP 团队的角色，对患者进行气管切开语音阀评估及吞咽评估。为了最大限度地提高 T 先生的言语和吞咽功能，对其在手术后和开始辅助放疗之前进行门诊随访治疗的必要性也进行了评估。患者被告知最初由于手术后肿胀，他的言语功能会受到影响，并且在术后口腔期会出现吞咽困难。T 先生了解到，由于手术方式破坏了口底肌群，而口底肌群是关闭喉前庭的关键，因此可能会有一定程度的咽期吞咽困难，言语和吞咽改变的程度取决于手术切除的范围。T 先生也准备好了将要经历术后张口困难。我们对未来可能的治疗目标进行了概述：完成 FEES，引入吞咽策略 / 修整（例如，将食物置于非手术侧、小口进食、使用液体冲洗），以及下颌和舌部活动度和吞咽加强练习。外科医师了解到 T 先生有食管蹼的病史，考虑到其可能需要术后放疗，在较长一段时间内无法进行任何干预，因此将食管扩张也纳入了手术计划。

上述手术顺利完成，手术记录中详细记录了切除翼内肌和部分翼外肌及舌神经的情况。颈段食管从 40 Fr 连续扩张至 54 Fr。T 先生在术后第 7 日拔管，病房 SLP 对其进行临床吞咽评估，注意到 T 先生存在气嗓音和明显咽部吞咽困难的体征/症状，因此建议 T 先生继续经鼻胃管饮食和小口饮水。在术后 2 周的访视中，手术团队发现 T 先生有左侧声带麻痹。他声嘶明显（喘息），没有语音失真。口腔运动检查以左下唇无力和重度张口困难为主，MMO 为 15 mm。患者的 MDADI 评分为 58/100，提示中重度吞咽障碍。FEES 评估可以看到左侧声带麻痹。不同稠度食物的一致性试验已经完成。主要问题是喉前庭闭合不全，容易渗透不同稠度的食物、吸入稀薄液性物。当进流食时，向左转头和做下巴回收动作对改善吞咽有所帮助。T 先生此时如果经口进食既不安全也不有效，结合他的基本肺部状况，建议采取保守方案（进行口腔护理后采取左转头喝水）。

T 先生在当日晚些时候接受了注射喉成形术，并在 7 日后再次接受了吞咽评估。他的 MMO 无变化，嗓音从重度发声障碍改善为中度发声障碍伴强烈咳嗽。FEES 评估结果表明使用特定策略的薄食团、泥食团和软食团能够实现完全声门闭合，并提高安全性和效率。左转头加回收下颌有减轻渗透的作用，多次吞咽加液体冲洗有清淤作用。我们建议使用上述策略开始进食软食和稀薄液体。当患者由此可以维持基本营养和水合需求时，他的鼻胃管即被拔除，并计划由营养师来帮助提供营养支持。患者还接受了关于下颌拉伸运动方面的指导。

T 先生在 1 周后、2 周后分别再次接受治疗随访，在此期间，他的嗓音和张口度进一步得到改善，仅有轻微声嘶、MMO 达 30 mm。他在进食软食时不再需要转头和回收下巴。T 先生报告偶尔会有饮水呛咳（每日 1 次），主要是在进食后。由于左下唇无力，他还有进食时食物自左侧嘴角溢出的问题。T 先生坚持控制体重，每日进行下颌伸展，并接受口咽吞咽训练及额外的下颌和颈部伸展，为辅助放疗做准备。

从手术过渡到辅助治疗

在许多情况下，患者在手术干预后需要辅助放疗或放化疗。在手术后和开始辅助治疗前的这段时间内最大限度地恢复功能是至关重要的。SLP 应与手术团队合作，优化患者经口进食方案。此外，SLP 应与注册营养师合作，在开始放疗前优化患者营养状态。康复训练和熟悉代偿策略可能有助于最大限度地减少辅助治疗期间的并发症。

头颈癌的非手术治疗

接受头颈癌非手术治疗的患者在治疗期间和治疗后都存在言语、吞咽和嗓音功能受损的风险。虽然非手术治疗通常被称为"器官保留"治疗，但是，结构的保留显然并不等同于功能的保留。SLP 在多学科团队中发挥着重要作用，能在治疗前、治疗中和治疗后对这些问题进行评估和管理。我们建议从确诊时即让 SLP 参与其中，为患者教育、帮助患者建立现实期望、减轻短期和长期并发症，以及优化功能结果方面提供价值 [71, 72]。

非手术治疗相关的功能改变

大量的文献证明了非手术治疗对头颈部肿瘤患者的短期和长期功能影响。与放疗相关的解剖和生理变化可能会影响吞咽、嗓音、言语和张口度，所有这些都与生活质量改变有关。功能问题可能与肌肉萎缩、软组织纤维化、淋巴水肿或颅神经病变有关 [73]。SLP 在这些问题的预防和补救中发挥了关键作用。

患者宣教和术前康复的重要性

在开始放疗之前，SLP 应与患者见面，不仅要进行基线评估，如前所述，还要向患者提供有关辐射不良反应及其对短期和长期功能潜在影响的信息。对接受头颈部放疗患者进行的定性研究表明，总体而言，患者对治疗过程中遇到困难的严重性没有充分的认知 [74]。放射急性毒性反应将对患者进食和言语沟通产生负面影响，包括但不限于口干燥症、疼痛、味觉改变和水肿等情况，因此需要对患者进行相关知识宣教。SLP 可以为患者解答这些不良反应将会如何干扰正常功能，并为其如何应对这些问题提供建议。患者还需要接受与辐射有关的长期或永久性功能限制的潜在教育。这对于帮助患者理解进行预防性治疗和保持经口进食的重要性至关重要。

在放疗期间让患者适当进行维持肌肉功能的运动对长期结局十分重要 [75-78]。这可能包括一系列的运动活动、运动方案和（或）在整个治疗过程中保持经口饮食。这些干预措施的目标是保持结构的活动性和强度，这些对安全和有效的吞咽功能至关重要。一些研究未能证明预防性吞咽训练与功能改善之间的关系；然而，此类研究中患者治疗的依从性较差，这表明运动组的患者实际上没有进行足够的运动来评估其疗效 [79]。重要的是，虽然在治疗过程中患者的依从性欠佳，但也有策略可以用来提高其依从性 [80-82]。

放疗期间维持经口进食也与更好的吞咽结局相关。与完全或部分经口进食的患者相比，完全依赖管饲的患者在治疗后 1 年的饮食情况更差 [83]。Gillespie 等的研究表明放疗期间 NPO 状态超过 2 周的患者其 MD 安德森吞咽困难量表上的吞咽相关生活质量评分更差 [84]。进一步的观察数据表明在放疗期间保持至少部分经口进食的患者，其使用胃管的时间显著较短，而那些在整个治疗过程中保持完全经口进食的个体，其在治疗后恢复正常饮食的概率要高出 2 倍 [85]。尽管在治疗过程中保持经口进食有这么多好处，但放疗相关副反应往往使这一目标难以实现 [86]。疼痛等急性毒性的管理可能会对患者维持经口进食的能力及更长期的吞咽结局[15, 87-89]有重要帮助。SLP帮助患者了解在治疗的不同阶段合适进食的食物种类，这有助于鼓励患者坚持经口进食[75]。通过让患者参与锻炼和鼓励其继续经口进食，SLP在维持患者长期吞咽功能方面起着重要作用。

目前有关放疗期间预防性嗓音或言语干预的可能作用尚不明确。从嗓音的角度来看，喉部接受较高放射剂量的患者可以像吞咽治疗那样从靶向喉部活动和强度的训练中受益，这是一个合理的假设。虽然有证据表明放疗后嗓音训练可使患者获益，但在本书出版时，尚没有关于预防性训练的证据[90, 91]。而关于放疗期间预防性言语干预的可能影响，人们所知甚少，这可能是由于大多数接受高剂量发音器官结构放疗的人在放疗前也有手术切除史。

治疗期间的管理

在放疗过程中，SLP在确保患者参与维持肌肉功能的活动中起着至关重要的作用。坚持这些干预措施往往是非常具有挑战性的，治疗团队有责任确保措施到位以提高患者依从性[92]。与以患者为导向的治疗方法相比，在放疗期间由临床医师指导的治疗更有助于提高患者依从性[78, 92]。SLP应与接受头颈部放疗的患者进行多次接触，以鼓励患者继续进行预防性训练、坚持经口进食和管理治疗毒性反应。对于SLP来说，了解可能改善患者依从性的技术是很重要的。Govender等[93]进行的一项系统综述探讨了文献中引用的行为策略对该患者人群依从性的潜在贡献。他们发现一些行为改变方面的策略往往与更有利的结局相关，这些策略包括实用的社会支持、行为实践、行为的自我监测及由熟练的临床医师进行干预。因此，SLP应当将这些策略整合进入整个治疗方案之中。

治疗后第1年

在放疗后的第1年，随着时间的推移，患者的功能状态预计会发生显著变化。急性毒性预计至少在治疗后的6周内会持续干扰口腔功能[94]。在治疗后的前6个月，急性治疗毒性显著降低，大多数患者因吞咽困难、味觉障碍和口干燥症得到改善而更容易进食，到治疗后12个月明显缓解[1, 95]。尽管影响进食的毒性有所改善，但大多数患者并没有在放疗后1年恢复到基线功能[96]。此外，与淋巴水肿和纤维化相关的生理变化可能会随着时间的推移而恶化[97]。考虑到治疗后第1年的预期变化，SLP应继续作为治疗团队的积极组成部分。考虑到急性毒性的缓解及淋巴水肿和纤维化的发展，我们主张至少在治疗后2～3个月和治疗后12个月对所有接受头颈部放疗的患者进行工具性吞咽评估。在放疗后出现吞咽困难的患者中，早期干预已被证明比晚期干预更有效。因此，一旦有吞咽困难，应尽快实施吞咽治疗[98]。

同样地，对于放疗后出现发声障碍的患者，应完成对嗓音功能的全面评估。喉水肿是头颈部放射的常见后果，可能导致发声改变[99]。频闪喉镜评估可以提供关于喉功能的有价值的信息，对治疗计划的制订至关重要[100]。此外，修订版 Patterson 水肿量表等经过验证的量表评估则可以帮助追踪喉水肿的变化情况[101]。多项研究证实了嗓音治疗对头颈部放疗后发声障碍患者的疗效[90, 102, 103]。

淋巴水肿越来越被认为是放疗后功能损伤的一个影响因素。淋巴水肿管理，统称为综合消肿治疗，由手法淋巴引流、加压、运动和皮肤护理组成[104]。由于缺乏一致、可靠的测量头颈部淋巴水肿的方法，目前关于综合消肿治疗头颈部淋巴水肿疗效的证据比较有限，但早期的证据表明综合消肿治疗可使患者获益[105, 106]。虽然气压治疗常用于肢体淋巴水肿的管理，但关于其在头颈部淋巴水肿管理中的作用证据有限[107]。从理论上讲，头颈部淋巴水肿的减轻等同于功能损害的减轻是合理的，这在文献中尚未得到证实。头颈部淋巴水肿患者应被转诊至经验丰富的头颈部淋巴水肿临床医师处治疗，根据机构偏好，他们可能是 SLP、职业治疗师或物理治疗师。

长期管理

大多数接受以放疗为主的头颈癌患者在治疗后的第 1 年和第 2 年之间会进入功能状态稳定期。然而，有一小部分患者在治疗后的几年中会逐渐出现言语、发声和吞咽等方面的功能障碍且呈进行性加重的状态。晚期放射性吞咽困难（Late-RAD）于 2012 年首次在文献中被提出，并被定义为在治疗超过 2 ~ 4 年才出现的吞咽困难，而患者初期吞咽功能是正常的[108-110]。或者，部分患者会出现由于纤维化而逐渐进展的吞咽困难[111, 112]。与慢性进行性吞咽困难患者相比，Late-RAD 患者之间的关键差异之一是大多数 Late-RAD 患者中出现了颅神经损伤[109, 112]。事实上，有证据表明舌下神经的放射剂量与 Late-RAD 相关[110]。Late-RAD 患者还可能出现喉失神经支配，这可能导致声带麻痹和继发的发声障碍[113, 114]。喉扩张术可以减少声门闭合不全，改善嗓音和吞咽，从而使这些患者获益[113, 115]。Late-RAD 患者及吞咽困难逐渐进展的患者有发生永久性胃管依赖和吸入性肺炎等并发症的风险[108, 116]。

遗憾的是，我们预测哪些患者可能会经历晚期吞咽困难的能力仍比较有限，并且 Late-RAD 经常是由于吸入性肺炎等并发症的出现而被发现，而后者导致的死亡人数众多[117]。因此，我们提倡每年进行 1 次检查，在此期间 SLP 将对患者进行全面的颅神经检查、言语和嗓音评估、仪器吞咽评估和患者自我评估。此外，我们还应该每年对患者进行教育，使其了解需要监测放射性吞咽困难的早期迹象，如出现吞食食物和液体的难度增加、声音 / 言语的改变、不明原因的体重减轻和（或）吞咽时咳嗽时，应提醒治疗团队注意，以最大限度地减少吸入性肺炎等负面后果的风险。尽管还需要更多这方面的研究证据支持，早期识别晚期吞咽困难可能有助于预防，如肺炎和生活质量下降等负面健康后果。虽然有关 Late-RAD 的吞咽治疗可以逆转潜在的吞咽困难病理生理学的证据有限，但也有一些研究表明治疗可以帮助患者补偿潜在的功能障碍[118, 119]，并且口腔护理等缓解策略或可进一步降低吸入性肺炎的发生风险[120, 121]。

非手术案例展示：R 先生

患者 R 先生，男性，57 岁，在剃须时发现右侧颈部肿块。诊断为舌根部鳞状细胞癌（T2N2，p16 阳性）。考虑到肿瘤为内生型且靠近中线，建议采用非手术治疗。在开始治疗前，患者被转诊到 SLP，当时其接受了 FEES 检查，发现咽部清除力出现轻度下降，导致轻微的食物残留。吞咽功能方面，患者可以进行安全和有效的经口进食。该患者无言语或嗓音异常，MMO 正常，为 42 mm。SLP 为患者提供了关于放疗的不良反应及在治疗期间维持肌肉力量和运动的重要性教育。患者进行了一系列的预防性锻炼，并在放疗的第 4 周开始随访计划。

R 先生在放疗中期时，由于吞咽疼痛而难以继续进行吞咽训练。图表评估结果显示患者有一张麻醉镇痛药处方。然而，由于担心潜在的成瘾性，其对服用这些药物有抗拒心理。除不做运动外，患者每天只消耗 1000 ~ 1200 cal（译者注：4186 ~ 5023 J），体重在过去的 2 周内下降了 5 磅（译者注：2.3 kg）。SLP 向患者解释疼痛管理的重要性，以提高其对治疗建议的依从性。由于患者以前曾报告过进食是影响其生活质量的主要方面，SLP 告知其如果希望在完成治疗后能够恢复正常进食，则需要坚持遵照医嘱用药。该患者表示对疼痛管理的必要性有了更好的理解，SLP 将其转诊到放射肿瘤学团队以进一步解决其关于药物使用的担忧。2 周后再次随访，患者报告了持续的口干燥症问题。然而，患者学会了在进餐前 20 ~ 30 分钟服用止痛药或进行吞咽练习，这种策略使其能够回到吞咽建议的轨道上来。

患者于放疗结束 3 个月后复诊进行吞咽功能评估。虽然其疼痛问题已经基本解决，但味觉和唾液分泌的改变仍然困扰着他，并影响着他的饮食。吞咽功能评估发现 R 先生舌根回缩、咽部挛缩和会厌倾斜，导致会厌谷轻度液体残留和中度固体状食物残留。液体冲洗策略在促进残留物清除方面被认为是有效的，患者认为这种小的替代补偿是可以接受的，并接受了一些额外的建议来进一步管理症状，继续以前的吞咽练习。当时注意到患者有轻微的颌下淋巴水肿，因此也向其提供了淋巴水肿综合消肿治疗的指导。由于患者的住所远离诊所，其选择了以家庭为基础的治疗策略，而 SLP 则对其妻子进行了如何进行手动淋巴引流的培训，他们被提供书面指导及教程视频以支持家庭练习。

R 先生在 6 个月时返回诊所评估，此时其淋巴水肿和味觉改变得到缓解，唾液分泌自我评估有中度改善。患者报告每天都能很好地坚持吞咽练习及淋巴水肿治疗，其吞咽评估结果较前次有所改善，仅有轻度咽部残留。患者功能状态良好，并接受了进一步的宣教，包括年度功能监测评估的重要价值，而出现功能改变则将需要加速随访进度。患者每年继续随访，包括进行 FEES 评估及言语、嗓音、张口困难和淋巴水肿的筛查。

结论

头颈部肿瘤患者在肿瘤治疗前、治疗中或治疗后有较大可能会出现交流或吞咽问题。SLP 是头颈部肿瘤护理团队的重要成员，可以全程对这些问题进行评估和管理。在诊断后不久将 SLP 纳入护理路径可有改善患者结局、减轻患者焦虑情绪和提高患者满意度等多重益处。已有大量研究证明了 SLP 服务于头颈部肿瘤患者的积极意义。

参考文献

1. Roe JW，Drinnan MJ，Carding PN，Harrington KJ，Nutting CM. Patient-reported outcomes following parotid-sparing intensity-modulated radiotherapy for head and neck cancer. How important is dysphagia? Oral Oncol. 2014；50（12）：1182-7.

2. Windon MJ，Fakhry C，Faraji F，et al. Priorities of human papillomavirus-associated oropharyngeal cancer patients at diagnosis and after treatment. Oral Oncol. 2019；95：11-5.

3. Doyle PC，MacDonald C. Well-being and quality of life in head and neck cancer. In：Doyle P，editor. Clinical care and rehabilitation in head and neck cancer. Cham：Springer；2019.

4. Lango MN，Egleston B，Fang C，Burtness B，Galloway T，Liu J，Mehra R，Ebersole B，Moran K，Ridge JA. Baseline health perceptions，dysphagia，and survival in patients with head and neck cancer. Cancer. 2014；120（6）：840-7.

5. Starmer H，Gourin C，Lua LL，Burkhead L. Pretreatment swallowing assessment in head and neck cancer patients. Laryngoscope. 2011；121（6）：1208-11.

6. List MA，Ritter-Sterr C，Lansky SB. A performance status scale for head and neck cancer patients. Cancer. 1990；66（3）：564-9.

7. Pedersen A，Wilson J，McColl E，Carding P，Patterson J. Swallowing outcome measures in head and neck cancer--how do they compare? Oral Oncol. 2016；52：104-8.

8. Arrese LC，Schieve HJ，Graham JM，Stephens JA，Carrau RL，Plowman EK. Relationship between oral intake，patient perceived swallowing impairment，and objective videofluoroscopic measures of swallowing in patients with head and neck cancer. Head Neck. 2019；41（4）：1016-23.

9. Patterson J，Wilson JA. The clinical value of dysphagia preassessment in the management of head and neck cancer patients. Curr Opin Otolaryngol Head Neck Surg. 2011；19（3）：177-81.

10. van der Molen L，van Rossum MA，Ackerstaff AH，et al. Pretreatment organ function in patients with advanced head and neck cancer：clinical outcome measures and patients' views. BMC Ear Nose Throat Disord. 2009；9：10.

11. Lango MN，Galloway TJ，Mehra R，et al. Impact of baseline patient-reported dysphagia on acute gastrostomy placement in patients with head and neck squamous cell carcinoma undergoing definitive radiation. Head Neck. 2016；38（Suppl 1）：E1318-24.

12. Bhayani MK，Hutcheson KA，Barringer DA，et al. Gastrostomy tube placement in patients with oropharyngeal carcinoma treated with radiotherapy or chemoradiotherapy：factors affecting placement and dependence. Head Neck. 2013；35（11）：1634-40.

13. Anderson NJ，Jackson JE，Smith JG，et al. Pretreatment risk stratification of feeding tube use in patients treated with intensity-modulated radiotherapy for head and neck cancer. Head Neck. 2018；40（10）：2181-92.

14. Bhayani MK，Hutcheson KA，Barringer DA，Roberts DB，Lewin JS，Lai SY. Gastrostomy tube placement in patients with hypopharyngeal cancer treated with radiotherapy or chemoradiotherapy：factors affecting placement and dependence. Head Neck. 2013；35（11）：1641-6.

15. Yang W，McNutt TR，Dudley SA，et al. Predictive factors for prophylactic percutaneous endoscopic gastrostomy（PEG）tube placement and use in head and neck patients following intensity-modulated radiation therapy（IMRT）treatment：concordance，discrepancies，and the role of gabapentin. Dysphagia. 2016；31（2）：206-13.

16. Brown TE，Spurgin AL，Ross L，et al. Validated swallowing and nutrition guidelines for patients with head and neck cancer：identification of high-risk patients for proactive gastrostomy. Head Neck. 2013；35（10）：1385-91.

17. Chen AY，Frankowski R，Bishop-Leone J，et al. The development and validation of a dysphagia-specific quality-of-life questionnaire for patients with head and neck cancer：the M. D. Anderson dysphagia inventory. Arch Otolaryngol Head Neck Surg. 2001；127（7）：870-6.

18. Belafsky PC，Mouadeb DA，Rees CJ，et al. Validity and reliability of the Eating Assessment Tool（EAT-10）. Ann Otol Rhinol Laryngol. 2008；117（12）：919-24.

19. Wallace KL，Middleton S，Cook IJ. Development and validation of a self-report symptom inventory to assess the severity of oral-pharyngeal dysphagia. Gastroenterology. 2000；118（4）：678-87.

20. Crary MA，Mann GD，Groher ME. Initial psychometric assessment of a functional oral intake scale for dysphagia in stroke patients. Arch Phys Med Rehabil. 2005；86（8）：1516-20.

21. Lazarus CL，Husaini H，Jacobson AS，et al. Development of a new lingual range-of-motion assessment scale：normative data in surgically treated oral cancer patients. Dysphagia. 2014；29（4）：489-99.

22. Hutcheson KA，Barrow MP，Barringer DA，et al. Dynamic imaging grade of swallowing toxicity（DIGEST）：scale development and validation. Cancer. 2017；123（1）：62-70.

23. Starmer HS，Arrese L，Langmore S，et al. Adaptation and validation of the dynamic imaging grade of swallowing toxicity for flexible endoscopic evaluation of swallowing：DIGEST™-FEES. J Speech Lang Hear Res. 2021；64：1802.

24. Stelzle F，Oetter N，Goellner LT，et al. Speech intelligibility in patients with oral cancer：an objective baseline evaluation of pretreatment function and impairment. Head Neck. 2019；41（4）：1063-9.

25. Starmer HM，Tippett DC，Webster KT. Effects of laryngeal cancer on voice and swallowing. Otolaryngol Clin N Am. 2008；41（4）：793-vii.

26. Sauder C，Kapsner-Smith M，Baylor C，Yorkston K，Futran N，Eadie T. Communicative participation and quality of life in pretreatment oral and oropharyngeal head and neck cancer. Otolaryngol Head Neck Surg. 2021；164（3）：616-23.

27. Jacobson BH，Johnson A，Grywalski C，Silbergleit A，Jacobson G. The voice handicap index：development and validation. Am J Speech Lang Pathol. 1997；6（3）：66-70.

28. Rinkel RN，Verdonck-de Leeuw IM，van Reij EJ，Aaronson NK，Leemans CR. Speech Handicap Index in patients with oral and pharyngeal cancer：better understanding of patients' complaints. Head Neck. 2008；30（7）：868-74.

29. Baylor CR，Yorkston KM，Eadie TL，Miller RM，Amtmann D. Developing the communicative participation item bank：rasch analysis results from a spasmodic dysphonia sample. J Speech Lang Hear Res. 2009；52（5）：1302-20.

30. De Bodt MS，Wuyts FL，Van de Heyning PH，Croux C. Test-retest study of the GRBAS scale：influence of experience and professional background on perceptual rating of voice quality. J Voice. 1997；11（1）：74-80.

31. Kempster GB，Gerratt BR，Verdolini Abbott K，Barkmeier-Kraemer J，Hillman RE. Consensus auditory-perceptual evaluation of voice：development of a standardized clinical protocol. Am J Speech Lang Pathol. 2009；18（2）：124-32.

32. Goldman R，Fristoe M. Goldman Fristoe test of articulation. Circle Pines，MN：American Guidance Service；1986.

33. Tikofsky RS. A revised list for the estimation of dysarthric single word intelligibility. J Speech Hear Res. 1970；13：59.

34. Dwivedi RC，Kazi RA，Agrawal N，Nutting CM，Clarke PM，Kerawala CJ，Rhys-Evans PH，Harrington KJ. Evaluation of speech outcomes following treatment of oral and oropharyngeal cancers. Cancer Treat Rev. 2009；35（5）：417-24.

35. Llewellyn CD，McGurk M，Weinman J. How satisfied are head and neck cancer（HNC）patients with the information they receive pre-treatment? Results from the satisfaction with cancer information profile（SCIP）. Oral Oncol. 2006；42（7）：726-34.

36. Bhattacharya S，Thankappan K，Joseph ST，et al. Volume and location of the defect as predictors of swallowing outcome after glossectomy：correlation with a classification. Dysphagia. 2021；36：974.

37. Pauloski BR. Rehabilitation of dysphagia following head and neck cancer. Phys Med Rehabil Clin N Am. 2008；19（4）：889-928.

38. Arrese LC，Hutcheson KA. Framework for speech-language pathology services in patients with oral cavity and oropharyngeal cancers. Oral Maxillofac Surg Clin North Am. 2018；30（4）：397-410.

39. Goldsmith T，Jacobson MC. Revisiting swallowing function following contemporary surgical interventions for oral/oropharyngeal cancer：key underlying issues. Perspect Swall Swall Dis. 2015；24：89-98.

40. Hirano M，Matsuoka H，Kuroiwa Y，Sato K，Tanaka S，Yoshida T. Dysphagia following various degrees of surgical resection for oral cancer. Ann Otol Rhinol Laryngol. 1992；101（2）：138-41.

41. Navach V，Zurlo V，Calabrese L，Massaro MA，Bruschini R，Giugliano G，Ansarin M，Chiesa F. Total glossectomy with preservation of the larynx：oncological and functional results. Br J Oral Maxillofac Surg. 2013；51：217-23.

42. Dziegielewski PT，Ho ML，Rieger J，Singh P，Langille M，Harris JR，Seikaly H. Total glossectomy with laryngeal preservation and free flap reconstruction：objective functional outcomes and systematic review of the literature. Laryngoscope. 2013；123：140-5.

43. Vosler PS. Reconstruction of the oral tongue. In：Fakhry C，Pitman KT，Kiess AP，et al.，editors. Oral cancer：evaluation，therapy，and rehabilitation. 1st ed. Leipzig：Thieme；2020. p. 129-33.

44. Chang EI，Yu P，Skoracki RJ，Liu J，Hanasono MM. Comprehensive analysis of functional outcomes and survival after microvascular reconstruction of glossectomy defects. Ann Surg Oncol. 2015；22：3061-9.

45. Arrese LC，Lazarus CL. Special groups：head and neck cancer. Otolaryngol Clin N Am. 2013；46（6）：1123-36.

46. Buchbinder D，Urken ML，Vickery C，Weinberg H，Sheiner A，Biller H. Functional mandibular reconstruction of patients with oral cancer. Oral Surg Oral Med Oral Pathol. 1989；68（4 Pt 2）：499-503；discussion 503-4.

47. Albergotti WG，Jordan J，Anthony K，Abberbock S，Wasserman-Wincko T，Kim S，Ferris RL，Duvvuri U. A prospective evaluation of short-term dysphagia after transoral robotic surgery for squamous cell carcinoma of the oropharynx. Cancer. 2017；123：3132-40.

48. Hutcheson KA, Warneke CL, Yao CMKL, et al. Dysphagia after primary transoral robotic surgery with neck dissection vs nonsurgical therapy in patients with low- to intermediate-risk oropharyngeal cancer. JAMA Otolaryngol Head Neck Surg. 2019; 145（11）: 1053-63.

49. Charters E, Wu R, Milross C, et al. Swallowing and communication outcomes following primary transoral robotic surgery. Head Neck. 2021; 43: 1-11.

50. Lazarus CL. Management of swallowing disorders in head and neck cancer patients: optimal patterns of care. Semin Speech Lang. 2000; 21（4）: 293-309.

51. Lips M, Speyer R, Zumach A, Kross KW, Kremer B. Supracricoid laryngectomy and dysphagia: a systematic literature review. Laryngoscope. 2015; 125（9）: 2143-56.

52. Fitzgerald E, Perry A. Pre-operative counselling for laryngectomy patients: a systematic review. J Laryngol Otol. 2016; 130（1）: 15-20.

53. Graboyes EM, Kallogjeri D, Zerega J, et al. Association of a perioperative education program with unplanned readmission following total laryngectomy. JAMA Otolaryngol Head Neck Surg. 2017; 143（12）: 1200-6.

54. Shenson JA, Craig JN, Rohde SL. Effect of preoperative counseling on hospital length of stay and readmissions after total laryngectomy. Otolaryngol Head Neck Surg. 2017; 156（2）: 289-98.

55. Maclean J, Cotton S, Perry A. Post-laryngectomy: it's hard to swallow: an Australian study of prevalence and self-reports of swallowing function after a total laryngectomy. Dysphagia. 2009; 24（2）: 172-9.

56. Riva G, Sensini M, Corvino A, Pecorari G, Garzaro M. Smell and taste impairment after total laryngectomy. Ann Otol Rhinol Laryngol. 2017; 126（7）: 548-54.

57. Wulff NB, Højager A, Wessel I, Dalton SO, Homøe P. Health-related quality of life following total laryngectomy: a systematic review. Laryngoscope. 2021; 131（4）: 820-31.

58. Lewin JS, Hutcheson KA, Barringer DA, et al. Functional analysis of swallowing outcomes after supracricoid partial laryngectomy. Head Neck. 2008; 30（5）: 559-66.

59. Webster KT, Samlan RA, Jones B, Bunton K, Tufano RP. Supracricoid partial laryngectomy: swallowing, voice, and speech outcomes. Ann Otol Rhinol Laryngol. 2010; 119（1）: 10-6.

60. Elpern EH, Borkgren Okonek M, Bacon M, Gerstung C, Skrzynski M. Effect of the Passy-Muir tracheostomy speaking valve on pulmonary aspiration in adults. Heart Lung. 2000; 29（4）: 287-93.

61. Gross RD, Mahlmann J, Grayhack JP. Physiologic effects of open and closed tracheostomy tubes on the pharyngeal swallow. Ann Otol Rhinol Laryngol. 2003; 112（2）: 143-52.

62. Suiter DM, McCullough GH, Powell PW. Effects of cuff deflation and one-way tracheostomy speaking valve placement on swallow physiology. Dysphagia. 2003; 18: 284-92.

63. Colangelo LA, Logemann JA, Pauloski BR, et al. T stage and functional outcome in oral and oropharyngeal cancer patients. Head Neck. 1996; 18: 259-68.

64. Palmer AD, Bolognone RK, Thomsen S, Britton D, Schindler J, Graville DJ. The safety and efficacy of expiratory muscle strength training for rehabilitation after supracricoid partial laryngectomy: a pilot investigation. Ann Otol Rhinol Laryngol. 2019; 128（3）: 169-76.

65. Logemann JA, Pauloski BR, Rademaker AW, Colangelo LA. Speech and swallowing rehabilitation for head and neck cancer patients. Oncology. 1997; 11（5）: 651-6, 659; discussion 659, 663-4.

66. van der Kamp MF, Rinkel RNPM, Eerenstein SEJ. The influence of closure technique in total laryngectomy on the development of a pseudo-diverticulum and dysphagia. Eur Arch Otorhinolaryngol. 2017; 274（4）: 1967-73.

67. Zhang T，Szczesniak M，Maclean J，et al. Biomechanics of pharyngeal deglutitive function following total laryngectomy. Otolaryngol Head Neck Surg. 2016；155（2）：295-302.

68. Lippert D，Hoffman MR，Britt CJ，et al. Preliminary evaluation of functional swallow after total laryngectomy using high-resolution manometry. Ann Otol Rhinol Laryngol. 2016；125（7）：541-9.

69. van As CJ，Op de Coul BM，van den Hoogen FJ，Koopmans-van Beinum FJ，Hilgers FJ. Quantitative videofluoroscopy：a new evaluation tool for tracheoesophageal voice production. Arch Otolaryngol Head Neck Surg. 2001；127（2）：161-9.

70. Deng J，Murphy BA，Dietrich MS，et al. Impact of secondary lymphedema after head and neck cancer treatment on symptoms，functional status，and quality of life. Head Neck. 2013；35：1026-35.

71. Ajmani GS，Nocon CC，Brockstein BE，et al. Association of a proactive swallowing rehabilitation program with feeding tube placement in patients treated for pharyngeal cancer. JAMA Otolaryngol Head Neck Surg. 2018；144（6）：483-8.

72. Starmer HM，Ayoub N，Byward C，et al. The impact of developing a speech and swallow rehab program：improving patient satisfaction and multidisciplinary care. Laryngoscope. 2017；127（11）：2578-81.

73. King SN，Dunlap NE，Tennant PA，Pitts T. Pathophysiology of radiation-induced dysphagia in head and neck cancer. Dysphagia. 2016；31（3）：339-51.

74. Nund RL，Ward EC，Scarinci NA，Cartmill B，Kuipers P，Porceddu SV. Survivors' experiences of dysphagia-related services following head and neck cancer：implications for clinical practice. Int J Lang Commun Disord. 2014；49（3）：354-63.

75. Hutcheson KA，Gomes A，Rodriguez V，Barringer D，Khan M，Martino R. Eat all through radiation therapy （EAT-RT）：structured therapy model to facilitate continued oral intake through head and neck radiotherapy-user acceptance and content validation. Head Neck. 2020；42（9）：2390-6.

76. Messing BP，Ward EC，Lazarus CL，et al. Prophylactic swallow therapy for patients with head and neck cancer undergoing chemoradiotherapy：a randomized trial. Dysphagia. 2017；32（4）：487-500.

77. Peng KA，Kuan EC，Unger L，Lorentz WC，Wang MB，Long JL. A swallow preservation protocol improves function for veterans receiving chemoradiation for head and neck cancer. Otolaryngol Head Neck Surg. 2015；152 （5）：863-7.

78. Carnaby-Mann G，Crary MA，Schmalfuss I，Amdur R. "Pharyngocise"：randomized controlled trial of preventative exercises to maintain muscle structure and swallowing function during head-and-neck chemoradiotherapy. Int J Radiat Oncol Biol Phys. 2012；83（1）：210-9.

79. Mortensen HR，Jensen K，Aksglæde K，Lambertsen K，Eriksen E，Grau C. Prophylactic swallowing exercises in head and neck cancer radiotherapy. Dysphagia. 2015；30（3）：304-14.

80. Starmer HM，Abrams R，Webster K，et al. Feasibility of a mobile application to enhance swallowing therapy for patients undergoing radiation-based treatment for head and neck cancer. Dysphagia. 2018；33（2）：227-33.

81. Govender R，Wood CE，Taylor SA，Smith CH，Barratt H，Gardner B. Patient experiences of swallowing exercises after head and neck cancer：a qualitative study examining barriers and facilitators using behaviour change theory. Dysphagia. 2017；32（4）：559-69.

82. van der Molen L，van Rossum MA，Burkhead LM，et al. A randomized preventative rehabilitation trial in advanced head and neck cancer patients treated with chemoradiotherapy：feasibility，compliance，and short-term effects. Dysphagia. 2011；26：115-70.

83. Langmore S, Krisciunas GP, Miloro KV, et al. Does PEG cause dysphagia in head and neck cancer patients? Dysphagia. 2012; 27 (2): 251-9.

84. Gillespie MB, Brodsky MB, Day TA, Lee FS, Martin-Harris B. Swallowing-related quality of life after head and neck cancer treatment. Laryngoscope. 2004; 114 (8): 1362-7.

85. Hutcheson KA, Bhayani MK, Beadle BM, et al. Eat and exercise during radiotherapy or chemoradiotherapy for pharyngeal cancers: use it or lose it. JAMA Otolaryngol Head Neck Surg. 2013; 139 (11): 1127-34.

86. Beadle BM, Liao KP, Giordano SH, et al. Reduced feeding tube duration with intensity-modulated radiation therapy for head and neck cancer: a surveillance, epidemiology, and end results-medicare analysis. Cancer. 2017; 123 (2): 283-93.

87. Starmer HM, Yang W, Raval R, et al. Effect of gabapentin on swallowing during and after chemoradiation for oropharyngeal squamous cell cancer. Dysphagia. 2014; 29 (3): 396-402.

88. Starmer HM, Yang W, Gourin CG, et al. One-year swallowing outcomes in patients treated with prophylactic gabapentin during radiation-based treatment for oropharyngeal cancer. Dysphagia. 2017; 32 (3): 437-42.

89. Smith DK, Cmelak A, Niermann K, et al. Preventive use of gabapentin to decrease pain and systemic symptoms in patients with head and neck cancer undergoing chemoradiation. Head Neck. 2020; 42 (12): 3497-505.

90. Angadi V, Dressler E, Kudrimoti M, et al. Efficacy of voice therapy in improving vocal function in adults irradiated for laryngeal cancers: a pilot study. J Voice. 2020; 34 (6): 962.e9-962.e18.

91. Karlsson T, Johansson M, Andréll P, Finizia C. Effects of voice rehabilitation on health-related quality of life, communication and voice in laryngeal cancer patients treated with radiotherapy: a randomised controlled trial. Acta Oncol. 2015; 54 (7): 1017-24.

92. Wall LR, Ward EC, Cartmill B, Hill AJ, Porceddu SV. Adherence to a prophylactic swallowing therapy program during (chemo) radiotherapy: impact of service-delivery model and patient factors. Dysphagia. 2017; 32 (2): 279-92.

93. Govender R, Smith CH, Taylor SA, Barratt H, Gardner B. Swallowing interventions for the treatment of dysphagia after head and neck cancer: a systematic review of behavioural strategies used to promote patient adherence to swallowing exercises. BMC Cancer. 2017; 17 (1): 43.

94. Ihara Y, Crary MA, Madhavan A, et al. Dysphagia and oral morbidities in chemoradiation-treated head and neck cancer patients. Dysphagia. 2018; 33 (6): 739-48.

95. Hunter KU, Schipper M, Feng FY, et al. Toxicities affecting quality of life after chemo-IMRT of oropharyngeal cancer: prospective study of patient-reported, observer-rated, and objective outcomes. Int J Radiat Oncol Biol Phys. 2013; 85 (4): 935-40.

96. Patterson JM, McColl E, Wilson J, Carding P, Rapley T. Head and neck cancer patients' perceptions of swallowing following chemoradiotherapy. Support Care Cancer. 2015; 23 (12): 3531-8.

97. Eisbruch A, Lyden T, Bradford CR, et al. Objective assessment of swallowing dysfunction and aspiration after radiation concurrent with chemotherapy for head-and-neck cancer. Int J Radiat Oncol Biol Phys. 2002; 53 (1): 23-8.

98. Van Daele DJ, Langmore SE, Krisciunas GP, et al. The impact of time after radiation treatment on dysphagia in patients with head and neck cancer enrolled in a swallowing therapy program. Head Neck. 2019; 41 (3): 606-14.

99. Sanguineti G, Adapala P, Endres EJ, Brack C, Fiorino C, Sormani MP, Parker B. Dosimetric predictors of laryngeal edema. Int J Radiat Oncol Biol Phys. 2007; 68 (3): 741-9.

100. Marciscano AE，Charu V，Starmer HM，Best SR，Quon H，Hillel AT，Akst LM，Kiess AP. Evaluating post-radiotherapy laryngeal function with laryngeal videostroboscopy in early stage glottic cancer. Front Oncol. 2017；7：124.

101. Starmer HM，Drinnan M，Bhabra M，Watson LJ，Patterson J. Development and reliability of the revised Patterson Edema Scale. Clin Otolaryngol. 2021；46：752.

102. van Gogh CD，Verdonck-de Leeuw IM，Boon-Kamma BA，et al. The efficacy of voice therapy in patients after treatment for early glottic carcinoma. Cancer. 2006；106（1）：95-105.

103. Karlsson T，Tuomi L，Andréll P，Johansson M，Finizia C. Effects of voice rehabilitation after radiotherapy for laryngeal cancer：a longitudinal study.Logoped Phoniatr Vocol. 2017；42（4）：167-77.

104. Smith BG，Hutcheson KA，Little LG，et al. Lymphedema outcomes in patients with head and neck cancer. Otolaryngol Head Neck Surg. 2015；152（2）：284-91.

105. Tyker A，Franco J，Massa ST，Desai SC，Walen SG. Treatment for lymphedema following head and neck cancer therapy：a systematic review. Am J Otolaryngol. 2019；40（5）：761-9.

106. Yao T，Beadle B，Holsinger CF，Starmer HM. Effectiveness of a home-based head and neck lymphedema management program：a pilot study. Laryngoscope. 2020；130（12）：E858-62.

107. Gutiérrez C，Mayrovitz HN，Naqvi SHS，Karni RJ. Longitudinal effects of a novel advanced pneumatic compression device on patient-reported outcomes in the management of cancer-related head and neck lymphedema：a preliminary report. Head Neck. 2020；42（8）：1791-9.

108. Hutcheson KA，Lewin JS，Barringer DA，et al. Late dysphagia after radiotherapy-based treatment of head and neck cancer. Cancer. 2012；118（23）：5793-9.

109. Awan MJ，Mohamed AS，Lewin JS，et al. Late radiation-associated dysphagia（late-RAD）with lower cranial neuropathy after oropharyngeal radiotherapy：a preliminary dosimetric comparison. Oral Oncol. 2014；50（8）：746-52.

110. Gharzai LA，Li P，Schipper MJ，et al. Characterization of very late dysphagia after chemoradiation for oropharyngeal squamous cell carcinoma. Oral Oncol. 2020；111：104853.

111. Christianen MEMC，Verdonck-de Leeuw IM，Doornaert P，Chouvalova O，Steenbakkers RJ，Koken PW，et al. Patterns of long-term swallowing dysfunction after definitive radiotherapy or chemoradiation. Radiother Oncol. 2015；117：139-44.

112. Strojan P，Hutcheson KA，Eisbruch A，et al. Treatment of late sequelae after radiotherapy for head and neck cancer. Cancer Treat Rev. 2017；59：79-92.

113. Crawley BK，Sulica L. Vocal fold paralysis as a delayed consequence of neck and chest radiotherapy. Otolaryngol Head Neck Surg. 2015；153（2）：239-43.

114. Hamdan AL，Abou Rizk S，Ghanem A，El Natout T. Irradiation-induced vocal fold paralysis：a delayed complication. Ear Nose Throat J. 2019；100：NP274.

115. Siu J，Tam S，Fung K. A comparison of outcomes in interventions for unilateral vocal fold paralysis：a systematic review. Laryngoscope. 2016；126（7）：1616-24.

116. Aggarwal P，Zaveri JS，Goepfert RP，et al. Swallowing-related outcomes associated with late lower cranial neuropathy in long-term oropharyngeal cancer survivors：cross-sectional survey analysis.Head Neck. 2019；41（11）：3880-94.

117. Wang JJ，Jiang RS，Yen TT，Liang KL. Risk factors for recurrent pneumonia in post-irradiated patients with nasopharyngeal carcinoma. J Chin Med Assoc.2017；80：558-62.

118. Cousins N，MacAulay F，Lang H，MacGillivray S，Wells M. A systematic review of interventions for eating and drinking problems following treatment for head and neck cancer suggests a need to look beyond swallowing and trismus. Oral Oncol.2013；49：387-400.

119. Martin-Harris B，McFarland D，Hill EG，Strange CB，Focht KL，Wan Z，et al. Respiratory-swallow training in patients with head and neck cancer. Arch Phys Med Rehabil. 2015；96：885-93.

120. Tada A，Miura H. Prevention of aspiration pneumonia（AP）with oral care. Arch Gerontol Geriatr. 2012；55（1）：16-21.

121. Scannapieco FA. Poor oral health in the etiology and prevention of aspiration pneumonia. Dent Clin N Am. 2021；65（2）：307-21.

原文作者

H. M. Starmer（✉）
Department of Otolaryngology，Head and Neck Surgery，Stanford University，Palo Alto，CA，USA
e-mail：hstarmer@stanford.edu

J. Hamilton
Head and Neck Cancer Care Program，Stanford Cancer Center，Palo Alto，CA，USA
e-mail：jrhamilton@stanfordhealthcare.org